JN448273

멀티케어실습

권영숙 · 신희정 · 이경준 · 정도영 · 한효상 저

보문각

멀티케어실습

초판발행 2017년 2월 24일
초판인쇄 2017년 2월 22일

지은이 권영숙·신희정·이경준·정도영·한효상
펴낸이 이호동
발행처 **보문각**
블로그 http://bomungak.blog.me/
e-mail bomungak@naver.com
주소 서울시 서초구 바우뫼로7길 8 세신상가 707호
등록번호 302-2003-00085
전화 02)468-0457
팩스 02)468-0458

값 18,000원

ISBN 978-89-6220-315-8 93510

* 잘못된 책은 교환해 드립니다.
* 본서의 무단 전재나 복제를 금합니다.

머리말

최근 들어 1차 보건의료와 함께 포괄적 보건의료가 강조되고 있다. 이러한 보건의료 환경을 고려해 볼 때 세계보건기구(WHO)에서 강조하고 있는 신체적 · 정신적 · 사회적 건강을 바탕으로 창의적인 멀티인재 양성 통합교육 프로그램 개발 · 운영이 요구되고 있다. 이러한 시대적 과제를 반영하기 위해서 지역사회와 함께하는 실무 · 융합형 인재양성 교육시스템 구축이 필요하며 이를 통해 지역에 필요한 "건강꾸러미"개발 능력과 서비스 제공능력을 갖춘 지역 밀착형 인재양성이 요구되고 있다. 이러한 요구에 부흥하기 위해 2014년도 교육부에서 실시한 지방대학 특성화 사업(CK-1)을 추진하면서 보건복지 관련 5개학과 교수로 구성된 멀티케어학 연구모임을 결성하여 2015년도에 멀티케어학 연계전공의 전공기초 교과목인 멀티케어학개론을 집필하였으며 현재까지 100여명이 본 과목을 이수하였다. 그 이후 산림치유학, 감성케어학을 집필하였으며 마지막으로 멀티케어실습이라는 교재를 완성하기에 이르렀다.

이 교재는 총 5편으로 구성되어있으며 제1편 〈의사소통의 실제〉에서는 멀티케어의 실습으로 원활한 의사소통을 하기 위해 개인 수준, 공식 및 비공식 의사소통과 효과적인 의사소통의 기술, 고객응대관리에 대해 서술하였다. 제 2편은 〈사회복지 현장의 실무〉에서는 사회복지 현장에서 사회복지 실무를 담당할 수 있도록 다양한 사회복지기관에서 공통되게 요구되는 지식과 기술을 소개하고 있다. 제 3편은 현재 우리나라 노인케어제도의 중추라 할 수 있는 노인장기요양보험제도를 학습하고 노인케어를 위한 준비과정으로서 케어방법과 실천, 원칙, 종사자 직업윤리를 비롯해 노인인권보호, 노인상담 기초 및 의사소통에 관한 학습을 진행한다. 또한 현장에서 직접활동 가능한 노인케어기술 중 가장 보편적이면서도 중요한 도구로 사용되고 있는 휠체어 및 보행기 도움에 관한 연습을 진행한다. 제 4편은 건강한 생활을 위한 응급처치, 기본 심폐소생술, 건강관리 및 재난관리에 대하여 소개하고 있다. 응급 상황에서 대상자의 상태를 사정하고 처치하는 법과 주의해야 할 사항을 학습한다. 2015 심폐소생술 가이드라인에 따른 심폐소생술 및 자동제세동기를 적용할 수 있도록 한다. 혈압 측정과 간이 혈당측정을 통한 혈압 관리와 혈당 관리를 할 수 있게 한다. 마지막으로 각종 재난 발생 시 행동요령을 알고 대처하도록 하며 재해 시 위기상황 스트레스 관리를 할 수 있도록 한다. 제 5편은 노인을 포함한 취약계층 뿐만 아니라 일반인, 그리고 신체적 케어 서비스 주체인 학생들의 건강을 위해 일상생활에서 간과하기 쉬운 바른 자세 취하기, 올바르게 걷기 그리고 근골격계 통증을 예방하기 위한 운동법들을 실습하기 쉽도록 서술하였다.

이 책을 서술할 수 있도록 물심양면으로 도와주신 홍승용 총장님과 이정렬 부총장님 그리고 서정교 단장님께 진심으로 감사드리며 또한 보문각 이호동 사장님과 편집진 여러분에게도 심심한 감사를 드린다.

2017년 2월 22일

중부대학교 멀티케어사업단 저자일동

Contents

제1편 의사소통의 실제 | 1

제2편 사회복지 현장의 실무 | 75

제3편 노인케어기초 | 145

제5편 신체관리 | 281

제1편

의사소통의 실제

제1장 | 개인 수준의 의사소통

제2장 | 공식 및 비공식 의사소통

제3장 | 효과적인 의사소통의 기술

제4장 | 고객응대관리

제1장 개인 수준의 의사소통

제1절 의사소통이란

일반적으로 의사소통(의사소통)은 “말과 글을 주고받는 것”으로 이해될 수 있다. 의사소통을 영어로는 커뮤니케이션(communication)이라고 한다.

사회과학적 의미에 있어서 커뮤니케이션이란 ‘사회적 관계 속에서 목표달성을 위한 정보나 아이디어의 전달 및 이해의 과정’으로 특정 당사자인 송신인(sender)과 수신인(receiver)을 포함하고 있다.

송신인은 개인이나 집단, 또는 조직을 말하며, 이들은 특정 형태의 메시지나 정보를 전단하게 된다. 조직에서는 송신인이 수신인에게 정보나 아이디어를 전달함으로써 의사결정이 이루어지게 되며, 의사결정이란 조직의 목표와 관련이 되어 있기 때문에 조직의 발전에 중요한 영향을 미친다.

좋은 의사결정이 이루어지기 위해서는 양질의 의사소통이 이루어져야 한다. 즉, 환자가 의료 기관에 다시 오도록 하기 위해서는 이해하고 쉽고 감동을 줄 수 있는 의사소통 능력을 가질 것이 요구된다.

사회에 대한 의료기관의 책무와 목적을 고려해보더라도 보건의료인들은 환자의 기분을 좋게 만들 수 있는 의사소통을 소행함으로써 환자의 질병치료와 심리적 안정에 기여해야 할 것이다.

이와 같은 의미에서 볼 때, 의사소통은 단순히 언어의 교환이나 의사의 전달을 초월하여 의미의 전달과 그에 대한 이해라고 보아야 한다. 의사소통의 가장 기본적인 속성인 정보의 전달을 통하여 지식이 다음 세대까지 전승이 되고, 이처럼 축적된 지식을 통항 문명이 발전하게 된다.

나아가 의사소통은 감정의 교환이다. 상대방과 공감을 나눌 수 있어야 진정으로 좋은 의사소통이 이루어지기 때문이다. 상대방에 대한 좋거나 좋지 않은 의사소통 욕구는 감정의 영향을 받아서 생겨난다.

종합적으로 볼 때, 의사소통은 송신인과 수신인 사이의 교감이라고 할 수 있다. 교감이라는 말에는 여러 가지 의미가 포함되어 있다. 우선 서로 접촉이 있어야 한다. 접촉에는 얼굴을 마주보는 상황도 있지만 그렇지 못한 경우도 있다. 또 제3자를 통해서도 교감을 갖는 경우도 있다.

어떤 환자가 다른 사람, 즉 제3자로부터 자신이 진료 받고 있는 병원이나 의사의 뛰어난 배려심에 대하여 칭찬하는 이야기를 들었다면 그 환자는 그 병원에서 진료를 받고 있는 것에 대하여 행복감은 물론 자부심도 느낄 수 있을 것이다. 이처럼 좋은 의사소통이란 마음으로 느껴서 긍정적인 반응을 유도해 낼 수 있게 만드는 것이다.

의료기관을 비롯한 각종 조직에서 수행되는 직무활동도 자세히 보면 의사소통의 연속이다. 동료와 직무상 대화, 회의 시 프레젠테이션, 상사에 대한 보고, 상사의 질책, 부서 간 정보의 교환, 부하에 대한 지시나 명령 등 어떤 일도 의사소통으로 이루어지지 않는 것이 없다.

나아가 상품의 소개, 광고, 리더십의 발휘, 코칭, 부서간의 협조 등 조직의 효과성과 밀접하게 관련된 모든 요소들의 기본으로서 조직 내 의사소통이 존재한다.

기업에서는 마케팅활동을 고객과의 의사소통으로 정의할 정도이다. 의료기관은 공급하고자 하는 의료서비스의 가치를 지역사회에 어떻게 소통시키느냐에 따라 경쟁력을 갖추기도 하고 그렇지 못하기도 한다. 의사소통이 제대로 이루어져야 조직의 성과도 가능하다는 것을 알 수 있다.

최근 첨단 기술문명의 발달과 글로벌 추세에 따라 의사소통의 이용 범위가 국경을 넘어 국제무대로 확장되고 있다. 특정한 하나의 문화권에서 다른 문화권으로 이전이 가능하고 시간과 공간을 초월해서 세계 어느 나라 사람들과도 의사소통을 해야 하는 상황에 직면하고 있다.

또한 지구상의 그 어느 곳에 살든지 사람들은 직접 마주보지 않고서도 의사소통을 수행하기도 하는데 각종 통신 수단의 발달 또한 의사소통의 발달과 변화에 중요하게 영향을 미치고 있다.

제2절 조직 내 의사소통의 목적

조직 안에서 이루어지는 의사소통의 목적은 연구자나 또는 조직의 특성에 따라 다양하게 나타나고 있지만 기본적으로 상사의 부하에 대한 명령 또는 지시, 보고, 정보의 교환 및 감정의 표현 등 네 가지로 크게 구분할 수 있다.

1. 명령/지시

조직에서 한 명의 부하라도 가지고 있는 감독자나 관리자의 중요한 역할 중의 하나는 조직의 목표를 달성하도록 부하 직원들에게 영향력을 행사하는 것이다. 이것을 보통 명령 또는 지시라고 하는데, 조직에서 이와 같은 명력은 수시로 일어난다.

지시는 조직의 방침을 구성원들에게 전파하는 중요한 수단이다. 때문에 지시는 그 목적이 분명하고 수신자가 이해 가능할 것이어야 한다. 지시가 잘돼야 일도 잘 수행될 수 있으며, 지시가 잘못되면 일은 잘 수행되지 않는다.

현장에서 지시는 반드시 일과 관련이 있어야 한다. 일과 관련이 없는 지시가 남발된다면 사람들이 일에 대하여 정신과 힘을 집중할 수 없기 때문에 일의 정확한 수행을 개대하기 어려울 것이다. 관리자는 객관적이고 일의 성과를 높일 수 있는 방향으로 업무 지시를 함으로써 부하들로부터 신뢰를 확보할 수 있고 그에 따라 조직의 발전에 도움을 주는 의사소통이 활성화 된다.

2. 보고

보고는 어느 조직에서나 빈번히 일어나는 지시에 대한 공식적인 피드백이다. 보고는 목표 수행에 대한 설명으로 주로 부하가 상사에게 하는 것이 많지만 때로는 공개적인 자리에서 수평적으로 이루어질 때도 많다. 일이 정확하게 이루어지기 위해서는 정확한 보고가 제때 이루어지는 것이 중요하다.

보고는 정확성이 없거나 시간을 놓치면 보고로서의 기능을 상실한다. 때문에 보건의료 현장에서 보고가 제시간에 정확하게 이루어지도록 사전 조정제도를 명확히 하고 또 평소 훈련을 하도록 해야 한다. 부하 직원들이 상사가 원하는 보고, 조직의 발전을 위하여 필요한 보고를 할 수 없다면, 그 조직은 실패하고 있다고 해도 과언이 아니다.

3. 정보의 교환

관리자는 조직 구성원들이 직무를 수행하는데 필요한 정보를 제공하고 직원들도 관리자가 필요로 하는 정보를 제공한다. 정보는 조직의 목표를 달성하는 과정에서 발생하는 수많은 의사결정의 기초이며, 직원들은 정보를 믿고 일을 수행하며 조직에 몰입하거나 직무에 대한 만족감을 높이기 위하여 더 많은 정보를 요구하기도 한다.

하지만 정보의 양은 적당한 것이 좋으며 너무 많아도 의사결정에 부정적 영향을 미치기도 하며, 직원들에게는 공연한 상상을 하도록 만든다. 때문에 정보는 적당히 통제될 필요가 있다. 각 조직의 비서실에서는 최고경영자에게 불필요한 정보를 통제하려고 하며, 현장 근무자들에게 조직의 모든 정보가 전달되지 않도록 하기 위하여 각 계층마다 열람할 수 있는 정보의 양을 통제하고 있다.

4. 감정의 표현

의사소통 시에 사람들은 인간관계에 대한 감정을 표현하며, 자신에 대한 정보를 상대방에게 제공하려고 한다. 그 방법은 직설적일 수도 있고 은유적일 수도 있다. 단순한 정보의 전달 시에도 몸짓이나 음색, 억양 등 부차적인 요소들을 통하여 감정이 담기게 된다. 상사가 부하에게 지시를 할 때도 좋은 감정을 실어 보낼 수도 있고, 그렇지 않을 수도 있다. 상사가 업무에 대한 지시를 할 때 감정 표현을 잘못하면 부하들로부터 오해를 살 수 있다. 이것은 그 자체로 끝나는 것이 아니라 조직 전반에 여러 가지 문제를 불러온다.

만약 관리자가 조직의 목표를 효과적으로 달성하고자 한다면 종업원이 기대하고 목표하는 바대로 의사소통을 하거나, 또는 의사소통에 대하여 피드백을 받아 거기에 대한 설명을 해주어야 한다.

관리자가 직원들과 의사소통을 하는데 있어서 이와 같이 세심한 주의를 기울일 때 직원들의 만족감이 커지고 열심히 하려는 동기를 부여하게 된다. 이처럼 의사소통은 상대방이 어떻게 받아들이느냐에 따라 결과가 달라지기 때문에 보다 더 적합한 의사소통의 기술이 필요한 것은 사실이다.

의료기관에서 의사는 환자를 진료하면서 매번 감정을 교환하는 의사소통을 하게 된다는 사실을 인식할 필요가 있다. 환자들은 자신을 진료하는 의사가 진정으로 자신을 염려해주기를 바란다. 의사의 감정 표현에 따라 환자의 병세가 좋아지기도 하고 나빠지기도 하는 것이 사실이다.

병원에서 이루어지는 보건의료인들과 환자 사이의 의사소통은 진료 목적 외에도 감정의 교환을 통하여 환자들의 의료기관에 대한 공헌도와 병원에 대한 신뢰도에 중요하게 영향을 미치게 된다.

그밖에 의사소통은 조직 운영관리상 통제와 조정을 목표로 기능하기도 하고, 문제해결을 위한 중요한 수단으로 활용된다. 어떤 사안에 대하여 설명을 하기도 하고 조직 구성원들을 격려하고 사기를 높이며 일에 대한 동기부여를 하는데 중요하게 활용된다.

조직 내 집단 간, 구성원 간 필요한 정보를 교환하기도 하며 각 개인들의 업적을 평가하여 피드백 하는데 중요한 기능을 하기도 한다. 또한, 의사소통은 상황에 따라서 발생하는 특수한 목표를 해결하는데 기여하기도 한다.

제3절 의사소통의 기능

조직의 목표를 달성하기 위하여 의사소통을 활용한다. 조직의 최고 책임자는 새로 정한 신년도 목표를 전 구성원에게 전파시키기 위하여 집단교육이나 공문서, 인트라넷 또는 사내 방송을 활용한다. 부하는 상사에게 작업에 대한 자신의 의견을 밝히기 위하여 구두, 공문서 또는 전자메일로 보고를 한다. 상사는 이에 대하여 다양한 의사소통 방법으로 피드백을 한다. 의료 기관에서 수행되는 의사소통은 매우 복잡하지만 기본적으로는 환자를 치료하는데 그 본질적 기능이 있다고 하겠다.

오늘날 모든 조직 구성원들은 의사소통의 홍수 시대 속에서 살고 있다. 그만큼 의사소통이 중요하다는 뜻이다. 모든 조직에서 의사소통이 없거나 불량하다면 어떤 일도 제대로 이루어질 수 없다. 일이 성공하는 것은 의사소통이 잘 됐을 때이다. 의료기관에서 환자가 만족을 느끼는 것은 양질의 진료와 함께 의사소통이 잘 됐다는 것을 증명하는 것이다. 이처럼 조직 내에서 의사소통은 중요한 기능을 하는데, 그 내용을 보면 다음과 같다.

1. 조직의 방침을 조직 구성원에게 전파한다.

조직은 달성하려는 목표를 가지고 있다. 목표는 전 구성원이 마치 나의 것인 양 받아들이고 그 목표에 의해 동기부여가 되고, 목표를 달성하기 위한 협동심을 발휘할 때 달성이 가능하다.

조직은 이와 같은 분위기를 만들기 위하여 목표를 달성하기 위한 방침을 조직 내부에 골고루 전파해야만 한다. 방침이 없다면 조직 구성원들은 각자 자기 나름대로의 방법대로 목표를 달성하려고 할 것이며, 그것은 많은 시간과 자원의 낭비를 가지고 온다. 때문에 조직에서 정한 방침은 전 구성원에게 제대로 전달되어야 하며, 효과적인 전달을 위해서는 효과적인 의사소통을 활용할 수 있어야 한다.

2. 종업원들의 불만을 제기한다.

1920년대 미국 하버드 대학의 엘톤 메이요(E. Mayo) 교수 일행이 미국 서부 전기주식회사의 호손 공장에서 조명도 실험을 한 이후 조직 내에서 성과를 높이기 위해서는 물적 조건보다 인간관계가 중요하다는 이론이 유행하게 되었다. 이때부터 의사소통이 중요성이 부각되었으며, 조직 내에서 의사소통은 종업원들의 불만족을 제거하는 훌륭한 수단으로 활용되었다.

의료기관 내 벽에 걸려있는 제안함은 그 좋은 예이다. 만약, 조직 내부에 이와 같은 고충처리를 위한 의사소통 통로가 개설되어 있지 않다면 그 조직은 종업원들의 불만 때문에 많은 부작용을 감수해야 할 것이다. 조직 구성원들이 불만으로 가득 차 있으면서도 조직이 존재할 수 있는 것은 바로 조직 내에 의사소통의 통로가 존재하기 때문이다.

종업원들은 불만이 있을 때 비공식적 의사소통을 활용하여 불만을 털어버림으로써 불만의 대상인 상사 앞에서 태연하게 작업에 임할 수 있다. 불만이 있는 직원은 동료에게 불만을 털어놓거나, 아니면 상사에게 직접 따질 수도 있다. 어떤 직원은 상사에게 편지를 쓰기도 하고 차 상급자에게 일러바치기도 한다. 더 나아가 조직 내 고충처리위원회에 보고하거나 감독행정기관에 투서를 할 수도 있다. 이와 같이 불만을 해소시킬 수 있는 의사소통 시스템을 갖추는 것은 중요한 조직운영 요소이다.

3. 인간관계를 원활하게 만든다.

인간관계는 대화로부터 시작한다. 대화가 없다면 관계가 형성되기 힘들다. 아무리 모르고 지내던 사람들도 몇 마디의 이야기나 며칠 동안의 대화를 통해 친해지기도 한다. 심리학자들에 의하면 싸우더라도 대화가 있는 부부가 대화가 없는 부부보다 이혼할 확률이 훨씬 적다고 한다.

하고 싶은 말을 하는 것은 확실히 불만을 정화시키는 효과가 있다. 만약 조직에서 대화가 없다면 삭막하기 이를 데 없을 것이다. 이와 같은 분위기 속에서 높은 성과가 나오기를 기대할 수는 없다. 때문에 조직에서는 적당하게 대화할 수 있는 기회가 주어져야 하고 인간관계를 활성화시킬 수 있도록 의사소통 훈련도 정기적으로 실시되어야 한다.

그러나 의사소통이 항상 인간관계를 좋게 만들어주는 것은 아니다. 오히려 대화를 많이 하면 할수록 인간관계가 나빠지는 경우도 있다. 이것은 개인적 특성이 다르고 완벽하게 의사소통을 할 수는 없기 때문인데, 사람들은 의사소통을 하는데 있어서 제각기 지각의 과정이 다르다는 점을 이해하고 있어야 한다.

의사소통을 하는데 있어서 사람들은 늘 개인적인 욕구, 가치, 관심 등을 개입시킨다. 대화를 하는 중에도 사람들은 자신이 지각하지 못한 단서들에 대해서는 상대방과 전혀 다르게 반응하기도 하고, 관계없는 요인들에 대해서도 반응을 보이며, 또 관계없는 단서들을 사용하기도 하며 증거의 비중을 다르게 고려한다.

이와 같은 것들은 의사소통에 있어서 관계의 활성화보다는 오히려 오해를 불러올 수 있는 중요한 원인이 된다. 그러므로 사람들은 의사소통 시에 완벽한 지각과 이해는 불가능하다는 것을 충분히 인식하고 있어야 한다.

4. 조직 구성원들의 사기를 진작시킨다.

조직에서 상사의 격려 한마디가 부하들의 기분을 좋게 만들고 사기를 북돋운다. 가정에서 부모의 자식에 대한 격려의 말, 따뜻한 말은 자식에게 자신감을 심어주고 가족에 대한 헌신을 높여준다. 이처럼 의사소통을 어떻게 하느냐에 따라 사람들의 사기가 높아질 수 있기 때문에 조직 생활을 하는 사람들은 상대방의 사기를 높여줄 수 있는 말을 할 줄 알아야 하며, 특히 관리자들에게는 중요한 덕목이라고 할 수 있다.

5. 협동심을 고취시킨다.

모든 조직에서 목표가 성취되기 위해서 협동 작업은 필수 요건이다. 의료기관에서는 환자의 질병 치료라는 고유의 목적 달성을 위하여 많은 분야의 사람들이 협동 작업을 한다. 그러나 각자 다른 성격적 특성과 삶의 배경을 가지고 있는 사람들이 협동을 하기란 쉽지 않다.

이때 의사소통은 서로의 생각과 감정을 나누어 갖고 그로 인하여 서로 하나가 되게 만드는 역할을 한다. 하지만, 일방적으로 말을 잘한다고 해서 협동적 의사소통을 잘하는 것은 아니다. 말을 잘 못한다고 할지라도 거기에 상대방을 배려하는 감정이 배어 있다면 상대방은 기꺼이 협조하려고 한다. 의사소통이 없다면 사람들은 협동하는 방법을 찾을 수 없을 것이다.

제4절 개인 수준의 의사소통

조직에서 이루어지는 의사소통의 주체는 사람이며, 개인 간의 일대일 상호작용을 통한 대면식 의사소통 형태가 가장 기본이 된다. 한 개인이 소속된 가족이나 직장에서 구성원 간에 전달할 내용에 따라 일어나는 일대일 의사소통은 대화를 하거나 전화, 인터넷을 통해 상호간의 의견을 교환하는 행위이다.

일대일 의사소통은 주로 양 방향적인 의사소통 형태이다. 서로간의 대화를 통해 상호간의 반응을 즉시 파악할 수 있고 피드백을 주고받을 수 있기에 주어진 시간 내에 가장 정확하게 의사소통을 할 수 있다. 하지만 일대일 의사소통이 다른 의사소통 형태보다 '정확성'에서만 그 중요성이 강조되는 것은 아니다.

의사를 비롯한 보건의료인들은 환자의 질병과 그에 따른 감정 상태를 정확하고 객관적으로 판단해야 하는 것은 기본이다. 정상인과 대화가 아니라 병을 앓고 있는 대상으로서의 환자의 마음을 이해하고 이에 적절하게 대응할 줄 알아야 한다. 그러므로 보건의료인들은 환자의 심리상태에 초점을 잘 맞추어 그때그때 주어진 상황에 잘 대응함으로써 환자 만족도를 높일 수 있도록 해야 한다.

이처럼 의료기관을 찾은 환자를 대할 때에는 감정적 관계를 고려해야 한다. 일대일 대면관계에서는 주관적 요소를 배제하기가 어렵기 때문이다. 의사를 비롯한 보건의료인들이 환자와 대면할 때 꼭 알고 있어야 할 점은, 환자의 입장에서 상대방이 개인적으로 좋은 감정을 가지고 있다는 것을 인식하는 것은 병을 치료하는데 매우 긍정적으로 작용한다는 것이다.

병원에서 환자가 호소하는 증상은 신체적 고통뿐만 아니라 그로 인한 정신적 고통도 가지고 있다는 것을, 보건의료인들은 이해해야 한다. 또한, 환자의 질환과 치료에 대한 감정 반응은 그의 주변, 즉 가족관계, 친지, 친구, 교사 등 과거의 중요한 인물들과 특수한 상황에 대한 관계를 반영하고 있으므로 환자의 과거를 정확하게 파악하는 것도 치료에 도움이 될 수 있다.

대부분 의사소통의 목적은 자신이 말하고자 하는 내용에 따라 상대방의 행동과 태도에 '영향력'을 행사하는 것이다. 때문에 보건의료인들은 일대일로 환자와 만나서 일방적으로 영향력을 행사하려는 태도를 보임으로써 환자의 오해를 살수도 있다.

보건의료인들은 질병의 치료를 위하여 의사소통의 상대인 환자에게 영향력을 미쳐야 하는 것은 분명하지만, 의사소통의 형태에 따라 환자가 영향을 받기도 하고 또 반발하기도 하기 때문에 의사는 일대일 의사소통에서는 환자가 수동적인 상태에 빠지지 않도록 특히 유의해야 한다.

이와 관련하여 보건의료인과 환자와의 일대일 의사소통 관계에는 다음과 같은 기본 유형들이 있다.

1. 능동 대 수동의 유형(type of activity-passivity)

의사소통에서 능동 대 수동의 유형은 보건의료인이 환자에게 무엇인가 능동적으로 열심히 말을 하고, 환자는 수동적으로 받아들이기만 해야 하는 유형이다. 이때 환자는 자신의 의지대로 반응을 할 수가 없기 때문에 상대에게 신뢰감을 유지하기 어렵다.

2. 안내 대 협조의 유형(type of guidance-cooperation)

이 유형은 보건의료인이 환자에게 무엇인가를 열심히 안내하고 환자는 거기에 대하여 협력을 하는 형태를 말한다. 환자가 어느 정도의 발언권이 있기는 하지만 여전히 완전하게 독립적이지는 못한다. 오늘날 모든 사람들의 욕구는 존경과 독립의 수준에 도달해있기 때문에 상대방에 대한 무조건적인 협조는 수신자에게 유쾌한 감정을 갖지 못하게 만드는 원인이 된다.

3. 상호 참여의 유형(type of mutual participation)

이 유형은 환자가 스스로를 리드해 나갈 수 있도록 보건의료인이 환자를 돕는 형태를 말하나 보건의료인과 환자는 어느 일방이 우세한 입장에 있는 것이 아니라 동반자 관계로서 환자는 전문가로서의 보건의료인의 도움을 받는 것이다.

이 경우는 성인 대 성인의 관계로 서로 간에 완벽한 주체성으로 인정하며, 보건의료인의 입장에서 환자를 단순히 치료의 대상으로 보는 것이 아니라 질병의 치료에 조언이 필요한 사람으로 인식하고 대우하는 것이다. 이와 같은 상호 참여 형태의 의사소통에서 환자의 만족은 극대화된다. 상호참여 형태의 진료가 이루어지기 위해서는 보건의료인들이 환자의 설명을 충분히 들어야 하며, 환자의 질문에 대하여 설득력 있게 대답하는 것이다.

제5절 효과적인 개인 수준의 의사소통

1. 효과적인 개인 수준의 의사소통의 조건

매우 유능한 사람도 다른 사람과 의사소통을 제대로 한다는 것은 쉬운 일이 아니다. 그것은 바로 의사소통에는 개인적 배경이 매우 다른 대상이 존재한다는 것을 의미한다.

가정에서 부부나 부모와 자식 사이, 직장에서 상사와 부하, 동료, 팀원 사이, 그리고 고객에 대한 응대에 이르기까지 잘못된 의사소통 때문에 상대로부터 감정을 상하기도 하고 팀이 깨지기도 한다. 비즈니스에서 한 마디의 말실수로 단골고객을 잃기도 한다. 기본적으로 그것은 상대방을 충분히 이해하지 못하고 대화를 시도하는 것이다.

의료기관을 찾는 환자들은 의사나 간호사의 말 한마디에 기분이 좋아지기도 하고 그 의료기관을 욕하기도 한다. 열심히 일하던 직원이 상사와 말이 통하지 않는다는 이유로 의료기관을 떠나가기도 한다.

비싼 돈을 들여 호화스러운 시설을 꾸미는 것이 반드시 의료기관을 찾는 고객에게 감동을 주는 것은 아니다. 안내원이 전화 받는 방법을 바꾸거나 의사가 환자를 맞이하는 자세를 간단하게 바꿈으로서 고객에게 감동을 줄 수 있다. 이와 같은 의사소통 노력과 연습에 의한 숙달이 의료기관의 수익을 높이는데 기여한다.

이처럼, 어떤 조직이든 구성원들이 성공적으로 의사소통을 수행하여 목적하는 바를 이룬다는 것은 쉬운 일이 아니다. 의사소통이 제대로 이루어진다면 조직의 성과도 높아질 것이라는 것을 충분히 예측할 수 있다.

효과적인 의사소통을 이루기 위한 전제조건은 다음과 같다.

1.1 상대방의 차이점 인정

업무를 수행하거나 또는 비즈니스를 하는데 있어서 목표의 달성은 의사소통을 통해서 이루어진다. 그런데 목표 달성을 위한 의사소통은 어떤 경우에도 분명히 상대방과 상호작용을 하는 것이라는 사실을 인식하고 있는 것이 중요하다. 의사소통은 혼자 하는 것이 아니라 상대가 존재한다는 사실이다. 때문에 상대방의 관점을 잘 이해하는 것이 필요하다.

상대방의 관점을 이해하기 위해서는 상대방과 나의 차이점이 있다는 것을 인정하는 것이다. 이것은 단순히 상대방이 있다는 것만을 인식하는 것이 아니라 상대방의 속성을 파악하는 것을 의미한다. 즉, 대화를 시작하기에 앞서 상대방의 성격적 특성이나 출신 배경은 어떠한지, 또 그들의 지식 정도와 경험, 관점, 의견 등을 파악하는 것이다.

또한 성공적 의사소통을 위하여 상대방의 차이점을 알아내는 준비작업보다 더 중요한 것은, 사람 사이에는 차이점이 분명히 존재한다는 보편적 가치관을 갖는 것이다. 그래야 대화에서 서로의 의견의 차이점을 줄일 수 있고, 또 상대방에 대한 이해의 폭을 넓힐 수 있으며 일정한 주제에 대한

우호적인 견해도 도출할 수 있다.

사람들 사이에서 차이점을 인정한다는 것은 이처럼 서로의 견해를 그대로 고수하기보다는 상대방의 여러 가지 특성을 인정하고, 더 나아가 개인의 존엄성까지 인정하는 것을 말한다. 대화에서는 무엇보다도 상대방의 차이점을 인정함으로써 서로 간의 공감대를 형성할 수 있고, 공감대가 있어야 대화를 성공적으로 만들 수 있다.

1.2 목적에 맞는 메시지의 내용 구성

전달할 메시지의 내용은 의사소통의 목적에 분명하게 맞추어야 한다. 질문을 한다면 그것이 무엇을 요구하는 것인지 상대방이 쉽고 분명하게 이해할 수 있어야 한다. 이야기의 주제 또한 명확해야 한다. 짧은 이야기 속에 몇 개의 주제를 포함하고 있다면 본인은 이해하고 있을지 몰라도 상대방은 얼른 이해하기 어렵다.

또한 의사소통의 내용을 구성할 때에도 그것이 질문인지, 문제 해결을 위한 것인지, 목적에 따라 메시지를 어떻게 구성해야 할지 여부를 결정하고 메시지의 내용을 구성해야 한다. 그 분에에 대한 지식이 높은 사람들의 집단인지, 아닌지에 따라 내용 구성에 있어 차원이 달라질 수 있다.

그리고 메시지를 직접 혹은 간접적으로 표현할지 여부를 사전에 염두에 두고 그것을 구성해야 한다. 직접적으로 전달될 메시지와 간접적으로 전달될 메시지는 그 구성 내용이나 방법에 따라서 효과가 달라지기 때문이다.

1.3 목적 달성에 부합하는 전송 수단

대부분의 송신자는 전송할 메시지의 내용은 중요하게 여기면서 방법에 대해서는 신중하게 고려하지 않는 경향이 있다. 그러나 의사소통에 있어서 전송 수단은 메시지의 목적이나 상황, 그리고 메시지 수신자의 지위나 거리에 부합해야 한다.

직장 내에서 업무를 추진하기 위하여 수행되는 메시지는 과거에는 서류나 구두보고 등이 주류를 차지하고 있었으나 오늘날 인터넷의 발달로 전자메일을 비롯한 인터넷을 많이 활용되고 있다.

그러나 아직까지 우리 사회는 인터넷 세대와 아날로그 세대가 혼재해 있다는 사실을 간과해서는 안 될 것이다. 즉, 이동전화 문자나 인터넷 사용에 익숙한 세대라고 해서 이것의 사용법을 잘 모르는 사람에게 무차별로 메시지를 전송한다면 부작용이 생길 수 있다.

그렇지만 우리 사회에는 아직까지 구두나 전화로 간단하게 보고할 수 있는 것도 과거의 습성이나 권위주의 때문에 문서에 의한 직접 보고를 원하는 관리자들이 많아 조직에서 일의 효율성을 떨어뜨리고 있다.

메시지 전달의 수단을, 선택하기 위해서는 상대에 관해 몇몇 주요한 특성을 사전에 파악, 이해하는 것이 도움이 될 것이다. 메시지 전달 수단의 선택은 상대가 가장 쉽게 이해할 수 있고 상대 입장에서 가장 편리하다고 생각되는 방법을 선택해야 한다.

1.4 정확하고 신속한 피드백

의사소통에 있어서 피드백은 송신자의 아이디어나 생각이 수신자에게 정확하게 전달되었는지, 또 이해를 제대로 하고 있는지를 확인하는 과정이다. 즉, 수신자가 메시지를 전달받아 의도한 반응을 나타냈는지 여부를 전달자가 파악할 수 있도록 수신자의 반응을 전달자에게 전달하는 통로 또는 고리를 말한다.

피드백은 성과를 개선하도록 도와주는 매우 중요한 인간행위이다. 그러므로 의사소통에서 적절한 피드백이 없다면 그것은 살아있는 의사소통이라고 보기 어렵다. 송신자에게 다시 전달된 피드백은 다른 아이디어를 떠오르도록 하여 새로운 의사소통을 하는 단서가 되기도 한다.

이와 같은 의사소통의 역동성은 조직 내에서 일에 대한 열정과 동기부여를 활성화시켜 조직의 효과성을 높이는데 기여한다. 그러나 피드백이 없다면 송신자를 실망시키게 되고 자연히 상호간에 의사소통의 기회는 줄어들게 될 것이다.

이와 같은 피드백은 적절한 시간을 고려하여 해야 하는 등 여러 가지 특성을 고려해서 신중히 해야 한다. 또한 피드백은 상대가 정확히 이해하고 있는지를 확인하는 것이지 억지로 동의를 구하는 것은 아니라는 점을 인식하고 있어야 한다.

2. 효과적인 개인 설득 방법

사람이 서로 만나서 대화를 나누고 그 결과로 호감을 갖는 것은 일정한 시간을 요구한다. 물론 처음 만나서 갑자기 호감을 갖는 경우도 있지만 그것은 시간이 지나면서 식기 마련이다. 감정노동을 하는 서비스업에 종사하는 사람들은 상대방으로부터 호감을 사는 것이 매우 중요한데, 그것은 점진적 전략에 의하여 이루는 것이 효과적이다.

고객을 처음 만났을 때 보여주어야 할 진지함이나 배려의 정도를 1로 칠 때, 차차 만나면서 그 정도를 높여 가는 것이 관계를 오래 가져갈 수 있는 효과적인 전략이다. 반대로 상대방을 거절하는 효과적인 방법은 처음 만났을 때는 10이라는 호감과 배려를 보이고 점차 만나면서 호감과 배려의 정도를 축소시키는 것이다.

사람 간의 일대일 의사소통을 실시할 때 가장 단순하지만 상대를 효과적으로 이해시키고 설득하는 데 필요한 여섯 가지를 살펴보면 다음과 같다.

2.1 전달할 내용을 사전에 정확하게 정리한다.

송신자가 자신이 의도한 것이나 전달할 내용을 제대로 정리하지 않고 대화에 임할 경우 항상 실수할 가능성은 있다. 즉, 처음에 계획하지 않았던 말을 함으로써 환자를 불안하게 하거나 보건의료인에 대한 불신감을 갖게 할 가능성이 있다.

특히, 노사협상 같은 경우에 있어서 관리자의 준비 없는 대화는 늘 실패하기 마련이다. 따라서 아무리 노련한 사람이라도 중요한 대화 시에는 상대방에게 전달할 메시지를 정확하게 정리하고, 재구성하는 연습과정이 필요하다.

이때 메시지 전달자는 상대방의 입장을 고려하여 말을 할 수 있도록 해야 한다. 이 과정은 메시지 내용의 신뢰성뿐만 아니라 전달자 개인의 신용 여부도 관계되어 있으므로 매우 중요하다.

2.2 의도한 것을, 정확하게 말한다.

의도한 것은 정확한 목소리로 상대가 이해하기 쉽게 또박또박 끊어서 말한다. 또한 상대방의 수준을 사전에 인지하고 거기에 맞추어 이야기하는 습관을 갖는 것이 필요하다.

의료인들이 환자에게 말을 할 때에는 그 환자의 정신 상태, 질환의 정도, 나이, 성별 등의 상황에 맞추어 단어를 선택하고 목소리의 톤을 구성할 줄 알아야 한다.

2.3 중요한 점은 재차 강조한다.

의료서비스 대화를 성공시키기 위한 중요한 조건 중에 하나는 바로 강조점을 재차 반복하는 것이다. 전달자는 이것저것 말을 많이 하다보면 끝에 가서 강조할 것을 놓치기 마련이고, 수신자의 입장에서는 무엇이 중요한 내용인지를 알기 어려우며, 심지어는 수신자 주관적으로 강조점을 이해하게 된다.

그렇게 된다면 의사소통 자체가 왜곡될 수 있기 때문에 전달자의 입장에서는 특히 강조할 점이 있는 경우에는 정확하게 메모를 해서 활용하는 것을 습관화시켜야 한다.

2.4 말은 항상 정확하고 간결하게 표현한다.

전달자의 유식함을 드러내기 우하여 여러 문장이나 생소한 단어를 사용하여 상대에게 혼동을 주지 않도록 해야 한다. 생소한 단어를 쓰는 것이 과거 권위주의 시대에는 유식하다는 것을 보여주는 것으로 통했지만 요즘 같이 모든 대중들의 의식수준이나 지식수준이 높아져 있는 상황에서는 잘못하면 조소거리만 될 뿐이다.

특히, 요즘에도 의료기관에서 의료인들은 이따금씩 자기들만의 용어를 사용하기 때문에 환자들로부터 오해를 받는 경우가 많다. 환자에게는 가장 간단하면서 가장 친숙하고 익숙한 표현으로 이해가 용이하도록 말을 하는 것이 효과적이다.

반면, 의료기관 내부에서 신속한 의사소통을 위해서는 모든 직원들은 공통으로 사용하는 의학용어에 익숙해 있어야 한다. 모든 직종이나 전문가 집단에는 그들만이 사용하는 특수한 용어가 있다. 이와 같은 특수용어는 전문가들끼리 신속하고 정확한 의사소통을 하는데 도움을 준다. 의료기관에서 의사나 간호사, 의료기사들은 복잡한 의학용어의 사용에 익숙해 있으며 자기들끼리 이러한 특수용어를 즐겨 사용한다.

그러나 의료기관에서 각종 행정을 지원하는 관리부서 직원들은 의학용어에 대한 접근이 떨어진다. 다른 의료인들과의 원활한 소통을 위해서는 각종 의학 및 의료기기에 대한 정확한 용어와 지식을 보유하고 있어야 한다. 그래야만 의사를 비롯한 진료인력에 대한 이해와 신속한 의사소통이 가능하다.

2.5 진실을 말해야 한다.

조직 생활에서 가장 중요한 것은 사실을 사실대로 말하는 것이다. 그러나 조직에서 요구하는 집단의식은 이것을 늘 어렵게 만든다.

또한 사람들은 전달되는 정보를 늘 자신에게 유리한 쪽으로 이해하고 해석하려는 의도를 지니고 있기 때문에 메시지의 사실이 왜곡되어 유통되는 경우가 많다. 그러나 이와 같은 태도는 개인이나 조직의 발전에 저해요소가 되므로 지양되어야 한다.

의사소통에 있어서 기본은 진실을 말하는 것이다. 어떤 경우에도 사실을 왜곡하거나 과장하지 말아야 한다. 특히, 조직에서 경쟁관계에 있다고 해서 상대방을 비방해서는 안 된다.

모든 조직의 관리자나 직원들은 사실 그대로를 전달하고 표현하도록 노력해야 한다. 거짓말보다는 은유나 비유를 사용하는 것이 좋은 해결방법이 될 수 있다.

2.6 직설법이 곤란할 때에는 비유해서 말할 수 있다.

환자를 대하면서 직설적으로 말하거나 사실을 그대로 말하는 것이 전달자나 수신자 모두에게 정신적 고통을, 주게 되는 경우에는 비유해서 말할 수 있다. 또한, 몇 개의 단어만으로는 전달하고자 하는 정보나 메시지를 충분하게 표현할 수 없을 때는 속담, 격언, 사례 등을 비유해서 이해 수준을 높일 수 있다.

단지, 이때에는 서로 공감할 수 있는 비유를 선택하는 것이 중요하다. 서로 공감할 수 없는 비유를 쓸 경우에는 오히려 긍정적 결과를 낳기보다는 오해를 불러일으킬 수 있다. 결과적으로 의료기관에서 일대일 의사소통이 성공적으로 수행되기 위해서는 메시지를 구성하는 단어가 단순하고, 명료하며, 단언적일 때 가장 효과적일 수 있다.

또한 전달자가 수신자에게 메시지를 전달하기 전에 수신자의 개인적인 역사와 특성, 그리고 수신자가 처해 있는 환경에 대해 사전에 파악하는 것이 효과적이다. 마지막으로 의료현장에서는 의료기관의 입장보다 환자나 그 가족을 우선 배려하는 마음이 일대일 의사소통에서는 무엇보다도 중요하다.

3. 개인의 의사소통 능력

개인의 의사소통 능력을 측정하기 위한 노력이 많은 학자들에 의해 이루어져 왔다. 대부분의 의사소통 전문가들이 제시하고 있는 개인의 기본적인 의사소통 능력의 구성 요소를 종합적으로 살펴보면 다음과 같다.

3.1 자기노출

의사소통을 통해 자신에 관하여 타인에게 노출하는 것이다. 취업 면접이나 입사 축하 모임 등에서 흔히 하게 되는 자기소개도 여기에 해당되며, 평소 직장생활에서 타인에게 자신의 특성이나 존재에 관하여 알리는 것이다. 이러한 자기노출은 자신에 대한 타인의 이해를 높이는데 기여한다.

즉, 자기노출은 타인이 느끼는 호감, 매력, 친밀감 등의 감정에 중요하게 영향을 미친다. 자기노출이 없다면 상대로부터 어떠한 감정의 전달을 받지 못하게 된다. 의료기관에 근무하는 직원들은 감정 노동자로서 환자를 비롯한 타인들에 대하여 긍정적 자기노출을 할 수 있도록 교육되어야 한다.

의료기관을 찾는 환자, 무엇인가를 물어오는 고객에게 환하게 웃는 모습으로 정확하게 답변을 하는 긍정적 자아노출은 상대방의 만족도를 높이게 된다.

3.2 표현력

의사소통에 있어서 표현력이란 자신의 생각과 느낌을 올바른 언어와 비언어를 적절하게 조합하여 상대방에게 전달하는 능력을 말한다.

의료기관 직원으로서 자신의 표현을 제대로 하기 위해서는 밝은 얼굴 표정과 적절한 제스처, 상대방이 편하게 느낄 수 있는 자세, 상황에 맞는 목소리의 조절 등을 갖추고 있어야 하겠다.

이와 같은 표현력을 갖추지 못한 사람은 자신의 생각이나 느낌을 적절하게 전달하지 못하기 때문에 평소 서투르고 융통성이 없거나 개성이 없는 것처럼 보일 수 있다.

3.3 타인지향성

의사소통을 통하여 상호작용을 하는 동안 상대방에 대하여 관심을 보이고 인정해주려고 하는 자세이다. 또한 대화에 임하는 상대방을 배려하고 적절한 피드백을 해주면서 상대방의 느낌이나 감정에 적응하려고 노력하는 경향을 말한다.

실제로, 타인과 말을 하다보면 상대에게 보조를 맞추려는 사람이 있는가 하면 반대로 사사건건 상대방을 비난하고 반대되는 의사를 표시하며 상호작용 관계를 갈등으로 몰고 가는 사람이 있다. 이런 사람은 기본적으로 의사소통에서 지켜져야 할 상호작용의 원리를 모르고 있는 것으로 조직에서는 기피대상이 된다.

의사소통에서 타인지향성은 서비스업에 종사하는 감정노동자들에게는 필수 요소로서 의료기관 종사자들은 반드시 이 능력을 갖춤으로써 환자가 자신을 위해주고 있다는 느낌을 갖도록 해야 할 것이다.

3.4 상호작용 능력

타인과 의사소통을 하는데 있어서 애초에 의도한 목적을 달성하기 위해서는 과정을 잘 통제할 수 있는 능력을 말한다. 즉, 말의 처음과 끝을 분명히 할 줄 알거나 말하는 도중에 목적과 맞지 않는 방향으로 잘못 진행되지 않도록 말의 줄기를 잘 잡아나가는 능력을 말한다.

의사소통은 기본적인 목적이 정보의 전달에 있지만, 궁극적으로는 감정의 교환이라는 점에서 볼 때 이 상호작용 능력은 직장인 모두가 갖추고 있어야 조건이라고 할 수 있겠다.

3.5 감정이입

타인의 입장에서 생각하고 이해하여 대화를 이끌어가는 능력이다. 최근에 들어와서 사회적으로 서비스업이 발달함에 따라 감정이입 의사소통 능력이 매우 중요시되고 있다.

자신의 주관적 경험에 의존해서 말하기보다는 타인이 경험한 상황 속으로 들어가 그것을 확인하고 느껴서 반응하는 기법이다. 의료기관에서 환자와 대면하는 직원들은 감정이입을 잘 하면할수록 환자에게 더 큰 만족을 안겨줄 수 있다.

3.6 긴장의 완화

누구든지 타인을 만나 대화를 하거나 또는 많은 청중 앞에서 발표를 해야 한다면, 긴장하게 된다. 그러나 긴장한 상태에서 말을 하게 되면 실수를 하기 마련이다. 주제와 내용이 뒤엉키기도 하고 목적에 맞는 단어의 선택이 제대로 되지 않는다.

이것은 사람이면 누구나 조금씩 다 가지고 있는 현상으로 사람들을 만나서 대면하는 데는 불안감이나 스트레스가 따르기 때문이다. 의사소통에서 발생하는 긴장감을 완화시키기 위한 기본적인 방법은 리허설을 해보는 등 사전에 철저한 준비를 하는 것이다.

제2장 공식 및 비공식적 의사소통

제1절 공식적 의사소통의 의의

조직에는 공식적 의사소통 채널을 통한 공식적 의사소통과 비공식 채널을 통한 비공식적 의사소통이 있다. 공식적 의사소통은 조직을 계층을 따라 구축된 지시와 보고 채널 등 공식적인 경로와 과정을 거쳐서 정식으로 이루어지는 의사전달이다.

공식적 채널에는 권한, 책임, 의무가 규정된 것으로 편지, 보고서, 메모, 제안, 연설, 구두 제안 등이 있다. 비공식적 채널은 표면적으로 나타나기보다 소문 경로와 같은 채널 등이 사용되는 것으로, 구성원 개인의 욕구에 바탕을 둔 개인 간의 접촉이나 상호 작용을 비공식적 의사소통이라 지칭한다.

공식적 의사소통 채널에는 여러 종류의 흐름이 존재한다. 상사에서 부하로 명령, 작업 지시, 정책과 절차 등 관리가 강조되는 하향식 의사소통, 하급자가 상급자에게 의사를 전달하는 것으로 고충 처리, 제안, 보고, 불평등 인간적인 면이 바탕이 된 상향식 의사소통과 조직 내 같은 직급 수준에서 이루어지는 수평적 의사소통이 있다.

1. 명령/지시

명령계통을 따라 위로 올라가는 상향적 의사소통(bottom-up communication)은 다음과 같이 여러 가지 형태를 취하고 있다.

- 조직 구성원 개인의 문제나 업무성과에 관한 문제
- 다른 사람들과의 관계로 인하여 발생하는 문제
- 조직의 정책에 관한 것
- 조직에 대한 다양한 제안이나 건의 형태

상향적 의사소통은 이처럼 조직 구성원의 사적인 고민으로부터 조직 전반에 대한 개선이나 아이디어에 관한 것 등 공적 영역에 이르기까지 다양하다.

상향적 의사소통에서 가장 명백한 문제는 계층을 올라가야 한다는 것이다.

이때 조직 구성원들 대부분은 자기 자신이나 동료들에게 해가 될 것 같은 정보는 위로 전달하기를 꺼려한다. 이처럼 계층이 존재하는 피라미드 조직구조 속에서는 위로 전달되는 정보의 정류와 양은 계층의 수에 영향을 받는다.

계층의 수가 많으면 위로 올라갈수록 처음의 정보들은 여러 가지 이유 때문에 여과되어 그 양도 적어지고 내용도 왜곡될 가능성이 크다. 따라서 어느 조직이든지 상향적 의사소통이 활발하게 일어나기 위해서는 권한위임이 제대로 이루어져야 한다.

모든 권력이 상부 계층에 집중되어 있으며 하부 계층에 있는 사람들은 그들의 안전과 현재의 지위 확보를 위하여 상부계층의 지시에 복종하려고만 하기 때문에 상향적 의사소통의 의의는 퇴색할 수 있다.

조직에서 하향적 의사소통은 매우 상세하고 구체적인 반면, 상향적 의사소통은 그 내용이 압축되고 요약되어 있다는 점이다. 하향적 의사소통의 수신자는 의사소통에 있어서 수동적 입장에 있지만 상향적 의사소통에서 수신자는 선택이 비교적 자유롭기 때문이다.

계층상 하부에 위치해 있는 수신자는 하향적 의사소통을 거절할 수 없으나, 상부에 위치에 있는 수신자는 거절이 가능하다. 따라서 계층조직에 있어서 중간관리자의 중요한 역할 중에 하나가 위로 올라가는 정보의 여과 및 편집이다.

최근 컴퓨터의 발달로 조직 내에서 각종 정보가 여과되지 않고 조직의 상층부에 도달될 수 있는 가능성이 커지고 있으나 정보의 여과를 위한 제도는 늘 존재하고 있다.

특히, 조직의 상층부에 있는 수신자들은 컴퓨터를 통한 정보의 관리 역시 참모나 부하들에게 위임하고 있다. 따라서 원래의 정보가 최고경영층에 도달할 가능성은 크지 않다. 이와 같은 조직구조상의 제약을 극복하기 위해 많은 유능한 경영자들은 현장을 수시로 방문하여 상황을 파악한다.

의료기관 조직은 매우 특이한 의사소통 구조를 가지고 있다. 진료 현장에서의 보고체계로 본다면, 마치 기업의 매트릭스 조직을 연상케 한다. 즉, 의사를 제외한 다른 전문 직종의 직원들은 상사가 둘이라고 생각할 수 있다.

예를 들어 간호사들은 진료과의 과장과 간호과장 두 사람을 상사로 생각할 수 있다. 진단검사의학과나 진단방사선과에 근무하는 의료기사들도 진료부장과 각과 과장의 지휘를 동시에 받을 수 있다.

때문에 상향적 의사소통에서 정보의 편차는 종종 발생한다. 상향적 정보의 편차가 생기는 이유는 복수의 상사가 매트릭스 상에 위치하는 직원에게 미치는 영향력이 다르기 때문이다.

외래에 근무하는 간호사는 평상시에는 자신이 근무하는 부서장인 진료과장(의사)에게 상세한 정보를 보고하겠지만, 간호사 집단과 의사집단이 대립하는 경우에는 이와 같은 상황을 기대하기가 어렵다.

이것은 매트릭스 조직에서 어쩔 수 없이 일어나는 현상이기 때문에 상사들의 이해와 협조가 전제되어야 한다. 물론, 제도적으로 권한의 한계를 분명하게 할 필요가 있다.

서로 다른 권한을 가지고 있는 복수의 상사들이 매트릭스 상의 부하를 장악하기 위해 권력다툼을 벌인다면 부하들의 업무 수행에 큰 장애가 될 수 있기 때문이다.

의료서비스 현장에서 진료와 치료의 책임을 맡고 있는 의사들이 필요한 정보를 제대로 입수하여 업무를 성공적으로 수행할 수 있도록 하기 위해서는 상향적 의사소통이 제대로 이루어질 수 있는 조직 분위기와 제도적 장치가 마련되어야 한다.

2. 하향적 의료서비스 의사소통

하향적 의사소통(top-down communication)이란 명령계통의 상부로부터 하부로 조직의 운영에 필요한 지시나 명령이 하달되는 것을 말한다. 하향적 의사소통은조직의 상층부로부터 하층부로 내려가면서 모든 계층의 수준에서 발생한다.

각 계층의 위치에 있는 각각의 직무 수행자들에 의하여 정보는 서로 다르게 해석되고 그것은 개인들의 행동에 영향을 미치게 된다. 때문에 하향적 의사소통에 있어서 중요한 것은 책임소재이다.

업무지시를 하달한 정점에 있는 사람부터 관여되어 있는, 즉 결재를 한 모든 사람들은 최종적인 수행 결과에 대하여 책임을 질 수 있어야 한다.

2.1 업무지시

하향적 의사소통의 가장 일반적인 형태는 업무지시이다. 업무지시는 날마다 거의 동일한 방법으로 진행됨으로써 많은 구성원들이 신뢰할 수 있는 일관된 업무수행을 정확하게 확보하고자 하는 것이다.

업무가 복잡하고 고도의 기술을 요구할수록 상부에서 하달되는 지시는 일반화된다. 그러나 조직 구성원들이 고도로 훈련되어 있는 전문가 집단이라면 업무지시는 생략되거나 간단하게 이루어질 수 있다. 고도로 훈련된 전문가들에게 일에 관한 상세한 지시가 하달된다면 그들은 오히려 일에 대한 동기부여가 될 것이다.

2.2 피드백

다음으로는 부하들의 업무성과에 대한 피드백이다. 피드백이란 상대방의 말과 행동에 대하여 지각한 바를 표현하거나 정보를 제공해주는 것을 말한다. 그의 말과 행동이 조직이나 지시를 내린 상사의 생각과 행동에 어떤 영향을 미쳤는지를 상대방에게 솔직하게 알려주는 것이다.

이것은 또 다른 보고행위로 볼 수도 있다. 피드백을 통하여 사람들은 그들의 행동이 타인에게 어떻게 영향을 미치며, 그것이 어떤 결과를 가지고 오는지를 학습한다. 때문에 피드백은 모든 사람에게 있어서 하나의 거울과도 같다.

조직에서 상사로부터의 적절한 피드백이 없다면 과연 부하의 업무 수행이 어느 정도나 효과가 있는지 알기 어렵다. 이와 같은 관점에서 상사의 피드백은 부하의 업무행동 개선에 도움을 준다.

의사소통에 있어서는 상호간에 피드백을 주고받음으로써 상호작용이 가능하고 관계를 지속할 수 있다. 그러나 일부지만 사람들은 피드백의 적극적 활용을 꺼린다. 본의 아니게 반응한 피드백이 상대방의 마음을 상하게 하여 오히려 관계를 악화시키는 경우는 얼마든지 있기 때문이다.

이처럼 피드백이 항상 좋은 결과를 가져오는 것은 아니다. 선의에 입각하여 피드백을 하지 않고 상대방을 비판하는데 주력하거나, 징벌하거나 적개심을 표현하는데 사용한다면 그것은 관계를 파괴시키는 쪽으로 작용한다. 때문에 모든 조직에서 상사는 부하의 행동 개선을 위하여 선의로 피드백을 줄 수 있는 기법을 터득하고 있어야 한다.

2.3 철학이나 이념의 전파

하향적 의사소통에서 매우 중요한 것 중의 하나는 조직 구성원들과 조직과의 관계에 대한 철학을 전파하는 것이다. 이것은 조직이 구성원들에게 조직에 대한 충성심을 갖거나 조직의 일원으로서 자부심을 갖도록 하기 위하여 필요하다.

매우 불행하게도 훌륭한 시설이나 장비를 갖추고 있는 어떤 의료기관의 직원들은 외부에서 자신이 일하고 있는 의료기관에 대하여 좋지 않게 표현하는 경우가 종종 있다.

이것은 그들이 의료기관의 운영방식이나 철학에 대하여 동의를 하지 못하고 있기 때문인 경우가 많다. 이들은 의료기관의 밖에서 최고경영자를 비난하거나 의료기관의 운영시스템에 대하여 부정적으로 말함으로써 평소 의료기관에 대하여 지니고 있는 불만을 해소한다.

이와 같은 문제가 발생하는 데는 경영자의 책임이 크다. 병원 조직과 구성원과의 관계가 잘못 설정되어 있거나 조직의 운영철학이 구성원들의 직무 및 생활철학이 되어야 함에도 불구하고 이를 위한 적절한 교육이나 보상이 제대로 이루어지지 않고 있기 때문에 벌어지는 일이다.

또한 이와 같은 일은 조직 구성원들이 상층부에서만 너무 많은 정보를 가지고 있으면서 하부로 정보를 적절하게 분배해주지 않는 것으로 인식하거나 이해하고 있는 경우에도 일어날 수 있다. 조직에서 이와 같은 문제는 동기부여와 직접 관련이 있기 때문에 경영자들은 특별히 관심을 기울여야 한다.

2.4 교육

하향적 의사소통에서 중요한 것은 조직 구성원들에 대한 교육이다. 교육은 조직 구성원들이 업무 수행에 필요한 지식과 기술을 새로 쌓도록 해주거나 태도를 개선하는데 매우 중요하다.

물론 교육은 직원들 하나하나를 교화시키는데도 중요한 역할을 한다. 때문에 의료기관경영자는 교육프로그램을 잘 구성하여 시행해야 한다. 의료기관 직원들이 교육을 통하여 지식이 새로워지고 직무를 수행할 수 있는 기술이 진보하며, 조직과 사람과 직무에 대한 태도가 개선되었다는 인식을 가질 때 조직의 발전에 대한 기여도 커지기 때문이다.

의료기관 교육에 있어서 무엇보다도 가장 중요한 것은 의사교육이라고 할 수 있다. 많은 의료기관에서 각종 다양한 교육이 실시되고 있는데, 그것들은 주로 간호사, 의료기사 및 행정 분야 직원들을 대상으로 하고 있다. 그러나 정작 가장 많은 교육을 받아야 할 집단은 바로 의사들이다. 의료기관에서 의사교육이야말로 의료기관 활성화의 원천이 되기 때문이다. 의사의 교육은 말처럼 쉽지 않다. 의사들은 오랜 기간 동안의 정규교육과정으로 인하여 자신들이 뭐든지 다 잘 할 수 있다는 편견에 사로잡혀 있거나 교육을 싫어하는 경우가 많다.

따라서 의사들을 각종 교육에 유인한다는 것은 쉽지 않다. 의사들이 교육에 능동적으로 참여토록 하기 위해서는 의료기관장의 리더십이 뛰어나야 하며, 이들을 설득할 수 있는 탁월한 의사소통 능력을 갖추고 있어야 한다.

제2절 수평적 의사소통

1. 수평적 의사소통의 의의

조직의 규모가 커지고 복잡해지는 가운데 일을 성공적으로 수행하기 위해서는 부서 간 협력이 더욱 요구되고 그에 따라 수평적 의사소통의 중요성은 높아진다. 또한 조직이 고도로 전문화되고 전문가들이 많아질수록 수평적 의사소통은 증가한다.

최근 한국의 각종 조직에 도입된 팀제의 활성화 및 팀 내에서 개인의 원활한 업무수행을 위해 부서 구성원 사이에서나 또 타부서와의 관계에서 의사소통이 활성화되고 있다. 이와 같이 조직 내에서 상하 외에 다른 방향으로 의사소통이 다양하게 이루어지는 것을 수평적 의사소통이라고 한다.

과거에는 조직 내 의사소통에 대한 대부분의 연구들이 수직적 축에 초점을 맞추어 왔지만, 최근 이처럼 수직적 조직구조 형태가 수평적으로 변하면서 조직관리 차원에서 수직적 의사소통보다는 수평적 의사소통에 대한 관심이 높아지고 있다. 또한 조직 외부 기관과 다양한 협력이 요구되면서 수평적 의사소통에 대한 기술이 더 한층 요구되고 있다.

의사소통의 다양한 연구에 의하면 조직 내에서 하층부로 내려갈수록 수평적 의사소통이 활발하게 일어나고 있다는 것을 보고하고 있다. 이것은 조직의 하층부를 차지하고 있는 사람들이 월등히 많다는 것을 이해한다면 그리 새삼스러운 일은 아니다.

특히 같은 계층에 있는 사람들은 공통의 특징을 공유하고 있기 때문에 수평적 의사소통은 수직적 의사소통보다 훨씬 더 쉽게 형성된다. 물론, 조직의 하위 집단 간보다는 단위 집단 내에서의 의사소통은 매우 활발하게 이루어지는데 이것은 업무의 조정 때문이다.

대부분의 조직에서는 전체적으로 할당되어 있는 모든 업무 수행에서 발생하는 문제점들에 대한 사전 계획을 세운다는 것이 불가능하다. 때문에 작업이 진행되어가면서 동료들 간의 토론과 이를 통한 업무에 대한 조정은 필연적이다. 현장에 있는 감독조차도 예견되는 문제점에 대한 모든 해결책을 가지고 있지 못하기 때문에 집단 내 구성원 간 수평적 의사소통은 보장되어야 한다.

카츠와 칸(Katz and Kahn)에 의하면 조직의 하층부 집단 내에서의 의사소통은 조직 수준에서의 과업조정 대상보다도 훨씬 더 풍부하고 훌륭한 내용을 포함하고 있을 수 있다는 것이다. 또한, 동료 집단에게 과제 조정의 문제가 맡겨지지 않는다면, 그들의 의사소통의 내용은 업무수행에 무관하거나 파괴적인 형태를 취할 수도 있다는 것이다.

그러나 조직의 입장에서 볼 때, 훈련이나 능력이 부족한 사람에게까지 어떤 문제에 대한 합리적인 공동의사결정에 참여할 수 있는 기회가 주어지는 것은 곤란할 수 있다. 동료들 간의 수평적 의사소통은 집단 간의 연대감을 형성해주기 때문에 이들은 특이한 상황에 대하여 집단적으로 반응할 가능성도 크다. 이것은 집단의 왜곡으로 변질될 가능성이 얼마든지 있다.

즉, 작업집단은 원래의 의도와는 다른 방향으로 정보나 생각을 발전시킬 가능성이 항상 있기 때문에 관리자는 수평적 의사소통에 대한 관심을 가지고 잘 조정할 수 있는 위치에 있어야 한다.

2. 수평적 의사소통의 설계 및 훈련

조직에서 수평적 의사소통의 중요성에 비추어본다면, 조직의 구조는 수직적 의사소통과 수평적 의사소통이 최적의 조화를 이룰 수 있도록 설계되는 것이 중요하다.

특히 의료기관에서 같은 전문 직종끼리는 수직적 의사소통이 일사분란하게 잘 이루어지지만 다른 직종끼리의 수평적 의사소통은 원활하지 못하여 정보를 공유하기가 어렵고, 상호 통합적인 교육이 어려우며, 팀 의료를 시행하기가 어렵다.

따라서 의료기관이 경영성과를 높이기 위해서는 기능 집단 간 수평적 의사소통이 원활하게 이루어질 수 있는 체제와 규칙을 만드는 것이 중요하다.

제3절 의사소통에 대한 계층의 영향

조직 운영상 어쩔 수 없이 존재하는 계층은 조직 내에서 목적 달성을 위한 의사소통을 수행하는데 있어서 중요한 영향을 미친다. 그 영향은 긍정적일 수 도 있고 부정적일 수도 있다.

조직 내에서 계층의 존재가 의사소통에 긍정적인 영향을 주는 것으로는 블라우(Blau)와 같은 학자들에 의해 지적되고 있다. 그들은 전문가 집단일수록 많은 계층은 잘못을 탐지하고 조정할 수 있는 가능성이 높다고 주장한다.

전문가 조직에서는 각자 전문적 지식에 기초한 의견을 많이 내게 됨으로써 수평적 의사소통이 발달하게 된다. 마치 연구원들이 모여 있는 연구소나 교수들이 모여 있는 대학과 같은 조직을 말한다.

그러나 조직 내에서 서로 기능이 다른 많은 전문가들이 존재할 때 의사소통에 따른 정보의 양은 다양하고 많아지지만, 그것은 한편으로는 조정이 어려워진다는 것을 의미한다.

이처럼 조직 내에 존재하는 계층은 의사소통에 대하여 조정 역할을 한다. 그러나 누가 언제 어떤 종류의 정보와 지식을 제공할지를 결정하는 것은 팀에서 가장 직위가 높은 관리자의 몫이다. 때문에 관리자는 정보의 분배자이면서 동시에 여과자가 된다.

의료기관에서 환자의 건강을 고려한다면 다양하고도 많은 정보의 양은 적절하게 조절되어야 한다. 그러기 위해서 최고책임자의 관리적 역할이 매우 중요하다.

한편, 모든 조직에서 의사소통에 대하여 계층이 부정적인 영향을 미치는 점에 대해서도 관리자는 염두에 두어야 한다.

1. 분할되어 있는 계층 그 자체가 의사소통을 방해한다.

조직에서 계층은 부정할 수 없는 구조적 실체이기 때문에 고정관념을 낳게 만든다. 경영진, 부장, 과장, 계장, 직원 등과 같이 나누어져 있는 계층상의 직위는 그 용어 자체가 권한과 관계가 있다. 때문에 상위 계층의 직위는 하위 계층의 구성원들에게 심리적 부담감으로 작용한다.

이와 같은 사실 때문에 조직 내에서 상이한 계층에 있는 사람들보다는 동일 계층에 존재하는 사람들끼리 언제나 서로 간에 더 많은 상호작용을 한다. 이처럼 계층구조는 같은 계층에 있는 사람들끼리 공통된 정신을 갖도록 함으로써 다른 계층의 사람들과는 다른 태도를 갖도록 만든다.

물론, 하위 계층에 있는 사람들의 행동은 상위 계층에 있는 사람들을 향하게 되는 경향이 강한데 조직 내에서 이와 같은 현상이 강화될수록 하위 계층을 구성하고 있는 사람들은 수동적이 될 가능성이 크다.

의료기관에서도 계층구조가 경직되어 있을수록 말단 직원은 환자가 토로하는 불만에 대하여 자신은 책임이 없다는 식으로 회피하는 일이 종종 발생한다.

2. 계층상의 상사로부터 인정을 받으려는 경향 때문에 의사소통의 왜곡이 심해진다.

조직 구성원들은 누구든지 동기부여 차원에서 인정을 획득하려고 한다. 때문에 조직 내부에서 비(非)성과적 차원에서 인정이 이루어지는 경우가 발생하면, 아첨 경쟁이 이루어지고 의사소통은 심각하게 왜곡된다.

3. 계층은 실수의 교정을 방해할 수 있다.

조직 내 동일 계층이나 집단에서는 발생한 실수에 대하여 공통의 의견을 내서 조정하고 바로 잡으려는 노력이 이루어진다. 그러나 계층 간에는 이와 같은 실수가 바로 잡히기 어렵다. 그것은 하위 계층에 있는 구성원들은 상부 계층의 잘못이나 실수에 대하여 입을 다무는 경향이 있기 때문이다.

계층구조상에서 일어나는 상사의 피드백은 하위 계층에 있는 송신자의 지각에 일일이 영향을 미치기 때문에 계층 조직에 있는 구성원들은 의식적이든 무의식적이든 지각방어에 익숙해 있다.

현재 병원은 의사에게 결정권이 거의 집중되어 있는 특성을 지니고 있다. 올바른 리더십이란 모든 권력을 다 갖는다는 의미가 아닌데도 불구하고 의료기관 내에서 의사는 모든 일에 간섭하고 모든 일에 손을 댐으로써 결과적으로 스스로를 권력의 정점으로 만들고 있다. 이것은 모든 것이 분화되어 가는 시대변화 속에서 결코 바람직한 현상이 아니다.

의료기관에서 각종 의료직종에 종사하는 사람들은 각자 나름대로의 전문성이 있다고 믿고 있기 때문에 그 전문성을 발휘하도록 권한을 위임하는 것이 의사가 더 효과적으로 본래의 과업에 충실하도록 만드는 방법이다.

의사에게 의료기관의 모든 일에 대한 의사결정권을 집중되도록 하는 피라미드 계층구조는 환자에게 효과적인 팀 진료를 수행하는 것을 방해한다. 환자를 위하여 존재하는 각종 전문가들 즉, 간호사, 임상병리사, 방사선사, 의무기록사, 영양사, 물리치료사, 약사, 작업치료사 등의 스태프들이 무력감을 느낀다면 올바른 치료를 수행하기 어렵다.

제4절 비공식적 의사소통의 의의

조직 구성원들은 조직에서 일과 관련하여 매번 공식적 의사소통만 하는 것은 아니다. 공식적 의사소통은 공식적 계층이나 조직 구조의 명령계통의 사다리를 따라 흐르는 것이다.

상사로부터 특정 직무 수행에 대하여 지시를 받은 부하는 지시 받은 범위 내에서 일을 하고, 부하는 정해진 기간 안에 그 결과를 상사에게 보고하며, 일의 결과에 대하여 상사가 피드백을 하는 순서대로 조직 내에서 의사소통은 끊임없이 이루어진다.

그러나 조직에서는 이와 같은 공식적 권한이나 과업 요구와 관계없이 이루어지는 의사소통이 있기 마련이다. 이것을 비공식적 의사소통이라고 부른다.

비공식적 의사소통은 조직 구성원 모두가 수시로 사용하기 때문에 공식적 의사소통보다 양적인 면에서 더 많이 유통된다고 보아야 한다. 조직 내·외부에 대하여 포도넝쿨처럼 얽혀있는 비공식적 의사소통을 그레이프 바인(grape vine)이라고 한다.

그레이프 바인(grape vine)을 통해서 조직 속에 흘러 다니는 내용들은 부정확한 소문만은 아니며, 따라서 심심풀이로 하는 흥미위주의 소문만으로 판단해서는 안 된다.

경영자는 조직 속에서 왜 비공식적 의사소통이 유통되는지를 잘 살펴보고 그 내용의 사실여부에 관심을 기울여야 한다. 비공식적 의사소통 채널로는 비공식 내부 의사소통과 비공식 외부 의사소통이 있다.

제5절 비공식적 내부 의사소통

조직 내부에 흘러 다니는 비공식적 의사소통은 독립적인 원천으로부터 정보를 얻어 사람의 입과 귀를 통해 전해지는 것이 대부분이다. 소문을 유통시키는 통로는 그레이프 바인(grape vine)이다.

그레이프 바인(grape vine 소문경로)은 매우 복잡하게 얽혀있지만, 조직 내부에서 생성되는 각종 비공식적 정보를 상당히 정확하고 빠르게 움직이도록 해주는 특징을 가지고 있다. 소문은 또한 근무시간 및 작업장에서도 버젓이 이루어지며 어느 정도 비밀이 유지된다.

조직 내부에서 공식보다는 주로 비공식적 네트워크를 통하여 전달되는 정보의 내용은 다음과 같은 것이 있다.

1. 개인 신상에 관한 사안으로 공개 시 당사자에게는 매우 중요한 영향을 미치는 경우이다.

조직 내부에서 떠도는 소문의 대부분은 이와 같은 경우이다. 예를 들어, 사장의 친척 되는 직원이 불공평하게 승진을 했다면, 이것은 공식화되지 않고 계속 비공식적인 소문으로 그레이프 바인(grape vine)을 따라서 조직을 흘러 다닌다.

몇 개월 후에 사장이 이 사실을 확인하고 진원지를 찾으려고 하지만 쉽지 않다. 이와 같은 사실이 공개될 때 불공평하게 승진한 사장의 친척 직원은 타격을 받기 쉽다. 당연히 이와 같은 소문을 조기에 진화하지 못하면 조직 구성원들은 불공평하다는 인식을 갖게 되고 동기유발에도 부정적 영향을 미치게 된다.

2. 구성원들에게 불안감을 갖게 할 소지가 있는 사안인 경우이다.

이와 같은 사안은 주로 조직 운영에 관한 것이 많다. 즉, 몇 달째 환자의 감소로 인하여 적자가 누적되어 조만간 급여 지급이 어려워질 것이라는 소문과 같은 경우이다. 이와 같은 소문에 대하여 직원들은 사실을 확인하려고 하며, 그 과정에서 더 심각하고 다양한 소문들이 추가적으로 발생한다.

3. 명확하게 드러나지 않고 아직 애매모호한 상태에 있는 사안인 경우이다.

얼마 남지 않은 이사회에서 병원장이 바뀔 것이라는 소문과 같은 경우이다. 현재의 병원장이 계속 유임할 것이냐, 아니면 외국에 유학중인 이사장의 아들이 병원장에 취임할 것인가에 대한 애매모호한 소문도 공식화되지 않은 상태에서 조직 내부에 흘러 다니면서 구성원들의 관심을 끈다.

이 소문은 이사회가 개최되어 결정이 날 때까지 의료기관 내·외부를 흘러 다닐 것이고, 병원장의 행동에도 영향을 미칠 것이다. 이상과 같은 소문 경로에 의한 정보 중에서는 조직 전반에 불안감을 조성하여 구성원들의 사기를 저하시키거나 성과에 부정적 영향을 미치는 것들이 있다.

따라서 경영자는 이와 같은 소문을 그냥 방치할 것이 아니라 그것이 부정확한 것이라고 인식될 경우 메모나 화합을 통해 사실을 밝힐 필요가 있다. 그러나 사실을 밝혀서 더 악영향을 미치게 되는 경우도 있으므로 소문을 밝힌 후에 발생할 추가적인 문제들에 대해서도 사려 깊게 생각해야 한다.

이처럼 조직 내부에는 언제나 내부적 구조조정, 부서의 통폐합, 월급 인상, 발표되지 않은 승진자 명단 등 비공식적 의사소통이 꼬리에 꼬리를 물고 발생한다. 따라서 관리자들은 비공식적 네트워크를 타고 돌아다니는 소문이나 정보의 진원지와 사실여부를 정확하게 파악하고 있어야 한다.

바로 그 사안이 조직 구성원들에게 중요한 문제이고, 그들에게 불안을 조성하는 원인이기 때문이다. 조직의 관리자에게 있어서 비공식적인 의사소통의 통로인 그레이프 바인(grape vine)은 중요한 관리 수단이다.

즉, 조직의 관리자들이 평소 일반 직원들과 유리되어 있는 것이 아니라 그레이프 바인(grape vine) 상에 위치함으로서 수시로 발생하는 부정적인 소문을 가라앉히거나 긍정적인 방향으로 선회시킬 수 있도록 해야 한다.

제6절 비공식적 외부 의사소통

어떤 비공식적 정보는 조직의 외부에서 발생하지만 특정 조직에 영향을 줄 수 있다. 비공식 소문은 대표적인 것으로 루머(rumors)가 있다. 잘못된 루머는 특정 조직의 이미지나 위상을 해치고 성과에도 부정적 영향을 줄 수 있다.

때문에 의료기관 관리자나 구성원들은 외부에서 부정확한 루머가 확산되지 않는지 주의하고, 관련된 루머를 평가하며 대응책을 세워야 한다. 조직은 외부에서 조직을 위협하는 소문에 대응하기 위한 전문가를 둘 수도 있다.

의료기관은 사람의 생명을, 다루고 있기 때문에 외부의 소문에 민감하다. 환자가 치료 중 사망이라도 했다는 소문이 난다면, 비록 병원의 책임이 없다고 해도 치명적인 손상을 입을 수 있다. 환자 수가 급감하는 것이다. 따라서 의료기관은 조직 관리와 대외적 이미지 유지 차원에서 비공식적 외부 의사소통을 관리할 수 있는 전문가를 두는 것이 효과적이다.

별도의 책임자를 두기가 어렵다면 유능한 직원을 훈련시켜서 얼마든지 활용할 수 있다. 비공식적 외부 의사소통이 통제하기가 어렵다는 이유 때문에 경영자가 관리하지 않고 방치한다면 조직 구성원들의 사기에 부정적 영향을 미치며 동기부여도 저하될 것이다.

특히, 조직의 내부에 있든지, 외부에 있든지 비공식적 의사소통은 긍정적인 것보다 부정적인 경우가 많은데, 이와 같은 부정적 요소에 대하여 조직관리 차원에서 효과적으로 대처하지 못하면 조직 구성원들은 매우 방어적이 된다.

그들 스스로도 방어적인 의사소통을 수행하게 된다. 그 이유는 그들 스스로 소문으로부터 위협을 받을 수 있다는 피해의식 때문이다. 이와 같은 조직분위기는 의사소통에 있어서 상대방에 대한 냉담하고 위협적인 태도와 반응을 유발하기 쉽다.

제3장 효과적인 의사소통의 기술

제1절 정확한 상황 파악

의료기관에서 질 높은 의사소통이 이루어지도록 해야 하는 일차적인 목적은 환자들의 기분을 좋게 만드는 것이다. 환자들이나 그 가족은 정상인과는 다른 정서적 상태에 있기 때문에 의료기관에서 나름대로 신경을 써서 제공하는 각종 서비스에 대하여 만족하지 못하는 경우가 많다.

육체적·정신적 상태가 정상일 때와는 달라 상대방의 메시지를 주관적으로 해석하려는 경향이 강하기 때문이다. 따라서 보건의료인들이 고객 감동을 높일 수 있는 의사소통을 할 수 있기 위해서는 그들이 처한 상황을 정확하게 파악하여 유연하게 대응해야 한다.

그러나 환자들의 이와 같은 현상들은 질병 때문에 발생하는 스트레스로 인한 일시적인 현상이다. 때문에 접수창구에서 환자가 퉁명스럽게 대응하더라도 직원은 그것이 본래 그 사람의 모습이 아니라는 확신을 갖는 것이 중요하다. 몸이 아프지 않을 때에는 매우 정상적이고 예의 바른 사람도 몸이 아프면 얼마든지 신경질적이 될 수 있다.

보건의료인들은 환자들에 대하여 이와 같은 기본 인식을 가지고 있어야 언제 어떤 형태로 나타날지 모르는 환자들의 돌출행동에 대하여 의연하게 대처할 수 있다. 평소에 정상적이던 사람도 몸이 아프면 여러 가지 이상 증세를 보이곤 하는데, 이런 유형은 대개 다음과 같다.

1. 말을 너무 많이 하거나 거의 하지 않는다.

사람에 따라서 다르겠지만 몸이 불편하면 말이 많아지는 사람도 있고, 묻는 말에도 대답도 제대로 하지 않으려는 사람도 있다. 대답을 하기 싫은 환자에게 상담원이나 간호사가 이것저것 자꾸 물어본다면 그것은 갈등의 요인이 될 수 있다. 환자의 사정을 잘 살펴서 환자의 상태에 맞는 인터뷰를 하도록 해야 한다.

2. 상황에 맞지 않는 부적절한 말을 한다.

어떤 환자는 대기석에서 약 10분쯤 기다리는 것도 지쳐서 30분 동안이나 기다리게 만든다고 불평을 할 수 있다. 이런 환자에게 간호사가 "환자분은 지금 기다리신지 10분밖에 안 됐잖아요?"하고 쏘아붙이면 바로 싸움으로 번진다. 이런 때에는 환자의 느낌에 적당하게 편승할 줄 알아야 한다. "예, 오래 기다리시게 해서 정말 죄송합니다. 조금만 참아주시면 바로 고객님의 차례가 됩니다."와 같은 말로 응대한다면 환자의 기분을 누그러뜨릴 수 있다.

3. 불완전한 문장을 사용하거나 생각을 제대로 말하지 않는다.

극도의 스트레스를 받고 있거나 심리적으로 불안한 상태에서 보이는 환자의 전형적인 상황이다. 이런 때 의료기관 직원들은 최대한의 배려를 보여주어야 한다.

4. 부정확하게 말하면서 자신은 매우 정확하게 대응하고 있다고 생각한다.

이것은 환자들이 흔히 보이는 자기 확신 반응이다. 자신은 옳은데 상대방이 잘못을 자기에게 전가하고 있다고 생각한다. 이와 같은 일은 접수창구에서부터 흔히 발생하는데, 이름을 정확하게 말하지 않고 직원이 잘 알아듣지 못한다고 호통을 치기도 한다.

이런 때에 직원은 서류를 환자 앞으로 내밀고 예의 바른 태도로 본인이 직접 쓰도록 하는 것도 효과적이다.

5. 환경적 자극을 잘못 인식하는 경우이다.

대화를 하는 간호사가 예쁘게 미소를 짓는 모습을 보고 자기를 좋아하는 것이라고 착각을 하거나, 점잖은 의사를 대면해서는 건방지다고 지각하기도 한다.

6. 메시지의 특정 부분을 과장하여 평가하거나, 또 어떤 부분은 무시하는 경향을 보인다.

환자들은 자신에게 불리한 것은 애써 무시하거나 관심 있는 말에 대해서는 과도하게 관심을 보인다.

7. 상대방의 의도와 다른 의미를 부여함으로써 의사소통 왜곡을 가지고 온다.

의료기관에서 환자들과 직면해서 수행되는 의사소통은 환자들이 처해 있는 상황에 따라서 오해가 빚어지거나 왜곡될 가능성이 높다. 때문에 의료기관 직원들은 의사소통의 방향을 올바르게 잡아나가는 역할을 해야 한다.

특히, 환자와 보건의료인들과의 의사소통은 환자의 느낌이나 감정을 개방하여 질병을 효과적으로 치료하기 위한 기술적인 접근이기 때문에 의료진은 환자의 상황이나 환자가 처해 있는 사회적·환경적 상황을 충분히 이해하려고 노력해야 한다.

만약, 의사가 환자가 처한 상황을 이해하지 않고 단순히 배려의 차원에서 접근한다면 자존심이 강한 환자는 의사가 자신을 너무 초라하게 만든다고 생각하여 의사에게 공격적이 될 수도 있다.

제2절 배려적 의사소통 기법

대화는 형식상 의사전달 과정이지만 더 깊은 의미로서는 서로 간에 감정을 교환하는 것이다. 단순하게 생각과 아이디어만을 전달하고 피드백을 하는 것이 아니라 상호간에 교환과정을 거쳐 자신들이 생각하고 느끼는 바를 진지하게 토론함으로써 서로에 대해 이해하게 되며, 그 과정에서 상호 신뢰도 깊어지게 된다.

보건의료인들은 의료서비스 제공의 중요한 목적이 환자들의 육체와 마음에서 발생할 수 있는 모든 증상에 대하여 정확하게 묘사하고 정보로 전화시켜 전파할 수 있는 능력을 갖추고 있을 것이 요구된다.

이처럼 의료기간에서는 환자나 고객의 만족을 높일 수 있는 방향으로 대화를 풀어나가는 것이 의사소통의 기본이라고 할 수 있지만, 모든 대화에서 최대한의 만족을 얻기란 쉽지 않다.

때문에 대화에 임하는 환자와 보건의료인 상호간에 진정한 대화가 이루어질 수 있도록 서로 노력해야 한다는 것만은 확실하다. 누구든지 성공적으로 대화를 이끌어내고 싶다면 기본적으로 대화기술을 익혀야 한다. 상대방을 만족시키는 대화기술은 저절로 생겨나는 것이 아니기 때문이다.

보건의료인들은 진료지원과 관련된 직무수행뿐만 아니라 대화에 있어서도 끊임없는 노력과 훈련을 통해서만 좋은 커뮤니케이터가 될 수 있다는 점을 인식해야 한다. 상대방에게 만족을 줄 수 있는 대화를 진행하는 방법을 살펴보면 다음과 같다.

1. 대화의 주제에 대한 정보를 공유한다.

만약, 어느 일방만 대화의 주제에 대하여 알고 있고 나머지 사람들은 모르고 있다면 그것은 대화가 아니라 일방적 교육이나 연설에 불과하다. 대화와 관련된 정보를 가지지 못한 사람은 소외감을 느낄 수밖에 없다.

따라서 보건의료인들은 누구든지 환자에게 감동을 주는 의사소통을 할 수 있기 위해서 기본적으로 의학용어나 임상에 관한 지식을 충분히 가지고 있어야 하며, 다음으로는 인간에 대한 깊은 이해심을 가질 것이 요구된다.

2. 적극적인 청취이다.

올바른 청취는 상대방에게 마음을 터놓을 때 가능하다. 진정한 청취의 모습은 상대에 몰입해서 아주 자연스런 자세를 취하는 것인데, 그것은 상대방에 대한 경계가 없다는 것을 뜻한다. 의료기관에서 환자들은 누군가가 자신의 말을 잘 들어주기를 바란다. 말을 하고 싶은데 다들 바쁘다고 들어주려고 하질 않으니 불만이 생기게 된다.

3. 정확하게 말한다.

주제에 대하여 핵심적인 내용 위주로 말을 하며 주제 전개에 알맞은 단어를 선정하여 사용한다. 아무리 열심히 대화를 하려고 해도 정확하게 말하지 못하면 주제에서 벗어나고 또 상대방의 진정한 청취도 유도할 수 가 없다.

4. 갈등을 잘 처리한다.

대화에서 갈등은 반드시 있다. 많은 사람들은 상대방의 호의적인 말에 대해서도 주관적으로 판단하여 갈들을 일으키기도 한다. 병원에서 일하는 보건의료인들 간에는 물론 고객, 환자와 의료진 사이에 갈등은 늘 존재한다. 대화를 잘 하는 사람은 상대방이 안심할 수 있도록 갈등을 잘 해소시킬 줄 아는 사람이다.

때문에 대화에 임하는 사람들의 긍정적 마음자세가 매우 중요하다. 대화를 일방적인 승리를 얻어야 하는 싸움으로 생각해서는 곤란하며, 서로 양보하여 타협을 이끌어내는 것이 인간관계의 기본이라는 인식을 가지고 있어야 한다. 의료기관의 직원들이 말로 환자를 이기려는 생각을 가지고 있다면 그것은 환자를 쫓아내겠다는 뜻이다.

5. 말하는 기술을 잘 발휘한다.

생각이나 아이디어를 전달하는 방법은 구두, 문서, 몸짓, 통신 수단 등 다양하다. 대화의 상대, 내용 및 상황에 따라서 어떤 대화 기술을 사용해야 할지는 많은 경험과 연습이 필요하다. 상대의 연력, 성별, 경제적 수준 및 사회적 지위에 따라서 말하는 기법을 달리 한다.

보건의료인들은 이와 같은 다양한 대화의 기술을 갖추고 있어야 환자들로부터 신뢰를 받을 수 있다. 과거에는 의사들이 나이 많은 환자들에게 존대어를 쓰지 않아서 불만을 산 적이 있다. 경우에 따라 말이나 문서보다도 동작 하나가 상황을 좋게 만드는 것처럼 대화 시에도 처한 상황에 부합하고 상대가 가장 쉽게 이해할 수 있는 방법을 선택해야 한다.

6. 장황하게 이야기하지 않는다.

핵심이 무엇인지를 정확하게 파악하면 말은 길어지지 않는다. 따라서 사람들과 대화에 임하기 전에는 말할 주제에 대한 핵심을 정확하게 파악하여 말함으로써 신뢰를 확보할 수 있다.

7. 상대방 입장에서 말한다.

대화 능력이 부족한 사람들은 언제나 자기중심적으로 말한다. 그러나 노련한 사람들은 상대방의 입장에서 말한다.

8. 상대방의 대화를 진지하게 끝까지 청취한다.

대화 중에 상대방의 이야기를 끊으면 대화는 진전되지 않는다. 청취하기 싫은 내용을 계속 듣는다는 것은 사실 어렵다. 그러나 보건의료인들은 가능한 한 환자들의 이야기를 끝까지 들어줄 수 있는 자세를 갖추고 있어야 한다.

신속한 일처리를 위해 대화의 중간에 적절히 끼어들 필요도 있지만, 가능하면 끝까지 상대방의 메시지를 청취한 후에 자신의 의견을 말하는 자세가 환자 만족도를 높인다.

제3절 효과적인 의사소통의 조건

효과적인 의사소통을 실시하기 전에 명심할 것은 상대의 주의를 끌지 못한다면 어떠한 설득도, 어떠한 노력도 헛수고라는 점이다. 때로는 주의를 끌기 위해서 상대가 관심을 가질 만한 것을 질문하고, 대화 내용에 적합한 유머나 속담, 시사성 있는 내용들을 소개하기도 하고, 분위기 개선 차원에서 기지개나 박수 등 신체 활동을 통해 참여를 유도해야 한다.

1. 서비스 사용 고객에 대한 이해

원칙적으로 의료기관의 의료서비스를 이용할 고객에 대해 이용 습관, 경험 여부, 기호도 등에 영향을 미칠 개인적인 특성을 파악해야 한다. 고객을 제대로 이해하지 못하고서는 고객을 만족시킬 서비스를 생산, 판매한다는 것은 불가능하기 때문이다.

고객을 제대로 이해하기 위해서 의료서비스 제공자는 가능한 다양한 고객들과 수시로 대화를 나누어보아야 한다. 대화를 통해 환자나 고객 개인들의 불편 및 희망 사항에 대해 적극적으로 청취하고 개선·조치하는 습관적인 자세만이 고객으로부터 신뢰받는 의료기관을 만들 수 있기 때문이다.

2. 홍보에 대한 이해

많은 의료기관들이 지속적으로 고객만족을 실현할 수 있는 서비스를 생산, 판매, 사후 관리하는 것만이 성공을 보장한다는 것을 알고 있다. 오늘날 의료기관간 경쟁이 치열해지고 있는 상황에서는 의료서비스를 생산하는 것뿐 아니라 가장 효과적으로 홍보할 방법을 모색하는 것 또한 중요하다.

이를 실현하기 위해 고객에게 가장 효과적으로 전달할 수 있는 매체와 전달 메시지를 선정, 관리해야 한다. 의료기관 경영자들은 아직도 홍보를 병원보나 제작하는 기능적인 측면에서만 이해하고 있는데, 이것은 잘못된 것이다. 홍보는 조직 외부와의 개방적 의사소통을 통하여 경영의 질을 높여줄 수 있는 전략적 차원에서 접근되어야 한다.

3. 내부 구성원 및 협력 업체에 대한 이해

의료기관이 고객만족 경영을 실천하기 위해서는 내부 구성원들 간에 충분한 대화를 촉진하는 것이 필요하다. 외부 고객들로부터 인정과 신뢰받을 수 있는 이미지를 지속적으로 유지시켜 줄 수 있는 것은 조직구성원들이 경영 목표를 내면화하고 실천하기 위해 끊임없이 스스로 노력하는 것이다.

따라서 경영자는 수시로 내부 구성원들과 일대일 대화를 시도하고 인간적인 측면에서 사기를 북돋아주는 등 동기부여가 필요하다. 여건상 일대일 대화가 어렵다면 직원들의 상향식 의사소통을 실천할 수 있는 각종 제도와 방법을 마련해 두어야 한다.

어떤 조직이든지 경영자는 귀와 마음을 열고 직원들의 관심 사항, 희망 사항을 적극적으로 청취해야 한다. 직원들 간에도 업무수행에 관한 정보의 교환과 잘못된 부분을 시정하고 개선해나가기 위한 토론과 대화가 활성화되어야 한다.

또한, 오늘날 사회가 개방체제로 전환되면서 의료기관 역시 관련 업체와의 긴밀한 협조 관계를 유지해야 하는 상황에 처하게 되었다. 때문에 의료기관은 각종 협력 업체의 관련자들과도 진정한 대화를 통해 의료기관의 대외 인지도와 신뢰도를 높여나가야 한다.

제4절 상대방에 대한 이해

어떤 상황에서는 전달자로부터 받은 메시지만으로 수신자가 그 상황을 제대로 이해할 수 없다. 대화할 때 특정 메시지만으로 전달자를 이해할 수 없을 때에는 전후 상황에 대한 이해뿐 아니라 대화 상대의 영향력 수준을 파악해야 한다.

대화는 상호작용 과정이지만 대화를 하기 전에 이미 형성된 상대의 영향력이나 배경 정도에 따라 대화의 질이 달라지기 때문이다. 상대가 지닌 지위나 권력 등의 영향력이 나에 비해 우세한지 열세한지, 동등한지 여부에 대한 사전 이해가 있다면 메시지와 관련된 내용을 좀 더 효과적으로 이해할 수 있다.

다음은 대화 상대의 영향력에 대한 상호작용 차원에서 나타나는 세 가지 유형이다.

1. 상대적으로 우세한 입장

상대의 영향력은 여러 요소에 따라 구분할 수 있지만 대표적인 예로는 직급과 직위, 정보 보유 정도, 전문성의 소유 여부에 따라 구별될 수 있다. 대개 상사와 부하, 사장과 종업원, 고용자와 피고용자 등으로 형성될 때 상사, 사장, 고용자의 경우가 상대적으로 우세한 입장에서 의사소통을 유도할 수 있다.

상대적으로 우세한 영향력을 지닌 입장이라 해도 의사소통에 참여한 상대가 그 영향력을 인정하고 존경심을 지닐 때 비로소 그 영향력이 효력을 발휘할 수 있다. 의료기관에서 환자는 의료진에 비하여 열세라고 인식하기 쉽다. 그러나 의료진들이 환자의 이런 심정을 헤아려서 배려해주고 격려해 준다면 환자 만족도를 높일 수 있다.

모든 의사소통에서 자신의 영향력을 의식하고 상대를 인격적으로 비판하거나 막무가내로 상대를 몰아붙이는 대화 진행은 삼가야 한다. 마음의 문을 열고 상대의 의견을 적극적으로 청취하려는 자세가 중요하다. 다시 말해 상대적으로 우세한 영향력을 지녔지만 상대에 대한 세심한 주의와 배려가 바탕이 되어야 지속적으로 바람직한 대화가 가능하기 때문이다.

과거에는 의료기관들이 권위주의적이었기 때문에 아무에게나 반말을 일삼는 등 고객의 입장은 고려하지 않았다. 그러나 요즘에는 완전히 입장이 바뀌었다. 의료기관 역시 환자가 우세한 입장에 있다는 인식이 들도록 잘 대우해야 환자들도 의료기관에 공헌하려고 한다.

2. 상대적으로 열세한 입장

이 경우의 사람들은 막연하게 자신들이 알고 있는 것보다 상대편이 더 많이 알고 있을 거라는 두려움으로 자신의 의견을 정확하게 표현하지 못하게 된다. 대체로 상대의 영향력을 지나치게 의식하거나 자신감이 결여된 것에서 비롯될 수 있다.

이 때 대개 사람들은 의사소통 상황에서 주도권을 포기해 버리고 수동적인 자세로 대화에 참여한다. 그러나 주의할 것은 지나치게 수동적인 자세로 보일 경우 상대에게 불쾌감과 아울러 불신감을 줄 수 있다는 것이다. 의료진에 대한 환자의 입장이 이와 같은 것이다.

그러나 사람은 누구나 개인의 소심한 성격뿐 아니라 처한 상황에 따라 열등감을 가지게 될 수도 있기에 배려가 필요하다. 개인들도 자신에 대한 확신과 자신감을 향상시킬 수 있는 방법을 스스로 모색해야 한다. 의료기관 직원들은 환자들이 수동적인 자세를 취할 때 기분이 결코 좋지 않다는 것을 잘 깨닫고 환자들이 능동적으로 진료에 임할 수 있도록 배려해야 한다.

3. 동등한 관계

가장 정확하고 효과적인 의사소통을 실시할 수 있는 것은 상대와 동등한 관계에서 대화하는 것이다. 동등한 관계라고 해서 무조건 직급, 직위, 정보의 보유 여부, 전문성 소유 수준이 같아야 한다는 것은 아니다. 서로에 대한 존경심과 정직성을 바탕으로 서로를 인정해 주는 분위기에서 이루어지는 대화가 진정 동등한 관계라고 지칭할 수 있다.

따라서 의료기관에서 의료진과 환자와의 의사소통은 환자의 입장에서 볼 때 동등한 관계에서 대화가 이루어진다고 인식할 때 진료 효과를 가장 높일 수 있다.

이상과 같이 의료기관 직원들 사이에서나 보건의료인들과 환자 간에 이루어지는 의사소통 시에는 단편적으로 메시지를 구성하는 노력뿐 아니라 상대에 대한 영향력 정도를 사전에 파악해 둔다면 효과적으로 상대를 이해하고 대응할 수 있다.

질병치료와 관련된 서비스의 거래에 있어서 상대방의 영향력을 인정하고 상호간에 형성된 분위기 및 관계여부를 고려해서 메시지의 내용을 파악한다면 효과적으로 의사소통을 실천할 수 있을 것이다.

제5절 피드백 기법

피드백이란 수신자가 송신자에게 그의 말과 행동에 대하여 지각한 바를 표현하거나 정보를 제공해주는 것을 말한다. 그의 말과 행동이 나의 생각과 행동에 어떤 영향을 미쳤는지를 상대방에게 솔직하게 알려주는 것이다.

이것은 하나의 보고행위로 볼 수도 있는데, 사람들은 피드백을 통하여 타인에게 미치는 그들의 행동이 어떤 결과를 가지고 오는지를 학습한다. 때문에 피드백은 모든 사람에게 있어서 하나의 거울과도 같다.

피드백이 없다면 과연 나의 정보 발신이 어느 정도나 효과가 있는지 알 수 가 없다. 이와 같은 관점에서 피드백은 송신자의 행동개선에 도움을 주기도 한다. 만약, 보건의료인과 환자 사이에서 상호간에 피드백이 없다면 효과적인 의사소통과 진료가 이루어지기 어렵다.

[표 1-1]에서 보는 바와 같은 일대일 의사소통은 거의 완벽한 피드백을 요구하는 상황이다.

〔표 1-1〕 의사소통 유형에 따른 피드백 수준

구 분	참여자 수	피드백 수준
셀프 의사소통	1명	완벽
일대일 의사소통	2명	거의 완벽
소집단 의사소통	3~7명	보통
조직 내 의사소통	8명 이상	적음~보통
대 공중 의사소통	불특정 다수	미미
대중과의 의사소통	대중 전체	미미

따라서 이들 사이에서 피드백이 없다면 환자는 마치 말이 잘 통하지 않는 사람으로부터 치료를 받고 있다는 느낌을 받기 때문에 매우 불안해하거나 불만스러워할 가능성이 높다.

환자는 병원 직원들의 질문이나 설명에 대하여 충실하게 반응을 보이고,

또 병원 직원들은 환자의 의문사항에 대하여 자세하게 안내해주는 의사소통이 이루어질 때 안심하고 만족하게 된다.

그러나 대부분의 사람들이 피드백이 적극적 활용을 꺼린다는 문제가 있다. 본의 아니게 반응한 피드백이 상대방의 마음을 상하게 하여 오히려 관계를 악화시키는 경우는 얼마든지 있기 때문이다.

이처럼 피드백이 원활한 대화에 항상 좋은 영향을 미치는 것은 아니다. 선의에 입각하여 피드백을 하지 않고 상대방을 비판하는데 주력하거나, 징벌하거나 적개심을 표현하는데 사용한다면 그것은 관계를 파괴시키는 쪽으로 작용한다.

따라서 송신자와 수신자가 건전한 관계를 유지하기 위해서는 피드백을 할 때 상대방의 긍정적인 면과 부정적인 면을 균형 있게 취급하는 것이 중요하다. 부정적인 피드백을 통해서는 부정적인 면을 개선하고, 긍정적인 피드백을 통해서는 긍정적인 면을 더욱 발전시킬 수 있는 기회를 가질 수 있어야 한다.

의사소통을 통한 인간관계 개선이나 의료서비스의 목적을 달성하기 위해서는 반드시 올바른 피드백을 해주는 기술을 익혀야 한다.

피드백을 효과적으로 해주는 기법들은 미드(Mead)나 마이어스와 마이어스(Myers & Myers)와 같은 학자들에 의하여 개발되었다. 그 주요 내용을 살펴보면 다음과 같다.

1. 피드백은 강요적이어서는 안 된다.

피드백은 상대방으로 하여금 행동을 바꾸려고 하거나 충고처럼 받아들이게 해서는 곤란하다. 특히, 처음 보는 사람에게 이와 같은 피드백을 하는 것은 관계를 맺는데 좋지 않다.

과거와 달리 보건의료인들이 환자에게 강요하듯이 피드백을 해주는 것은 거부감을 일으키게 만든다.

강요적인 피드백은 오랫동안 관계가 지속되어 상대방에 대하여 잘 알고 있어서 신뢰할 수 있는 사이일 때나 가능하다. 이와 같은 사이가 아니면 피드백은 단순히 정보를 제공해주는 정도에서 그쳐야 한다.

2. 피드백은 받아들이는 편이 그것을 소화하고 이해할 수 있는 것이어야 한다.

상대방이 피드백을 받을 준비가 되어 있어야 한다. 피드백을 해주고 싶다면 상대방이 그것에 대하여 긍정적으로 받아들이고 이해할 수 있는 마음의 준비가 되어 있는지 살피는 것이 중요하다.

3. 피드백은 사실을 서술하는 방식으로 주어져야만 한다.

피드백은 특정 사안의 배경에 숨어있는 그 무엇을 찾아내 밝혀주려고 해서는 안 된다. 이와 같은 피드백은 상대방을 곤란스럽게 만들고 의심하는 마음을 갖게 만든다.

서술적인 피드백이란 숨어있는 동기보다는 겉으로 드러난 행동에, 주관적인 추리보다는 객관적인 관찰에, 그리고 일반적인 것보다는 구체적인 것에 초점을 두고 이루어지는 것을 말한다.

이와 같은 서술적 피드백이 판단적 피드백보다 상대방의 마음을 편하게 하고 이해력을 높인다. 서술적 피드백이란 좋고 나쁜 것을 단정하는 것이 아니라 사실 확인만 하는 방법이다.

4. 피드백은 즉시 주어지는 것이 효과적이다.

피드백은 시간이 지나면서 효과가 떨어진다. 특히, 일정한 시간이 지난 후에 사건에 대한 회상을 집합하여 한꺼번에 피드백을 해주는 경우가 있는데 그것은 목표하는 바를 이루기가 어렵고 서로 인식의 방향과 수준이 다르기 때문에 괜한 오해를 불러일으킬 수 있다.

따라서 피드백은 특정 사안이 있을 때마다 즉시 해주는 것이 가장 효과적이다. 의료기관에서 팍스(PACS)와 같은 장비가 발달하는 것은 환자에게 즉각적인 피드백을 가능하게 해주기 때문에 진료에 대한 신뢰도를 높여준다.

5. 피드백은 변화와 개선이 가능하다고 여겨지는 것에 대하여 하는 것이 효과적이다.

불가능한 피드백은 상대방을 곤란하게 만들어 오해를 낳기 쉽다. 때문에 피드백을 주는 사람은 그것이 현실적으로 실행이 가능한지를 잘 따져서 가능한 것만 주도록 해야 한다. 불가능한 피드백을 받으면 상대방에 대하여 나쁜 감정을 사기도 하고, 오히려 개선을 포기하거나 피드백 자체를 무시하기도 한다.

6. 정확한 실행을 위해서는 중간에 확인을 위한 피드백이 필요하다.

피드백을 주는 사람은 한 번에 효과적으로 피드백을 주는 것도 중요하지만 원만한 대인관계에 있어서나 일을 제대로 하기 위해서는 중간 점검이 반드시 필요하다. 이와 같은 방법은 상호간에 신뢰를 쌓는 것도 되지만, 원래 목표로 한 일을 완성시키는데도 도움을 준다.

예를 들어 의료기관에서는 환자 진료 후에 처방을 내리면서 여러 가지 지시를 한다. 의사들은 치료를 목적으로 술을 먹지 말라고 하기도 하고, 푹 쉬라고도 한다.

그런데 환자들은 의료기관에서 나와 일상으로 돌아가면 의사들의 이와 같은 피드백을 잊어버리기 일쑤이다. 때문에 환자들이 의사의 처방이나 피드백을 제대로 지킬 수 있도록 확인해주는 것은 상호간에 신뢰를 쌓고 질병의 조기 완치를 위해 효과적이다.

이상과 같이 효과적으로 피드백을 해주는 것도 중요하지만, 피드백을 받는 사람이 그것에 대항 긍정적 태도를 가져야 효과를 볼 수 있다. 피드백을 받는 사람이 그런 것쯤은 이미 나도 알고 있다거나, 피드백을 무시하는 태도를 취한다면 피드백의 효과는 떨어진다. 오히려 서로 간에 오해와 불신이 생기게 된다.

따라서 피드백을 받는 사람은 피드백을 해주는 사람에게 감사의 표시를 하고 그것을 적극 이해하고 실천하려고 하는 모습을 보이는 것이 중요하다. 환자들이 의료기관에서 의사의 지시에 잘 따르도록 하기 위해서는 그것이 가능하기 위한 환경이 조성되어야 한다.

예를 들어, 모든 직원들이 부드럽고 친절한 모습을 보이고 있다든지 배려적인 의사소통을 구사한다면 환자들은 의료기관에 대하여 신뢰를 보이고, 그 결과 환자들이 의사들의 지시에 잘 따르는 피드백 수준도 높아질 것이다.

제6절 문제의 발견 및 개선을 위한 의사소통

의사소통을 하는 데 있어서 장애가 되는 요인은 개인적, 조직적 차원으로 나누어 볼 수 있다. 개인적인 특성 차원에서는 선입견, 성급한 판단, 지나친 기대, 예의가 없거나 이를 무시하는 행동등을 들 수 있다.

조직적인 차원에서는 지위, 시간과 공간상의 차이, 정보 소유 정도에 따라 대화의 방해 요인을 찾을 수 있다. 조직적인 차원의 방해요인도 대체로는 개인 특성 차이에서 비롯된 것이기 때문에 의사소통에서 생기는 문제나 장애는 개인적으로 개선하려는 의지가 중요하다.

대부분의 사람들은 자신의 경험이나 판단에 따라 주관적으로 상대를 이해하려는 오류를 범할 수 있다. 상대와의 진솔한 의사소통을 통하여 판단하기보다는 주관적으로 성급하게 결론을 내릴 때도 있다.

때로는 상대에 대한 기대를 너무 크게 가질 때 상대가 거기에 미치지 못함으로써 쉽게 오해하고 서운한 점도 발생한다. 친숙한 관계일수록 “서로 예의를 갖추고 대하라.”는 말처럼, 서로에게 공손하고 친절하게 예의를 갖춘 행동과 마음 씀씀이가 서로에게 지속적인 바람직한 의사소통을 가능하게 해준다.

의료기간의 모든 직원들이 환자들을 대하면서 항상 인내하고 예의를 다하여 대한다면 의료기관의 경쟁력이 높아질 것은 분명하다. 다양한 상황에서 다양한 성격의 소유자들과 효과적인 의사소통을 할 수 있기 위해서는 다음과 같은 요소들을 고려해야 한다.

1. 결과보다 과정을 중시한다.

상사, 동료, 부하 및 환자들과 대화 시에 결과적인 목적을 달성하는데 집착하기보다는 대화 과정에 성실하게 임해야 한다. 환자의 질문에 대항 눈을 마주치지 않고 자신의 직무수행에만 집착한 나머지 컴퓨터를 보면서 건성으로 대화하는 것과 같은 태도는 상대방에 대한 예의도 아니며 고객을 잃는 것이다. 이와 같은 일은 간단한 것 같지만 다수의 의료기관 직원들이 저지르는 실수이다.

2. 지시, 감독하기보다 격려한다.

누구든지 지시받고 감독받는 것은 좋아하지 않는다. 특히 의료기관에서 환자에게 지시조로 말하는 것은 환자의 감정을 나쁘게 만들 가능성이 크기 때문에 조심해야 한다. 예를 들어, “할아버지, 이제 2층으로 가세요.”라고 지시조로 표현하는 것보다 “할아버지, 이제 2층으로 가시면 됩니다.”라고 안내조로 표현하는 것이 훨씬 더 상대방을 존중한다는 느낌을 준다.

3. 존경심을 표시한다.

존경심을 표시해서 손해 보는 법이 없다. 그러나 서비스 업종에 종사하는 많은 감정노동자들이 작은 자존심 때문에 상대방에게 존경심을 잘 표시하지 못해서 상대방의 감정을 상하게 만든다.

의료기관 직원들은 환자를 보면 존중하는 의미에서 인사를 하도록 교육받지만 50% 정도는 제대로 실천하지 못한다. 억지로 하는 경우도 많다. 때문에 환자나 다른 동료들에게 마음에서 우러나는 존경심을 표시하기 위해서는 의사소통 교육과 함께 인성교육도 병행되어야 한다.

또한 의료기관은 직원을 선발할 때 이와 같은 품성을 가진 사람들을 선발할 수 있는 기술도 개발해야 한다.

4. 공동체 의식을 느끼게 한다.

환자들이 의료기관을 방문할 때는 뭔가가 자신에게 오는 혜택이 있을 것이라고 기대한다. 그리고 누군가가 나를 잘 위해 줄 것이라고 생각한다.

이해가 잘 되도록 설명을 해준다든지, 예의 바르게 인사를 잘 한다든지 하는 것들을 기대한다. 이처럼 사람들은 어디에 속하게 되면 한 가족 같은 느낌을 받기를 원한다.

그러나 환자가 의료기관에 들어섰을 때 정겨운 안내도 없고, 누구하나 맞아주는 사람이 없다면, 그 사람은 이방인 같다는 느낌을 받게 될 것이다. 의료기관이 찾아오는 환자들에게 이방인과 같다는 느낌을 준다면 그것은 의사소통에서 실패하고 있는 것이다.

5. 동료의식을 갖는다.

동료의식이란 어려운 일을 함께 수행하고 있다는 느낌을 말한다. 어려운 일을 함께 하고 있기 때문에 나는 상대방을 배려하고 격려해야 한다고 생각한다. 그래서 동료애는 상대방에 대한 긍정적 감정과 격려심을 핵심으로 한다.

의료기관 직원들은 서로 간에 동료애를 가져야 하는 것은 물론이지만 환자들과도 동료애와 같은 감정을 나눌 수 있어야 한다. 힘든 몸을 이끌고 자신이 근무하고 있는 의료기관을 찾아준 환자들에 대하여 어려운 일을 함께 추진하고 있는 동료애적인 감정을 갖고 대한다면 환자들의 만족도는 높아질 것이다.

6. 서로의 중요성을 인식한다.

환자는 자신이 찾는 의료기관이 자신의 질병을 잘 치료해줄 매우 중요한 의료기관이라고 생각한다. 그런데 만약, 의료기관에 도착하니 환경도 제대로 갖추어져 있지 않고 직원들이 그를 대하는 태도가 기대에 미치지 못한다면 금방 생각이 바뀐다.

그 환자는 '아, 내가 의료기관을 잘못 선택했구나.'하고 의심을 하기 시작한다. 따라서 의료기관 직원들은 환자가 의료기관에 도착하자마자 그가 의료기관으로부터 중요한 사람으로 인식되고 있다는 느낌이 들도록 긍정적인 의사소통 조치를 취할 줄 알아야 한다.

환자가 거동이 불편한 노인이라면 얼른 가서 "할아버지, 오시느라고 고생하셨죠? 제가 편안하게 모시고 안내해 드리겠습니다."하고는 팔짱을 끼고 안내를 할 수 있어야 한다. 그 할아버지는 의료기관의 안내 직원이 자신에게 매우 중요한 사람으로 인식하고 그 의료기관에 공헌하려는 마음을 갖게 된다.

7. 적당한 반응을 표현한다.

대화에서는 누구든지 적당한 반응을 표현하는 것이 중요하다. 반응은 상대방에게 관심과 신뢰와 존중의 표시이기 때문이다. 우리는 어느 가게의 문을 열고 들어갔을 때 자기 일에 몰두해 있는 종업원이 본체만체 할 때 재빨리 그 가게를 나오게 되는 것을 경험한다.

그 기억이 사라질 때까지 다시는 자신을 무시한 그 가게에 가고 싶은 생각을 하지 못한다. 의료기관 직원들은 아무리 자신의 몸이 고달파도 환자들의 의사표시에 대하여 항상 적당한 반응을 표현할 수 있는 노련한 자세를 갖추고 있어야 한다.

이상의 요소들을 고려해서 의료기관에 근무하는 보건의료인들이 자신의 상사와 동료, 부하 직원, 환자들과 대화를 시도한다면 더욱 경쟁적이 될 수 있을 것이다.

제4장 고객응대관리

제1절 보건의료서비스인의 예절

병원은 의료 서비스를 제공하는 기관으로, 고객이 의료기관을 방문하기 전부터 방문 후까지 철저한 고객중심의 서비스를 제공하여야 한다. 특히나 고객을 접점에서 맞이해야 하는 원무부서에 근무하는 직원에게는 예절이 가장 기본적 생활자세가 되어야 할 것이다.

병원은 환자를 위해서 존재하므로 환자를 직접 대하는 직원은 물론 환자를 직접 대하지 않는 모든 직원들은 자신이 하는 업무가 환자를 위한 일임을 깊이 의식하여야 한다. 또한 항상 환자를 의식하고 업무를 수행함은 물론, 일을 처리한 후에는 반드시 환자에게 최선을 다하였는가를 확인하며, 환자에게 만족을 주기 위해서는 항상 환자의 입장을 이해하고, 상대방이 바라고 있는 것을 빠른 시간 내에 파악하는 것이 필요하다.

양질의 진료나 시설의 편리함 등을 제공하면서 병원 이미지를 판단할 수 있겠지만, 어떤 자세로 어떻게 인사를 하느냐에 따라 서비스의 가치가 달리 느껴진다. 또한 고객과 전화 한통을 한 뒤에도 여전히 나에 대한 매너와 에티켓의 수준이 그 고객의 기억에 자리잡게 되므로 유형의 서비스외에도 눈에 보이지 않는 무형의 서비스 또한 병원을 선택하는 데 있어 중요한 요소가 될 수 있음을 명심해야 한다.

1. 고객 응대

1.1 첫 대면 시 예절

인사는 마음에서 우러나오는 인간관계의 첫 신호로 반가움, 마음가짐의 외적 표현이고, 존경심과 친절을 나타내는 형식이며 상대방이 느낄 수 있는 첫 번째 감동이다. 인사는 마음가짐의 외적인 표현이며 타인에 대한 존경과 애정의 표현이므로 인사를 할 때는 정중하게 해야 한다.

직원이 고객에게 하는 인사는 직원이 먼저 상대의 눈을 바라보며 상대에게 맞게(T.P.O : time, place, occasion) 미소 지으며 적절한 인사말과 함께 건네도록 한다. 고객과 눈이 마주친 경우, 무표정하게 가만히 있으면 분위기가 어색해질 뿐만 아니라 무뚝뚝한 인상을 주게 되지만, 자연스러운 미소로 고객을 보게 되면 어색한 분위기가 순간 부드러워져 편안히 다가가 말을 걸 수 있는 친근한 분위기가 만들어 진다.

미소 띤 표정 못지않게 보는 사람을 기분 좋게 만드는 것이 시선이다. 예전 우리 문화에서는 상대방을 똑바로 쳐다보는 것을 무례하다고 생각하였지만, 서구 사회에서는 정직함을 나타낸다. 눈빛만으로도 사람을 알아볼 수 있다는 말이 있는 것처럼 시선이 표정의 84%를 차지하며, 눈은 마음의 거울이다.

〔표 1-2〕 인사의 원칙

마음가짐	올바른 인사법
• 감사하는 마음을 갖는다. • 상대를 존중하는 마음을 갖는다. • 진실한 마음을 갖는다.	• 목과 등을 곧게 펴고 배를 당겨 의연한 자세를 취한다. • 양 무릎을 붙이고 팔을 겨드랑이에 붙인다. • 상대방의 눈을 응시하는 자세에서 목만 구부리지 말고 허리를 구부린다. 이때 천천히 하나, 둘, 셋을 세면서 구부리고, 넷, 다섯, 여섯을 세면서 서서히 몸을 편다. • 손을 가지런히 떼어 몸의 중앙 앞에서 합친다. • 상체를 일으키고 다시 상대방의 눈을 응시한다. • 인사가 끝난 후에는 상체를 10도 정도 기울이고 손을 앞으로 가지런히 잡으면서 용건을 듣는 자세를 취한다.

눈 맞춤은 상대에 대한 친절과 관심을 표현한다. 지나치게 강한 눈빛의 시선을 받게 되면 매우 불쾌하고 편치 않은 감정을 느끼게 된다. 호의가 불쾌감으로 바뀌지 않도록 부드럽고 편안한 눈빛으로 상대를 바라보는 세심한 주의가 필요하다.

대화를 하면서 아래를 내려다보는 것은 자신감이 없어 보이고, 대화 중 곁눈질을 하면 무시하는 듯한 느낌을 주게 된다. 위로 치켜뜨는 시선은 거만한 느낌을 주며, 아래위로 훑어보는 시선은 불쾌감을 주어 부정적이고, 산만한 시선처리는 고객에게 불안감을 주어 신뢰감을 얻을 수 없게 한다.

1.2 대화 예절

대화의 방법에 따라 자신이 평가되고 병원이 평가된다. 대화의 태도가 좋아도 말씨가 나쁘거나, 반대로 말씨가 좋아도 대화의 태도가 나쁘면 상대방에게 무성의하게 보인다. 말씨와 태도는 차량의 두 바퀴와 같다.

1) 대화의 기본자세

성의가 있는지 없는지는 말씨나 태도로 자연히 나타나며, 이쪽의 기분도 반드시 고객에게 전달되기 마련이므로 성의를 갖고 대화를 진행하도록 한다. 또한 고객의 입장이 되어 친절한 태도로 대화하도록 한다.

복장이나 몸가짐이 좋아도 예의 바른 대화를 위해서는 깨끗한 용모를 지니도록 노력하여야 함과 동시에 지나치게 사무적이고 딱딱한 대화가 아닌 인간적인 따뜻함을 느끼도록 알기 쉬운 언어로 대화하여 친밀감을 느끼게끔 한다.

또한 업무에 관한 지식을 풍부하게 갖고 적극적인 태도로 고객의 의도를 빨리 파악하도록 하며, 애매하거나 자신 소관 이외의 일은 상사나 동료로부터 도움을 청하여 신속하고 정확하게 처리하여야 한다.

2) 대화의 5단계

(1) 만나는 단계(1단계)

• 상대를 맞이하는 자세
• 부드러운 분위기를 만든다.
• 인사를 한다. (좋은 인간관계는 인사로부터 시작된다.)
- 환자에게 "안녕하십니까? 무엇을 도와 드릴까요?"라고 먼저 인사
• 의자 등을 환자에게 권한다.

(2) 상대방을 확인하는 단계(2단계)

• 상대방의 이야기를 듣는다.
• 상대방의 감정의 움직임과 태도에 주의하고 관심사에 대하여 상대방이 충분히 이야기하도록 한다.
• 상대방의 입장과 의견을 빨리 파악한다.
- 필요한 경우 메모
- 상대방의 배경(연령, 교육정도, 직업, 환경 등)
- 상대방이 기대하는 것
- 상대방이 흥분하고 있는가 또는 침착한가
- 특히 상대방이 환자인 경우에 불안, 정신적·육체적 고통이 심하여 상대방의 감정을 안정시키는 태도로 대할 필요가 있다. 대등한 입장에서 대화하는 것은 금물이다.

(3) 판단 단계(3단계)

• 상대방의 목적을 빠르고 정확하게 이해한다.
• 자기가 해야 할 일인지를 판단한다.
• 자기일이 아닐 때는 누구에게 의뢰하고 안내할 것인가를 판단한다.

(4) 답변 단계(4단계)

- 응답의 요점을 순서 있게 말하며 필요한 경우 종이에 적어준다.
- 대화를 끊는 시기를 적절하게 포착하여 시행한다.
- 전송하는 것을 잊어서는 안 된다.

– 떠나보낼 때는 귀중한 대화가 헛되지 않도록 "몸조심하고 건강하십오.", "애쓰셨습니다."등의 성의 있는 말로 보내는 것이 중요하다.

(5) 사후확인 단계(5단계)

- 상대방이 대화에 만족했는지, 만일 만족하지 못하였다면 어떻게 하면 만족시킬 수 있을지를 반성하는 것이 좋다.

3) 듣는 자세

상대방의 말은 빠짐없이 들으며 중요한 말은 메모를 한다. 대화 중에 잘 이해하기 힘든 말은 질문을 한다.

말을 맺을 때마다 아무런 반응이 없이 듣기만 하면 이해하고 있는지 아닌지를 알 수가 없으므로," 네." 또는 "그렇습니다."란 말로 상대방의 말을 이해하고, 같은 의견을 갖고 있음을 표시하는 것이 필요하다.

상대방의 말끝을 잘 이용하여 대화를 지속하는 것은 하나의 기술이며 상대의 말을 중도에 끊고 자기의견을 말한다든지, 딴 이야기를 하는 것은 절대로 피해야 한다. 이것은 상대방에게 실례가 된다. 그렇기 때문에 대화 도중에 잘 이해가 되지 않는 부분은 대화가 끝난 후 질문을 하도록 하며 상대방의 말을 중단시키지 않도록 주의한다.

또한 상대방이 말하는 내용, 목적을 바르게 이해하고 판단하는 것이 필요하며 선입견을 가지고 들어서는 안 된다.

4) 대화 시 적절한 호칭

- 직장을 말할 때 : 본원, 본병원

- 본인을 자칭할 때 : 저는
- 환자를 호칭할 때 : 고객님께서는, 환자분께서는
- 동반자를 호칭할 때 : 보호자께서는
- 감사의 뜻을 표할 때 : 대단히 감사합니다.
- 환자에 대한 답변 : 네, 그렇습니다. 네, 잘 알았습니다.
- 환자를 기다리게 할 때 : 잠깐 실례합니다. 잠시만 기다려 주십시오.
- 환자로부터 고충을 들었을 때 : 죄송합니다. 바로 처리해드리도록 하겠습니다.
- 환자를 보낼 때 : 조심하여 돌아가십시오. 몸조심하세요.

2. 용모와 복장

사람의 모습은 복장과 몸가짐에 따라 변화한다. 우리 사회나 직장은 서로가 결집하여 형성되므로 타인으로부터 호감을 가지도록 신경을 쓰는 것이 필요하다. 특히, 병원은 정신적으로나 육체적으로 상처받은 환자를 응대하므로 병원 직원은 다른 직장인보다 복장과 몸가짐에 깊은 관심을 가지고 업무를 수행할 필요가 있다.

"용모단정"하다는 말이 있는데, 이 말은 여성 전용의 것도 아니며 또한 미남, 미녀를 지칭하는 것도 아니다. 청결하고 자기 자신에게 어울리는 복장을 하고 훌륭한 몸가짐을 지니는 사람을 지칭하는 것이다.

고가의 물건을 몸에 지니는 것이 최상의 것이 아니며 아무리 좋은 복장이라고 하여도 몸가짐이 좋지 못하면 오히려 상대방에게 불쾌한 인상을 주기 마련이다. 또한 돈을 들여서 몸치장을 하는 것만이 능사는 아니다. 자기 신분과 직업에 맞는 그리고 청결하고 단정한 복장, 좋은 몸가짐으로 표출되는 태도는 누구에게나 호감을 주게 마련이다.

옷차림은 개성과 센스를 살리되 품위가 있어야 하며, 때와 장소를 구분하여 옷차림을 갖추는 것이 전문인의 복장 매너이다. 또한 단정하고 청결하게 옷차림을 갖추는 것은 물론 분위기를 흐리지 않는 선에서 색상의 조화 등에 신경을 써서 착용하도록 한다.

2.1 여자

- 옷을 잘 입는다는 것은 자기에게 어울리는 옷을 단정하게 입는 것으로 항상 깨끗한 옷으로 신선함을 풍기며 체형에 어울릴 때 아름다움이 돋보인다.
- 헤어스타일은 너무 요란하지 않게 단정하게 관리한다.
- 머리카락이 얼굴을 가리지 않게 한다.
- 명찰은 똑바로 패용한다.
- 화장은 얼굴을 아름답게 하는 수단으로 다른 얼굴을 만드는 것이 아니다.
- 귀걸이 등 요란한 장신구는 하지 않는다.
- 손은 청결하고 매니큐어 색깔은 너무 진하지 않게 한다.
- 병원에서는 운동화나 슬리퍼를 신지 않으며 구두는 깨끗하게 닦아서 신는다.
- 유니폼은 깨끗하게 하고, 잘 다려서 입는다.
- 너무 진하고 요란한 색깔의 스타킹은 좋지 않다.

2.2 남자

- 머리는 단정히 하고 귀를 덮지 않을 정도로 너무 길지 않게 한다.
- 면도는 항상 깨끗이 하고 코털이 삐져나오지 않도록 관리한다.
- 진한 색깔의 와이셔츠나 지나치게 개성적인 양복은 피한다.
- 어깨에는 비듬이나 머리카락이 떨어져 있지 않게 한다.
- 명찰과 배지는 똑바로 패용한다.
- 양복 단추, 와이셔츠 단추는 떨어진 곳이 없어야 한다.
- 넥타이는 깨끗하고 바르게 맨다.
- 콤비 등 요란한 색과 무늬의 복장은 금한다.
- 구두는 깨끗하게 닦아 신는다.

- 긴장이 풀린 표정은 결코 좋은 인상을 주지 못한다. 두발, 손톱, 수염, 헤어스타일에 항상 세심한 관심을 두어 청결한 마음을 갖도록 한다.
- 불룩한 주머니, 무릎이 튀어나온 바지, 느슨한 혁대, 꼬인 넥타이, 더러운 구두, 때 묻은 와이셔츠, 현란한 양말은 자기 스스로 살펴야 한다.

2.3 옷을 잘 입는 비결

1) 유행에 따르기보다는 자신의 스타일을 찾아라.

옷차림은 자기표현의 방법이다. 유행하는 옷을 그대로 받아들여 입는 것은 곧 자기 줏대가 없는 사람으로 보이는 지름길이다. 자기에게 맞는 좋은 스타일이란 자신의 생각과 생활을 표현해 주는 것이라야 한다.

2) 때와 장소를 가려라.

비싼 옷을 입고도 옷을 못입는다는 소리를 듣는 경우가 있다. 때와 장소를 가릴 줄 아는 방법을 제대로 생활화하지 못했기 때문이다. 좋은 옷이란 좋은 옷감이 아니라 여러 상황에 잘 맞게 입은 옷을 말하는 것이다.

3) 고유의 분위기를 만들어라.

매일 다른 옷차림으로 다른 분위기를 연출하는 경우가 있다. 이는 개성표현 자체를 염두에 둔 것이지만 깊이가 없다. 반면에 매일 옷을 바꾸어 입는데도 비슷한 분위기로 기억되는 사람이 있다. 옷을 통해서 자신의 개성을 잘 드러낸 경우이다.

4) 교과서처럼 빈틈없는 옷차림은 피하라.

신사들은 대부분 칼라에 심지가 들어간 빳빳한 드레스셔츠를 입는다. 단정해 보이지만 제복 같은 느낌을 준다. 교과서처럼 빈틈없는 옷차림은 부자연스러운 느낌을 준다. 편안한 느낌을 줄 수 있도록 연출해 본다.

5) 기초색상과 악센트 컬러를 조화시켜라.

양복을 기초색상으로 하면 셔츠나 타이 중의 하나를 악센트가 있는 색상으로 한다. 양복이 밝은 색이면 타이를 좀 어두운 색상으로, 양복이 어두운 색이면 셔츠나 타이를 좀 밝은 색으로 연출한다.

3. 전화예절

고객응대에 있어서 전화응대 서비스는 중요한 수단이 된다. 전화예약이나 여러 가지 문의사항 등이 전화로 오는 경우가 있는데, 이때에도 올바른 전화예절을 익혀 최상의 서비스를 제공하도록 한다.

한 사람의 불친절한 응대가 병원 전체의 이미지와 서비스의 좋고 나쁨을 좌우할 수 있음을 항상 주시하며, 자신이 병원의 주인이라는 의식을 가지고 성의껏 응대한다. 전화응대는 음성만으로 자신과 병원의 친절을 표현해야 하므로 더욱 세심한 주의를 기울여야 한다.

전화응대의 기본자세는 먼저 밝고 명랑하게 우선 자신의 마음상태를 긍정적으로 만든 후 웃는 얼굴로 전화응대에 임하고, 목소리의 톤을 조절한다.

〔표 1-3〕 전화응대의 원칙

정확	• 음성을 바르게 하고 어미를 명백히 한다. • 성명, 수량, 일시, 장소 등은 천천히 명확하게 발음한다. • 상대가 이해 못 할 전문용어나 틀리기 쉬운 단어는 사용 안한다. • 중요한 부분은 강조한다.
신속	• 3번 이상 전화벨이 울리게 하지 않는다. • 간단명료하게 말을 하여 오래 기다리게 하지 않는다. • 불필요한 말은 반복하지 않는다.
정중	• 전하는 내용에 관심을 갖고 원만하게 이야기한다. • 필요 이상으로 소리를 크게 낸다든지 웃지 않는다. • 은어 등의 경박한 말을 쓰지 않는다.

명확한 발음에 유의하며, 적당한 속도로 강조할 부분, 쉴 부분을 구별하여 또박또박 말한다. 명령이나 지시는 반감을 유발하므로, 부탁이나 권유하는 말로 표현하며, “안 됩니다.”, “없습니다.” 등의 단답식 부정형의 말은 상대방의 기분을 나쁘게 하므로 우회적, 긍정형의 말투를 사용한다.

또한 고객의 욕구를 충족시키지 못했을 때는 최선을 다해서 반드시 차선책 또는 대안을 제시하며, 상대방에게 어려운 전문용어나 외국어를 남발하지 않고 고객을 높이는 말씨로 표현해야 정중하게 들린다.

3.1 전화 받는 방법

벨소리가 3번 이상 울리기 전에 수화기를 들고 “감사합니다. 중부대학교병원 ○○○입니다.”라고 인사와 함께 수화자의 소속과 성명을 댄다. “여보세요.”란 표현은 좋지 않다.

상대방 확인 후 정중히 인사를 하며, 육하원칙에 의거하여 메모하고 메모한 내용을 복창하고 확인한다. 통화 내용을 정리한 후 추가 문의가 있는지 확인하고, 마지막 인사 후 상대방보다 늦게 수화기를 내려놓도록 한다.

3.2 전화 받는 자세

잘못 걸린 전화에 대해서 “틀렸어요.”, “아닙니다.”라고 끊지 말고 “이곳은 중부대학교병원입니다.”라고 친절하게 알려주고, 전화상대가 잘못되었을 때는 “잠깐 기다리십시오. 담당직원이 있는 곳으로 돌려드리겠습니다.”라고 친절하게 돌려준다.

괴로운 심정의 전화를 받았을 때는 어떤 이야기를 들어도 “참으로 안되셨습니다.”라고 위로의 말을 전하며 상대의 감정을 진정시키도록 하고, 고충의 요점을 잘 듣고 처리하도록 한다.

3.3 전화응대 시 표현

1) 긍정일 때

- 예, 잘 알겠습니다.
- 예, 그렇습니다.

2) 부정일 때

- 그럴 리가 없다고 생각합니다만…
- 무엇인가 잘못되었다고 생각합니다만…

3) 거부할 때

- 어렵겠습니다만… 정말 죄송합니다.
- 유감스럽습니다만…

4) 사과할 때

- 양해해 주셨으면 합니다만…

5) 겸양을 나타낼 때

- 폐를 끼쳐 드려서 정말 죄송합니다.
- 무어라고 사과드려야 할 지 모르겠습니다.

6) 분명하지 않을 때

- 천만에 말씀입니다.
- 제가 할 수 있는 일이어서 다행입니다.
- 오히려 제가 감사합니다.

7) 사전대응성

- 어떻게 하면 좋을까요.
- 아직은 ~입니다만…

- 저는 그렇게 알고 있습니다.

제2절 불만고객응대

불만고객을 응대할 때 서비스 제공자들은 "다른 사람들은 아무 소리 안 하는데 왜 이 사람만 이렇게 유별나냐."고 생각하지만, 그렇게 유별난 고객이야말로 조직에게 귀한 고객이며, 서비스란 바로 그런 고객을 위하여 필요한 것이다.

불만고객은 자신이 겪은 상황에 대해 불만을 품게 되는 그 순간 8~10명에게 전파한다고 한다. 불만족한 고객의 80% 정도가 거래를 중단하지만, 불만이 만족스럽게 해결되면 54~70%가 다시 거래를 하며, 재거래율이 95%까지 증가한다고 한다.

경우에 따라서는 불만이 없던 고객, 또는 불만을 말하지 않고 돌아서는 고객보다 불만을 제기한 고객이 문제만 제대로 해결된다면 불만이 없었던 경우보다 더 큰 호감을 가질 수도 있다는 것이다.

1. 불만고객 발생원인

불만고객이 발생하는 원인으로는 직원의 용모·복장이 불결할 때, 고객이 자신의 기대에 미치지 못하는 서비스를 제공받았을 때, 시간이 지연될 때, 약속을 지키지 않을 때, 책임을 전가하거나 단정적으로 거절할 때, 직원이 불친절하고 무례한 태도를 보일 때 등이다.

- 무관심 : 서비스는 사랑이다. 사랑에서 무관심은 상대에게 상처를 남긴다.
- 무시 : 고객이 하는 말을 무시하거나 또는 고객자체를 무시하는 행동은 고객으로 하여금 다시는 그곳을 찾지 않게 만든다.
- 생색 : 생색내는 것이 통하는 고객도 있지만 대부분의 고객은 이러한 행동을 좋아하지 않으며 당신만을 위한 서비스라는 것은 좋지만 우리가 이렇게 해주는 걸 고맙게 생각하라는 듯한 행동은 위험하다.

- 로봇화 : 서비스에 점점 더 중점을 두게 된 이유는 고객은 감수성이 예민한 존재이기 때문이다. 로봇처럼 딱딱하게 인사하고 웃지도 않고 묻는 말에만 대답한다면 사람이 굳이 할 필요가 없을 것이다.
- 규정핑계 : 고객이 제일 싫어하는 말 중 하나가 바로 "규정상 그렇게 해드릴 수 없습니다.", "그렇게 하시면 저희 병원 규칙에 어긋나기 때문에 안 됩니다."로, 규정은 회사를 위한 것이지 고객을 위한 것이 아니기 때문이다.
- 뺑뺑이 : "제가 담당이 아닌데요, 다른 분에게 연결해 드릴게요." 이런 상황이 여러 번 반복되면 누구나 화가 나게 된다.

2. 불만고객응대 태도

먼저 사과하고 끝까지 고객의 말에 귀 기울이며 참고 들어주며 논쟁은 절대 금물이다. 틀린 주장에 대해서도 인내하며 경청하고 온화하게 대화하여 최선의 해결책을 제안하며, 신속하게 불만이 해소될 수 있도록 적극적인 행동을 취해야 한다.

불만고객을 응대할 시에는 변명이 아닌 설명을 하도록 하며, 사무적인 사과가 되지 않도록 주의해야 한다. 만일 금전적으로 변상이 따라야 할 경우에도 기꺼이 응대해야 한다.

여러 가지 방법으로 불만고객을 응대했음에도 불구하고 그래도 어려울 때는 MTP기법을 이용하여 사람(man), 시간(time), 장소(place)를 적절히 변경하여 응대하도록 한다.

인내를 갖고 고객을 안심시키며 끝 인사와 함께 다시 한 번 사과하는 것이 좋다.

3. 불만고객응대 방법

3.1 신속한 접수

고객의 실수이든 본인의 실수이든 일단 고객이 불만을 토로하면 귀담아

들어야 한다. 고객 불만을 신속하게 접할 수 있는 제도적인 부분도 필요하지만 더 우선적인 것은 고객이 "저 분위기에 내 불만을 이야기해 봤자지." 란 생각이 들지 않도록 분위기를 만들어야 한다. 즉 언제든지 고객의 불만을 수용할 수 있는 자세를 갖추어야 한다.

3.2 사죄의 표현

고객의 불만에 대해 본인이 옳다고 생각하여 사죄를 하지 않는 것은 잘못된 행동이다. 고객의 불만을 이야기하려 할 때 문제를 해결하려는 의도보다는 용건을 알려는 정도로 느껴지면 불만고객을 더욱 언짢게 할 수 있으므로 "죄송합니다."로 시작하여 잘 해결하려는 긍정적인 인상을 전달하도록 해야 한다.

3.3 경청과 메모

고객이 불만을 이야기하면 반드시 메모하면서 말이 다 끝날 때까지 정중히 경청하는 모습을 보여주는 것이 문제 해결에 상당한 영향을 준다. 자신의 의견을 경청해 주는 것만으로도 불만이 반으로 줄어드는 효과를 기대할 수 있기 때문이다.

3.4 문제 파악

문제를 업무적·심리적·복합적인 면으로 정확하게 파악한 후에 객관적인 입장으로 고객에게 설명하며 설득할 수 있도록 한다.

3.5 해결책 제시

내용파악을 한 후 고객에게 정중히 대안을 제시하며, 다른 방법을 찾도록 도와주는 것이 바람직하다. " 된다.", " 안 된다."의 표현을 사용하는 것보다는 고객의 의견을 묻는 것이 보다 효과적이며, 고객의 의견 속에 해답이 있다는 걸 명심하고 항상 경청한다.

불만고객을 응대할 때에는 위의 단계를 거치면 조금 원활하게 불만고객을 응대할 수 있으나, 이것이 정답은 아니므로 상황에 따라 고객에 따라 응대하는 방법이 다를 수 있다. 다만, 신입의 경우 노련한 서비스 프로처럼 대처할 수 없으므로 위의 방법을 이용하면 불만고객의 발길을 끊는 고객으로 만들지는 않을 것이다.

3.6 마무리

고객에게 반드시 불만해소 여부를 확인하고, 가급적 입구까지 배웅하며 또한 3~5일 이내에 전화나 서신을 통하여 다시 한번 성의 있게 피드백으로 마무리한다면 불만을 가진 고객과의 관계는 매우 달라질 수 있다.

4. 불만고객 응대 시 바른 자세

고객의 입장에서 성의 있는 자세로 임하며, 문제점을 해명하거나 변명하지 않고 솔직하게 사과하도록 한다. 고객에게 동의를 구해가면서 긍정적인 자세로 고객의 불만을 경청하며, 설명은 사실을 바탕으로 하고 발생된 원인은 신속하게 처리될 수 있도록 한다.

〔표 1-4〕 불만고객 응대 시 바른 자세

불만고객에서 해서는 안 될 말	불만고객에게 꼭 해야 할 말
• 못 하시나 본데 ~ 잘 모르시나 본데요. • 우린 결코 ~ 할 수 없습니다. 저희 조직은 그렇게 안 합니다. • 고객님 잘못이죠. • 다른 분들은 아무 말씀도 없으시던데... • 진정하세요(열 내지 마세요). • 제 소관이 아닙니다. • 너무 심하신 거 아니에요? • 고객님이 먼저 그러셨잖아요!	• 불편을 끼쳐 드려 정말 죄송합니다. • 무슨 말씀하시는지 압니다. • 정말 화내실 만 하시군요. • 이 일로 얼마나 실망하셨는지 이해합니다. • 정말 뭐라 말씀 드려야 할 지, 면목이 없습니다. • 네, 왜 그렇게 느끼셨는지 알겠습니다.

제3절 고객접점관리

1. 고객접점의 개요

결정적 순간(MOT : moments of truth)이란 스페인의 투우에서 나온 말로써 투우사가 소의 급소를 찌르는 순간을 뜻하는 말이며, 스칸디나비아 항공사의 얀 칼슨(Jan Carlson) 회장이 고객접점의 중요성을 강조하기 위해 사용하면서 유명해진 용어이다.

고객접점의 3요소는 hardware(물리적 조건 ; physical condition), software (과정 ; process), humanware(사람 ; human, 인적자원 ; human resource)로 구성된다.

Hardware는 고객이 보고 느끼고 체험하는 공간(교통, 주차시설, 건물청결, 시설의 수준, 다양성, 주변 환경 등), software는 고객이 접하는 서비스 시스템(내부 시스템의 절차, 예약, 서비스, 업무처리, 대기실 운영 등), humanware는 고객이 느끼는 직원의 고객지향도(친절도, 용모, 유니폼, 태도, 의사소통, 매너, 성실성, 신뢰성, 이미지 등)를 말한다.

3요소 가운데 사람은 인간적 접점이고 물리적인 것과 절차는 인간외적인 접점으로, 고객은 시설이나 분위기 등 눈에 보이는 인간외적 접점을 통해 서비스를 대신 평가하기도 하는 경향이 있다.

2. 고객접점의 종류

2.1 비대면 접점

홈페이지 접속, 전화 등을 통한 접점으로 실제 병원과의 접촉은 일어나지 않지만 고객은 이러한 접점을 통해서도 병원의 서비스를 평가하게 된다.

2.2 면대면 접점

주차, 접수, 대기, 상담, 초진, 검사실, 진료실, 약국, 입원 등 대부분의 병원에서 일어나는 접점은 면대면 접점이다.

2.3 원격 접점

최근 병원 내에 설치된 현금 지급기나 무인 판매대 같은 자동화기기를 통한 접점이다.

3. 고객접점의 공식

3.1 100-1=0의 공식

고객이 병원에 들어와서 진료를 끝내고 나갈 때까지 접하는 접점의 어느 한 곳이라도 불만스러운 일이 있었다면 기분 좋았던 기억들보다는 그 단 한 번의 불쾌했던 경험만이 뇌리에 남게 되는 것이 인지상정이다.

100번의 고객접점에서 99번 만족시켰더라도 고객이 1번의 접점에서 불만을 느끼면 고객의 종합만족도는 0이 된다. 따라서 고객은 우리 병원에 들어오면서 접하는 사람이 정식 직원이든 파트타임 직원이든 구별할 하등의 이유가 없고, 그 모든 사람들이 우리 병원의 직원이고 그 한 사람 한 사람과 만나거나 접할 때마다 만족과 불만을 느끼게 된다. 전사적인 고객 만족관리를 해야 하는 이유가 여기에 있다.

3.2 10명의 불만 고객은 약 120명의 예비고객의 발길을 돌린다.

불만을 가지는 고객은 어느 업종이든 간에 생기게 마련이다. 중요한 점은 불만을 가진 고객 중 단 5%만이 해당 기업에 불만을 이야기하고, 나머지 95%의 고객은 침묵을 하고 이들 중 약 91%는 다시는 이 기업과 거래를 하지 않는다는 점이다. 또한 불만을 가지고 있는 고객은 보통 10명 정도의 예비 고객에게 자신의 불만을 토로하고 이들 중 5명에 1명꼴로 20명에게 불만을 전파하므로 10명의 불만 고객이 약 120명의 예비고객에게 불리한 영향을 준다는 사실이다.

일반적으로 기존 고객의 유지비용은 새로운 신규고객을 만드는 비용의 5분의 1정도가 소요되고, 화가 나서 떠난 고객을 다시 단골로 만드는 비용은 기존 고객 유지비용의 11배나 소요된다고 알려져 있다.

제2편

사회복지 현장의 실무

제 I 장 사회복지현장실습의 이해

제1절 사회복지현장실습 개요

1. 사회복지현장실습의 목적 및 목표[1)]

사회복지현장실습은 사회복지사 자격을 갖추기 위한 필수과목중 하나로서 사회복지사업법에 준하는 교육을 실시하도록 하고 있다.

현장실습의 교육과정은 먼저, 사회복지 실천현장에 학생을 배치하여 일정기간 동안 실제로 클라이언트체계(개인, 가족, 집단, 지역사회, 조직)의 욕구충족 및 문제해결을 위해 미시적, 중시적, 거시적 수준에서 사회복지사로서 어떤 역할을 수행해야 하는지를 경험하고, 이에 대해 현장의 기관 실습지도자로부터의 슈퍼비전을 받도록 한다.

그리고 학교에서 현장실습에서의 자신의 경험을 공유하며 실습지도교수의 슈퍼비전과 동료의 피드백을 받으며 자신의 실천을 점검하고 발전시키는 실습세미나를 병행한다.

이 과정에서 학생은 사회복지 현장에서 이루어지고 있는 서비스를 기획, 전달, 평가하는 과정에 참여하고, 자신의 업무수행에 대한 실습지도자 실습지도교수의 슈퍼비전을 통해 사회복지사로서의 전문적 정체성을 수립하고 실무역량을 강화할 수 있다.

실습학생에게는 현장실습일지, 사례기록, 과정기록, 기관분석보고서, 중간평가서, 최종평가서 등 실습활동과 관련된 다양한 과제물을 제출해야 하는 책임이 있다.

실습기관은 실습지도자를 지정하여 실습학생에 대한 행정적, 임상적, 정서적 슈퍼비전과 더불어 실습일지 및 각종 기록에 대한 개별적인 슈퍼비전을 제공하여야 한다.

대학에서는 실습지도교수가 현장실습의 전 과정을 지도하기 위해 실습

---

1) 한국사회복지교육협의회(2016). 사회복지학 교과목 지침서

기관을 직접순회 방문하여 지도하는 것을 원칙으로 하며, 현장실습기관과의 상호 슈퍼비전 교환 등의 긴밀한 관계를 유지하며 운영한다. 사회복지 현장실습의 목적 및 목표는 다음과 같다.

사회복지현장실습은 사회복지실천의 가치 및 윤리, 지식 그리고 사회복지실천과정 및 기술을 사회복지 실천현장에 실제로 적용하는 현장실습을 통해 전문직의 사명감과 실천능력을 겸비한 사회복지사를 교육 훈련하는 것을 기본 목적으로 한다.

그러므로 사회복지현장실습을 실시하는 교육기관과 실습기관은 실습생으로 하여금 아래의 목표를 달성할 수 있도록 적합한 실습 지도를 수행해야 한다.

- 사회복지현장에서 예비사회복지사로서 사회복지 가치 및 윤리강령, 지식 및 기술을 적용할 수 있다.
- 클라이언트체계의 욕구와 어려움 확인, 정보수집 및 사정, 개입계획수립 및 실행, 그리고 평가의 전 과정을 수행할 수 있다.
- 지역사회 내 위험집단 및 표적 집단의 특성 그리고 강점과 자원을 파악하고 이를 활용할 수 있다.
- 사회복지시설 및 조직의 사명, 관련정책 및 행정을 이해하고 이를 실천에 적용할 수 있다.
- 실천현장과 관련된 중앙정부 및 지자체의 사회복지정책 및 전달체계를 분석하고 실천에 적용할 수 있다.
- 전문 사회복지 인력으로서 적성을 점검하고 자신에 대한 이해를 높이는 과정을 통해 전문적 자기인식과 전문가로서의 정체성을 형성한다.
- 사회복지실천 현장 및 분야에 대한 이해를 높이고 실습한 내용을 학문적으로 이해하고 통합할 수 있다.
- 사회복지사로서 자신의 진로를 결정하는 기회를 갖는다.

2. 사회복지현장실습의 주요내용

- 사회복지현장실습은 다음과 같은 내용을 주로 다루게 된다.

2.1 사회복지기관에 대한 이해

사회복지기관의 구조 및 운영에 대해 이해하고, 실습을 통하여 기관이 제공하는 지역사회서비스에 대해서 이해한다.

- 기관의 사명 이해 - 기관분석보고서
- 기관의 구조 파악 - 공식적·비공식적 관료제도, 정보전달 통로, 의사소통 구조, 자원접근 방법 등
- 조직 내에서 기능하는 능력 - 개인의 목표와 조직의 목표 간의 불일치를 조정하고 타협하는 방법 등을 파악하고 이해
- 기록관리와 기록 활동

2.2 정책 및 지역사회에 대한 이해

실습기관이 위치해 있는 지역사회의 특정 문제를 규명하고 이를 해결하는데 활용 가능한 지역사회 자원체계를 이해하고 활용할 수 있도록 한다.

- 사회복지정책
- 지역사회에 관한 이해 - 지역의 경제적, 정치적, 사회적, 문화적 구조에 대한 지식
- 지역사회복지서비스 전달체계에 관한 이해 - 지역사회의 사회복지서비스 연계망(공식/비공식적 자원, 조직간 관계, 클라이언트를 위한 의뢰절차 및 접수과정 등)

2.3 기본적 대인관계 기술 및 사회복지실천 기술

사회복지실천에서 사회복지사는 클라이언트 체계(개인, 가족, 집단, 조직, 지역사회 등)에 직접적인 서비스를 제공하게 되는데, 실습을 통해 문제를 확인하고, 이와 관련된 정보를 수집하고 분석할 수 있으며, 개입계획을 수립·실천하고, 개입노력을 평가하는 사회복지실천과정을 경험하도록 한다.

- 대인관계 의사소통 기술
- 동료와의 관계기술

- 인간행동과 다양성의 내용에 관한 지식적용
- 클라이언트와의 면접기술
- 클라이언트 체계에 대한 사정기술
- 개입계획 기술
- 개입 계획의 적용기술
- 평가기술
- 종결기술
- 집단 개입기술
- 의외와 사례관리 기술
- 옹호활동

2.4 사회복지사로서의 전문적 가치관과 인식을 함양

실습생의 실습과정기록을 토대로 기관의 실습지도자와 학교의 실습지도교수가 제공하는 현장학습 지도를 받으면서, 사회복지사로서 전문적 가치관과 역할, 지식, 기술, 자아인식과 복지 마인드를 가지게 된다. 또한 기관 내 다른 직원 및 타 학교 실습생과의 유대관계를 통하여 인적, 사회적 자원을 연계할 수 있도록 한다.

- 가치 및 윤리적 사명감
- 인간의 다양성 존중
- 사회 및 경제정의 증진의 사명감
- 자아인식
- 전문적 성장에 대한 책임감
- 효과성 평가

제 2절 사회복지현장실습의 체계

1. 절차의 개괄적 도식

사회복지현장실습은 아래와 같은 절차에 의해 진행된다. 사회복지현장실습은 실습기관과 교육기관이 연계하여 이루어진다.

[그림 2-1]의 절차를 보면 실습기관에서의 절차와 교육기관에서의 절차의 관계를 이해할 수 있으며, 실습기관과 교육기관에 제출해야 하는 서식 및 진행사항을 알 수 있다.

2. 실습기관

사회복지현장실습은 사회복지사 자격증 취득을 위한 필수과목으로서 이를 시행할 수 있는 실습기관은 사회복지사업법 제2조제1호에 따른 사회복지사업과 관련된 법인, 시설, 기관 및 단체로 한다.

실습기관에 관한 정보는 한국사회복지사협회 '현장실습 등록& 검색'에서 등록기관 검색을 하면 실습기관을 찾을 수 있다[2].

※ 사회복지사업법 제2조 제1호

"사회복지사업"이라 함은 다음 각목의 법률에 의한 보호. 선도 또는 복지에 관한 사업과 사회복지상담.부랑인 및 노숙인 보호.직업보도.무료숙박.지역사회복지.의료복지.재가복지.사회복지관운영.정신질환자 및 한센 병력자 사회복귀에 관한 사업 등 각종 복지사업과 이와 관련된 자원봉사활동 및 복지시설의 운영 또는 지원을 목적으로 하는 사업을 말한다.

-국민기초생활보장법, 아동복지법, 노인복지법, 장애인복지법, 한부모가족지원법, 영유아보육법, 성매매방지및피해자보호등에관한법률, 정신보건법, 성폭력범죄의처벌및피해자보호등에관한법률, 입양촉진및절차에관한특례법, 사회복지공동모금회법, 장애인.노인.임산부등의편의증진보장에관한법률, 가정폭력방지및피해자보호등에관한법률, 농어촌주민의보건복지증진을위한특별법, 식품기부 활성화에 관한 법률, 의료급여법, 기초노령연금법, 긴급복지지원법, 다문화가족지원법

2) 참고 사이트 http://lic.welfare.net/lic/ViewPracticeOrganGuidance.action

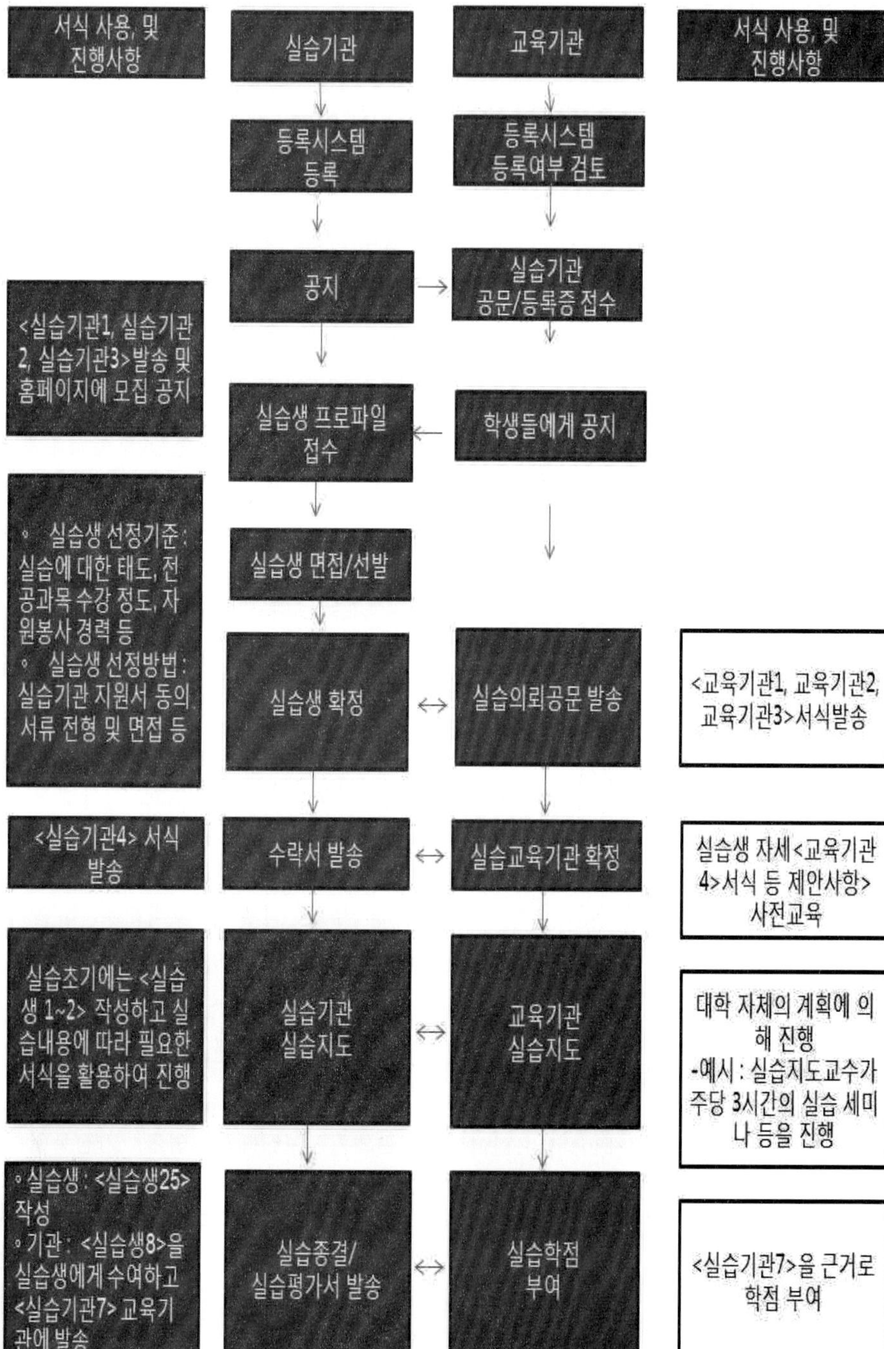

〔그림 2-1〕 사회복지현장실습의 절차

3. 실습지도자

사회복지현장실습의 지도는 현장과 학교에서 실행되며, 현장의 실습지도자는 사회복지사 1급 자격증을 소지한 자로서 3년 이상 또는 사회복지사 2급자격증을 소지한 자로서 5년 이상 사회복지사업의 실무경력이 있는 자가 실습을 지도하여야 한다.

실습지도교수의 기준은 사회복지사 1급 자격을 소지한 자로서 석사학위 소지자의 경우, 교육과정 중 최소 한 학기 이상 실습을 받은 경험이 있거나, 사회복지기관에서 5년 이상 근무하면서 실습지도의 경험이 있는 자로 하며, 박사학위소지자의 경우는 교육과정 중 최소 한 학기 이상 실습을 받은 경험이 있거나, 사회복지기관에서 1년 이상 근무하면서 실습지도의 경험이 있는 자로 한다.

4. 실습시간

현장실습시간은 방학 중이나 학기 중에 실시할 수 있으며, 최소 120시간 이상으로 한다. 사회복지 현장실습 1일 이수시간은 최소 4시간 이상이며, 최대 8시간 이하로 할 수 있다.

제 3절 실습기관 및 교육기관(학교)의 역할

1. 실습기관의 역할

사회복지현장실습은 사회복지시설의 맥락에서 행해지기 때문에 무엇보다 도 수행기관의 현장실습과 관련된 의지와 제반 여건이 실습의 질에 중요할 수 있다. 기관의 운영지침이나 원칙이 사회복지의 가치와 부합하면서 재정적인 건실성을 갖고 실습생으로 하여금 자원모금이나 후원자 개발을 강요하지 않는 기관 이어야 한다.

1.1 실습기관의 실습을 위한 준비

- 기관의 실습규정 구비 및 실습관련 직무분석
- 실습지도와 관련된 기관의 기획
- 실습 지도를 위한 자격 있는 실습지도자 보유

- 실습생 공고 및 실습생 선발
- 실습시작 전 실습생 대상 사전미팅 진행, 실습계약 및 오리엔테이션진행
- 실습비 공지 및 실습비 공식 수령
- 실습생의 실습 시 의복 및 태도에 대한 안내

1.2 실습 진행과 관련된 실습기관의 역할

- 실습계획서 제공 및 계획서에 준한 실습지도
- 실습에 활용되는 표준화 양식 소개
- 기관, 지역사회, 클라이언트에 대한 이해
- 실습 시 안전수칙 및 실습생의 권리와 의무에 대한 구체적인 안내
- 실습일지에 대한 피드백
- 정기적인 슈퍼비전 제공
- 실습 시 소요되는 비용에 대한 행정적인 처리 방법 안내
- 실습생 근태관리
- 실습생 소속 대학과의 연계
- 실습 중간평가 진행 및 평가 내용공유, 반영
- 실습종결평가 진행 및 실습평가서 작성
- 실습평가 내용에 대해서 실습생에 대해 피드백을 제공

2. 실습기관의 실습슈퍼비전[3)]

2.1 슈퍼비전의 기능

사회복지실천현장에서의 슈퍼비전은 주로 행정적(administrative) 기능과 교육적(educational) 기능의 관점에서 정의되어 왔다. 그러나 최근에는 슈퍼비전 개념 정의에 또 하나의 고유하게 다른 부가적인 책임 즉, 표출적 - 지지적(expressive-supportive) 기능을 포함시키고 있다.

사회복지현장실습 과정에서 실습기관에서 실습생에게 제공할 수 있는 슈퍼비전도 다음의 세 가지 기능에 기반을 두어 실행할 수 있다.

3) 보건복지부·한국사회복지사협회, 사회복지현장실습 실태조사 및 지침서, 2010

〔표 2-1〕 슈퍼비전의 3가지 기능들의 비교

	행정적 슈퍼비전	교육적 슈퍼비전	지지적 슈퍼비전
목표	작업배경 제공	업무능력 개선	업무만족감 지원
내용	조직의 구조와 사회복지사의 업무를 도울 기관자원에의 접근법을 제공	업무에 필요한 지식과 기술을 제공	효과적으로 업무를 수행할 수 있게끔 심리적이고 대인관계적인 자원을 제공
장애물	조직의 장애물	무지의 장애물	정서의 장애물
관심 영역	효율적인 조직에 사회복지사를 연결시켜 사회복지사가 조직의 구조와 자원을 효율적으로 이용할 수 있게끔 하는데 관심	지식과 기술의 향상을 통해 사회복지사의 효율성을 증대시키는데 관심	업무수행을 방해하는 스트레스를 감소시키고 사기를 증진시켜 사회복지사의 효율성을 증대시키는데 관심
사회복지사 모델	효율적으로 과제를 수행하는 사회복지사	자질 있고 능력 있는 사회복지사	동정적이고 이해심 많은 사회복지사

출처 : 김융일·양옥경(2002)[4)]

한편, Middleman과 Rhodes은 사회복지현장을 중심으로 슈퍼비전을 통합, 서비스 전달, 연결로 유형화하여 각각의 기능과 활동을 제안하였다. 통합과 관련된 기능들은 카두신의 슈퍼비전 유형에 따르면 지지적 기능과 유사하며, 서비스 전달과 관련된 기능은 교육적 기능과 유사하고, 연결 관련 기능은 행정적 기능과 유사하다고 이해할 수 있다(김융일, 양옥경, 2002).

4) 김융일·양옥경(2002). 사회복지 슈퍼비전론. 서울: 양서원.

〔표 2-2〕 Middleman & Rhodes의 슈퍼비전 기능과 활동

<table>
<tr><th></th><th>기 능</th><th>활 동</th></tr>
<tr><td rowspan="3">통합</td><td>1) 인간화
(1) 자기수용
(2) 상호존경
(3) 환류제공</td><td>• 특정한 행동에 대하여 수퍼바이지들을 칭찬할 것
• 다른 사람들이 하는 일을 공개적으로 높이 평가할 것
• 업무환경을 조정할 것
• 자기 자신의 잘못을 솔직하게 인정할 것
• 사려 깊게 수퍼바이지들의 체면을 세워줄 것</td></tr>
<tr><td>2) 긴장관리
(1) 인간관계 긴장
(2) 조직환경 긴장</td><td>• 다양한 견해를 권장할 것
• 사물을 다른 관점에서 볼 수 있게 도울 것
• 중재입장을 떠맡을 것
• 분노의 환기나 표출을 위한 시간을 허용할 것
• 절차를 완화, 수정, 조정할 것
• 긴장상황에서 유머를 사용할 것</td></tr>
<tr><td>3) 촉매작용
(1) 상호의존조성
(2) 사기진작</td><td>• 수퍼바이지들이 특수 과제를 맡거나 훈련기회에 참가하도록 권장할 것
• 수퍼바이지들이 공통문제에 대하여 함께 일할 수 있도록 권장할 것
• 새로운 일이나 변화에 대하여 핑계(yes-but) 반응을 하지 못하도록 할 것
• 새로운 아이디어를 권장할 것
• 아이디어나 행동들에 대해 낙관적으로 생각하고 있음을 알려 줄 것
• 새로운 아이디어나 계획들을 제공할 것</td></tr>
<tr><td rowspan="2">서비스 전달</td><td>1) 가르침
(1) 공식 활동
(2) 즉각 활동
(3) 공유 활동</td><td>• 개념이나 이론 또는 자료들을 제공하거나 토론하거나 설명할 것
• 정보제공이나 기술교육을 위해 주제 강사를 초청할 것
• 직원들이 어떤 내용을 발표하도록 계획할 것
• 새로운 활동·기술·행동을 수퍼바이지들에게 코치할 것
• 논문, 저서, 보고서 등을 공유하거나 회람할 것</td></tr>
<tr><td>2) 평생직사회화
(1) 평생직 개발
(2) 윤리적 선택</td><td>• 직업 내외에서 성장하도록 수퍼바이지를 격려할 것
• 가치에 입각하여 선택이나 결정을 할 것
• 인기가 없더라도 윤리적 입장을 취할 것
• 전문적 기준과 규범에서 벗어난 사회복지사의 행동에 대하여 대응할 것
• 전문적 요건과 상충되는 기관정책에 도전할 것</td></tr>
</table>

<table>
<tr><td rowspan="2"></td><td></td><td>• 다른 전문직의 오리엔테이션과 사회사업 신념을 구별하고 사회사업신념을 주장할 것
• 자신과 수퍼바이지들이 사회적 쟁점, 전문직의 이미지, 클라이언트의 관심들에 대한 사회사업 관점을 지역사회의 다른 사람들에게 설명하도록 권장할 것</td></tr>
<tr><td>3) 평가
(1) 수퍼바이지
(2) 수퍼바이저
(3) 프로그램</td><td>• 수퍼바이지들이나 다른 직원들의 일에 대해 구두로 사정을 제공할 것
• 자기 자신, 수퍼바이지, 프로그램, 서비스의 영역들에서 업무수행 목표들을 세우도록 도울 것
• 수퍼바이지의 업무수행에 대해 서면으로 환류를 제공할 것
• 신임 수퍼바이지들에게 기대되는 업무수행을 함께 검토할 것
• 자신의 업무수행에 대해 환류를 요청하고 검토할 것
• 작업조건, 프로그램의 효과, 클라이언트의 욕구와 만족 등과 같은 프로그램 수행에 대해 연구하고 분석할 것</td></tr>
<tr><td rowspan="2">연결</td><td>1) 행정
(1) 업무량관리
(2) 정보처리</td><td>• 서비스 목표들에 관련된 과업들을 위임할 것
• 기관목표, 정책, 절차를 할당된 업무, 활동, 과업으로 해석하고 환언해 줄 것
• 필수 서류작업을 제때에 마치는지 감독할 것
• 서면과 구두 모두의 의사소통망에 영향을 주거나 향상시키기 위하여 솔선수범할 것
• 정보(기관보고서, 컴퓨터 출력자료, 예산배정, 우편물, 메모 등)에 접근하고 검토할 것
• 수퍼바이지와 다른 직원들의 책임과 관련되는 정보를 보급할 것</td></tr>
<tr><td>2) 옹호
(1) 내적
(2) 외적</td><td>• 수퍼바이지들을 위해 일한다는 태도를 분명히 보일 것
• 자신과 다른 수퍼바이저들을 위해서 일한다는 태도를 분명하게 보일 것
• 성명서를 작성하여 공표하거나 배포할 것
• 대중매체와의 접촉을 주도할 것
• 제기된 정책, 규정, 절차의 변경에 대한 태도와 이 변경에 대한 헌신들을 계발하거나 이것들에 영향을 주기위해 지역사회 행사에 참가할 것
• 행동집단(내적, 외적)과 함께 일할 것</td></tr>
</table>

	3) 변화 (1) 절차 (2) 프로그램	• 표준 운영절차의 검토를 권장할 것 • 다른 직원들(수퍼바이지나 수퍼바이저)의 유용한 제안들을 실천할 것 • 상사와 의견을 달리하기도 하고 맞서기도 할 것 • 서비스 전달에서의 괴리를 줄이는데 관련된 다른 접근법, 생각, 프로그램, 자료 등에 대한 정보를 수집하고 제공할 것 • 수퍼바이저 자신의 혁신적인 계획이나 아이디어를 실시할 것

출처 : 김융일·양옥경(2002)

2.2 슈퍼비전 원칙

- 실습 기관, 교육기관의 모든 슈퍼비전은 정기적, 규칙적이며 구조적으로 실습지도자나 실습지도교수가 직접 지도
- 실습과정 중에 슈퍼비전의 내용이 반영되어야 함

2.3 실습기관의 슈퍼비전5)

- 실습기관 및 실습내용에 대한 전반적인 오리엔테이션 실시
  - 실습기관 소개
  - 실습의 의미, 의의 및 목표 수립
  - 케이스 리코딩(case recording) 작성 요령 교육
  - 실습일지를 포함한 각종 보고서 작성 요령 안내

- 실습내용을 대한 직접적인 슈퍼비전 실시
  - 실습일지를 정기적으로 점검하고 피드백 제공
  - 실습에서 케이스 리코딩에 대한 슈퍼비전 제공
  - 프로그램기획서의 검토 및 타당성과 관련된 피드백 제공
  - 그 외의 실습전반에 대해 정기적인 슈퍼비전을 진행함

5) 보건복지부·한국사회복지협회, 사회복지현장실습 실태조사 및 지침서, 2010

- 실습지도 시간
  - 학기 중 실습 : 주당 1회, 1회당 60분 이상(개별, 집단지도 포함)
  - 방학 중 실습 : 주당 최소 3회 이상, 1회당 60분 이상(개별, 집단지도 포함)

- 실습지도 인원 : 실습지도자 1인당 최대 5명까지 실습생 지도

3. 교육기관(학교)의 역할

3.1 교육기관(학교)의 역할

교육기관(학교)는 실습교육을 위한 강의, 토의, 슈퍼비전, 기관방문 등을 통해 실습 지도를 진행해야 하며, 실습 교육 시 실습조교를 배치하여 실습기관 및 실습학생에 대한 연락, 실습상황 검토, 실습보고서와 평가서 정리 등의 업무를 처리해야 한다(사회복지 현장실습 안내서, 2010).

실습지도교수는 실습기관 방문, 전화, 온라인의 방법으로 실습기관과 긴밀한 관계를 유지해야 하며, 실습세미나의 경우 교육기관(학교)의 상황에 맞춰 수업의 한 형태로 진행해야 하고, 실습보고서를 통한 실습지도와 실습생의 실습보고 세미나 방법 등을 활용할 수 있다.

3.2 대학에서의 실습지도[6)]

1) 실습기관 접촉 및 실습상황 검토

교육기관(학교)의 실습지도교수는 실습기관 방문, 전화, 온라인의 방법 등을 통해 실습 지도자와 직접적인 의사소통을 유지하며, 실습기관과 긴밀한 관계를 유지해야 하는데, 이것은 아래의 목적을 달성하기 위한 것이다.

- 실습지도자와 개별 학생의 실습목표 협의
- 학생의 실습목표 성취정도와 실습상황 검토
- 실습관련 문제발생의 예방 또는 문제 상황 중재

6) 한국사회복지교육협의회(2010) 교과목 지침서의 내용을 정리 요약한 것임

2) 실습보고서를 통한 실습지도

- 실습보고서 제출

실습생은 실습일지, 사례기록, 집단지도 보고서(실습생이 사용하는 양식 및 도구, 한국사회복지사협회 홈페이지 및 본 교재 서식 참조) 등 각종 보고서를 작성하여 실습기관의 실습지도자 확인을 받은 후 대학의 실습지도교수에게 제출한다.

- 실습보고서 검토 후 실습지도

학교에서 학생과 면담(개별 또는 집단면담)하여 문제점과 개선점을 토의하고 필요한 경우 실습기관 실습지도자와 협의하여 문제점을 해결한다.

3) 실습세미나

학교에서는 실습세미나를 통하여 다음과 같은 지도를 수행한다.

- 학생의 실습과정에 관한 강점 및 개선점을 점검
- 현장에서 적용한 사회복지실천의 방범 및 기술을 이론적으로 정리하여 지식과 경험을 통합할 수 있도록 지도
- 실습현장에서 직·간접적으로 경험한 사회복지실천과정이 다양한 클라이언트 체계에 미치는 영향에 대해 탐색하도록 지도
- 사회복지조직으로서의 실습기관에 대한 기능과 역할에 대해 이해하도록 토론을 유도
- 실습기관이 속한 지역사회 욕구를 파악한 것을 토대로 실습기관 서비스 간의 연계에 대해 이해하도록 토론을 유도
- 실습내용을 사회복지정책, 사회복지법규 및 제도와 연계하여 이해하도록 토론을 유도
- 사회복지실천현장에서 직면하는 윤리적 딜레마에 대해 토의
- 사회복지사로서의 전문적 자기인식에 대해 정리
- 실습생이 자신의 실습과정에 대한 평가를 통해 반영적 실천(reflective practice)을 경험하도록 지도

4) 대학에서의 실습지도 인원 및 시간

실습지도교수 1인당 최대 30명까지 지도하며, 30명을 초과할 시에는 분반하여 담당하도록 한다. 그리고 실습지도 시간은 아래와 같다.

- 학기 중 실습 : 주 1회 3시간 제공
- 방학 중 실습 : 한 학기(15주)를 기준으로 45시간 제공

4. 사회복지현장실습 내용

각 과정별 실습의 최소 수행내용은 다음과 같다. 오리엔테이션과 행정업무를 필수 공동기본으로 하고 있으며 실습생의 욕구와 실습교육기관의 특성에 따라 사례관리, 집단지도, 지역복지 및 정책개발의 3개 영역 중 최소 1개 영역을 선택하여 실습하도록 하고 있다. 그 외 더 필요한 부분에 대해서는 자유선택으로 정리하였다.

〔표 2-3〕 실습내용 및 과제

	실습내용	과제물	사회복지 현장실습 (일반실습)	사회복지 현장실습 (심화실습Ⅰ)	사회복지 현장실습 (심화실습Ⅱ)
필수공통내용	1. 오리엔테이션 1.1 기관소개 1.2 지역소개 1.3 대상집단의 이해 1.4 실습생의 자세와 역할 1.5 실습일정과 과제 안내	각 내용에 따른 보고서 및 일지작성 제출	1.1~1.5	1.1~1.5	1.1~1.5

	2. 행정업무 2.1 훈련목적하의 각종기안서 (공문, 품의, 지출결의 등) 작성 및 결재 과정 참여 2.2 기관운영과 관련된규정검토 2.3 예·결산서 작성 연습	2.1~2.3의 실습내용에 대한 실습생의 의견서 및 관련 서식 작성 제출	2.1	2.1~2.2	2.1~2.3
필수선택내용 (3,4,5 중 최소 택1)	3. 사례관리 3.1 사례접수 (인테이크) 3.2 사례회의 3.3 자원연결 3.4 개입 3.5 사후관리	3.1~3.5에 해당되는 자료와 기록을 작성제출 (실습내용에 해당되는 부분에 한 해)	3.1~3.2/3.3 까지의 단계를 최소 2사례 수행	3.1~3.4/3.5 까지의 단계를 최소 1~2사례 수행	3.1~3.4/3.5 까지의 단계를 최소 1~3사례 수행
	4. 집단지도 (최소 택1) 4.1 소집단지도 (집단 역동성 중심의 프로그램) 4.2 대집단프로그램 (프로그램개발과 운영, 캠프, 자원봉사관리, 노인대학 등)	집단프로그램 계획서와 집단지도 및 활동기록을 작성 제출	4.1. 최소 6회기 4.2. 회기제한 없음	4.1. 최소 6회기 4.2. 회기제한 없음	4.1. 최소 6회기 4.2. 회기제한 없음

	5. 지역복지 및 정책개발		5.1~5.3 중 실습 기관의 특성에 맞게 진행
	5.1 지역사회조직(지역자원개발, 주민조직화,주민교육,복지네트워크 구축 등)	과정 기록	5.1. 준비, 진행, 평가의 전반적인 과정포함
	5.2 정책개발 및 평가	계획서 및 평가서	5.2. 연구기관에 맞게 진행
	5.3 사회행동, 홍보, 옹호 등	기록	5.3. 주민조직화, 소수계층옹호, 홍보 활동 진행
선택내용	6. 선택		
	6.1 개별상담	기록	6.1. 1사례에 대한 전체 과정 기록 3회 이상
	6.2 가족상담 및 치료	기록	6.2. 3대 이상 가계도, 전체 과정 기록 1회 이상
	6.3 프로포절 작성	교부금프로포절	6.3. 해당 단체 양식에 부합하여 1개 이상
	6.4 사회조사	과정참여보고서	6.4. 설문지작성, 조사 참여, 코딩과 분석과정 전체 참여
	6.5 타기관방문	기관방문보고서	6.5. 실습목적에 맞춰 2기관 이하 방문
	6.6 지역탐방	지역탐방보고서	6.6. 지역의 특성과 자원에 대한 사정 및 분석

제2장 사회복지실천 실습 실제

제1절 개인 및 집단 대상 사회복지실천

사회복지현장실습 목표의 중요한 한 가지는 전문적 사회복지실천의 기본 지식과 기술의 통합이 어느 정도 갖추어질 수 있도록 원조과정에 대한 기초적인 지식과 개입기술을 익히고 그것을 개인, 소집단, 가족 및 지역사회의 실제적인 사례에 맞게 적용하는 방법을 배우는 것이다(한인영 외, 2002)[7].

1. 실습생을 위한 개인대상 실천기술[8]

구체적으로 실습생이 실습기간 동안 개인을 대상으로 습득해야 할 기술의 내용을 다음과 같이 정리하였다(김희성 외, 2008, pp.64 재인용).

1.1 윤리적 결정기술

1) 지침

- 사회 문제에 따라 발생하는 개인의 필요를 지원하고 사회적 부정의에 대해 도전하며, 개인의 가치와 준엄성을 존중한다.
- 인간관계의 중요성을 인식하고, 신뢰할 만한 태도로 자신의 능력과 영역에서 실천하며 전문성을 향상하기 위한 노력을 계속한다.

2) 바람직한 행동목록의 예

- 클라이언트의 문제가 사회적 구조와 과정에서 발생한 것이라는 인식을 갖도록 돕는다.
- 압박을 받는 클라이언트의 필요를 최대한 도울 수 있는 방법을 모색하고, 조직과 서비스체계, 지역사회가 그들의 필요에 개방적으로 반응하도록 적극적인 노력을 한다.

---

7) 한인영·박인선·김미옥(2002). 사회복지실습. 이화여자대학교 출판부
8) 김희성, 나용선(2008). 사회복지현장실습 매뉴얼. 서울: 양서원.

- 클라이언트를 존중하고 진실하게 대한다.
- 클라이언트의 한계와 강점을 기반으로 적절하게 개입하여야 하며, 개입에 대해 클라이언트에게 정확하게 묘사하고 동의를 구한다. 전문적인 서비스를 위해 의뢰가 필요할 때는 적극적으로 해당 전문가를 찾아서 의뢰한다.

1.2 비판적 사고기술

1) 지침

- 사회·경제적 계층, 문화, 정치적 차원의 사회 환경적 맥락에서 개인, 가족, 조직, 지역사회를 이해해야 한다. - 실천에 적용할 수 있는 실천이론 적용능력을 필요로 한다.

2) 바람직한 행동목록의 예

- 클라이언트에 대한 사정과 개입계획을 세운다.
- 공동의 문제해결방안을 협력하고, 클라이언트의 독특성과 강점, 한계를 인정하며 그에 따른 적절한 문제해결 대안을 모색한다.

1.3 시간관리 기술

1) 지침

- 계획된 세미나, 미팅, 약속을 지키며, 학문적 과제나 실습과제를 충실히 이수한다. - 실제적으로 주어진 업무량을 감당하고, 의외의 업무나 약속 또는 과제발생이 있으면 모든 관련된 부서를 고려하여 가능한 계획을 조정한다.

2) 바람직한 행동목록의 예

- 제때에 과제를 완수하고 수업시간을 정확하게 지키며, 실습지에서의 정해진 업무시간을 정확하게 지킨다. 실습활동에 대한 보고서 등 실습지도자로부터 부과 받은 과제물을 정해진 기한 내에 처리한다.

1.4 자기인식 기술

1) 지침

- 자신의 지적·행동적·사회적 과제 성취를 위해 스스로 분석하는 능력을 키운다.
- 전문적 도움을 추구하고, 업무량에 적응하는 능력, 실무가 안 될 때 자신을 성찰하는 능력이 요구된다.

2) 바람직한 행동목록의 예

- 실습슈퍼비전, 과정기록 등을 활용하여 자신에 대해 공유하며, 과제에 대한 피드백과 실습에서의 전문적 효과성에 대한 피드백을 탐색한다.

1.5 사회적 기술과 대인관계 기술

1) 지침

- 다양한 개인, 가족, 집단 및 동료, 조직, 지역사회와 적절한 관계를 형성하고 유지하고 종결할 수 있어야 한다. 모든 적용 가능한 법과 전문적 지침을 토대로 전문적 경계를 유지하고 동일시할 수 있어야 한다.

2) 바람직한 행동목록의 예

- 동료와 클라이언트에 대해 감정이입이 되도록 경청한다.
- 윤리적 지침에 대한 존중과 일관된 태도로 라포를 형성한다.
- 윤리적 지침을 지키며, 생각과 인식의 확장에 기여한다.

1.6 의사소통 기술

1) 지침

- 다른 사람과 의사소통할 수 있는 언어사용능력과 클라이언트나 동료와의 의사소통을 받아들이고 평가하는 능력이 필요하다.
- 전문적 책임성을 기반으로 의사소통을 개진하고 반응할 수 있는 능력, 전문가의 지침과 규정에 따라 의사소통 능력이 필요하다.

2) 바람직한 행동목록의 예

- 명료하고 분명한 보고서 및 진행기록, 개입과정 기록 및 기타 적절한 소통방법을 활용하고 준비하여 세미나 시간에 기여한다.

Sheafor, Horejsi와 Horejsi(1998)은 실습학생들이 인터뷰하는 데 도움이 되는 가이드라인을 다음과 같이 제시하였다.[9)]

- 첫 만남에 갖게 되는 클라이언트의 두려움, 양가감정, 혼돈, 분노를 이해하고 대응할 수 있는 방법을 준비한다.
- 자신의 비언어적 행동을 인식하라. 클라이언트에게 보일 수 있는 모든 것들(예를 들면 옷차림, 자세, 얼굴 표정과 손동작)에 주의하고, 존경과 보살핌의 메시지를 전하려고 노력하라.
- 클라이언트와 보내는 시간이 한정되어 있다면, 세션 시작 초반에 이것에 대해 설명하라.
- 클라이언트가 설명하는 현재의 문제에 진지하게 주의를 집중하라. 그러나 많은 클라이언트는 자신의 모든 이야기를 하거나 '실제' 중요한 문제를 말하기 전에 당신의 능력과 진심을 테스트하려고 한다는 사실을 기억하라.
- 당신의 언어와 단어를 클라이언트의 능력과 이해에 맞추어 사용하라.
- 만약 클라이언트의 말을 이해하지 못한다면, 명확히 하거나 예를 들어 물어보아라.
- 클라이언트가 질문하는 것에 대한 대답을 알지 못할 때는 변명하는 듯한 태도가 아니고 올바른 답을 주도록 애써야 한다.
- 남에 대한 비밀보장의 규칙을 설명하고, 완전하게 신뢰감을 갖지 못하는 것에 대해서는 무엇이든 물어보도록 하라.
- 만약 클라이언트가 당신의 기록에 방해 받는다고 한다면, 왜 기록이 필요한지를 설명하고, 당신이 쓴 기록을 보여주어도 좋다. 만약 그래도 클라이언트가 여전히 반대를 한다면, 기록을 그만두어야 한다.
- 인터뷰가 끝나기 전에 클라이언트가 당신의 이름과 기관의 전화번호를 알고 있는지 확인하고, 당신도 클라이언트의 이름, 주소, 전화번호를 꼭 갖도록 한다.

9) Sheafor, Horejsi & Horejsi(1994). Techniques and Guidelines for Social Work Practice, 3rd Edition. Pearson.

2. 실습생을 위한 집단대상 실천기술[10)]

집단을 대상으로 한 사회복지실천에서 사정의 초점은 집단의 유형이나 개입전략에 따라 달라질 수 있다. 그러나 사회복지사는 반드시 개별성원과 전체로서의 집단 둘 모두에 초점을 모아야 한다는 점은 항상 주의해야 할 사항이다.

2.1 개별성원에 대한 사정

사회복지사는 개별성원들에게서 반복적으로 나타나는 행동과 그 행동과 밀접히 관련되어 있는 인식에 초점을 맞추어 개별성원들이 자신의 행동패턴을 인식하고, 행동을 변화시키도록 도와줄 수 있어야 한다. 일반적으로 행동패턴은 집단성원과 상호작용하는 방식을 관찰하거나 집단에서의 역할을 확인함으로써 알 수 있다.

인식패턴은 개별성원들이 자신에 대해서 또는 다른 사람들이나 세상에 대해서 인식하고 생각하는 습관적이거나 전형적인 형태를 말한다. 성원들의 말에서 종종 인식패턴을 알 수 있는데, '나는 실패자야', '나는 절대로 잘해낼 수 없어'라는 진술은 부정적인 자기인식을 반영한다.

〔표 2-4〕 집단성원의 행동프로파일의 예

이름	특징	기능적 행동	비기능적 행동
A씨	• 35세 가정주부 • 3명의 자녀	• 집단의 감정을 요약하는데 뛰어남. • 집단참석에 관한 양가감정을 표현함.	• 자신의 의견에 확신을 못 가지는 듯함.
B씨	• 34세 • 슈퍼마켓 주인 1년 전 이혼.	• 여러 주제에 걸쳐 토론을 제안함.	• 타인의 의견에 좀처럼 굴복하지 않음. • 여러 차례 집단회의에서 화를 냄.

사회복지사는 각 집단회기에서 나타난 개별성원의 행동과 인식상의 특성을 기록하여 개인별 프로파일을 만드는 것이 좋다. 이를 통해 개인별

10) 김희성, 나용선(2008). 사회복지현장실습 매뉴얼. 서울: 양서원.

장· 단점을 한눈에 알아볼 수 있고, 얼마나 긍정적으로 변화 또는 성장하고 있는지 쉽게 알아볼 수 있다. 〔표 2-4〕, 〔표 2-5〕는 여성들로만 이루어진 지지집단에 속한 성원의 행동과 인식에 관한 프로파일의 예이다.

〔표 2-5〕 집단성원의 인식의 예

이름	기능적 행동	비기능적 행동
A씨	• 나는 타인을 돕고 싶다. • 나는 도움이 필요하기 때문에 집단에 머무를 것이다.	• 타인의 의견이 나의 의견보다 더 중요하다. • 만일 내 의견을 말하면 타인은 내 의견에 동의하지 않거나 나를 바보로 여길지도 모른다.
B씨	• 나는 나름대로 장점이 있다. • 나는 지금까지 어려움을 극복해 왔다.	• 내 생각, 신념이 옳다. 타인의 생각, 신념은 틀리다. • 타인을 신뢰하면 그로 인해 상처를 입을 것이다.

2.2 전체집단에 대한 사정

전체집단에 대한 사정 영역은 집단행동양식, 집단 내 하위집단, 그리고 집단의 규범이나 가치 등을 포함한다.

집단행동양식에 대한 사정은 집단 전체의 상호작용이 구성원들 간에 지지적인가, 집단은 목표를 달성하는 데 건설적인 방향으로 나가고 있는가, 집단 내 권력이나 자원은 일부 성원이 독점하고 있는가 아니면 공유되고 있는가, 집단 내 의사결정은 민주적인 방식으로 이루어지는가 등을 포함한다. 기능적인 집단행동의 몇 가지 예는 다음과 같다.

- 집단은 문제를 직시하고 필요한 조정을 한다.
- 집단은 개별성원들이 자신들의 문제를 드러내는데 긍정적으로 반응한다.
- 집단의 성원들은 타성원의 욕구와 감정에 민감하고 상호 지지적이다.
- 집단 내 의사결정은 모든 서원들의 관점과 감정을 고려하여 합의로 이루어진다.
- 집단은 상호작용을 독점하거나 집단의 목표를 달성하는 데 방해가 되는 성원에 대해서 책임 있게 대응한다.

효과적인 집단지도가 되기 위해서 사회복지사는 집단 내부의 하위집단을 확인하고 또 그 집단이 전체 집단에 미치는 영향에 대해서도 사정해야 한다. 하위집단은 형성 그 자체만으로는 전체 집단에 해로운 것은 아니다.

집단의 성원들은 하위집단으로부터 더 많은 지지를 받기도 하고 친밀감을 발전시키기도 한다. 그러나 하위집단이 집단 내 타 성원과 밀접한 관계를 허용하지 않는 배타적인 집단이 되거나 전체 집단의 목표를 방해하는 경우에는 해가 될 수 있다.

하위집단의 형성을 알기 위해서는 집단성원 간의 수용 및 거부를 나타내는 소시오그램을 이용 할 수 있다.(그림 참조). 시기적으로 상이한 여러 번의 소시오그램 작성은 집단의 특징적인 상호작용을 알게 하며, 집단 내의 소외자, 결탁 또는 경쟁관계 등을 발견하는 데 유용하다.

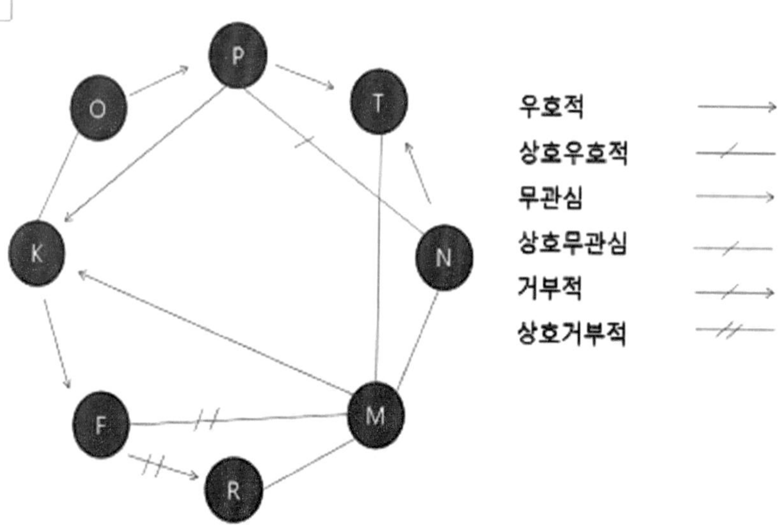

〔그림 2-2〕 소시오그램의 예

사회복지사는 집단의 규범을 확인하고, 그 규범들이 개별성원과 집단 전체에 도움이 되는지 또는 해가 되는지를 판단해야 한다. 한번 정해진 규범은 집단성원의 상황에 대한 반응이나 집단이 제공하는 치료적 경험의 정도에 영향을 미친다. 사회복지사는 필요하다면 집단규범의 변화를 위한 긍정적인 분위기를 만들어야 한다. 집단의 규범을 알기 위해서는 다음과 같은 질문이 도움이 된다.

- 집단 내에서 이야기될 수 있는 주제와 이야기될 수 없는 주제가 있는가? 어떤 종류의 감정적 표현이 허용되는가?
- 문제해결이나 집단의 과업달성을 위해 집단은 어떤 태도를 취하는가?
- 성공적인 집단경험을 위한 책임이 성원들에게 있다고 여기는가 아니면 사회복지사에게 있다고 여기는가?
- 집단사회복지사의 위상에 대한 집단의 입장은 어떠한가?
- 피드백에 대한 집단의 태도는 어떠한가?
- 개별성원에 기여에 대해서 어떻게 여기고 있는가?

〔표 2-6〕 집단규범의 예

기능적인 규범	비기능적인 규범
• 자발적으로 자기를 표출한다.	• 표면적인 주제에 국한해서 토론한다. : 자기표출을 피한다.
• 집단사회복지사를 존경한다.	• 기회가 있을 때마다 집단사회복지사에 대해서 불평과 비난한다.
• 개인적인 문제해결을 위해서 노력하는데 초점을 둔다.	• 문제에 관해서 불평만 하고 해결하기 위한 노력은 하지 않는다.
• 모든 집단성원이 토론에 참여하거나 집단의 초점이 되도록 공평한 기회를 가진다.	• 공격적인 성원들이 집단을 지배하도록 한다.
• 개별성원들은 자신의 문제와 관련된 어떤 주제도 이야기할 수 있다.	• 감정적으로 강렬하거나 미묘한 주제는 이야기하지 않는다.
• 성원들과 직접적인 의사소통을 한다.	• 사회복지사에게 직접적으로 조언한다.
• 집단의 목적을 달성하는 데 방해가 되는 장애에 대해 이야기한다.	• 장애를 무시하거나 집단의 문제에 대해 이야기하는 것을 회피한다.

출처 : Hepworth, Rooney & Larsen, 1997, p.339; 김혜란 외, 재인용.

2.3 집단성원의 장점 발견

집단 진행자는 프로그램을 진행하면서 집단성원의 장점을 발견해지지, 칭찬기법을 통해 전문적 관계를 치료의 매개체로 활용할 수 있다. 집단진행자가 발견할 수 있는 집단성원의 구체적인 장점 영역은 다음과 같다.

- 자신의 문제에 대한 인식정도
- 자신의 행동에 책임을 지는 정도
- 타인의 조언과 지도를 요청하고 수용하는 정도
- 타인에 대한 원조의지
- 변화를 위해 위험을 감수하는 의지
- 타인에 대해 갖고 있는 애정, 관심, 동정심의 정도
- 취업에 대한 적극성, 직업과 고용주에 대한 책임감의 정도
- 가족에 대한 책임과 가계수입원으로서의 책임수행의지
- 가족, 친지, 친구들에 대한 애정과 관계에 대한 성실함의 정도
- 자기통제능력
- 계획과 의사결정능력
- 대인관계에서의 신뢰성, 공정성, 정직성
- 이웃과 지역사회에 대한 관심
- 타인에 대한 비려
- 타인의 다양성을 인정, 수용하는 정도
- 타이들과 유쾌한 시간을 갖는 정도
- 사회, 지역, 종교조직에의 참여 정도
- 자신의 삶에 대한 꿈
- 남을 용서하는 태도
- 자신의 관점을 피력하는 능력
- 자신과 타인의 권리를 위해 투쟁하는 능력
- 타인을 위험으로부터 보호하려는 의지

이러한 장점의 발견은 사회복지사의 다음과 같은 질문을 통해 수행될 수 있다. 이 외에도 사회복지사는 집단성원의 태도와 행동을 관찰함으로써 장점을 발

견하기도 한다.

- 당신이 과거에 지금의 문제와 유사한 상황에서 어떻게 대처했는지를 말해 주시겠습니까?
- 당신 자신에 대해 자신 있는 점은 무엇입니까?
- 당신이 잘할 수 있는 것은 무엇입니까?
- 다른 사람들이 당신을 좋아하는 까닭은 무엇입니까?

제2절 지역사회 자원 활용[11)]

1. 지역사회 자원

지역사회의 자원이란 지역사회라는 지리적·공간적 범주에 속하는 자원으로 지역사회의 조직이나, 지역성의 범위 내에 존재하는 인적·물적·제도적· 정보자원(전재일 외, 1999)[12)]을 의미한다. 경우에 따라서는 조직의 내·외적 자원과 조직이 속한 지역주민들이 소유하고 있는 자원뿐만 아니라 동원하고 가용할 수 있는 모든 잠재자원까지 포함되기도 한다(김지연, 2001)[13)]. 지역성을 바탕으로 한다. 지역사회 자원의 개발을 위해서는 다음과 같은 몇 가지 점에 초점을 두어야 한다(양용희, 2001).[14)]

첫째, 지역사회 자원의 개발을 위해서는 지역자원의 조사가 이루어져야 한다. 지역에는 다양한 인적·물적 자원이 있다. 사회복지관에서 지역자원에 대한 사전조사 없이 사업 전개 시 자원이 요구될 때마다 자원을 구하는 경우 원하는 필요한 자원을 주어진 시간 내에 구하기 힘들다.

둘째, 지역의 기존 네트워크와 자원을 활용하도록 한다. 지역사회에는 이미 확보된 자원과 자원 활용을 위한 네트워크가 형성되어 있는 경우가

11) 김희성, 나용선(2008). 사회복지현장실습 매뉴얼. 서울: 양서원.
12) 전재일·권복순·조윤희(1999). 학교사회사업. 사회복지개발연구원.
13) 김지연(2001). 지역사회 자원연계를 중심으로 한 학교사회복지모형개발. 부산대 석사학위논문.
14) 양용희(2001). 지역사회 자원개발 및 활용. 동작구 연합직원 세미나 자료.

있다. 지역자원을 개발할 때 이들 기존 자원과 네트워크가 형성되어 있는 경우가 있다. 지역자원을 개발할 때 이들 기존 자원과 네트워크를 활용하면 쉽게 자원 개발을 할 수 있다.

셋째, 자원을 내용과 분야에 따라 분류하도록 한다. 자원은 크게 인적·물적 자원으로 구분된다. 인적자원은 의료, 교육, 법률 등 전문 분야와 일반 자원봉사로 나누어 구분될 수 있으며 물적 자원은 업체와 물품 종류, 금액, 유효기간, 보관방법 등 물품의 성격에 나누어 분류되어야 한다.

넷째, 지역 욕구에 기반을 둔 자원을 개발하도록 한다. 지역사회의 자원은 지역이 필요로 하는 욕구와 연결될 때 개발이 용이하다. 지역의 문제와 환경개선을 위한 욕구가 있을 때 지역자원개발을 위한 마케팅 전략이 적합하게 이루어질 수 있다.

다섯째, 자원의 관리가 체계적으로 이루어져야 한다. 자원의 종류, 양, 자원의 필요시기, 자원의 보관, 기부자 서비스 등이 체계적으로 이루어져야 한다.

2. 네트워크

2.1 네트워크란

사회학적 관점에서 네트워크란 사회에서 상호 간의 서로 연결된 형태로 좀 더 구체적으로 언급하면 사회의 여러 저들 간의 연계체계 또는 연계형태를 말한다. 사회복지 관련 연구자들에 의하면 네트워크란 개인, 집단, 조직, 기관 등에 의해 구성되며 교류의 협조체제 혹은 다양한 자원을 체계적으로 활용할 수 있도록 구축된 행정체계라고 할 수 있다(백종만·홍경준, 2001).

여러 정의를 종합하여 최옥채는 사회복지를 실천하는 데 있어서 네트워크는 제반 자원의 공유와 상호 교류를 위해 또한 클라이언트를 원조하기 위하거나 사회복지사의 역량을 강화하기 위해 둘 이상의 개인이나 기관 혹은 조직 특성을 파악하여 이들을 한 체계로 엮어 놓은 동아리로 정의하였다.

이런 사회적 네트워크의 구성요소로 Trevillion(1990)은 상호 의존적인 사회행위자(social actors), 물질자원 또는 빗물질 자원의 흐름으로 나타나는 연결 상태(linkage), 연결망을 둘러싼 환경(network environment), 그리고 관계의 지속형태(lasting pantterns of relations)의 4가지를 들고 있다(최종혁, 2003 재인용).

그렇다면 이러한 네트워크가 실제 서비스 제공 업무를 담당하는 우리나라의 사회복지사들이 어떻게 인식하고 있는지를 알아본 이금진(2003)의 질적 연구 결과를 살펴보면 사회복지사의 연계경험은 '다른 기관에 관심 돌리기'로 나타났다. 그러나 네트워크라고 해서 다 똑같은 내용을 갖는 것만은 아닐 것이다.

Franklin과 Streeter(1995)는 사회복지서비스와 연계에 대한 논의에서 다섯 가지 차원의 네트워크를 설명하였다.

첫 번째 차원은 '비공식적인 관계(informal relationship)'로 필요에 따라 학생과 가족이 클라이언트로 있는 사회복지기관이 학교와 연계를 맺는 차원에서의 관계로 학교와 사회복지기관이 서로 큰 관계가 없다고 보아도 무방할 정도이다.

두 번째 차원은 '조정(coordination)'으로 학교사회사업가가 가정, 학교, 지역사회와의 접촉활동을 통해서 클라이언트를 위해 지역사회기관의 자원을 발굴하고 클라이언트를 의뢰하는 차원이다.

세 번째 차원은 '협조(partnership)'로 학교에 대해 지지적 서비스를 제공하기 위해 사회복지기관, 자원봉사조직 등과 학교 사이에서 자발적 혹은 계약적 동의가 이루어지는 차원이다.

네 번째 차원은 '협력(collaboration)'으로 학교와 사회복지서비스기관이 공통의 목적과 방향성을 함께 제시하고 서로 동의하여 책임을 공유하는 차원에서의 관계이다. 여기에는 각각의 직원들이 전문성을 발휘하여 함께 일을 하며 자원을 끌어들여 전달체계를 만들고 개선시키려는 노력을 하게 된다.

다섯 번째 차원은 '통합(integration)'으로 공공학교와 폭넓은 사회복지서비스를 통합하여 새로운 체계를 형성하여 새롭고 나은 서비스를 제공하는 차원에서의 관계를 맺는 것이다.

2.2 지역사회 내 네트워크 형성 방법

1) 네트워크 형성의 현실

네트워크와 연계는 최근 사회복지학계와 실천현장에서의 가장 인기 있는 단어일 것이다. 그렇다면 네트워크의 실제는 어떠할까? 실제 네트워크의 현황을 살펴보기 위해 유태균과 김자옥(2001)[15]은 서울시 사회복지관을 조사 분석하였다.

그 결과 교류가 상대적으로 용이하고 교류와 관련해서 복지관 간의 협력 또는 이해관계 조정을 위한 노력이 상대적으로 덜 요구되는 클라이언트의 의뢰와 정보교류를 중심으로 이루어지고 있어 현재 복지관들 간에 네트워크 활동이 그다지 활발하게 이루어지지 않고 있다는 것을 보여주었다.

그러나 현재 복지관들이 네트워크 활동이 필요한 이유가 복지관들이 직면하고 있는 제한적 자원에 대한 효율적인 사용이라는 목적으로 보면 '할 수 있는 네트워크 활동'과 '해야 하는 네트워크 활동'은 다르다고 결론지었다. 이 연구결과에서 알 수 있듯이 네트워크는 사회복지 관련 전문가라면 그 필요성을 공감하지 않는 사람은 아무도 없을 것이다.

그러나 실제 네트워크가 활발하지 못하다는 연구결과는 그만큼 우리의 현실이 네트워크를 구축하는 데 많은 장애요인을 갖고 있다는 것인데 지역사회 내의 네트워크를 형성함에 있어서의 긍정적 영향요소와 부정적 영향요소를 살펴보면 다음과 같이 정리할 수 있다.

〔표 2-7〕 네트워크 형성에 있어서의 긍정적·부정적 영향요소

긍정적 영향요소	부정적 영향요소
• 주제에 대한 공감(비전 있는 공동목표 제시) • 참여자의 소속감과 결속력 강화 • 실무자의 개입능력(성공가능성 확신, 의지)	• 사업에 대한 이해 부족 • 구성원의 이질성 • 활동에 대한 부담감 • 지역사회에 대한 무관심 • 지역적 배타성과 조직구성의 불균형

15) 유태균, 김자옥(2001). 서울시 소재 종합사회복지관간의 네트워크 특성 및 네트워크 상에서의 중심자적 역할정도 결정요인에 관한 연구. 사회보장연구 17(2). 20-48.

• 연계 담당자의 개방적 태도 • 연계노력 담당자 교육 실시 • 다양한 조직의 참여 • 활동성 있는 리더십의 개발 • 적극적인 홍보 • 연계노력 담당자 교육 실시 • 다양한 조직의 참여 • 활동성 있는 리더십의 개발 • 적극적인 홍보	• 인력부족 • 기관 간 접근성 떨어짐 • 대상자 이해 부족 • 정책 파편성 • 서비스 대상자 차이 • 지역사회 자원 부족 • 지역사회의 편견과 낙인 • 기관 간 힘과 에너지의 불균형

네트워크를 형성하는 데 있어서 긍정적으로 작용하는 요소는 비전 있는 공동목표를 제시하여 네트워크를 형성하는 주제에 대해 공감할 수 있는 것, 참여자들의 소속감과 결속력이 강한 것, 실무자가 성공 가능성을 확신하며 의지를 갖고 있는 것, 연계 담당자가 네트워크 형성에 대해 개방적인 태도를 갖는 것, 네트워크를 형성하고 발전시키려는 지속적인 노력, 담당자에 대한 교육, 다양한 조직의 참여, 활동성 있는 리더십을 개발하는 것, 적극적인 홍보 등이다.

이와 같은 긍적적인 요소들도 있는 반면에 사업에 대한 이해가 부족하거나, 구성원들이 이질적이거나, 활동에 대해 부담감을 갖고 있거나, 지역사회에 무관심, 문제 인식과 참여가 차이가 나는 것, 지역적 배타성과 조직구성이 불균형한 것, 인력 부족, 기관의 접근성 부족, 대상자에 대한 이해 부족, 정책이 파편적으로 이루어지는 것, 각 기관 간의 서비스 대상에 차이가 있는 것, 지역사회의 자원 부족, 지역사회의 편견과 낙인, 기관 간의 힘과 에너지의 불균형 등의 요소는 네트워크형성에 장애가 되는 부정적인 영향 요소로 실제 우리의 현실에는 이와 같은 긍정적인 요소뿐 아니라 부정적인 요소들도 상존하는 우리의 현실이다.

그리고 현재 우리의 현주소는 부정적인 요소들 때문에 네트워크가 필요하다는 것을 알고 있지만 시행하지 못하는 '네트워크는 모든 문제의 이상적인 정답'이 되어 버리고 있다. 그러므로 실무자들은 이러한 부정적인 요소를 제거하거나 완화할 수 있는 방안을 강구해야 할 것이다.

2) 네트워크 구축을 위한 선행과제

네트워크를 구축함에 있어서 긍정적인 영향을 주는 요인과 부정적인 영향을 주는 요인들을 살펴보았다.

그렇다면 실제로 지역사회 내에서 네트워크를 형성하기 위해서는 긍정적 요인을 강화하고, 부정적 요인을 해결하는 과제가 이루어져야 할 것이다. 국내에서 많은 네트워크 연구자들은 네트워크가 이루어지는 현황을 분석한 결과 네트워크를 구축하는 데 있어 선행되어야 할 조건들이 있음을 언급하고 있다(홍경준, 2002; 이금진, 2003; 김인숙·이연, 2003).

네트워크 형성에 많은 어려움이 있는 건 사실이지만 해야 할 필요가 있는 일이기에 그동안 사회복지의 척박한 환경에도 불구하고 많은 사회복지사들이 네트워크를 형성하기 위해 노력해 왔고, 그러한 실제 사례들을 통한 조사들을 통해 이와 같은 사실을 알 수 있었다.

본 연구에서는 이러한 다양한 선행과제들을 네트워크에 필요한 기본자세, 실무자의 과제, 기관의 과제, 지역사회에 대한 과제의 4가지 측면으로 분류하여 정리해 보고자 한다. 네트워크를 형성하는 데 있어서의 기본자세에 대한 부분이다.

우선 네트워크를 형성하는 데 있어서 기본적으로 갖추어야 할 자세로 파트너십과 공유에 기반하고, 그 중 리더십을 선정하는 구조를 갖추어야 할 것이다. 또한 네트워크가 반드시 필요하다는 인식의 변화를 토대로 하여 네트워크의 이상적인 방향을 가지되, 가장 현실적으로 가능한 일부터 시작하는 자세가 필요하다. 그리고 기본자에서 가장 중요한 것은 실무자이건 기관이 건 간에 네트워크 구축에 대한 확신과 의지가 기본이 되어야 할 것이다.

둘째, 실무자들에게 필요한 과제로는 네트워크를 형성하기 위해 다른 기관과의 관계를 만들어감에 있어 인간적인 접근을 시작으로 공식적인 모임을 결성하고 이후 공식적인 모임을 통해 기관간 적극적인 홍보를 통해 다른 기관의 활동을 이해하여야 할 것이다. 그리고 이런 과정을 거친다고 해도 역할의 혼란이 오게 되는데 이런 경우 갈등의 해결과 역할을 재조정해야 한다.

셋째, 기관의 경우에는 타기관의 서비스를 이해하고, 이에 맞게 자신의 기관 서비스를 조정하여야 할 것이며, 공동사업을 확대하여 기관 간의 유대관계를 강화하여야 할 것이다. 그리고 기관장들은 네트워크를 구축하거나 유지하고, 기관 간 연계를 강화하기 위해서는 담당자의 잦은 교체와 이직을 방지할 수 있는 기관의 방치를 결정하여야 한다.

넷째, 기관과 실무자들이 네트워크를 형성하는 데 있어 지역사회에서 해야 할 일들로는 우선 지역사회에 대해 정확히 이해하여 지역사회를 활용하거나 동원해야 할 것이며, 지역사회구성원의 임파워먼트를 강화시켜 지역구성원들이 자발적으로 참여하고, 문제를 해결해 나갈 수 있도록 도와야 한다. 또한 지역사회 내의 다양한 그룹과 접촉하여 현존하는 자원들의 연계와 네트워크를 시도하여야 할 것이다.

이러한 다양한 참여가 일회성이 아닌 장기적으로 지속적으로 이루어질 수 있도록 하는 것도 네트워크를 형성함에 있어 선행되어야 할 과제가 될 것이다. 마지막으로 지역사회 차원의 네트워크 형성에 대해 정부는 정책적으로 일관성을 유지하여 정책이 파편화되는 것을 방지하고, 네트워크를 구축·유지하는 데 드는 시간적·물질적 자원을 지원하는 역할을 해야 할 것이다.

〔표 2-8〕 네트워크 형성의 선행과제

분 류	과 제
기본자세	• 파트너십과 공유 • 네트워크의 리더십 선정 • 연계활동에 대한 인식 전환 • 현실중심성 • 네트워크 구축에 대한 확신과 의지
실무자	• 인간적인 접근 • 현존하는 자원들의 네트워크화와 협력추진 • 갈등과 역할 재조정
기 관	• 타 기관의 서비스 이해하기 • 기고나 간의 서비스 조정하기 • 공동사업 확대 • 담당자의 잦은 교체와 이직 방지
지역사회에서 할일	• 지역사회에 대한 정확한 이해 • 지역사회 구성원에의 임파워먼트 강화 • 지역사회 내 다양한 그룹과의 접촉
정부정책	• 정부정책의 일관성 유지 • 지역사회 네트워크에 대한 지지

3) 네트워크 구축의 단계

지역사회의 네트워크 형성은 단기간에 일시적으로 이루어지는 것이 아니며, 여러 기관의 공동노력에 의해 장기간에 걸쳐 이루어지는 과정인 것이다. 본 장에서는 최종혁과 이연(2004)[16]의 과정을 수정·보완하여 다음의 표에 제시하였다.

〔표 2-9〕 지역사회 네트워크 구축단계

단 계	목 표	개입방법
구조 설계	• 활동체계와 지원체계의 • 구조화	• 자원조사 • 연결할 매개조직 선정
관계 형성	• 통합적 체계 구축 필요성 인식	• 문제 실태조사 • 홍보 • 관계형성 위한 간담회
시스템 형성	• 연대, 협력, 강화	• 공동 활동 목표 설정 • 참여 동기 부여
활동기반 구축	• 시스템의 역량강화	• 교육훈련 • 연대감 강화 • 활동실천
지 지	• 기반 공고화	• 자조활동 • 전문적 유기적 분화

첫 번째 단계로는 구조설계의 단계이다. 구조설계는 활동체계와 지원체계 구조화하는 데 필요하며 이를 위해서는 지역사회의 자원을 조사하고, 연결할 매개조직을 선정하는 방법이 사용된다.

두 번째 단계는 관계형성으로 이는 통합적 체계구축의 필요성을 인식하게 하기 위함이다. 이 때에는 문제의 실태를 정확히 조사하고, 서로의 기관 홍보를 통해 이해하고, 관계형성을 위한 간담회를 시작하는 단계이다.

세 번째 단계는 시스템 형성의 단계로 기관 간의 연대, 협력을 강화하고자하는 목표를 갖고 있다. 이에는 공동 활동에 대한 목표설정을 새로이 하거나 수정·보완하여 시스템을 만들고, 참여자들에게 동기를 부여하여 시스

16) 최종혁, 이연(2004). 청소년보호 지역네트워크 형성에 대한 지역사회리더의 의식에 관한 연구. 한국사회복지학회 학술발표대회지.

템이 유지되도록 하는 단계이다.

네 번째 단계는 지지의 단계로, 기반을 공고화함으로써 자조활동과 기관 간의 전문적이고 유기적인 분화를 통해 통합적이고 체계적인 질 높은 서비스를 제공하게 될 것이다.

4) 지역사회네트워크의 사례

여태까지 지역사회 네트워크를 형성하는 데 필요한 선행조건들과 어떠한 과정을 거쳐야 하는지를 논의해 보았다. 다음은 네트워크 형성의 사례를 제시함으로써 실제 지역사회의 네트워크 형성에 도움을 주고자 한다.

(1) 청소년 약물 오·남용 예방 및 치료재활사업을 위한 지역사회 네트워크

첫 번째는 서울의 한 지역에서 청소년 약물 오·남용 예방 및 치료재활사업을 위한 지역사회 네트워크 사업이고 다른 하나는 지역사회 자원 연계를 중심으로 한 학교사회복지 모형 개발을 한 김지연(2001)의 사례이다.

이 네트워크에서는 우선 8개 복지관이 청소년 약물 예방협의회를 구성하여 1차년도의 사업을 진행하고 향후 3년의 계획을 가지고 지역사회 네트워크를 구축하고자 하였다.

사업을 위해서 사회복지기관은 대상자 선별 및 사정, 사례관리 및 사후관리, 개별 집단프로그램 및 치료프로그램 진행, 자원 연결을 하게 된다. 정신보건, 의료기관은 약물관련 교육, 의료서비스 및 의료적 자문, 위기개입을 진행하고, 지역사회에서 발생하는 치료 대상자의 입원 의뢰를 받게 된다.

그리고 청소년 관련기관과는 자원연결과 함께 공통사업을 함께 진행하는 동반자 관계를 구축하게 된다. 이러한 협의회는 지역 내의 청소년의 약물 오·남용을 예방하고, 치료 재활하는 서비스를 제공하는 활동체계가 될 것이다.

활동체계에는 이 체계를 외부에서 지원하는 지지체계가 필요한데 다음은 지역사회 내에서 협의회를 지원해 주는 협력체계에 관한 내용이다.

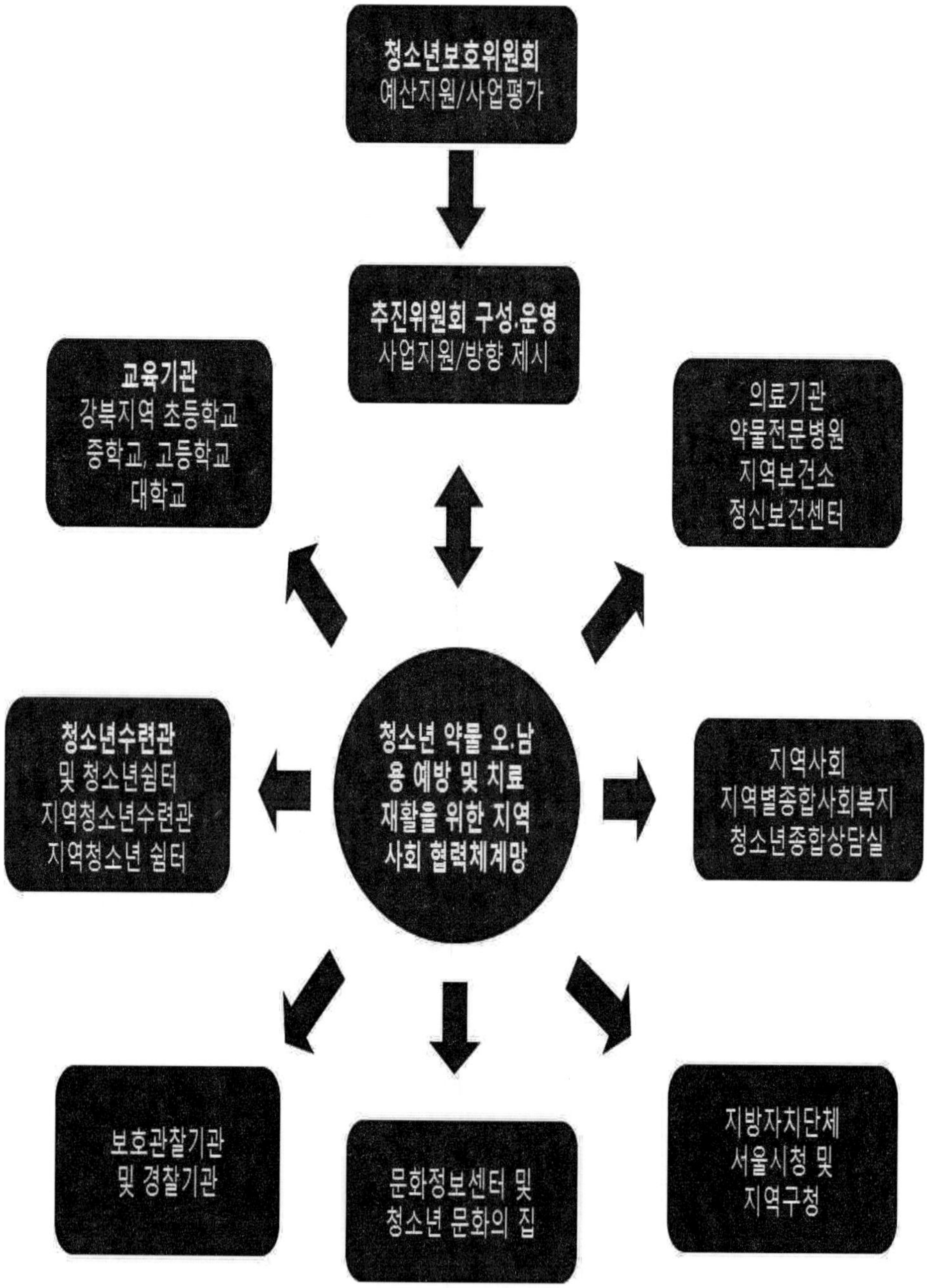

〔그림 2-3〕 지역사회 협력체계망

〔표 2-10〕 지역사회 협력체계의 사례

청소년 약물 오, 남용 예방 및 치료재활사업 협의회

지역사회 협력체계 기관						
사법기관	교육기관	행정기관	의료기관	민간기관	언론기관	취업훈련 기관
• 강북 경찰서 • 노원 경찰서 • 도봉 경찰서 • 성북 경찰서 • 관할 파출소	• 복부 교육청 • 성북 교육청 • 초.중. 고교	• 강북 구청 • 노원 구청 • 도봉 구청 • 성북 구청 • 관할 사무소	• 보건소 • 정신보 건센터 • 평온 클리닉	• 청소년 수련관 • 청소년 관련단 체	• 미래 케이블 • 복부 신문 • 동북 신문 • 구 소식지	• 상계 직업 훈련 학교

(2) 지역사회 자원 연계를 중심으로 한 학교사회복지 모형 개발

김지연(2001)[17]은 기존의 학교사회복지 모형은 학교사회복지의 실천주체가 명확하지 못하며, 학교 사회복지사의 업무 및 역할의 기준도 뚜렷하지 않아 학교사회복지가 교내 조직의 한 부문으로 인식되지 못하였다는 문제점을 지적하였다. 그러므로 학교사회복지사를 중심으로 학생, 부모, 교사가 협력하고 이들이 서비스 전 과정에 개입하여 학교 내·외 자원들 간의 다면적인 연계가 이루어질 수 있는 모델이 필요하다는 현실의 사정을 감단하여 학교 내 외부자원의 연계를 종합적으로 포함하는 다음과 같은 학교사회복지 모형을 제시하였다.

17) 김지연(2001). 징겨사회자원 연계를 중심으로 한 한교사회복지 모형개발. 부산대학교 석사학위 논문.

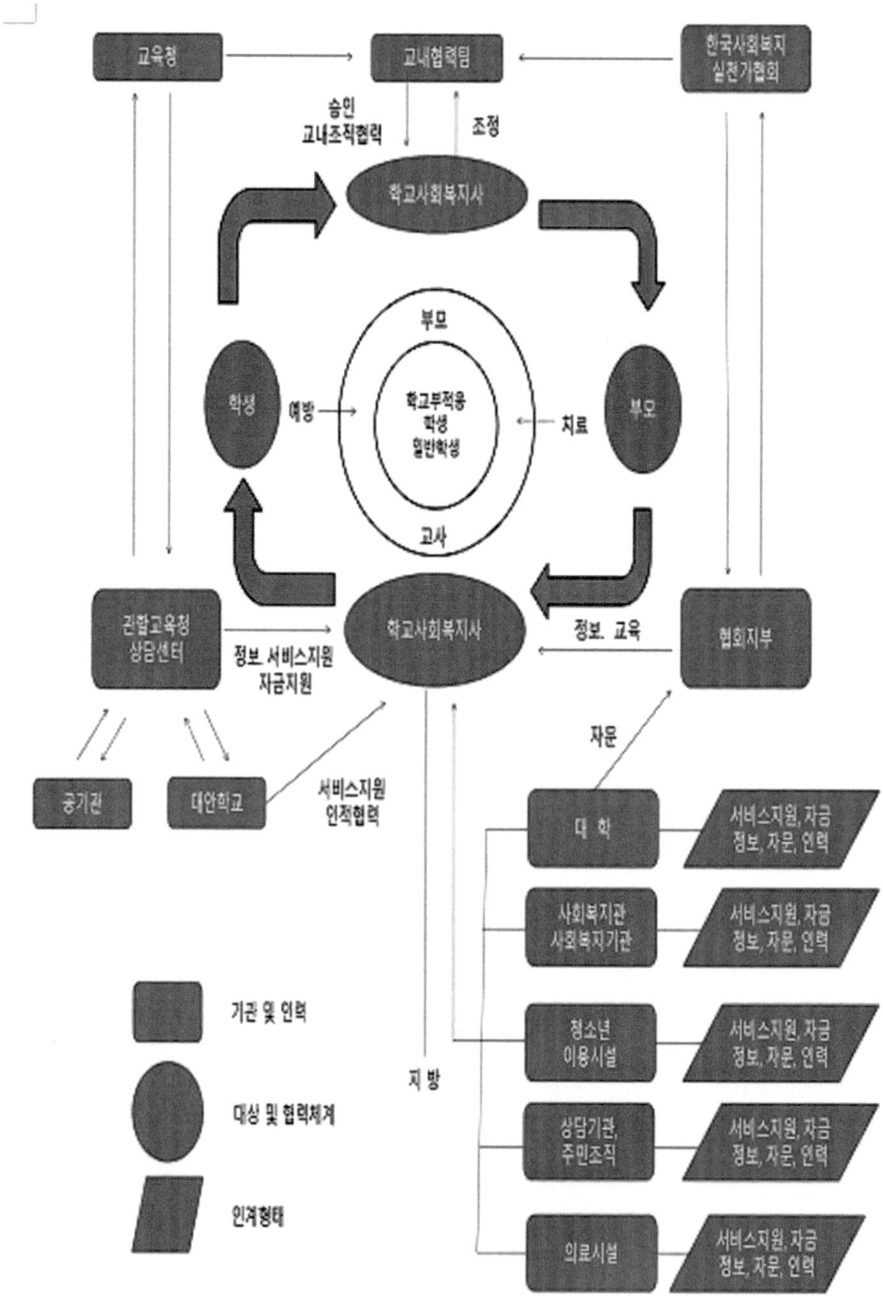

〔그림 2-4〕 지역사회 지역연계의 예

제 3절 프로그램 개발[18)]

사회복지 프로그램은 사회문제를 해결하고 취약 계층과 일반시민의 복지욕구를 충족시켜 주기 위해서 자원과 기술이 동원되어 클라이언트 체계의 변화를 촉진시키는 매개체이다(황성철, 2005).

최근에는 사회복지관에서 클라이언트의 다양한 욕구를 충족시키기 위해 기관의 특성에 맞는 프로그램 개발이 많이 이루어지고 있으며, 더욱이 공동모금회, 기업복지재단 등 다양한 재원에서 프로그램 공모를 통해 자원을 배분하는 기회가 증가되어 사회복지사의 프로그램 개발능력과 프로포절 작성능력이 이 실천현장에서 매우 필요한 상황이다.

그러므로 실습생의 입장에서도 프로포절 작성요령에 대한 지식과 기술을 미리 주비하여 실습에 임하는 것이 도움이 될 것이다. 본 장에서는 프로포절 작성을 중심으로 사회복지사의 프로그램 개발에 필요한 사항을 다루고자 한다.

1. 사회문제 분석

사회복지프로그램의 시작은 사회문제를 해결하고자 하는 의지이다. 바꾸어 말하면, 이것은 자원 제공자가 이 프로그램에 지원하는 당위성을 결정하게 하는 것이다. 그러므로 프로그램을 기획할 때는 사회문제의 심각성을 설명하면서 프로그램의 필요성을 논리적으로 설득하여야 한다. 또한 사회문제에 대한 실태와 원인이 정확하게 파악하여야 프로그램의 대상자 선정과 목적, 목표설정이 정확하게 이루어질 수 있다. 다음은 사회문제를 분석함에 있어 필수적으로 고려해야 한다면 도움이 될 수 있는 것들이다.

- 사회적으로 인정된 통계치
- 대상자들의 문제가 얼마나 심각한지를 보여줄 수 있는 자료
- 다른 집단에 비해 상대적인 박탈이 얼마나 심한지
- 자원이 지원되었을 때의 변화와 효과성

18) 김희성, 나용선(2008). 사회복지현장실습 매뉴얼. 서울: 양서원.

- 이러한 논리적인 기준과 함께 사회문제를 기술할 때는 다음과 같은 점을 고려하여야 할 것이다.
- 기관/시설의 특성, 지역사회의 주요 문제를 부각시킨다.
- 부각된 이슈라면 해결자임을, 소외된 문제라면 대변자임을 강조한다.
- 이론이 아니라 현장조사와 여론, 실천경험에서 발굴한 근거를 제시한다.
- 비용 대비 효과성을 고려한다. 지원의 우선순위에서 중요하다.

2 욕구분석

프로그램을 기획하기에 앞서 사회문제를 분석하였으면, 그 다음에는 프로그램의 대상이 되는 클라이언트가 원하는 바가 무엇인지 정확하게 분석해 내는 것이 필요하다. 욕구조사는 클라이언트의 현재 실태, 문제, 욕구를 알아볼 수 있는 정보를 수집하여 이용자의 욕구수준, 참여수준, 변화과정에 따라 다양하고 효과적인 접근 방법을 제공해 줄 수 있다. 욕구조사의 방법으로 많이 사용하는 방법은 다음과 같다(정무성, 2005).

2.1 직접관찰법: 대상 집단에게 직접 물어보는 사회조사, 관찰법, 심층면접법, 공개토론회 등이 있다.

2.2 사례조사: 대상 집단을 직접 상대하거나 관계를 하고 있는 제 3자를 접촉하여 정보를 수집하는 방법으로 프로그램 제공자 조사, 주요 정보제공자 조사 등이 있다.

2.3 간접증거 자료조사: 조사대상집단과 관련이 있는 정보를 조사하여 욕구나 문제를 추출해내는 방법으로 사회지표분석, 행정자료조사 등이 있다.

3. 대상자 선정

대상자 선정은 누구에게 서비스를 제공할 것인가를 정하는 것이다. 클라이언트집단의 선정을 적절하게 하기 위해서는 다음과 같은 순서로 서비스 대상자를 정하는 것이 좋다.

3.1 일반집단

일반집단은 클라이언트가 속한 모집단으로 관할지역 또는 행정구역 내에 있는 모든 사람을 포함하는 것으로 프로그램에 관련되는 전체 대상을 지칭한다. 일반대상을 산출하기 위해서는 인구센서스나 각 지역의 통계연보를 통해 규모를 파악할 수 있다.

3.2 위기집단

위기집단은 일반집단 중에서 프로그램화하고자 하는 특징 사회문제에 더 영향 받기 쉬운 하위 인구집단이 있다. 이는 프로그램이 겨냥하고 있는 사회문제에 특히 노출되어 있어 취약한 상태에 있는 사람들을 지칭하는 것이다. 여기에는 문제에 노출되었거나 문제를 겪고 있는 사람이나 문제에 관련된 욕구를 가지고 있는 잠재적 클라이언트가 될 수도 있다. 위기대상이 수급권자나 이혼가정처럼 각종 자료에 정확하게 나타나 있을 수도 있지만 노숙자, 왕따 피해자, 가정폭력 피해자와 같이 일부 지역의 자료만 있을 경우 추정을 통해 제시해야 하는 경우가 있는데, 이때는 구체적인 추정방식을 제시해 주어야 한다.

3.3 표적집단

표적 집단은 프로그램의 대상이 되어야만 하는 위기집단의 하위집단이다. 위험집단 중에서 프로그램의 직접적인 수혜자가 될 조건을 갖춘 사람들로 프로그램을 실시할 경우 직접적으로 프로그램에 참여할 자격을 가진 대상이다.

3.4 클라이언트 집단

클라이언트 대상은 표적 집단 중에서 이번 프로그램에 실제로 참여하게 될 집단으로 클라이언트의 자발성이 강조되어야 한다. 그리고 표적 집단 전체를 대상으로 프로그램을 진행할 경우는 표적대상과 클라이언트 대상이 동일한 것도 가능하다.

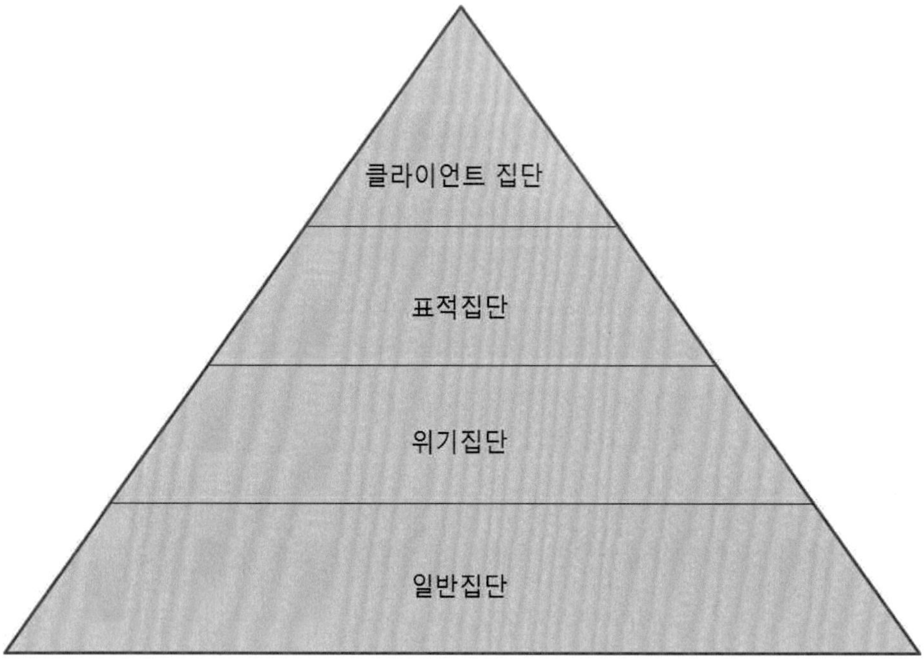

〔그림 2-5〕 클라이언트 대상자 선발

4. 사업의 목적 및 목표 설정

프로그램에서 하고자 하는 일은 구체적으로 목적과 목표로 표현된다. 목적은 프로그램을 통해 궁극적으로 달성하고자 하는 포괄적이고 추상적인 지향점으로 무엇을 위해 이 사업을 수행해야 하는가에 대해 3~4줄 정도로 제시한다.

목표는 목적을 보다 구체화하여 방향성을 제시하는 것이다. 세부목표는 프로그램을 통해 달성하고자 하는 구체적인 목표로 실현되어야 할 내용과 구체적 방법, 목표수치 등을 포함해야 한다(정무성, 2005; 404). 황성철(2005)이 제시한 목적, 목표의 설정 방법을 다음에서 좀 더 구체적으로 제시해 보고자 한다.

4.1 프로그램의 목적

프로그램의 목적은 프로그램의 궁극적 지향점을 제시하며, 다음과 같은 특성이 포함되어야 한다.

1) 구체적 표적집단(누구)
2) 현재의 문제영역(어떤 문제)
3) 바람직한 미래상태(어떻게 변화)

4.2 프로그램의 목표

사회복지프로그램의 목표를 설정할 때 필요한 기준은 다음과 같다.

① 목표 설정 시 반드시 프로그램의 참여자에 해당하는 클라이언트를 중심에 두고 이루어져야 하므로 클라이언트 입장에서 목표가 진술되게 클라이언트가 주어가 되고, 클라이언트의 변화양상을 동사로 표현하는 형태로 진술해야 한다.

② 프로그램의 목표는 기관의 목적 또는 프로그램의 목적과 논리적으로 연관성을 유지해야한다.

③ 목표는 클라이언트 집단이 달성할 수 있는 성취 가능한 형태로 긍정적 방향으로 설정되어야 한다.

④ 목표는 가능한 한 측정할 수 있도록 설정하는 것이 바람직하다. 그러나 반드시 모든 목표가 측정 가능한 형태로 계량화할 수는 없으므로 성취수준을 제시하는 등 효과성을 평가할 수 있는 문장으로 쓰도록 한다.

이상적 목표설정의 원칙은 SMART로 표현되는데,
구체적(Specific), 측정 가능한(Measurable), 성취할 수 있는(Achievable), 결과지향적(Result-oriented), 시간제한적(Time-related)이다.

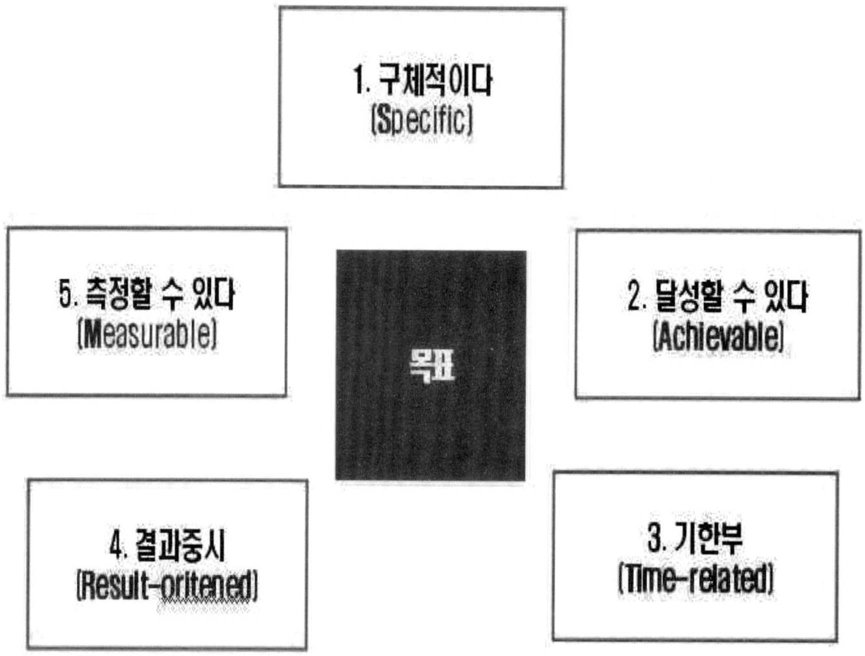

그림출처 : taranis.tistory.com

〔그림 2-6〕 목표설정의 원칙

목표를 진술함에 있어는 누가, 무엇을, 어떻게 한다, 도구의 네 가지가 구성요소 들이다.

- '누가(who)'는 프로그램의 참여자, 수혜자, 대상자 등으로 표현되는 클라이언트를 지칭한다.
- '무엇을(what)'은 클라이언트가 갖고 있는 욕구의 충족이나 문제해결을 의미하는 변화의 내용과 정도
- '어떻게 한다(do)'는 프로그램을 통해서 성취할 수 있는 바람직한 상태, 행위, 결과 등을 의미
- 도구(how)는 주된 매개체로 주로 '무엇을 통해서' 등으로 표현된다.

<좋은 목표 진술의 예>

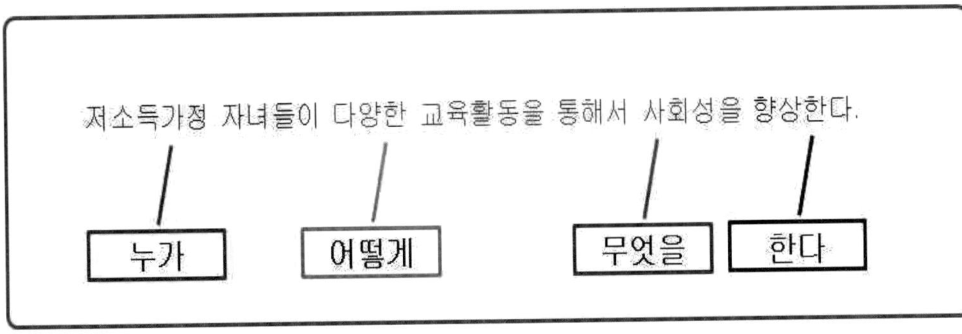

4.3 세부목표 설정

세부목표는 목표를 설정할 수 있는 구체적인 방법이다. 하위목표를 분화하는 요령은 다음과 같다.

1) 목표에서 문제나 욕구와 관련된 핵심요소를 2~3개로 나누어 작성한다.

<예>

미혼모들이 집단 프로그램을 통해 효과적인 스트레스 관리를 하도록 한다.

(스트레스 관리: 핵심요소)

- 하위목표

1. 미혼모들의 스트레스 수준을 감소시킨다.
2. 미혼모들의 스트레스 대처방식을 강화한다.
3. 미혼모들의 비합리적인 신념을 감소시킨다.

위의 예에서 스트레스 관리란 핵심요소는 다양한 의미를 내포하게 된다. 하위목표는 이러한 추상적인 개념을 스트레스 수준 감소, 스트레스 대처방식 강화, 비합리적인 신념 감소의 3가지 요소로 세분화하여 개념을 구체적으로 표현하였다.

2) 성과목표를 중심으로 몇 가지 과정목표 또는 기관이나 활동목표로 나누어서 작성한다.

<예>
빈곤가정 아동이 자신이 나타내고자 하는 바를 올바르게 전달할 수 있도록 자기주장 능력을 향상시킨다.

- 하위목표
  1. 자신과 타인을 이해하고, 자기표현 기법을 향상시킨다.
  2. 주장행동에 대한 긍정적 인식을 한다.
  3. 연습을 통해 주장행동을 향상시킨다.

빈곤가정 아동의 자기주장 능력을 향상하려고 하는 데 있어서는 자신과 타인을 이해하고, 자기표현 기법을 향상시킨 후 주장행동에 대한 긍정적 인식을 하고 마지막으로 연습을 통해 향상시킬 수 있다. 이와 같은 목표 1, 2, 3은 자기주장 능력을 향상시키기 위한 일련의 과정으로 나타낼 수 있다.

3) 목표달성을 위한 도구 또는 수단을 2~3개로 나누어 하위목표로 작성한다.

<예>
고령자들이 직업교육을 통해 재취업 하도록 한다.
도구

1. 일자리 정보 찾기
2. 이력서 작성법 익히기
3. 면접기술 익히기
4. 효과적인 대화법 익히기

위의 목표의 도구는 직업교육으로 세부목표에서는 이 교육활동의 내용을 구체적으로 일자리 정보 찾기, 이력서 작성법, 면접기술, 효과적인 대화법의 활동으로 구성하였다.

5. 활동내용 구성

프로그램의 활동내용은 프로그램의 구조, 담당인력, 일정표 등으로 구성된다. 프로그램의 구조는 프로그램의 수행 방법을 설명한 것으로 프로그램의 내용과 수행을 위한 구체적인 방법이 포현되어야 한다. 다음의 예는 전체 프로그램의 구조를 그림으로 표현한 것이다. 전체 프로그램의 구조를 다음의 예와 같이 표나 그림으로 나타내어 이해를 돕는 것도 좋은 방법이다.

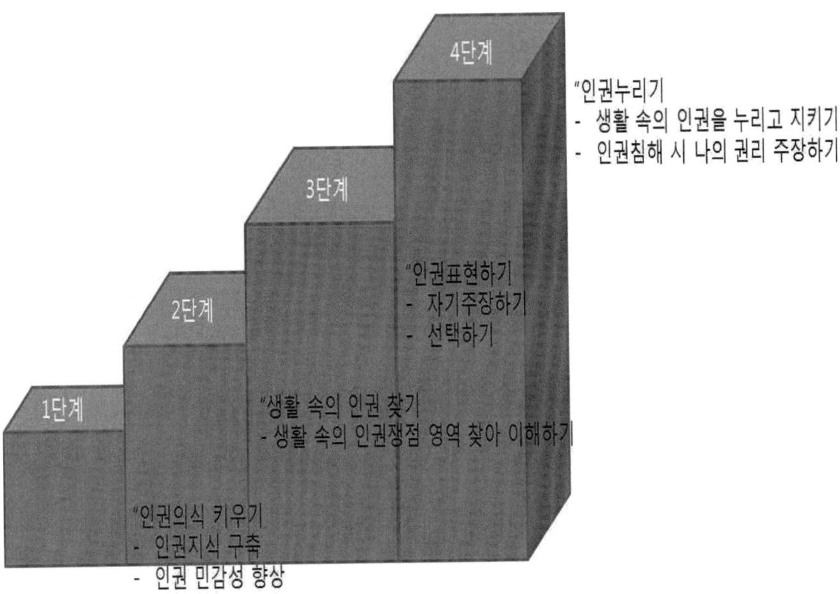

〔그림 2-7〕 프로그램 구조의 예

출처 : 김미옥 외, 2006, 장애인 생활시설 인권교육 교재 및 프로그램 개발.

프로그램의 담당인력은 수퍼바이저, 스태프, 자원봉사자들을 모두 포함시키고, 담당인력의 경력이나 학력을 명시해 프로그램의 수행능력을 보여주는 것도 좋은 방법이다. 일정표는 프로그램의 내용, 수행방법, 진행일정을 모두 포함하여야 한다.

6. 예산 수립

프로그램을 운영하기 위해서는 비용예산을 계획해야 한다. 예산 계획은 총예산을 인건비, 관리비, 기자재 및 집기구입비, 수용비, 사업 등의 항목으로 나누어 각 항목으로 나누어 표현한다.

산출 내역은 구체적으로 어떠한 내역으로 예산이 지출되는지 실제수량, 단가, 건수 등을 아주 구체적으로 기록한다. 또한 총금액대비 각 항목이 차지하는 비율을 산출하여 기입하면 항목별로 배분을 한눈에 알아보기 쉽다.

7. 평가 계획

평가에는 일반적으로 결과평가, 과정평가, 실무자 평가가 있다. 일반적으로는 결과평가와 과정평가가 흔히 활용된다(양옥경 외, 2005; 274-277).

7.1 결과평가

결과를 측정하려면 그 결과가 개입으로 인해 일어났다는 것을 검정해야 한다. 왜냐하면 집단성원의 변화는 개입 외에도 다른 여러 가지 변수들에 의해 영향을 받으므로 결과가 개입의 순수한 효과라고 보기 어려운 경우가 많다.

따라서 이러한 문제점을 극복하기 위해 가장 많이 사용하는 방법이 사전, 사후로 평가하는 방법과 개입한 실험집단과 개입하지 않은 통제집단을 비교하는 방법이다.

사전, 사후 비교방법은 측정도구를 사용하여 개입하기 전에 문제가 어느 정도인지를 측정하고 개입 후 다시 같은 방법으로 문제의 정도를 측정하여 그 변화를 개입의 결과로 보는 것이다.

통제집단과 실험집단의 비교는 개입을 한 집단과 개입을 하지 않은 집단을 비교하여 그 차이를 개입의 결과로 추정하는 것이다.

7.2 과정평가

과정평가는 개입과정을 집단성원이 어떻게 지각하는가를 평가하는 것이다. 이는 결과평가와는 다른 것으로 목표가 달성되어 결과평가는 긍정적이라 하여도 목표달성을 위해 사용한 방법에 대해 집단성원이 부정적인 평가를 할 수도 있다.

따라서 집단 프로그램 진행자는 프로그램의 목표 달성(역량강화 정도)과 상관없이, 프로그램 진행과정에 대해 자체평가 설문지를 활용하여 집단 참여자의 의견을 경청해야 한다.

예컨대, 자체평가 설문지에는 프로그램 횟수는 적절했습니까, 가장 도움이 되었던 프로그램은 무엇입니까, 향후 진행상 보완점은 무엇입니까 등이 포함될 수 있다.

7.3 실무자 평가

실무자 평가는 사회복지사의 행동, 태도, 속성 등이 개입과정에 어떤 영향을 미쳤다고 생각하는 지에 대한 피드백을 요청하는 것으로 이 때 사회복지사는 실천가로서 갖는 장점과 단점을 솔직히 지적해 주도록 요청함으로써 스스로를 잘 알 수 있는 기회를 갖게 된다.

8. 프로포절의 점검

다음은 정무성(2001)이 제시한 프로포절 점검표이다. 프로포절을 작성한 후 다음의 내용을 토대로 한 번 점검해 본다면 도움이 될 것이다.

8.1 프로그램실시 기관

1) 당신의 기관은 클라이언트에게 분명하게 인식되는 구분된 프로그램을 제공하고 있는가?

2) 구분된 프로그램이 있다면, 그 프로그램에 할당된 인력이나 자원도 구분되게 파악이 가능한가?

8.2 문제 분석

1) 특정 프로그램이 역점을 두고 해결하고자 하는 문제가 무엇인지 일반적인용어와 전문적인 용어로 규명되어 있는가?

2) 서비스를 제공하려는 표적 집단(일반집단, 위험집단)은 누구인가?

3) 서비스를 받는 집단의 지리적인 지역경계가 분명하게 있는가?

4) 표적 집단이 얼마나 산재해 있는가에 대한 공신력 있는 자료가 있는가?

5) 프로그램에 참여하는 스텝들 간에 문제의 원인과 결과의 관계에 대한 이해에 합의가 이루어져 있는가?

8.3 욕구사정

1) 위의 문제들에 대해 욕구의 범주에 대하여 실무자 같이 합의가 있는가?

2) 규범적 욕구를 측정하기 위한 기준이 있는가?

3) 인지적 욕구를 측정하고 있는가?

4) 서비스를 받기 원하는 사람들 가운데 몇 %가 수혜를 받고 있는가?

5) 지역사회 내 가장 욕구가 많은 지역 혹은 계층에 대한 분석이 있는가?

8.4 목표설정

1) 클라이언트 집단에 대해 “만약에 …하면 …할 것이다”라는 형식의 설이 설정되어 있는가?

(예: 만약에 부모들이 바람직한 의사소통 기술을 배우고 그것을 자녀에게 사용한다면, 자녀들을 훈육하는 데 물리적인 폭력을 덜 사용할 것이다.)

2) 프로그램과 관련하여 독립변수(서비스 자체), 종속변수(기대되는 장기 혹은 최종적인 결과), 매개변수(기대되는 중간 혹은 단기적인 결과)들이 명확히 파악되어 있는가?

3) 클라이언트 욕구를 사정하는 방식에 있어 계량화된 척도가 있어서 그 심각성을 비교할 수 있는가?

4) 클라이언트에게 기대되는 구체적인 결과에 대한 서면화된 문서가 있는가?

5) 스텝은 정해진 결과를 향해서 클라이언트가 나아갈 수 있도록 시도한 구체적인 증거가 있는가?

8.5 프로그램 내용

1) 훈련 또는 교육

예) 경력 개발 강연회, 직업준비 훈련, 가족생활 교육 - 훈련이나 교육의 목적이 무엇인가? - 제시하는 내용이 무엇인가? - 교육 자료와 도구를 포함해서 어떤 전략이나 기술을 사용할 것인가? - 누가 훈련을 수행할 것인가? - 전형적인 형태와 계획은 어떤 것인가?

2) 정보 개발과 배분

예) 약물남용 방지 캠페인, AIDS예방 비디오, 건강 관리뉴스지, 부모훈련 안내서, 다른 위탁서비스 자원 - 누가 표적 집단인가? - 내용과 형태는 무엇인가? - 그것을 어떻게 개발할 것인가? 누가 개발의 책임을 질 것인가? 배포 전 누가 검토할 것인가?

3) 상담 및 지지적 서비스

예) 사별 상담, 폭력과 남용의 희생자를 위한 지지 집단, 위기 상담 - 사용될 상담전략 또는 기술이 무엇인가? - 기술의 타당성의 증거 또는 기본 가정은 무엇인가? - 제기도리 이슈와 내용이 무엇인가? - 과정 내에서 다른 것(예: 지지체계, 전문가)을 포함할 것인가?

4) 자원의 공급

예) 장애인을 위한 교통 수송, 노인을 위한 식사배달서비스, 청소년 레크리에이션프로그램, 건강 보호 검진 - 어떤 자원이 공급될 것인가? - 언제 어떻게 전달할 것인가? - 누가 개발하고 조직하고 그들에게 전달할 것인가? - 다른 특정장비 그리고/또는 도구가 필요한가? - 어떻게 이것들을 획득할 것인가?

8.6 프로그램 운영

1) 인테이크 때에 클라이언트의 문제 혹은 욕구의 범주를 규정하기 위한 점검표가 있는가?

2) 문제의 심각성 정도를 계량화하는 방법을 가지고 있는가?

3) 클라이언트의 인구적 특성, 문제의 심각성, 서비스 받은 경력에 관한 정보를 수집하고 있는가?

4) 제공하는 서비스 과업을 항목화하고, 클라이언트에게 제공하는 과업과 시간의 양을 기록하고 있는가?

5) 각 서비스 유형별(예: 개별지도, 집단지도, 교육)로 수용할만한 방법들을 구체화 하고 있는가?

6) 프로그램을 끝까지 마친 사람과 중도 탈락한 사람을 분리해서 분석하고 있는가?

7) 사전-사후 척도를 사용하여 결과를 계량화하고 있는가?

8) 치료의 장기적 효과를 나타내는 자료를 수집하기 위해 클라이언트를 follow-up하고 있는가?

9) 서비스의 양을 측정하기 위해 사용되는 서비스 단위가 공식적으로 규정되어 있는가?

10) 서비스의 질을 보장하기 위해 고수하는 서면화된 기준이 있는가?

8.7 정보체계

1) 전산화된 자료수집 및 처리과정이 마련되어 있는가?

2) 클라이언트와 그들의 문제를 이해하기 위한 다음과 같은 자료의 통계처리가 가능한가? (인구학적 특성, 사회력, 문제유형, 문제의 심각성, 스텝의 특성, 클라이언트에게 제공되는 물적 자원, 서비스 유형, 서비스 과업, 개입방법, 서비스 결과, 장기적 결과)

3) 클라이언트와 서비스를 연계하는 표를 만들고 있는가?

4) 정보체계를 누가 이용하고 있는가?(임상 스텝, 수퍼바이저, 프로그램 매니저, 기관장, 이사진 등)

5) 정보체계에 나타난 자료를 근거로 프로그램 개선을 위한 토론회를 정기적으로 갖는가?

8.8 예산

- 예산에 다음과 같은 내용을 포함하고 있는가?
  - 프로그램의 항목, 직접경비, 간접경비, 전체 프로그램 경비
  - 서비스 단위당 경비, 한 서비스를 종결하기까지의 클라이언트당 경비
  - 성공한 클라이언트 결과당 경비, 프로그램 목표 당성을 위한 비용

8.9 프로그램 평가

1) 프로그램 평가를 위해 다음과 같은 접근을 하고 있는가?

- 클라이언트의 서비스에 직접적으로 사용되는 스텝의 시간과 자원의 양
- 서비스의 질을 저하시키지 않으면서 비용을 절감하기 위한 방법과 비용
- 제한된 예산에서 서비스의 결과를 높이기 위한 방법
- 클라이언트에게 제공된 서비스의 결과와 개선방안
- 서비스 제공과정에 대한 평가
- 서비스 계획과 결과 간의 일치도
- 지역사회 사회문제에 전체적으로 미치는 긍정적인 영향에 대한 평가

제4절 사회복지현장실습 보고서 작성의 실제[19)]

사회복지실천에서 레코딩은 클라이언트의 상황을 확인, 기술하고 사정하는 역 할을 한다. 즉 사회복지사가 서비스의 목적과 과정, 계획과 활동 전반을 묘사하고, 그 활동과정을 평가하는 것까지 포함한다. 이러한 기록은 정보를 축적하고 서비스전달을 보다 효과적으로 하며, 기관 내부와 외부와의 의사소통에도 활용된다(서홍란 외, 2000).

그러나 일반적으로 레코딩은 클라이언트와 사회복지사 모두에게 개입(intervention)과정에서 상황을 산만하게 하고, 특히 사회복지사가 민첩하게 클라이언트의 문제사정(assessment)에 초점을 두는 것을 방해한다는 지적이 있어 사회복지사들 사이에 많은 논란이 되어온 것도 사실이다.

하지만 레코딩은 사회복지실천에 있어서 클라이언트의 문제 상황 및 개입과정을 서면으로 작성하여 발전 근거를 제공한다는 점과 개입결과를 문서화하여 객관성을 유지한다는 점에서 필요 불가결한 문제이다. 사회복지실천에서 레코딩은 4가지의 목적을 갖는다(김선희 외, 2001).

첫째, 사회복지사가 실천의 목적과 방향을 생각할 수 있도록 도움을 준다.

둘째, 클라이언트에게서 일어나는 발전의 증거를 제시해 준다.

셋째, 전문직과 기관을 위한 책임성 판단의 기준을 제공한다.

넷째, 클라이언트에 대한 보살핌의 계속성을 보장하는 데 있다.

1. 사회복지현장실습 레코딩(recording) 유형

사회복지현장실습 레코딩에는 다양한 체계가 존재하지만 여기서는 대표적으로 과정기록(process recording), 이야기체기록(narrative recording), 요약기록 (summary recording), 문제중심기록(problem-oriented recording)에 대해서 알아보고자 한다.

19) 김희성, 나용선(2008). 사회복지현장실습 매뉴얼. 서울: 양서원.

1.1 과정기록(process recording)

과정기록(process recording)이란 면접 중에 나타난 사실과 사건, 감정의 흐름과 표현, 관찰, 내용, 클라이언트와 사회복지사 간에 일어나는 활동과 상황의 반응 등을 그대로 기록한 것(김선희 외, 2001)으로, 사회복지 분야에서 가장 오랫동안 사용해 왔던 기록방식으로 구체적인 것이 특징이다.

여기에서는 면담 중에 있었던 클라이언트의 비언어적인 표현까지도 구체적으로 서술하게 된다. 최근 들어서는 많이 사용되고 있지는 않지만, 사회복지실습현장에서 실습생의 교육적인 목적 등을 위해서 부분적으로 사용되고 있는 기록방법이다.

Wilson은 과정기록 동안에 사회복지사는 면담을 녹화한 오디오테이프나 비디오테이프를 듣고, 관찰된 모든 것들을 기록하며, 대부분의 과정기록에 직접적인 인용을 사용하여야 한다고 주장하고 있다.

〔표 2-11〕 과정기록 사례

면담내용	사회복지사의 코멘트
• 사회복지사: 위기전화의 ○○○입니다. • 클라이언트: 여보세요. (침묵) 거기가 문제가 있을 때 도움을 주는 …장소입니까? • 사회복지사: 네, 그런데요 도와드릴까요? • 클라이언트: 글쎄, 잘 모르겠어요. (침묵) • 사회복지사: 저희는 전화하는 모든 사람을 돕습니다. 당신을 힘들게 하는 것이 크거나 작거나 말입니다. • 클라이언트: 젊은 사람 같군요. 그렇죠? • 사회복지사: 네. 그렇습니다. 그것이 중요합니까? • 클라이언트: 그렇지는 않습니다. (침묵) 제게 문제가 있는데… 도움을 청할 딴 곳을 정말 모르겠습니다. • (침묵) • 사회복지사: 그래서 저희가 여기에 있는 것입니다. • 클라이언트: 아, 네.	• 나는 매우 긴장되었다. • 내가 사회복지실천을 하는 것이 아니고 세일즈를 하고 있는 것 같다. • 나를 화나게 만들었다. • 내가 올바로 이것을 다루었는가?

• 사회복지사: 가끔 이야기를 시작하기가 어렵지요. 당신이 느끼는 것을 지금 제게 말씀해 주세요. • 클라이언트: 글쎄요. 피곤하고, 외롭고. • 사회복지사: 그래요? • 클라이언트: 나는 정말로 더 이상 아무것도 없어요. • 사회복지사: 지금 매우 외로우신 것 같아요 • 클라이언트: 네. (침묵) 지난밤에 많이 울었어요. TV를 보며 울었지요. 나는 정말 슬픈 드라마를 보고 있었어요. 그리고 살 필요가 없다고 느끼기 시작했어요. • 사회복지사: 이런 일이 당신에게도 일어났나요? • 클라이언트: 아니요. 그게 내가 울었던 이유예요. 그들은 모두 서로 사랑하고, 나는 혼자고. • 사회복지사: 당신은 혼자이고 외롭군요. 지금 당신이 갖고 있는 또 다른 문제들이 있나요?	• 너무나도 빨리 진전됨. • 이것이 내가 가장 잘한 것이다. • 클라이언트에게 그 자신에 대해 물어볼 수도 있었는데... • 매우 좋음. • 나는 클라이언트가 얼마나 외로운지 듣고 싶지 않았던 것 같다.

1.2 이야기체기록(narrative recording)

이야기체기록(narrative recording)은 사회복지실습 분야에서 가장 보편적으로 사용되고 있는 기록형태 중 하나로서, 일정한 틀이나 양식이 없이 시간대 별로 면담내용 혹은 서비스 제공과정에서 이야기한 내용을 정리하여 서술해 나가는 기록방식이다.

이렇듯 표준화나 구조화가 덜 되어 있기 때문에 총괄적인 기록이 가능하고, 클라이언트의 상황, 서비스 교류의 특성 등이 잘 나타나는 것이 이 기록형태의 장점이다. 몇 가지 주제 등으로 제목을 정하여 분류해두면 문서가 더욱 조직화된다.

기록의 주된 관점은 클라이언트이며, 사회복지사는 진단적 요약, 첫인상, 특정문제, 관찰정보, 감정과 분석적 사고 등을 기록한다(권육상 외, 2005).

1.3 요약기록(summary recording)

요약기록(summary recording)은 단순하면서도 간결한 기록형태로서 사회복지기관이나 상담업무에서 많이 사용되는 형태 중 하나이다. 보통 시간의 경과에 따라 일정한 간격을 정하여 기록하거나 특정 행동이나 사실 등의 기록이 필요할 때 작성한다.

주로 클라이언트에게 일어난 변화가 초점이며, 클라이언트의 이름, 주소, 전화번호, 수입, 가족이나 친척의 주소와 전화번호, 면담날짜, 클라이언트의 주요문제, 목적개입 계획, 클라이언트의 반응, 탐색이 필요한 영역, 필요한 자원, 클라이언트를 위해 필요한 행동과 종결상태 등이 내용에 포함된다.

1.4 문제 중심기록(problem-oriented record)

문제 중심기록(problem0oriented record)은 주로 사회복지현장 중에서도 정신보건 현장에서 많이 사용되는 기록형태로서 문제 중심으로 구성되고, 문제의 영역을 밝히며, 각각의 문제를 해결하기 위한 개입 계획을 기록하는 방식이다. 문제 중심기록은 다음과 같은 4가지 요소로 구성된다.

첫째, 문제를 파악하기 위해 수집된 자료와 정보의 데이터베이스(data base) 구축

둘째, 문제의 분류번호가 매겨진 특정한 문제목록

셋째, 각 문제에 대한 행동계획의 개발

넷째, 계획 수립 후 진행과정과 변화 내용은 문제번호와 제목에 따라 기록된 진행노트가 그것이다.

이 기록방식은 팀 접근 시 다른 분야의 전문가들도 모두 동일한 기록지에 기록을 하기 때문에 다양한 전문직간의 효율적인 의사소통과 정보교환에 유용하다.

개입에 필요한 행동을 서술하는 진행기록으로는 'SOAP'의 형태를 따르는데 일반적으로 'SOAP'는 문제 중심기록 체계와는 별도로 독립적으로 사용될 수 있다.

- S(subjective information)-주관식 정보: 클라이언트와 가족 및 주변자원들을 통해 획득한 주관적 정보들로서 클라이언트가 그 상황을 어떻게 인식하고 느끼고 있는가를 나타내는 것으로서 주로 클라이언트의

병력, 생활양식, 정서 및 태도, 목표, 치료에 대한 반응 등이 포함된다.

- O(objective information)-객관적 정보: 전문가의 직접적 관찰 및 임상적 실험, 체계적인 자료수집 등에 의해서 얻어진 객관적인 정보로서 각각의 정보가 독립적으로 검증될 수 있는 것들이어야 한다. 주로 의료기록지에 기록된 클라이언트의 병력, 관련 병력, 객관적 검사 내용 및 측정결과 치, 이미 클라이언트에게 제공된 치료 등이 포함된다.
- A(assessment)-사정: 위에 제시된 주관적, 객관적, 정보들의 검토를 통해서 추론된 전문가의 개념화와 추론된 판단, 진단 및 예후에 대한 전망, 평가를 분석 정리한 결과에 의하여 수반된 방법을 뜻하는 것으로서 여기에는 주로 주관적 정보와 객관적 정보 사이의 관계, 단기목표 혹은 치료계획에 대한 정당화, 클라이언트의 주요 문제들의 명료화, 재활가능성에 대한 토의 등이 포함된다.
- P(plan)-계획: 전문가가 특정한 문제를 제기하거나 해결하는 방법으로 나타낸 것으로 향후 진단 및 치료에 대한 계획, 클라이언트나 가족에 대한 교육계획 및 추후계획 등이 포함되며, 내용에는 치료의 장소, 횟수, 진전, 퇴원계획, 타 기관과의 연계 등이 포함된다.

2. 유형별 사회복지실습 보고서

2.1 일지 작성요령

1) 실습일지 작성 요령

(1) 실습일지는 사회복지 실습의 계획, 준비 실시 및 이러한 일련의 상황에 대한 반성을 기입하는 기록장이다.

(2) 메모하고 요약하고 정리하여 간경, 명료하게 누가 읽어도 이해할 수 있도록 기록한다.

(3) 일지는 매일 기입하고 특히 지시가 없는 한, 다음날 아침 실습지의 지도자에게 제출해야 한다.

(4) 기입 내용이 일기조가 되지 않아야 한다.

(5) 형식에 구애됨이 없이 관찰했던 것, 체험했던 것, 느꼈던 것을 각색하지 않고 있는 그대로 빠짐없이 기입해야 한다.

(6) 각각의 창의력을 가능한 한 반영할 수 있도록 한다.

실 습 일 지

No.________

실습지도자	기관장

년 월 일 요일
실습목표 아동복지법과 UN아동권리협약, 그룹 홈에 대한 법적 규정, 그룹 홈의 입퇴소, PROGRAM, 그룹 홈과 PROPOSAL등을 이해하고 작성할 수 있다.
실습지도 내용 09:00 아동복지법과 UN아동권리협약 ○ 일반법 : 사회보장기본법, 사회복지사업법 ○ 특별법 : 아동복지법, 장애인복지법, 노인복지법등 ○ 일반법 : 아동복지법 ○ 특별법:保護施設에있는未成年者의後見職務에 관한法律 입양절차 및 촉진에 관한 특례법 ○ 국내법과 국제법 : 아동복지법과 UN아동권리협약 11:00 그룹 홈에 대한 법적 규정 ○ 입법배경이후, 법의 기본이념, 책임주체 및 법적금지행위 등 ○ 아동복지사업, 아동복자 복지시설의 종류 ○ 그룹 홈의 기능, 시설 설비기준 등 이해 14:00 그룹 홈의 입퇴소, PROGRAM 등 ○ 입소의뢰단계 - 상담 및 탐색단계 - 입퇴소 결정단계 - 공동생활 - 사후지도

<table>
<tr><td>
○ 입퇴소 결정 : 연계서비스 제공 혹은 입소
○ 사후지도 : 가족해체예방, 가족복귀 지원
○ 치료, 개입, 적응향상, 의기강 등 프로그램
16:00 그룹 홈과 PROPOSAL
○ 사회인으로 자립, 향후진로에 대한 과정 등
17:00 일일평가
</td></tr>
<tr><td>
관찰사항(실습생)
그룹 홈 퇴소 아동들이 사회적인 최빈곤층으로 전락하지 않을 수 있는 교육, 주거, 생계지원 등의 대책 마련이 시급하다.
</td></tr>
<tr><td>
실습지도자 및 기관장 의견
</td></tr>
</table>

2.2 공문서 작성요령

1) 공문서 용지의 규격

도면, 통계표, 증명서 등 특별한 형식의 문서를 제외한 기안문, 시행문 등 통상문서의 공문서 용지는 A4용지(210㎜×297㎜)의 흰색 종이를 세워서 쓰는 것을 원칙으로 하고 위로부터 3㎝, 왼쪽으로부터 2㎝, 오른쪽 및 아래로부터 1.5㎝의 여백을 두고 사용한다.

2) 공문서 유형

○ 기안문 : 기안자가 작성한 문서로 보관용이다.

○ 시행문 : 최종결재권자의 결재 후 기안자가 작성한 문서로 발송용

2.3 공문서의 구성

공문서는 두문, 본문, 결문으로 구성되는데, 두문은 ① 발신기관명, ② 문

서번호, ③ 시행일자, ④ 수신란, ⑤ 결재란 등으로 구성된다.

이어 본문은 ① 제목, ② 내용, ③ 첨부 등으로 구성되고, 결문은 ① 발신명의, ② 수신처란 등으로 구성된다.

2.4 공문서 작성요령

1) 문서에 사용하는 용어

공문서를 작성할 때 사용하는 용어의 특성은 아래와 같다.

① 한글로 띄어서 가로로 쓰되 표준말을 사용한다.

② 숫자는 아라비아 숫자를 사용한다.

③ 년 월 일의 글자는 생략하고 점을 찍어 사용한다.

(예) 2005년 5월 19일 ⟶ 2005. 5. 19.

④ 시간을 24시간제에 의하여 시, 분의 글자를 생략하고 두 점을 찍어 사용한다.

(예) 오전 8시 30분⟶ 08:30
오후 9시 30분⟶ 21:30

2) 항목 세분

공문서의 내용이 2개 이상 항목으로 세분할 때에는 다음과 같이 표시한다.

① 첫째항목(대분류) 1,2,3,4,

② 둘째항목(중분류) 가,나,다,라

③ 셋째항목(소분류) ⑴,⑵,⑶,⑷

④ 넷째항목(세분류) ㈎,㈏,㈐,㈑

3) 각 항목의 표시위치 및 띄어쓰기

① 첫째 항목부호는 제목의 첫 글자와 같은 위치에서 시작하고 그 다음 항목부터는 바로 앞 항목의 위치로부터 2타(즉 한글 1자)씩 오른쪽에서 시작한다.

② 항목부호와 그 항목의 내용 사이에는 1타(즉, 숫자 1타)씩 띄운다.

4) 구체적인 공문서 작성요령

① 발신기관명 : 그 문서를 기안한 부서가 속한 기관명을 기재한다.

② 우편번호 및 주소 : 우편번호 및 주소를 기재하되 주소가 긴 경우에는 간략하게 기재한다.

(예) 경기 광주 초월 신월 산 5-1

③ 전화번호 : 지역번호, 교환번호까지 기재한다.

④ 모사전송 : 사용 전송번호를 기재하고 없으면 생략한다.

⑤ 담당자 : 담당자명을 기재한다.

※ ②~⑤까지 한 줄을 기재가 곤란하면 두 줄 사용할 수 있다.

⑥ 문서번호

○ 기관번호 + 연도표시 + 문서등록번호

(예) 한복99-127

한사랑 복지관의 줄임말로서 기관에서 정한다.

문서가 발행된 연도

연도별 일련번호

⑦ 시행일자 : 그 문서를 시행한 날짜를 기재한다.(1999.5.4.)

⑧ 수신란 : 수신기관명을 표시한다.

수신기관이 2이상일 경우 수신란에 수신처 참조라고 쓰고 발신기관명의 아래 수신기관명을 표기한다.

⑨ 참조 : 담당부서명 혹은 부서장이나 담당자명 기재

⑩ 취급 : 관리통제지급 · 전신 · 전화 · 모사전송 등 시행상 특별히 취급하여야 할 사항을 기재한다.

⑪ 기관장 : 당해 기관장의 직명을 간략하게 기재하고 아래에 서명한 후 결재 일자를 기재한다.

⑫ 보존기간 : 기안문서의 보존기간(영구·준영구·10년·3년·1년)을 기재한다.

⑬ 수신처 보존기간 : 수신처의 보존기간을 기재한다. 다만, 행정 기관이 아닌 자에게 보내는 시행문에는 기재하지 아니한다.

⑭ 보조기관 : 보조기관의 직명을 간략하게 기재하고 오른쪽에 서명한다.

⑮ 기안자 : 기안자의성명을 기재하고 서명한다.

⑯ 소속 : 기안자 부서명을 기재한다.

⑰ 제목 : 그 문서의 내용을 함축하는 쉬운 말로 간단히 표기하되 제목 끝에 개최, 조사, 의뢰, 신청, 회신, 보고, 통보 등의 용어를 사용하여 명확하게 표현한다.

⑱ 내용 : 본문내용을 기재하되 첫 글자는 제목 첫 글자 아래에 맞추고 둘째 줄은 왼쪽 기본선에 맞춘다.

⑲ 첨부 : 첨부물 내용을 기록하되 없을 경우 생략한다.

⑳ 발신명의 : 문서발신기관명과 기관장명을 기록한다.

㉑ 수신처 참조 : 수신처가 2개 이상일 경우 기록한다. 불필요시 생략한다.

5) 내부결재 기안작성 요령

㈎ 내부결재가 필요한 경우

○ 자체행사계획이나 사업계획수립, 예산집행 등 기관장의승인이 요구되는 사항

○ 기관내부 결정 사항을 문서화하여 남겨 둘 필요가 있을 때

㈏ 기타작성요령

기안문 작성에서 다른 점만 정리해 보면 다음과 같다.

① 수신란에 “내부결재”라고 표기한다.

② 참조란은 비워둔다.

③ 문서번호는 내부결재 일련번호로 작성해 간다.

④ 발신명의와 수신처는 생략한다.

6) 시행문 작성요령

우선 기안문과 시행문은 두문 부분의 우측 결재란이 다르다. 처음 기안자가 기안 후 결재를 득한 후 시행문을 작성한다. 시행문 작성요령은 ⑷기안문 작성요령 중 ⑩~⑯을 제외한 기안문 작성요령과 동일하다. 단, 시행문의 결재란으로 작성하여 발송하면 된다.

7) 유사내용 공문 기안 요령

유사한 공문 내용을 여러 번 기안하고 결재하는 번거로움을 덜기 위해서 1회의 기안과 1회의 결재로서 업무처리 하고자 하는 것이다.

① 일반적인 작성 요령은 동일하다.

② 수신란에는 '각안참조'라고 표기한다.

③ 제목이 동일할 시는 표기하고 다를 시 '각안참조'라고 한다.

④ 내용에서는 (1)안, (2)안, (3)안 등으로 구분하여 (1)안은 상세히 작성하고 (2)안, (3)안의 내용은 (1)안을 기준으로 동일할 시 "이기"로 표기하고 다른 내용이나 추가되는 내용을 기록한다.

(제1안)

수신 : 내부결재

제목 : 자원봉사자 교육개최

내용 : 본 복지관에서는 자원봉사자의 질적 서비스 향상을 위해 자원봉사자 교육을 실시코자 하오니 승인하여 주시기 바랍니다.

가. 일시 : 1999.5.4.(화)09:00-11:00

나. 장소 : 본복지관 강당

다. 강사 : 수원여대 박정은 교수

라. 내용 : 자원봉사자의 자세

마. 대상 : 신규봉사자 40명

바. 예산 : 200,000원

사. 예산과목 : 자원봉사자 교육비

(제2안)

수신 : ○○○대 ○○○교수

제목 : 자원봉사자 교육 출강 협조 의뢰

내용 : 본 복지관에서는 자원봉사자의 질적 서비스 향상을 위해 자원봉사자 교육을 실시코자 출강을 의뢰하오니 협조하여 주시길 바랍니다.

가. 일시 : 제1안 가.이기

나. 장소 : 제1안 나.이기

다. 내용 : 제1안 라.이기

라. 대상 : 제1안 마.이기

마. 시간 : 10:00-10:50(50분간)

2.5 공문서 관리 및 처리 요령

1) 기안문의 경우

기안한 문서로 발송기관별, 업무 내용별로 나누어 보관하되 발송대장과 목록표(발송연번호, 발송년월일, 문서번호, 수신자, 제목, 첨부물 등)에 작성한 후 차례대로 철해 둔다.

2) 시행문일 경우

시행문을 접수한 기관에서는 접수대장과 목록표에 기록 후 최종결재자의 결재를 득하고 담당자에게 전달한다. 그리고 담당자가 공문 내용에 따라 처리 후 문서 내용별이나 발송기관별로 구분하여 보관한다.

공문서 작성(시행문) 예

가 나 다 복 지 관 ①

②150-000 서울시○○ ○○ ○○ ③ (02)888-0000(123) ④ 전송(02)888-0001⑤담당:○○○

취 급	⑩자체보관	⑪관장	
보 존	⑫		
부 장	⑬		
과 장	⑭		
기 안	⑮		
소 속	⑯		협조

⑥문서번호 :
⑦시행일자 : ( )
⑧수 신 :
⑨참 조 :

⑰제 목 :

⑱1.※(본문내용) ○○○ · ○○.

×는[Space Bar]2번(한글1자), ※는[Space Bar]1번(숫자1자)를 띄움

가.※○○○ · · · · · · · · · · · · · · ○.

(1)※○○○ · · · · · · · · · · · · · · ○.

2.※○○○ · · · · · · · · · · · · · ○.

⑲첨부×○○○ · ○. 끝.

⑳가 나 다 복 지 관 장 홍 길 동

㉑수신처 : ○○○, ○○○.

공문서 작성(시행문) 예

가 나 다 복 지 관

150-000 서울시 ○○구 ○○동 ○○번지 (02)888-0000(123) 전송(02)888-0001 담당:○○○

<table>
<tr><td>선결</td><td colspan="2">①</td><td>②</td><td>지시</td><td colspan="2">③</td></tr>
<tr><td rowspan="2">접수</td><td>일자</td><td colspan="2">200 . .</td><td rowspan="4">결재
·
공람</td><td>⑥</td><td></td></tr>
<tr><td>번호</td><td colspan="2"></td><td>⑥</td><td></td></tr>
<tr><td colspan="2">처리과</td><td colspan="2">④</td><td>⑥</td><td></td></tr>
<tr><td colspan="2">담당자</td><td colspan="2">⑤</td><td>⑥</td><td></td></tr>
</table>

문서번호 : ×000
시행일자 : ×199×. 0. 0 ( )
수　　신 : ×000
참　　조 : ×000

제　　목 :

1.(본문내용)
처리요령
시행문을 접수한 기관은 문서처리란을 다음과 같이 기재하여 처리한다.
①②선결 : ①란에 결재권자의 직명을 기재하고 ②란에 서명한다.
③ 지시 : 결재권자가 선결한 후 지시사항이 있을 경우 이를 기재한다.
④ 처리과 : 처리과명을 기재한다.
⑤ 담당자 : 처리과의 문서처리 담당자의 성명을 기재하고 서명한다.
⑥ 결재·공람 : 결재·공람할 자의 직명을 기재하고 오른쪽에 서명한다.
첨　부 : 000

⑳가 나 다 복 지 관 장　홍 길 동

제3편

노인케어기초

제1장 | 노인과 노년기 이해

제2장 | 노인장기요양보험제도

제3장 | 노인케어를 위한 준비

제4장 | 노인케어기술 연습

제1장 노인과 노년기 이해

제1절 노인의 정의

Birren(1959)은 노인이란 생물학적 및 생리적 측면에서 퇴화기에 있는 자, 심리적 측면에서 정신기능과 성격이 감퇴하고 있는 자, 사회적 측면에서 지위와 역할이 상실된 자라고 하여 세 가지 측면의 노화로 인하여 기능이 감퇴된 자라고 정의하였다(김미령 외, 2013).

1. 추상적 정의

Birren(1959)은 노인이란 다음의 세 가지 측면에서의 노화로 인하여 기능이 감퇴된 자라고 정의한 바 있다.

1.1 생물학적 및 생리적 측면에서 퇴화기에 있는 자

1.2 심리적 측면에서 정신기능과 성격이 감퇴하고 있는 자

1.3 사회적 측면에서 지위와 역할이 상실된 자

2. 조작적 정의

2.1 개인의 자각에 의한 노인

개인의 주관적 판단에 의해 스스로를 노인이라고 규정하는 경우를 말한다.

2.2 사회적 역할상실에 의한 노인

사회적 지위와 역할을 상실한 상태에 있는 사람을 노인으로 보는 것인데, 사회적 직업 활동에서 퇴직하거나 가정에서 주부의 지위와 역할을 이양한 상태에 있는 사람을 말한다.

2.3 역연령에 의한 노인

시간 경과의 단위인 달력상의 시간에 의하여 일정한 연령 (60세 또는 65세 등)에 도달한 사람으로 정의하여, 일반적으로 65세 이상인 사람을 노인으로 규정하고 있다.

2.4 기능적 연령에 의한 노인

개인의 신체적, 심리적 영역의 기능 정도에 따라 노인을 규정하는 것이다.

제2절 노화와 노화 이론

1. 노화의 개념

노화란 시간의 흐름에 따라 인체의 조직세포가 서서히 소멸하면서 일어나는 신체기능의 점진적인 저하로서, 모든 생물체의 생애주기, 즉 태어나 성장. 발달하고 성숙하다가 늙고 죽어가는 과정에서 필연적으로 진행되는 현상이다(김기한, 나직균, 2012).

2. 노화 이론(박선론 외, 2009)

2.1 생물학적 노화이론

1) 분자수준의 노화이론

(1) 유전자 이론

유전자 이론은 유기체의 어떤 해로운 유전자가 노년에 이르러 활성화되어 유기체가 생존할 수 없게 만든다고 주장하는 이론이다.

(2) 유전변이 이론

유전변이 이론 역시 노화는 인간의 유전자 구조와 관련이 있다고 주장한다. 즉 비정상적인 세포나 돌연변이를 일으키는 세포가 노화 변화를 유발하고 궁극에는 죽음에 이르게 된다는 이론이다.

(3) 프로그램 이론

유기체는 나이가 들면서 각 종 마다 특수한 양상으로 변화하며, 이 변화는 예측이 가능하다는 점에서 노화는 이미 프로그램화되어 있다고 할 수 있다는 이론이다.

2) 세포수준의 노화이론

(1) 산화기 이론

산화기 이론은 산화기라는 고도로 불안정한 세포 구성물질이 증가하여 노화가 진행된다고 주장하는 이론이다.

(2) 교차연결 이론

화학적 반응에 의하여 정상적으로 분리되어 있는 분자구조 사이에 강한 연결 띠가 형성되어 노화가 진행된다고 주장하는 이론이다.

(3) 마모이론

마모 이론은 인간의 몸은 기계와 유사하여 인체의 어느 부위가 충분히 닳게 되면 인체 기능이 저하된다는 이론이다.

3) 생리학적 이론

(1) 단일기관계 이론

인체의 본질적인 기관계의 쇠퇴로 노화가 온다고 본다. 여기에서는 신진대사를 포함한 갑상선, 호르몬 분비를 조절하는 성선(sex gland), 산소와 혈액순환을 통제하는 심장혈관계, 다른 선들로부터 분비를 조절하는 뇌하수체 등이 포함된다.

(2) 내분비통제체계 이론

호로몬이 노화 과정을 통제한다고 가정하고 있다. 호르몬이 사춘기와 갱년기에 관련이 있다는 증거는 있으며, 내분비체계 기능이 나이가 들어감에 따라 감소한다는 증거도 있다는 이론이다.

(3) 스트레스 이론

노화가 일상의 스트레스의 축적으로 인해 일어난다고 설명한다.

(4) 면역학 이론

각 개인은 박테리아나 미생물, 비정형적인 돌연변이 등으로부터 신체를 보호하는 면역체계를 가지고 있다고 가정한다.

(5) 중추신경계 통제기제 이론

중추신경계 내의 기제들로 인해 노화가 일어난다고 주장한다. 여기에는 많은 기제들이 관련될 수 있는데, 예를 들어 자율신경계를 통제하는 기제가 효과적으로 기능하지 못할 때가 있는데, 이는 자율신경계를 점차적으로 변질시킨다.

2.2 심리학적 이론

1) 분리이론

노인이 대체로 사회에 유익하지 않기 때문에 사회는 노인을 사회로부터 분리시키고 개입을 허용하지 않으며 노인은 나이가 들면서 스스로 사회에서 멀어져가기를 원하기 때문에 노인의 사회적 유리는 사회와 노인 모두에게 이롭다는 이론이다.

2) 활동이론

활동 이론은 노인이 그들의 필연적인 생물학적 변화와 육체적 건강 약화를 제외하고는 중년과 동일한 사회적, 심리적 욕구를 지니고 있어 퇴직으로 인한 역할부재에 대신할 만한 활동을 찾아 사회 참여를 추구한다는 이론이다.

3) 지속성이론

노년기에 들어서도 과거 그들 삶에 적응하기 위해 실천해 왔던 개인적, 대인적 적응행위들을 그대로 표현하여 노년기에 성격은 변하지 않지만 노년기에는 옛 방식과 새로운 요구 간에 갈등이 있을 수 있으며, 이 갈등에서 옛 방식을 억제하면 마치 성격이 변화된 것처럼 보인다는 이론이다.

4) 사회교환이론

나이가 들면서 개인의 상호적 상호작용은 감소한다고 가정한다는 이론으로서 사회적 상호작용은 개인에게 만족을 줄 때만 집단 사이에서 일어나고 이러한 사회에서의 교환관계의 결과로 노인의 상호작용이 줄어들고, 이어서 노인의 권력이 점차로 저하된다.

2.3 사회문화 이론

사회문화 이론은 다양한 노인 규범들과 노화에 관한 설명들, 다양한 가족구조와 문화권에서의 노인의 지위에 관심을 둔다.

1) 연령문화 이론

노화는 보편적으로 신체적, 정신적, 사회적 적응력의 쇠퇴를 의미한다는 생체인류학자들의 주장을 인정하지만, 그렇다고 해서 능력 쇠퇴와 더불어 노인의 역할과 지위가 쇠퇴하는 것은 아니라고 강조한다는 이론이다.

2) 현대화 이론

현대화라는 사회적 변화가 노인의 지위를 하락시킨다는 이론이다.

제 3절 노년기 변화와 특성(박재간 외, 2011)

1. 신체적 변화

1.1 신체구조

1) 외모

성인 초기에 절정에 도달한 키도 부분 부분적으로 오그라들고 딱딱해지는 힘줄과 함께 발이 더 납작해지고 척추디스크의 감소로 인해 45세 이후부터 키는 약 2.5cm 줄어들며, 등뼈가 굽기도 한다. 팔, 다리, 얼굴 상부의 지방은 감소하고 턱과 몸통의 살은 늘어나 체형은 바뀌게 된다.

2) 장기중량

장기의 중량은 심장을 제외하고는 모두 40대 이후 감소한다. 심장은 25세 청년 때는 평균 250g 이지만, 75세에는 350g 으로 증가하는데, 가장 큰 이유는 말초혈관의 동맥경화에 의한 심장 비대와 지방성분 증가 때문이다.

3) 건강상태

연령 증가와 함께 심장혈관계의 효율성이 감소하고 허파, 신장, 간, 신경계의 활동 등 신체 전반의 활동이 저하된다.

4) 반응속도

노년기에는 자극에 대한 반응속도의 감소현상이 나타난다. 행동 둔화 현상으로 노인들은 느리게 걸을 뿐 아니라 미끄러운 표면 위를 걷는 것처럼 팔을 거의 움직이지 않고 발을 끌면서 걷는다.

1.2 신체기능

1) 뇌기능

(1) 탄성력이 흐려지고 건망증이 생김

(2) 대뇌는 퇴화하지만 가소성을 지니고 있음

(3) 경험과 학습의 반복에 의하여 새로운 능력 발달

2) 소화 및 흡수기능

(1) 치아 결손, 효소 감소, 위장근육 약화로 소화 기능 감퇴

(2) 대장근육의 탄력 감소로 변비 발생

(3) 기초대사량은 감소, 비장 기능의 저하

3) 호흡 기능

(1) 사람은 일반적으로 20대 후반부터 호흡 기능이 감퇴

(2) 전폐용량은 줄지만 잔기량은 증가하여 호흡기 질환이 증가

4) 혈액순환 기능

(1) 혈액순환은 50세 이후 급격히 감소

(2) 심장박동은 55세부터 감소하기 시작

(3) 동맥경화는 고혈압과 뇌졸중의 원인

5) 수면 기능

(1) 연령 증가와 더불어 감소

(2) 노후에는 낮잠이 많아지면서 수면 중 일시적인 호흡장애 발생

6) 치아 기능

(1) 의치를 사용하는 경우가 많아짐

(2) 치아가 빠지거나 턱뼈가 야위어져 의치가 잘 들어가지 않을 수도 있음

7) 성욕 기능

(1) 남성은 10대 후반이나 20대 초반, 여성은 30대와 40 대 사이에 절정 이후 감퇴되기 시작

(2) 갱년기 이후 여성은 생식능력 중지, 성호르몬 생성 감소, 남성은 생식능력의 완전한 상실은 일어나지 않음

2. 심리적 변화

노화에 따른 심리적 변화는 감각적 측면, 인지적 측면, 그리고 정서적 측면 등 3개 영역으로 나누어 볼 수 있다.

2.1 감각적 변화

1) 시각

일반적으로 시력은 생후 꾸준히 증가하여 30세 때 최고조에 달하고 40세 이후부터 약화하기 시작하여 70세 이후부터는 교정시력으로도 정상시력을 유지하기 어려워진다.

2) 청각

노년기의 청력 손상은 대화를 어렵게 하고 TV신청이나 영화 관람 혹은 콘서트 관람을 어렵게 한다. 따라서 잘 들을 수 없는 노인들은 사회적 상호작용을 회피함으로써 자기 존중감을 상실하게 되고 외로움과 우울함에 빠지게 된다. 청력 손상은 치유될 수 없으므로 노인들은 보청기에 의해 부분적인 도움을 받을 수 있다.

3) 후각, 미각

노년기에는 미각, 후각이 둔화됨으로써 소금이나 후추와 같은 양념을 더 많이 사용하게 된다. 후각은 45세경에 변화하기 시작하여 65세경에 현저하게 나타난다. 미각은 50세 이후 변화하여 80세가 되면 단맛, 쓴맛, 짠맛의 기본적인 미각 구별 능력이 감소한다고 한다.

4) 촉각, 통각

연령이 증가하면서 촉각도 떨어진다. 피부 표면 진동에 대한 감수성 및 피부에 가해지는 압력이나 고통 온도에 대한 감각도 둔화되면, 땀샘과 피부 모세혈관 기능의 감소로 인해 체온조절이 잘 되지 않는다. 피부감각이 둔하여 뜨거운 물체에 화상을 입기 쉬우며 추운 기후에서는 피하지방 손실, 혈관 수축 감소, 신진대사량 감소로 저체온이 되기 쉽다.

2.2 인지적 변화

1) 지능

일반적으로 연령이 증가됨에 따라 지능이 쇠퇴한다고 이해하고 있는데, 이러한 결론에는 상당한 문제가 있다. Horn과 Cattell은 지능의 내용을 유동성 지능과 결정성 지능으로 나누어 두 가지 지능이 연령에 따른 변화에 따른 양상을 보이고 있음을 지적하였다.

(1) 유동성 지능

생리적으로 타고난 부분으로 추리능력, 분별력, 기억력, 도형지각 능력, 문제해결의 속도 등을 포함하여 10대 후반기에 절정기에 이르며 이후 연령 증가에 따라 지속적으로 감소하여 하강의 곡선을 보인다. 혈액순환은 50세 이후 급격히 감소한다.

(2) 결정성 지능

경험, 교육, 훈련을 통하여 후천적으로 획득한 것으로서 어휘, 일반상식, 언어이해 등을 포함하여 노년기까지 지속적으로 증가한다.

2) 학습능력 및 기억력

학습능력은 과업수행에 관한 제반 연구에 의하면 연령이 증가할수록 저하된다고 한다. 하지만 노인에게 충분한 시간이 주어질수록, 학습과제가 의미가 있고 분명할수록, 학습내용이 구체적이고 잘 조직되어 있을 수록, 학습결과에 대한 보상이 있을수록 노인의 학습능력은 향상될 수 있다.

기억력은 노화가 진행되면서 전반적으로 약화 되기는 하지만 형태에 따라 약화의 정도가 다르다.

3) 창의성

창의성은 노화와 더불어 떨어진다는 결론을 내리기는 어렵다. 동기·노력·보상 및 압박감등에 의해서 크게 영향을 받으며 개인 간의 차이가 더욱 다양하다.

2.3 정서 및 성격적 변화

1) 내향성 및 수동성
2) 경직성 및 조심성
3) 우울증
4) 의존성
5) 과거의 회상

3. 사회적 변화

3.1 사회적 관계

1) 부부관계

노인은 배우자의 사망이라는 상실을 경험하여 노년기에 가장 힘든 새로운 역할에 대한 적응에 직면하게 되고 슬픔이나 우울뿐만 아니라 극심한 혼란을 경험하게 된다.

2) 부모, 자녀 관계

핵가족화로 인하여 노인과 자녀와의 연락이나 접촉빈도가 낮아지는 등 양적관계의 변화뿐만 아니라 정서적 유대관계도 소홀해지며 질적 관계에서도 많은 변화가 일어나고 있다.

3) 친구 및 이웃관계

노년기에는 기존의 사회적 관계가 축소됨에 따라 친구의 수가 줄어들게 되지만 새로운 친구를 사귀기가 쉽지 않으며 대부분 지역적으로 가까운 곳에 사는 이웃주민이 친구가 되는 경우가 많다.

3.2 은퇴

은퇴는 노년기의 삶의 질에 매우 중요한 영향을 미치는 요인이다. 은퇴는 어떠한 사회적 지위에서 물러나 그 지위와 관련된 역할 수행을 중단하게 된 현상을 의미한다.

은퇴한 노인은 소득의 격감이나 상실, 자아정체감과 자아존중감의 저하, 사회적 참여의 저하, 여가활동의 증가 등과 같은 삶의 변화를 경험하게 된다.

3.3 죽음

생활 여건과 과학의 발달로 인해 노년기 수명은 크게 연장되었으나 여전히 인간이 적응해야 할 발달상의 마지막 과업이다.

1) 죽음의 태도

노인이 자아통합에 이르게 되면 자신이 살아온 인생을 수용하고 두려움 없이 죽음에 직면하는 능력이 높아진다. 그러나 절망에 이른 경우에는 죽음을 수용하지 못하고 타인을 원망하며 우울증의 경향을 보인다.

2) 죽음의 과정

핵가족화로 인하여 노인과 자녀와의 연락이나 접촉빈도가 낮아지는 등 양적관계의 변화뿐만 아니라 정서적 유대관계도 소홀해지며 질적 관계에서도 많은 변화가 일어나고 있다. 이에 Kuebler Ross는 죽음에 대한 적응 단계를 다음과 같이 제시하였다.

(1) 부정: 불치병을 인정하지 않고, 의사의 오진이라 생각함

(2) 분노: '왜 나만 죽어야 하는가?' 라고 건강한 사람을 원망하며, 주변 사람들에게 화를 냄

(3) 타협: 죽음을 받아들이고, 해결되지 못한 인생과업을 해결할 때까지라도 살 수 있도록 기원하고, 불가사의한 힘과 타협함

(4) 우울: 주변 사람과 일상생활에 대한 애착을 보이고, 이런 것들과 헤어져야 한다는 점 때문에 우울증이 나타남

(5) 수용: 죽음 자체를 수용하고, 마음의 평화를 회복하여 임종에 직면함

제2장 노인장기요양보험제도[1)]

제1절 목적과 정의

노인장기요양보험법의 목적은 동법 제1조(목적)에서 나타나듯이, "이 법은 고령이나 노인성 질병 등의 사유로 일상생활을 혼자서 수행하기 어려운 노인등에게 제공하는 신체활동 또는 가사활동 지원 등의 장기요양급여에 관한 사항을 규정하여 노후의 건강증진 및 생활안정을 도모하고 그 가족의 부담을 덜어줌으로써 국민의 삶의 질을 향상하도록 함을 목적으로 한다."고 명시하고 있다.

그에 따라 이 법에서 사용하는 용어의 정의(제2조)를 살펴보면,

1. "노인 등"이란 65세 이상의 노인 또는 65세 미만의 자로서 치매·뇌혈관성질환 등 대통령령으로 정하는 노인성 질병을 가진 자를 말한다.

2. "장기요양급여"란 제15조제2항에 따라 6개월 이상 동안 혼자서 일상생활을 수행하기 어렵다고 인정되는 자에게 신체활동·가사활동의 지원 또는 간병 등의 서비스나 이에 갈음하여 지급하는 현금 등을 말한다.

3. "장기요양사업"이란 장기요양보험료, 국가 및 지방자치단체의 부담금 등을 재원으로 하여 노인등에게 장기요양급여를 제공하는 사업을 말한다.

4. "장기요양기관"이란 제31조에 따라 지정을 받은 기관 또는 제32조에 따라 지정의제된 재가장기요양기관으로서 장기요양급여를 제공하는 기관을 말한다.

5. "장기요양요원"이란 장기요양기관에 소속되어 노인등의 신체활동 또

1) 서정교 외(2014). 멀티케어학개론, pp.361~365 일부 재인용.

는 가사활동 지원 등의 업무를 수행하는 자를 말한다.

제2절 장기요양급여 제공의 기본원칙과 국가정책 방향

동법 제3조 (장기요양급여 제공의 기본원칙)에서 장기요양급여는 노인등의 심신상태·생활환경과 노인등 및 그 가족의 욕구·선택을 종합적으로 고려하여 필요한 범위 안에서 이를 적정하게 제공할 것, 기요양급여는 노인등이 가족과 함께 생활하면서 가정에서 장기요양을 받는 재가급여를 우선적으로 제공할 것, 장기요양급여는 노인 등의 심신상태나 건강 등이 악화되지 아니하도록 의료서비스와 연계하여 이를 제공할 것을 정하고 있다.

이와 함께 국가 및 지방자치단체는 노인이 일상생활을 혼자서 수행할 수 있는 온전한 심신상태를 유지하는데 필요한 사업을 실시하여야 하며, 노인성질환예방사업을 수행하는 지방자치단체 또는 「국민건강보험법」에 따른 국민건강보험공단 대하여 이에 소요되는 비용을 지원할 수 있다고 정하고 있으며, 노인인구 및 지역특성 등을 고려하여 장기요양급여가 원활하게 제공될 수 있도록 충분한 수의 장기요양기관을 확충하고 장기요양기관의 설립을 지원하여야 한다고 규정하였다.

그에 따라서 장기요양급여에 관한 국가정책방향(제5조)에서는, "국가는 제6조의 장기요양기본계획을 수립·시행함에 있어서 노인뿐만 아니라 장애인 등 일상생활을 혼자서 수행하기 어려운 모든 국민이 장기요양급여, 신체활동지원서비스 등을 제공받을 수 있도록 노력하고 나아가 이들의 생활안정과 자립을 지원할 수 있는 시책을 강구하여야 한다."고 정하면서 그 방향과 책무에 관한 규정을 명시하고 있다.

제3절 장기요양급여 종류

장기요양급여의 종류(제23조)는 우선 재가급여와 시설급여로 대분되는데, 각 급여별로 설명하면 다음과 같다.

1. 재가급여

방문요양(장기요양요원이 수급자의 가정 등을 방문하여 신체활동 및 가사활동 등을 지원하는 장기요양급여)

방문목욕(장기요양요원이 목욕설비를 갖춘 장비를 이용하여 수급자의 가정 등을 방문하여 목욕을 제공하는 장기요양급여)

방문간호(장기요양요원인 간호사 등이 의사, 한의사 또는 치과의사의 지시서에 따라 수급자의 가정 등을 방문하여 간호, 진료의 보조, 요양에 관한 상담 또는 구강위생 등을 제공하는 장기요양급여)

주·야간보호(수급자를 하루 중 일정한 시간 동안 장기요양기관에 보호하여 신체활동 지원 및 심신기능의 유지·향상을 위한 교육·훈련 등을 제공하는 장기요양급여)

단기보호(수급자를 보건복지부령으로 정하는 범위 안에서 일정 기간 동안 장기요양기관에 보호하여 신체활동 지원 및 심신기능의 유지·향상을 위한 교육·훈련 등을 제공하는 장기요양급여)

기타재가급여(수급자의 일상생활·신체활동 지원에 필요한 용구를 제공하거나 가정을 방문하여 재활에 관한 지원 등을 제공하는 장기요양급여로서 대통령령으로 정하는 것)

2. 시설급여

시설급여란 장기요양기관이 운영하는 「노인복지법」 제34조에 따른 노인의료복지시설 등에 장기간 동안 입소하여 신체활동 지원 및 심신기능의 유지·향상을 위한 교육·훈련 등을 제공하는 장기요양급여를 말한다.

3. 특별현금급여

특별현금급여란 가족요양비(가족장기요양급여), 특례요양비(특례장기요양급여), 요양병원간병비(요양병원장기요양급여)를 말한다.

제4절 장기요양급여의 범위와 제한

장기요양급여는 장기요양 인정서가 도달한 날부터 받을 수 있으나, 단지 돌볼 가족이 없는 등 사유 발생 시 신청서를 제출한 날부터 받을 수 있다(동법 제27조).

장기요양급여의 범위는 월 한도액 범위 내에서 제공되는데, 이는 장기요양등급 및 장기요양급여의 종류 등을 고려하여 산정한다(동법 제28조).

거짓이나 그 밖의 부정한 방법으로 장기요양인정을 받은 경우, 고의로 사고를 방생하게 하거나 본인의 위법행위로 말미암아 장기요양인정을 받은 경우에는 급여를 중단하거나 제공하지 않는다(동법 제29조).

제5절 장기요양기관의 의무

동법 제35조에 따른 장기요양기관의 의무 등을 살펴보면,

① 장기요양기관은 수급자로부터 장기요양급여신청을 받은 때 장기요양급여의 제공을 거부하여서는 아니 된다. 다만, 입소정원에 여유가 없는 경우 등 정당한 사유가 있는 경우는 그러하지 아니하다.

② 장기요양기관은 제23조제3항에 따른 장기요양급여의 제공 기준·절차 및 방법 등에 따라 장기요양급여를 제공하여야 한다.

③ 장기요양기관의 장은 장기요양급여를 제공한 수급자에게 장기요양급여비용에 대한 명세서를 교부하여야 한다.

④ 장기요양기관의 장은 장기요양급여 제공에 관한 자료를 기록·관리하여야 한다.

⑤ 장기요양기관은 제40조제1항 단서에 따라 면제받거나 같은 조 제3항에 따라 감경 받는 금액 외에 영리를 목적으로 수급자가 부담하는 재가 및 시설 급여비용(이하 "본인일부부담금"이라 한다)을 면제하거나 감경하는 행위를 하여서는 아니 된다.

⑥ 누구든지 영리를 목적으로 금전, 물품, 노무, 향응, 그 밖의 이익을 제공하거나 제공할 것을 약속하는 방법으로 수급자를 장기요양기관에 소개,

알선 또는 유인하는 행위 및 이를 조장하는 행위를 하여서는 아니 된다.

⑦ 제3항에 따른 장기요양급여비용의 명세서, 제4항에 따라 기록·관리하여야 할 장기요양급여 제공 자료의 내용 및 보존기한, 그 밖에 필요한 사항은 보건복지부령으로 정한다.

제6절 재가 및 시설 급여비용 등 : 본인일부부담금

① 동법 제40조 (본인일부부담금)에 의거, 급여비용은 다음과 같이 수급자가 부담하며, 다만, 수급자 중 「국민기초생활 보장법」에 따른 수급권자는 그러하지 아니하다.

1. 재가급여 : 당해 장기요양급여비용의 100분의 15
2. 시설급여 : 당해 장기요양급여비용의 100분의 20

② 다음 각 호의 장기요양급여에 대한 비용은 수급자 본인이 전부 부담한다.

1. 이 법의 규정에 따른 급여의 범위 및 대상에 포함되지 아니하는 장기요양급여
2. 수급자가 제17조제1항제2호에 따른 장기요양인정서에 기재된 장기요양급여의 종류 및 내용과 다르게 선택하여 장기요양급여를 받은 경우 그 차액
3. 제28조에 따른 장기요양급여의 월 한도액을 초과하는 장기요양급여

③다음 각 호의 어느 하나에 해당하는 자에 대하여는 본인일부부담금의 100분의 50을 감경한다.

1. 「의료급여법」 제3조제1항제2호부터 제9호까지의 규정에 따른 수급권자
2. 소득·재산 등이 보건복지가족부장관이 정하여 고시하는 일정 금액 이하인 자. 다만, 도서·벽지·농어촌 등의 지역에 거주하는 자에 대하여 따로 금액을 정할 수 있다.
3. 천재지변 등 보건복지가족부령으로 정하는 사유로 인하여 생계가 곤란한 자

제7절 장기요양급여 대상자

장기요양급여 대상자는 65세 이상 또는 65세 미만이나 노인성질병을 가

진 자로서 거동이 현저히 불편하거나 치매 등으로 인지가 저하되어 장기요양이 필요한 자이다.

〔표 3-1〕 한국표준질병사인 분류에 따른 노인성 질병의 종류

노인장기요양보험법의 "대통령이 정하는 노인성질병"

<table>
<tr><th colspan="2">구 분</th><th>질 병 명</th><th>질병코드</th></tr>
<tr><td rowspan="19">1. 한국표준질병/사인분류</td><td rowspan="5">치매</td><td>가. 알쯔하이머병에서의 치매</td><td>F00</td></tr>
<tr><td>나. 혈관성 치매</td><td>F01</td></tr>
<tr><td>다. 달리 분류된 기타 질환에서의 치매</td><td>F02</td></tr>
<tr><td>라. 상세불명의 치매</td><td>F03</td></tr>
<tr><td>마. 알쯔하이머병</td><td>G30</td></tr>
<tr><td rowspan="10">뇌혈관 질환 뇌혈관 질환</td><td>바. 거미막밑 출혈</td><td>I60</td></tr>
<tr><td>사. 뇌내출혈</td><td>I61</td></tr>
<tr><td>아. 기타 비외상성 머리내 출혈</td><td>I62</td></tr>
<tr><td>자. 뇌경색증</td><td>I63</td></tr>
<tr><td>차. 출혈 또는 경색증으로 명시되지 않은 뇌중풍</td><td>I64</td></tr>
<tr><td>카. 대뇌경색증을 유발하지 않은 뇌전동맥의 폐색 및 협착</td><td>I65</td></tr>
<tr><td>타. 대뇌경색증을 유발하지 않은 대뇌동맥의 폐색 및 협착</td><td>I66</td></tr>
<tr><td>파. 기타 뇌혈관 질환</td><td>I67</td></tr>
<tr><td>하. 달리 분류된 질환에서의 뇌혈관 장애</td><td>I68</td></tr>
<tr><td>거. 뇌혈관 질환의 후유증</td><td>I69</td></tr>
<tr><td rowspan="4">파킨슨</td><td>너. 파킨슨병</td><td>G20</td></tr>
<tr><td>더. 속발성 파킨슨증</td><td>G21</td></tr>
<tr><td>러. 달리 분류된 질환에서의 파킨슨증</td><td>G22</td></tr>
<tr><td>머. 기저핵의 기타 퇴행성 질환</td><td>G23</td></tr>
<tr><td colspan="2" rowspan="5">2. (한의) 한국표준질병· /사인분류</td><td>버. 매병, 노망</td><td>자01</td></tr>
<tr><td>서. 졸중풍</td><td>다04</td></tr>
<tr><td>어. 중풍후유증</td><td>다06</td></tr>
<tr><td>저. 진전(振顫)1</td><td>다05</td></tr>
<tr><td>처. 진전(振顫)2</td><td>차02.2</td></tr>
</table>

* 질병명 및 질병코드는 통계법 제22조에 따라 고시된 한국표준질병·사인분류에 따른다.

제8절 노인장기요양보험 표준서비스

1. 표준서비스 분류 및 서비스 내용 〔표 3-2〕

분 류	표준 서비스 내용
신체활동지원 서비스	(1)세면도움 (2)구강관리 (3)머리감기기 (4)몸단장 (5)옷갈아입히기 (6)목욕도움 (7)식사도움 (8)체위변경 (9)이동도움 (10)신체기능의 유지증진 (11)화장실 이용하기
일상생활지원 서비스	(1)취사 (2)청소 및 주변정돈 (3)세탁
개인활동지원 서비스	(1)외출 시 동행 (2)일상 업무대행
정서지원 서비스	(1)말벗,격려,위로 (2)생활상담 (3)의사소통 도움
방문목욕 서비스	(1)방문목욕
기능회복훈련 서비스	(1)신체기능의 훈련 (2)기본동작 훈련 (3)일상생활동작 훈련 (4)물리치료 (5)언어치료 (6)작업치료 (7)인지 및 정신기능 훈련 (8)기타 재활치료
치매관리지원 서비스	(1)행동변화 대처
응급 서비스	(1)응급상황 대처
시설환경관리 서비스	(1)침구, 린넨 교환 및 정리 (2)환경관리 (3)물품관리 (4)세탁물관리
간호처치 서비스	(1)관찰 및 측정 (2)투약 및 주사 (3)호흡기 간호 (4)피부간호 (5)영양간호 (6)통증간호 (7)배설간호 (8)그 밖의 처치 (9)의사진료 보조

2. 표준서비스 분야별 세부내용 〔표 3-3〕

구 분	세부내용	구 분	세부내용
신 체 활 동 지 원		간호 및 처지	
세면도움	얼굴.목.손씻기.세면장까지의 이동보조, 세면동작지도, 세면 지켜보기	관찰및 측정 (혈압,체중등)	혈압.체온.맥박.호흡측정, 신장.체중.흉위 측정
구강관리	구강청결(양치질 등), 양치 지켜보기, 가글액/물 양치.틀니 손질, 필요물품 준비 및 사용물품의 정리	투약 및 주사	경구약 투여 및 도움확인, 주사준비, 투여, 외용제 도포 및 좌약삽입, 자가주사 교육 및 관찰
머리 감기기	세면장까지의 이동보조 포함, 머리감기, 머리말리기, 필요물품 준비 및 사용물품의 정리	호흡기 간호	흡인실시, 가습기, 네브라이져 제공, 산소 공급
몸단장	머리단장, 손발톱깍기, 면도, 면도 지켜보기, 화장하기, 필요물품 준비 및 사용물품의 정리	피부간호	외상처치, 붕대교환, 연고바르기, 욕창간호, 약욕 제공 등
옷갈아 입히기	의복준비(양말, 신발포함) 지켜보기 및 지도, 속옷, 겉옷 갈아입히기, 의복정리	영양간호	중심정맥영양 준비 및 실시와 관찰
목욕도움	입욕준비, 입욕 시 이동보조, 몸 씻기(샤워포함), 지켜보기, 기계조작, 욕실정리	통증간호	온·냉습포 제공
식사도움	아침·점심·저녁 및 간식포함 식사도움, 지켜보기, 경관영양 실시, 구토물 정리, 식사준비 및 정리	배설간호	방광훈련 실시, 도뇨관 유치 및 교환, 단순도뇨 실시, 관장.장루 간호
체위변경	체위변경, 일어나 앉기 도움	그밖의 처치	복막투석, 기관절개관 간호, 위독 시 간호, 수혈 등
이동 도움	침대에서 휠체어로 옮겨 타기 등 시설 내 보행 지켜보기 보행도움, 산책	의사진료 보조 등	진찰, 투약처방, 타 병원진료 의뢰 등에 대한 보조
신체기능 유지·증진	관절구축예방, 일어나 앉기 연습 도움, 보행·서있기 연습 보조, 기구사용 운동보조, 보장구 장치 도움(지켜보기 포함)	시설환경관리 서비스	
		침구·린넨 교환 및 정리	침구 준비와 정리, 침구·린넨 교환

화장실 이용하기	화장실 이동보조 배뇨·배변도움, 지켜보기, 기저귀교환, 용변후 처리, 필요물품 준비 및 사용물품의 정리	환경관리	침대주변 정리정돈, 병실 내 환기, 온도조절, 채광·방음조정, 전등과 TV 켜고 끄기, 병실 내 청소, 병실 세면대 소독, 병실 쓰레기 버리기
기 능 회 복 훈 련			
신체기능훈련	관절운동범위 평가, 근력증강운동, 연하운동, 상지기능, 손가락정교성, 조화운동, 지구력훈련	물품관리	의복·일용품 정리 정돈, 의복수선, 대상자 보조기구의 관리, 입소자의 용돈관리
기본동작훈련	기본동작 평가, 뒤집기, 일어나기, 앉아있기, 일어서기, 서있기, 균형 이동, 휠체어 조작 및 이동, 보행, 보장구 장착 등 지켜보기, 도움제공	세탁물관리	세탁물 정리정돈, 세탁물 빨기·널기, 사용물품의 소독
		치매관리 지원 서비스	
일상생활동작훈련	식사동작, 배설동작, 옷 갈아입기 동작, 목욕동작, 몸단장동작, 이동동작, 요리동작, 가사동작 등 훈련	행동변화대처	배회, 불결행동, 폭력행위, 폭언대처, 격리·강박 등 그밖에 문제행동대처
물리치료	온열치료, 전기치료, 수치료, 견인 요법 등	응급서비스	
언어치료	발성연습, 구음연습	응급상황대처	의식소실, 호흡곤란, 출혈, 외상, 화상 등 응급상황에 대한 대처
작업치료	운동놀이, 미술활동, 놀이지도, 도구적 일상생활 수행동작훈련, 타이핑 등	기타제공서비스 지원	
인지 및 정신기능훈련	기억전략 훈련, 시간차 회상훈련, 실생활에서의 지각 기능훈련 판단 및 집행 기능훈련	외출 시 동행	은행, 관공서 등 방문 또는 산책 시 부축 및 동행(차량이용포함), 병원동행, 산책
		의사소통	책읽기, 편지 대필, 의사전달 대행, 일상회화, 물품(편지, 신문 등 배포), 콜벤 대처

제3장 노인케어실천 준비

제1절 노인케어실천 기초

1. 노인케어의 개념

사회복지의 한 분야로서 노인복지는 다양한 하위 분야들로 나뉠 수 있다. 대표적으로 소득, 의료, 생활 등의 노인복지분야들 중 노인케어도 그 중 일부다.

노인케어란 어떤 의미를 지니고 있는가? 영어사전에서 'care'는 ① 걱정, 근심 ② 걱정거리 ③ 주의, 조심, 배려, 고심, 책임 ④ 돌봄, 보호, 간호 ⑤ 관심, 관심사 ⑥ 맡기는 것, 번거롭고 귀찮은 일을 하는 것으로 풀이하고 있고, 고어로서는 슬픔, 비탄, 괴로움의 뜻을 가지고 있다.

말하자면, 케어란 것은 곤란한 사람, 무엇인가 번거롭고 성가신 문제를 안고 있는 사람을 돌보는 것 또는 돕는 것이다. 즉, 걱정, 불안, 슬픔, 괴로움을 가진 사람에 대해서 적극적인 관심과 책임을 가지고 주의 깊게 심신에 문제를 가진 사람을 돌보는 것이다.

우리나라에서는 케어에 해당하는 용어가 딱히 존재하지 않지만, 일본의 문헌들이 소개되면서 개호(介護)라는 용어를 사용하기도 한다. 한편으로는 국어사전에 케어를 대신할 만한 용어로는 수발, 보호, 돌봄 등이 있다.

개호의 정의는 다양한데 사회복지사전에서는 질병, 상해 등으로 일상생활에 지장이 있는 경우 개조(介助)하는 것과 신변을 원조(援助)하는 것을 개호라 한다. 이 정의는 개호를 시설에서 직원에 의해서 하는 것과 가정에서 가족에 의해서 하는 것을 포함하고 있다(현외성 외, 2007).

2. 노인케어의 방법과 실천

노인은 고령과 함께 심신의 변화를 가져오고, 그 변화로 인하여 여러 가지 생활상의 문제에 직면하게 된다.

노인케어의 대상자는 주로 75세 이상의 후기 고령자 층에서 많이 발생하게 되는데, 이들은 와상, 치매, 병 허약노인이 되기 쉽고, 게다가 노인부부세대나 독거노인세대를 형성한 경우는 문제가 더욱 심각하다. 가족이 있다고 하더라도 가족의 케어부담을 경감하기 위해서 사회 복지적 서비스가 필요하게 된다.

이러한 상황에서 복지를 제공하는 측면으로 오다(1993)는 하드웨어의 복지와 소프트웨어의 복지로 나누어서 고찰하고 있는데, 이 두 가지가 조화롭게 제공될 필요가 있다고 설명한다. 즉, 두 가지의 복지체계가 통합·조정되고, 노인이나 그 가족에게 적합한 서비스가 제공되는 것이 중요하다.

하드웨어 복지는 각종 보건의료복지와 관련된 제도, 시책, 자원의 총칭이고, 덧붙여서 주택 개량, 편의시설 설치, 도로의 턱 해소 등 건축과 도시계획 상의 모든 서비스도 이 가운데 포함된다.

소프트웨어 복지는 사회복지의 모든 방법론, 즉 대인서비스의 총칭이다. 이것은 서비스를 제공하는 방법 및 과정과 관련되는 것으로 서비스의 개별화·인격화를 의도하고 있다.

또한 이러한 내용을 3차원으로 나눠서, 첫 번째 수준은 생활상의 장애를 가진 노인과 그 가족과의 조정, 두 번째 수준은 서비스 제공자와의 조정·통합, 세 번째 수준은 서비스 제공기관·단체·시설·지역사회와의 조정·통합이다.

이 3차원 서비스는 조정·통합을 구체적으로 실시하는 원조기술이다. 이것이 노인을 인간화하고 하나의 인격체로 인정하는 것으로 사회복지사에게 부여된 중요한 업무이다(현외성 외, 2007).

3. 노인케어 실천 원칙(박차상 외, 2007)

3.1 원칙 Ⅰ : 각개인의 생활습관이나 문화, 가치관을 존중한다.

3.2 원칙 Ⅱ : 이용자의 잔존능력을 활용하고 자립성을 높이는 지원을

실천한다.

3.3 원칙 Ⅲ : 정신적 만족감을 가질 수 있는 생활이 되도록 지원한다.

3.4 원칙 Ⅳ : 지역사회와 연결되는 생활을 지원한다.

3.5 원칙 Ⅴ : 생명의 안전성이 보장된 생활을 지원한다.

3.6 원칙 Ⅵ : 케어관련 직종 간의 연계되는 지원을 실천한다.

4. 노인케어실천 종사자의 직업윤리[2)]

고령화시대의 사회정책으로서 노인케어실천 종사자가 새로운 직업으로 대두되었다. 특히 사람을 대상으로 하는 요양보호사에게는 도덕성을 바탕으로 한 사명감과 프로정신, 공동체 의식, 공정한 경쟁의 윤리 등과 같은 인간의 생명을 존중하는 윤리의식이 필요하다.

직업윤리란 개인의 자질이나 능력에 관계없이 직업인으로서 마땅히 지켜야 하는 도덕적 가치관으로 사회적으로 요구되는 행동 규범을 의미한다. 그에 따른 요양보호사의 직업윤리원칙은 다음과 같다.

4.1 노인케어실천 종사자는 인종, 연령, 성별, 성격, 종교, 경제적 지위, 정치적 신념, 신체·정신적 장애, 기타 개인적 선호 등을 이유로 대상자를 차별 대우하지 않는다.

4.2 노인케어실천 종사자는 인도주의 정신 및 봉사정신을 바탕으로 대상

2) 본장의 내용은 보건복지부의 '요양보호사 양성 표준교재'(2015)에 의거하여 '요양보호사'를 지칭한다. 그러나 일반적으로 노인케어를 직접 책임지는 모든 직업군에 공히 적용되는 내용이라 판단되기에 본장에서는 보편적 용어로서 '노인케어실천 종사자(전문가)'라고 지칭하여 사용한다.

자의 인권을 옹호하고 대상자의 자기결정을 최대한 존중한다.

4.3 노인케어실천 종사자는 지시에 따라 업무와 보조를 성실히 수행하고 업무의 경과와 결과를 시설장 또는 관리책임자에게 보고한다.

4.4 노인케어실천 종사자는 효율적이고 안전하게 업무를 수행하기 위해 지속적으로 지식과 기술을 습득한다.

4.5 노인케어실천 종사자는 업무수행에 방해가 되지 않도록 건강관리, 복장 및 외부관리 등을 포함하여 자기관리를 철저히 한다.

4.6 노인케어실천 종사자는 업무 수행 시 항상 친절한 태도로 예의바르게 행동한다.

4.7 노인케어실천 종사자는 대상자의 사생활을 존중하고 업무상 알게 된 개인정보를 비밀로 유지한다.

4.8 노인케어실천 종사자는 업무와 관련하여 대상자의 가족, 의사, 간호사, 사회복지사 등과 적극적으로 협력한다.

제2절 노인인권보호(보건복지부, 2016)

1. 노인인권보호를 위한 법적·제도적 근거

1.1 노인의 권리보호를 위한 규정

노인의 권리보호를 위한 규정에는 노인의 기본권을 확보하기 위한 주거권 보호, 보호의 사각지대 해소, 신체적·정신적 의존상태에 있는 노인의 건강보호, 노인 교육프로그램 개발 및 고용기회 제공 등이 있다.

1.2 노인의 기본권을 보장하기 위한 관련법

노인의 기본권 보장을 위하여 노인복지법 제2조와 제4조, 장애인·노인·임산부 등의 편의증진 보장에 관한 법률 제6조, 건강가정기본법 제25조, 교육기본법 제3조에서는 노인의 권리보호를 위한 기본 이념 및 국가 및 지방자치단체의 책임과 가족의 노력을 명시하고 있다.

1.3 국가인권정책기본계획 권고안

국가인권정책기본계획 권고안에서는 노인의 신체적.정신적 상황에 맞게 노인의 생활욕구에 대응할 수 있는 인적 서비스 체계를 갖추고, 노인의 인간다운 삶을 보장하기 위한 근로 기회 제공 및 노후 소득보장, 평생교육체계를 구축할 것을 권고하고 있다.

2. 노인복지시설과 노인 인권보호

시설 노인은 가정과 사회로부터 격리되어 있고, 시설이라는 제한된 환경과 여건 등으로 인권을 보장받기엔 그동안 어려운 현실이다.

최근 노인복지시설의 증가로 시설에서 생활하는 노인이 증가하자 노인복지시설의 인권을 명확히 규정하고, 보호하기 위해 시설 운영자, 종사자, 가족, 지역사회 등 관련자들이 취해야 할 구체적인 행동강령을 마련할 목적으로 '노인복지시설 인권보호 및 안전관리지침'을 마련하였다.

시설 생활노인의 처우를 위한 권리선언과 권리보호를 위한 윤리강령은 다음과 같다.

2.1 시설 생활노인 권리선언

노인복지시설 생활노인은 대한민국 국민으로서 그리고 후손의 양육과 국가 및 사회의 발전을 기여하여 온 공로로서 헌법과 법률에 정한 기본적 권리와 안정된 생활을 보장받을 권리를 지니고 있다.

노인복지시설 생활노인은 다음과 같은 기본적 권리를 가지며 어떠한 이유로도 권리를 침해받아서는 안 되며, 국가와 시설은 노인의 인권을 보호하고 삶의 질을 향상시키기 위하여 최선의 노력을 기울여야 한다.

- 존경과 존엄한 존재로 대우받고, 차별, 착취, 학대, 방임을 받지 않고 생활할 수 있는 권리
- 개인적 욕구에 상응하는 질 높은 수발(care)과 서비스를 요구하고 제공 받을 권리
- 건전하고 가정과 같은 환경에서 생활할 권리
- 시설 내·외부 활동에 신체적 구속을 받지 않을 권리
- 개인적 사생활과 비밀 보장에 대한 권리
- 우편, 전화 등 개인적 통신을 주고받을 권리
- 정치적, 문화적, 종교적 활동에 제약을 받지 않고 자유롭게 참여할 권리
- 개인 소유 재산과 소유물을 스스로 관리할 권리
- 비난이나 제약을 받지 않고 시설운영과 서비스에 대한 개인적 견해와 불평을 표현하고 이의 해결을 요구할 권리
- 시설 내외부에서 개인적 활동, 단체 및 사회적 관계에 참여할 권리
- 시설 입·퇴소, 일상생활, 서비스 이용, 제반 시설활동 참여 등 개인의 삶에 영향을 미치는 모든 부분에서 정보에 접근하고 자기결정권을 행사할 권리

2.2 시설 생활노인 권리보호를 위한 윤리강령

시설운영자, 종사자, 동료 생활노인, 가족, 지역사회 등 노인복지시설에서의 보호서비스와 관련된 모든 자는 '시설 생활노인의 권리 선언'에 포함된 기본적 권리를 보장하고, 인간다운 생활을 보장하기 위하여 다음과 같이 행동해야 한다.

1) 존엄한 존재로 대우받을 권리

(1) 노인의 의사에 반하는 어떠한 노동행위도 시켜서는 안 된다.

(2) 노인이 시설의 모든 서비스에 자유롭게 접근 또는 이용할 수 있는 기회를 부여해야 한다. 생활노인이 시민으로서 또한 노인으로서 갖는 권리를 완전히 행사할 수 있도록, 어떠한 차별, 감금, 방해, 강압 또는 보복 행위를 해서는 안 된다.

(3) 어떠한 이유로도 신체적 학대, 언어 및 심리적 학대, 성적 학대, 재정적 착취, 방임 등의 학대행위를 해서는 안되며, 학대행위가 발생했을 경우 법률과 지침에 따라 피학대 노인에 대한 보호조치를 신속하게 취해야 한다.

(4) 가족은 면회나 전화 접촉 등을 통하여 노인과의 유대관계를 지속적으로 유지하고 존경하며, 시설의 서비스나 운영에 관하여 적극 협조하여야 한다.

(5) 시설은 종사자에게 노인의 권리에 대한 홍보와 교육을 분기별로 실시해야 한다.

(6) 종사자는 수발 및 서비스 과정에서 노인의 권익신장을 위한 상담과 조치를 적극적으로 취하여야 하며, 노인의 권리가 침해될 우려가 있거나, 침해 받은 경우 이의 회복과 구제를 위한 적극적 조치를 강구하여야 한다.

2) 질 높은 서비스를 받을 권리

(1) 노인의 삶의 질을 증진시키고, 잔존능력을 유지 하고 자립능력을 고양시키기 위한 질 높은 전문적 수발과 서비스를 제공하여야 한다.

(2) 정기적인 상담을 통해 노인의 개별적 욕구와 선호, 기능상태 를 고려하여 개별화 된 서비스 와 수발 계획을 수립하고, 이를 적극적으로 이행해야 한다.

(3) 개인적 선호와 건강 및 기능 상태에 따라 다양한 영양급식을 제공해야 한다.

(4) 건강에 해롭다는 의학적 판정 없이 노인이 개인적으로 복용하는 약

물을 금지시켜서는 안 된다.

(5) 시설은 종사자의 능력 개발을 위한 직무훈련과 교육기회를 충분히 부여하여, 이들의 수발 및 서비스 능력을 제고하여야 한다.

(6) 월별 입소비용 미납 등의 경제적 이유만으로 시설에서 제공하는 서비스 이용을 제한해서는 안 되며, 노인의 입소비용 문제 해결을 위한 지지망을 개발하고, 노인의 전원 또는 퇴소 시까지 최선의 서비스를 제공해야 한다.

(7) 종사자는 직무수행상의 사고로 인하여 노인에게 위험을 초래하지 않기 위해서 직무안전에 최선을 다해야 한다.

3) 가정과 같은 환경에서 생활할 권리

(1) 시설은 안전하고 깨끗하며 가정과 같은 환경을 제공하여야 한다.

(2) 공간이 허용하는 한 개별적인 수납공간을 제공하여야 한다.

(3) 목욕, 의복 및 침구 세탁 등 노인의 위생관리에 만전을 기해야 한다.

(4) 적절하고 편안한 조명과 음향을 제공하여야 한다.

(5) 편안하고 안전한 실내온도를 유지하여야 한다.

4) 신체적 제한을 받지 않을 권리

(1) 생활노인 또는 종사자 등의 생명이나 신체에 위험을 초래할 가능성이 현저히 높거나, 대체할만한 간호나 수발방법이 없거나, 증상의 완화를 목적으로 불가피하게 일시적으로 신체적 제한을 하는 경우 등의 긴급하거나 어쩔 수 없는 경우를 제외하고는 노인의 의사에 반하는 신체적 제한을 해서는 안 된다.

(2) 긴급하거나 어쩔 수 없는 경우로 인해 일시적으로 신체를 제한할 경우에도 노인의 심신의 상황, 신체 제한을 가한 시간, 신체적 제한을 할 수 밖에 없었던 사유에 대하여 자세히 기록하고, 노인 본인이나 가족에게 그 사실을 통지하여야 한다.

(3) 시설 규정에 위반되거나 또는 의료적 목적을 달성하기 위한 경우를 제외하고는 신체적인 제한이나 심리적인 영향을 미치는 약물을 처방해서는 안 된다.

5) 사생활 및 비밀 보장에 대한 권리

노인의 사생활을 보장하고, 직무수행과정에서 얻은 비밀을 철저히 지켜야 하며, 질병과 치료, 통신, 가족 등과 같은 어르신의 사생활에 관한 정보나 기록을 사전 동의 없이 공개해서는 안 된다.

다만 인지능력이 제한된 노인의 경우에는 가족 등 관계자의 동의를 받은 후 노인의 서비스 증진을 위한 전문적 목적에 한하여 정보를 공개할 수 있다.

6) 통신의 자유에 대한 권리

노인은 자유롭게 전화를 이용하고, 우편물을 발송할 수 있어야 하며, 노인의 우편물을 개봉하지 않는 등 개인적 통신의 권리를 최대한 보장하여야 한다.

7) 정치, 문화, 종교적 신념의 자유에 대한 권리

(1) 노인의 정치적 이념을 존중하고, 투표 등의 정치적 권리행사에 부당한 영향력을 행사해서는 안 된다.

(2) 노인의 종교적 신념을 인정하고, 특정 종교행사 참여의 강요 등 종교적 신념의 변화를 목적으로 부적절한 영향력을 행사해서는 안 된다.

(3) 노인의 문화적 다양성을 인정 하고, 이에 따른 생활양식의 차이를 최대한 존중하여야 한다.

8) 소유 재산의 자율적 관리에 대한 권리

(1) 노인 개인 소유의 재산과 소유물은 갖거나 이용할 권리를 최대한 보

장하고, 이를 스스로 관리할 수 있는 권리를 보장하여야 한다.

(2) 다만, 노인이 스스로 재산을 관리할 수 있는 능력이 없어 노인이나 가족 또는 기타 후견인의 특별한 요청이 있을 경우에는 시설에서 사용 또는 처분할 수 있으며, 이 경우 분기별 또는 수시로 재정 사용에 대한 결과를 알려주어야 한다.

9) 불평의 표현과 해결을 요구할 권리

(1) 노인의 의견이나 불평을 수렴하기 위한 공식적 절차(예: 건의함, 운영위원회 등)를 마련하여 시행하여야 한다.

(2) 노인이나 가족에 의해 제기된 불평을 즉각적으로 해결하기 위한 조치를 취해야 한다.

(3) 노인이나 가족이 불평을 제기했다는 이유로 노인에게 차별적 처우나 불이익을 주어서는 안 된다.

10) 시설 내 외부 활동 참여의 자유에 대한 권리

(1) 시설내의 자발적 모임이나 다른 노인과 사귀고 의사소통할 수 있는 권리를 보장하여야 한다.

(2) 다른 생활노인의 권리를 침해하지 않는 범위 내에서 자신의 의사에 따라 시설 내부의 다양한 서비스, 여가, 문화 활동에 참여할 수 있는 기회를 부여해야 한다.

(3) 시설 외부의 건강, 사회, 법률, 또는 다른 서비스 기관의 이용을 적극적으로 조장하고, 필요시 지역사회 서비스를 연계하여야 한다.

(4) 노인이 원하지 않는 경우를 제외하고는 면회나 방문객을 거부해서는 안 된다.

(5) 노인의 자유로운 외출, 외박 기회를 최대한 보장하여야 한다.

(6) 지역사회 주민들은 시설 생활노인의 지역사회 활동 참여를 적극적으로 조장하고 지원하며, 지역사회와의 유대관계 증진을 위하여 노력하여야 한다.

11) 정보 접근과 자기결정권 행사의 권리

(1) 노인의 의사에 반하는 전원 또는 퇴소를 하여서는 안되며, 불가피한 경우 전원 또는 퇴소 시 그 사유를 통보하고 의사결정 과정에 노인 또는 가족을 참여시켜야 한다.

(2) 노인이 요구할 경우 건강상태와 치료・수발, 제반 서비스에 관한 정보와 기록에 대한 접근을 허용하여야 한다.

(3) 노인이 의식주, 보건의료서비스, 여가활용 등 개인의 삶에 영향을 미치는 모든 부분에서 자기결정권을 행사할 수 있도록 해야 한다.

(4) 노인의 권리 변화, 건강과 일상생활의 변화, 수발 및 의료적 처치의 변화 등과 관련하여서는 충분한 시간을 갖고 사전에 노인과 가족에게 통보하고, 의사결정과정에 노인 또는 가족을 참여시키고 이들의 결정을 존중하여야 한다.

(5) 생활노인의 권리, 시설 입・퇴소 및 운영과 관련된 시설의 규칙과 규정을 구두 또는 문서로 생활노인과 가족에게 충분히 설명 또는 공지하여야 한다.

제3절 노인상담 기초

1. 상담의 기본적 이해

1.1 개념

상담이란 언어 또는 비언어적 커뮤니케이션을 통해 타인의 행동변화를 시도하는 인간관계이다. 좀 더 구체적으로 기술하면 상담이란 언어 및 비언어적 커뮤니케이션을 통해 타인의 행동변화를 목적으로 한 인간관계이다.

그래서 상담에는 부적응의 개선이라고 하는 치료적 측면과 자신의 생활을 돌아보면서 보다 성숙한 인격적 성장을 지향하는 개발적 상담의 측면을 가지고 있다.

결국 상담이란 정서적 문제를 가지고 있는 사람, 기본적으로 자신의 삶의 방식에 문제의식을 갖고 있는 사람(의식적이든 의도적이든 혹은 무의식적이든 무의도적이든), 여기에는 아동, 청소년, 성인, 노인을 망라하고 있으며 이런 사람들에게 심리적 커뮤니케이션을 통해 도움을 주는 인간적인 노력이라고 말할 수 있다(현외성 외, 2012).

어원적 의미로서 상담의 개념을 살펴보면 상담(counseling)은 'counsel'을 하는 행위 또는 과정을 뜻한다. 'counsel'은 라틴어의 'consulere'에 그 어원을 두고 있는데 'consulere'는 고려하다, 반성하다, 조언을 받다, 상담하다, 조언을 구하다 등의 의미를 내포하고 있다.

즉, 상담은 누군가에게 정보를 제공하고 조언하거나 충고하는 과정을 의미한다. 미국 ACA(The Governing counsil of the american counsling Association)는 여러 가지 상담에 관한 정의들을 정리하여 1997년 다음과 같이 전문적인 상담의 실천에 대하여 정의하였다.

"상담은 건강, 개인적인 성장 또는 직업적 발달을 목표로 하는 인지, 감정 행동 또는 조직적인 개입과 전략들을 통한 정신건강, 심리학적 또는 인간 발달의 원칙에 대한 적용이다."[3]

1.2 목적과 필요성

많은 현대인에게 스스로의 힘으로나 부모, 교사, 동료, 친척과 같은 비전문가의 상식적 도움으로는 도저히 감당할 수 없는 그들의 일상생활에서 직면하는 어려운 문제가 산더미처럼 쌓여있다. 이러한 문제를 원만하게 해결하고 선택하며 적응하려면 무엇보다 상담전문가의 적극적인 도움이 필요하다.

일반적 목적은 장래에 개인의 발달에 영향을 미치는 것들에 대하여 현명한 선택을 하도록 촉진하는 것이다. 그러기 위해서는 첫째, 내담자의 자기노출이 요구된다. 둘째, 내담자의 자아 이해를 발전시켜야 한다. 셋째, 내담자의 행동변화를 가져와야 한다. 또한 상담은 다음과 같은 종합적인 목적을 갖는다.

---

3) (http://www.counsrling.org)"

1) 행동의 긍정적 변화
2) 내담자의 잠재력 촉진과 개인의 효율성 증진
3) 문제 해결과 증상제거
4) 의사결정의 기초
5) 자아 정체감 확립과 긍정적 자아개념 형성

1.3 상담의 일반적 유형

1) 위기상담

이 상담은 상담자가 거의 파멸상태에 도달한 내담자를 대할 때 행하게 된다. 위기 상태에 이른 내담자를 자기의 일을 제대로 대응할 수 없으므로 자기의심, 불안, 죄책감 등의 파격적 감정(정서)에 따라 파멸 직전에 이르고 자신을 해치는 행동을 하게 된다. 이러한 위기는 즉시 주목되어야 하며 보살펴 주어야한다.

2) 촉진상담

이 상담은 학생들이 장차 미래의 탐색, 즉 진로 탐색이나 문제를 걱정하는 것과 같이 비교적 명백한 활동을 성취하도록 도와주는 것이다.

3) 예방상담

이 상담은 내담자에게 장차 일어나게 될 여러 가지 문제를 사전에 요구되는 행동을 취해서 방지하는 상담이다. 예방상담도 미리 사건이 발생하기 전에 예방하는 것이다.

4) 발달상담

개인의 전 생애를 통해서 이루어지는 상담유형이다. 상담자는 각 연령층에 속하는 내담자로 하여금 이완되고 압력을 느끼지 않고 위기를 느끼지 않는 상황에서 개인적 성장이 일어나도록 돕는 것이다. 발달상담은 위기상황에서 이루어지는 것이 아니라 편안한 분위기에서 다루어진다.

2. 노인상담

2.1 정의와 특성

1) 정의

서혜경 외(2006)에 의하면 노인상담이란 노인문제에 대한 전문지식과 훈련받은 상담자가 노인이 당면한 제반 문제를 의논하고 그 해결점을 찾을 수 있도록 도와주는 과정이라고 하였다.

김태현(1997)은 노인상담을 도움을 필요로 하는 노인이 전문적으로 훈련받은 상담자와 대면관계를 통해 개인적 가족적 경제적 신체적 문제를 해결하고 감정, 사고, 행동 측면의 인간적 성장을 가져와서 성공적 노후 생활을 영위하기 위하여 노력하는 과정이라고 하였다.

이호선(2005)은 노인상담이란 사회적 약자인 노인이 심리적 신체적 정신적 사회적 경제적 어려움에 관하여 다양한 통로를 통해 훈련된 상담자와 감정적 내용적 이해적 상호작용을 거쳐 기대했던 특정한 관심사에 대한 바람직한 결과를 얻어내는 모든 과정이라 하였다.

따라서 노인상담은 노인의 발달욕구를 이해하고 환경에 대한 노인의 적응을 돕는 것을 일차적 목적으로 삼는 것이 바람직하다(현외성 외, 1988).

2) 특성

이호선(2005)은 노인상담의 주요특성을 다음과 같이 정리하고 있다.

(1) 내담자의 경험의 폭이 넓다.

내담자는 오랜 삶의 경험을 통하여 다양한 지식을 축적하고 있다. 내담자의 삶의 경험은 상담에 임하는 자세와 상담과정에 중대한 영향을 미칠 수 있다. 부정적 영향을 미치는 경우는 내담자의 상담을 중지할 수 있으며 상담자는 상담과정 중 유연함과 전문성을 발휘해야 한다.

(2) 내담자의 저항이 강하다.

노인 내담자의 경우 인생을 살면서 많은 경험을 하였기 때문에 상담자의 상담 의도에 강한 저항을 보일 수 있다. 특히 상담자의 연령이 어릴 경우 내담자는 상담자를 통제하려고 하거나 자신의 경험 에서 얻은 결과가 변하게 될 때 강하게 저항하기도 한다.

(3) 내담자의 나이가 상담자의 연령보다 대체로 높다.

노인상담의 경우 내담자의 나이가 다른 내담자에 비해 상대적으로 높다. 내담자가 상담자보다 현격하게 연장자일 경우, 내담자와 상담자 사이에 여러 차원에서 역동과 저항이 일어날 수 있다.

(4) 새로운 삶에 대한 의지와 변화욕구가 상대적으로 약하다.

노년기에 겪게 되는 신체 노화, 경제적 제약 등은 노인의 새로운 도전을 방해하는 주요 요인으로 작용한다. 노인은 늙었다는 것 자체를 새로운 것, 도전적인 것과는 거리가 있는 것으로 생각하는 경향이 있다.

(5) 가족 및 보호자의 의지가 약하다.

노인상담은 대개 노인 내담자 가족의 지원과는 무관하게 이루어지는 경우가 많다. 노인 내담자는 표면적으로 그 이유를 자신의 문제에 가족이 개입하기를 원치 않기 때문이라고 말한다.

즉 자녀는 노인의 문제에 깊은 관심을 가지고 있지 않으며, 관심을 가지고 있다고 해도 가족적 차원에서 그 문제를 풀려고 하지 않는다.

(6) 노인은 남은 삶에 의미를 부여하지 않으려 하고, 죽음과 연결

지으려는 경향이 있다.

노년기의 사람들은 삶을 되돌아보며 정리한다. 이 말은 삶에 대한 평가와 더불어 삶을 마감한다는 의미를 포함한다. 죽음에 대한 노인의 의식적 · 무의식적 태도나 공포는 내담자가 가지고 있는 현재의 문제를 위한 해결과 진전을 방해할 수 있다.

2.2 목적과 의의

노인상담은 클라이언트로서의 노인과 상담자와의 관계에서 일어나는 의도적이고 조직화된 대화다. 노인상담은 여러 가지 이유로 이루어지는데, 노인상담에서 가장 중요한 원리는 왜 상담이 이루어지는가를 아는 것이다. 목적 없는 상담은 클라이언트의 시간뿐만 아니라 노인상담자의 시간도 쓸데없이 허비하는 것이다. 노인상담자가 노인을 상담하는 일반적인 목적은 다음과 같다(Harbert & Ginsberg, 1979).

1) 정보를 제공하기 위한 것이다.

노인 상담자는 가끔 노인 클라이언트에게 소속하고 있는 복지관의 조직을 설명한다. 노인 상담자는 노인 집단 프로그램에 대해서 노인에게 설명해 주고 아울러 노인복지관에 대해서도 설명을 해준다.

2) 정보를 파악하기 위한 것이다.

노인복지관은 노인에게 효과적으로 서비스하기 위해서 정보를 갖추고 있어야 한다. 예를 들면, 생활보호 프로그램에서 노인상담자는 노인이 가진 재정적 자원과 사회적 · 경제적 요구 조건에 대해서 알 필요가 있다.

3) 문제를 해결하기 위한 것이다.

노인상담의 또 다른 목적은 노인으로 하여금 그들의 사회적 · 정서적 문제들을 해결하도록 돕기 위한 것이다. 노인상담은 클라이언트의 생활을 돕거나 양로원이나 요양원에 입소 또는 노인집단 프로그램에 참여하는 것과 같은 생활대책을 찾도록 돕기 위해 이루어진다. 대부분의 상담은 정보를 제공하고, 정보를 파악하며, 문제를 해결하는 목적중의 하도 또는 조합으로 이루어진다.

2.3 노인상담의 유형(강용규, 2010; 김희수, 이은숙, 2009)

1) 대상별

(1) 개별상담

노인상담이 필요한 이유는 노화로 인한 각종 변화, 즉 심신 활동능력의 약화나 경제적 불안정, 인간관계의 상실 등이다. 유의할 것은 개별화의 원칙에 입각한 욕구 충족이라는 점이다.

일반적으로 면접상담은 개인별적 상담으로 이루어지는 경우가 많다. 내담자의 문제가 개인의 은밀한 심리적 갈등이거나 복잡한 위기적 성질을 갖고 있을 때, 혹은 내담자의 정신적 능력이나 성격이 집단관계에 적합하지 않다고 판단 될 때에는 개인 상담이 더 효과적이다.

(2) 집단상담

집단구성원간의 상호적 관계를 바탕으로 행동양식의 변화는 가져오는 노력이다. 전문적 훈련을 받은 한명의 상담자가 동시에 여러 명의 내담자들과 관계를 맺음과 동시에 내담자들 간의 상호 관계를 촉진한다.

집단상담의 효과성에 대해서 Tost & Corbishley(1985: 서혜경, 2006 재인용)는 집단상담은 의도적인 집단경험을 통해 개인의 사회적 기능을 향상하고, 개인, 집단, 지역사회들이 당면한 문제들에 대해 보다 효과적으로 대처해 나갈 수 있도록 도움을 주는 것이라는 점에서 노인들이 겪는 고독과 분리감을 매워 주는데 큰 도움이 될 수 있다고 하였으며 다음과 같이 구분하였다.

① 사회화 집단응집력

② 보편성과 희망

③ 이타주의

2) 매체별

(1) 면접

면접상담은 상담자가 내담자의 언어적 메시지뿐만 아니라 비언어적 메시지와 상황요인에 대한 직접적인 관찰이 용이하여 의사소통의 정확성을 증가시킨다. 상황에 대한 직접적인 관찰이 가능하고 다양한 상담기법의 적용이 가능하다.

그러나 내담자가 스스로 상담자를 찾아가야하는 자발적 의지를 필요로 하며, 직접적인 대면을 통하여 자신의 문제를 노출해야하는 심리적 부담이 있다.

내담자가 내방할 수 있도록 동기를 부여하는 기술이 요구되며, 쉽게 찾아올 수 있도록 교통편의를 제공하거나 시간과 장소들을 조절하는 것이 좋다. 비언어적 메세지에 특히 민감하게 반응하여 주시할 필요가 있다.

(2) 전화

신속하게 내담자에게 대응하며 내담자의 문제와 위기에 개입한다. 그리고 거동이 불편한 노인에게 적합하며 노인 수발부양자(가족)에게 즉각적 정보제공에 편리하다.

특징은 단기상담, 익명성, 신속성, 내담자의 선택용이성 등을 들을 수 있다. 현재 처해 있는 어려움에 주로 집중하고 현재 가장 시급한 문제, 가장 도움 받고 싶은 영역을 보다 효율적으로 상담하는데 용이하다.

익명성으로 자신을 밝히지 않고 문제를 해결하는데 도움을 받을 수 있다는 장점이 되기 때문에 문제의 핵심으로 들어가 자신의 문제와 깊은 감정적 차원까지 접근할 수 있는 장점이다.

그러나 전화상담은 얼굴을 대하지 않는 전화 상담자와 친밀감, 신뢰감의 상담관계를 경험하기가 쉽지 않으므로 진실성이 덜 확보된다는 단점이 있다.

(3) 인터넷상담

최근 노인상담에서 증가되고 있는 상담은 인터넷 보급 확산에 따른 인터넷 상담으로 내담자가 자신의 문제를 호소하고 글을 쓰는 과정에서 자신의 문제를 정리하는 시간을 제공하며, 상담자의 답변이 오기까지 기다리면서 문제에 대한 대안을 생각하고 관심을 지속할 수 있다는 장점이 있다. 내담자는 자신을 노출하는 대신 가명이나 아이디(ID) 사용할 수 있기 때문에 자신이 노출되는 데 불안감에서 벗어나 다양한 문제를 호소할 수 있다.

그러나 내담자가 적성한 글로 상담이 이루어지기 때문에 문제의 구체적인 상활을 파악하기 어려울 수 있고, 내담자의 상황이 정확히 전달되지 않는 다면 문제의 생활을 왜곡하거나 잘못된 정보를 전달할 수 있다. 일회적인 상담으로 종결되거나 면접상담을 위한 중간단계로서 이루어지는 경우들이 많다.

2.4 노인상담의 과정

노인상담은 일반적인 실천과정은 접수 및 관계형성단계와 자료수집 및 사정단계, 개입단계, 평가 및 종결 단계로 구분한다.

1) 접수 및 관계형성 단계

접수 및 관계형성단계는 크게 상담신청과 접수, 첫 회 상담, 상담계약으로 구분할 수 있으며, 각 내용에는 공통적으로 내담자와의 관계를 적절히 형성하고 내담자의 문제를 정확히 인식, 상담기간. 시간, 절차, 내담자의 동의 등을 포함한 구조화가 포함되어 있다.

접수 및 관계형성에서는 상담에 대한 정확한 계약을 수행하는 것이 중요한 요소이다. 내담자와 상담에 대한 구조화를 통해 내담자와 상담에 대한 정확한 계약을 형성하여야 한다.

이러한 계약은 상담자가 선택한 방법, 절차, 내용이 과연 내담자에게 변화를 줄 수 있는지를 내담자 스스로도 판단할 기회를 제공하며, 상담에 대한 목적을 제공하고 상담에 기여하는 정보를 증가시키는 역할을 한다.

상담계약에서 가장 중요한 것은 내담자와 상담자가 만나는 것에 의해서 만들어내는 변화를 명확하게 서술하는 것으로 이것이 명확하지 않게 된다면 상담이 성공할 확률이 적어진다.

2) 자료수집 및 사정단계

자료수집과 사정은 이 단계에서만 이루어지지 않고 모든 상담과정에서 이루어지지만 이 단계에서 구체적인 규정과 심각성, 문제로 인해 야기되는 결과나 상황에 대한 자세한 탐색이 집중적으로 이루어진다.

문제정의하기, 상담목표정하기, 문제의 명확화, 대안검토, 결정지지로 구분된다. 내담자와 초기에 설정한 상담목표를 정해 놓고 상담을 진행하는 과정에서 상담목표가 수정되어야할 필요성이 있다면 빠른 수정과 상담의 방향을 내담자의 동의하에 변경하여야 하며, 이에 따른 상담계약을 변경하거나 수정하는 등의 방법도 행하여야하며, 노인이 문제해결을 위해 가지고 있는 사회적 자원들에 대해 적극적 검토를 함께 수행되어야한다.

목표설정은 일반적인 노인상담에서 내담자가 호소하는 문제를 명확하게 정의하고, 상담 목표를 구체화하며, 이슈를 명료화하는 순서로 진행된다(이호선, 2005; 현외성 외 2003).

3) 개입단계

문제해결의 계획을 구체적인 행동으로 실천하는 단계이자 문제해결 단계이다. 상담자는 중간단계를 통과하는데 필요한 단계적 과정목표를 설정해 주어야 한다.

노인상담은 습관적 사고, 감정 및 행동유형을 변화시키기 위하여 개입하는 과정에서 상담자가 내담자의 의사 환경을 고려하지 않은 일방적인 통보나 통제, 비우호적인 상담 분위기, 급격한 변화를 조정하는 개입방법 등은 내담자의 상담에 적극정인 참여를 방해할 수 있다.

노인 내담자에 대한 변화 동기를 고취시킬 수 있는 개입방법과 단계를 정해야 하며, 문제 해결 노력을 기울여야 한다. 상담과정은 고정된 것이기보다는 지속적인 변화를 위한 유동적인 과정이므로 상담자는 초기단계에서 설정된 목표를 재평가하는 연속된 과정이 필요하다.

이 단계에서는 접수단계와 사정단계보다 강한 감정적인 과정으로 내담자의 문제와 갈들에 대한 감정적 상태가 분명히 표현되는 시기이다(이호선, 2005).

4) 종결단계

분리의 단계로서 상담자의 내담자가 상담자를 계속 의지하기 보다는 홀로서기를 하도록 적절히 분리하는 것이 필요한데, 이 과정 속에서 내담자에게 상담과정을 통하여 변화된 부분을 적극적으로 지지하며 긍정적인 효과를 최대화하기 위한 방법을 동원하여야 한다.

이러한 상담과정의 변화를 강화하기 위한 종결단계를 적절히 수행하기 위해 McDonald & Haney(1988)은 다음의 일련과정들이 도움이 된다고 하였다.(이호선, 2005, 재인용).

- 끝매듭 잘 마무리하기 : 상담자와 내담자 사이에 끝내지 못한 문제·현안이 있다면 종결과정 전이나 종결과정에 이를 포함하여 처리하여야 한다.
- 적절한 때를 맞추기 : 상담자는 내담자와의 종결을 논의할 때 내담자가 가질 수 있는 감정의 민감성을 유념하고 적절한 시기를 탐색하거나 종결을 논의 하여야 한다.
- 작별의 슬픔 : 내담자에게 종결은 '작별의 슬픔'을 가져올 수 있다는 점에서 상담자는 이해하고 있어야 하며, 내담자가 현재 종결을 앞두고 (또는 종결시점에서) 가지고 있는 감정에 대해 솔직히 이야기 할 수 있도록 하거나 그 이야기에 귀를 기울여야 한다.
- 초대와 사후 : 상담자의 사후관리로서 종결 이후 상담자가 내담자에게 종결 이후 생활에 대한 연락을 하거나 이를 위해 종결된 내담자를 초대하

는 것은 상담자에 대한 내담자의 배려를 충분히 인식시키는 좋은 행동이 된다.

3. 노인의사소통과 대인관계(현외성 외, 2007)

3.1 노인 의사소통의 특성과 문제점

1) 노인의 지각 및 감각기능의 변화와 의사소통

감각기능은 시각, 청각, 미각, 후각, 촉각 및 통각 등을 말하며, 이러한 감각기능은 노화와 더불어 기능이 약화되거나 장애가 생기게 된다. 특히 케어 대상자가 된 노인들의 경우는 이와 같은 감각기능의 장애가 적지 않다. 청각 기능의 장애는 노인들에게 가장 흔한 장애로 이는 의사소통을 상대방의 이야기를 분명히 듣는 데 어려움을 주고 오해하게 할뿐 아니라 언어기능의 장애를 유발하기도 한다. 그 외의 다른 감각기관의 장애는 주변의 환경에 대한 정확한 정보를 전달받지 못하게 되어 상황판단을 흐리게 하여 의사소통의 어려움을 가중시킨다.

한편 지각 및 인지기능은 기억력, 추리력, 학습능력, 사고능력, 창의력 등의 정신기능을 말한다. 노인들의 정신기능은 개인에 따라 크게 차이가 난다. 일반적으로 기억력이 쇠퇴하고, 추리력이나 사고능력 등이 저하되어 논리적인 생각이나 의견을 의사소통하는 데 젊은이들과 비교하여 어려움이 있다. 그러나 특별한 질병이 없는 노인들의 경우, 정신능력의 저하로 인하여 의사소통에 있어서 집중할 수 있는 절대시간은 줄어들게 되며, 선택적 인지로 인한 메시지의 오해 발생률이 증가하게 된다.

노인들은 노화에 따라 어휘력이 줄어드는 것은 아니지만, 노인들이 사용하는 어휘의 의미가 시대적 변화가 급속한 현대사회에서 상당한 변화가 있는 경우가 많아서 의사소통에 어려움을 야기하기도 한다.

따라서 노인들을 상대로 하는 경우, 노인들이 사용하는 말의 의미와 상징성에 대한 이해가 필요하며, 사투리를 잘 인지할 수 있도록 사전 지식을 갖고 있을 필요가 있다.

2) 노인들의 성격 특성과 의사소통

노화와 더불어 사회적 활동이 점차 감소하고 활동의 방향이 외부보다는 내부를 향하는 활동양식을 갖게 되면서 내향적이고 수동적인 성격이 증가한다. 이러한 성격적 변화는 의사소통의 양식에 영향을 주어 능동적인 의사소통을 방해한다.

한편 경직성과 조심성이 증가함에 따라 당면한 문제에 대하여 객관적이고 융통적인 사고를 통한 의사소통이 이루어지기가 어려울 때가 많으며, 특히 상대방의 생각이나 의견을 무시하고 듣지 않는다.

이러한 경향은 자신의 의견을 직선적으로 솔직하게 표현하지 않거나, 욕구 표현을 미루다가 고통을 당하면 이에 대하여 불만을 토로함으로써 가족이나 집단 내의 갈등의 원인을 제공하기도 한다.

노인들은 부정적 생활스트레스가 많아지고 신체적인 여러 증상으로 인하여 정서적으로 불안정할 때가 있다. 이러한 경우, 노인들은 자신의 감정을 솔직하게 표현하지 못하고, 감정을 왜곡되게 표현함으로써 원활한 의사소통이 이루어지지 않기도 한다.

3) 노인의 사회적 특성과 의사소통

노인들이 사회적으로 경험하는 편견과 소외감은 그들이 노년기로 접어들면서 경험하는 은퇴나 그 밖의 여러 가지 상실감에서 비롯된다.

이러한 사회적 역할 상실과 이로 인한 개인적 소외와 무위감은 그들을 심리적·사회적으로 위축되게 하며, 자신감을 상실함으로써 적극적인 의사소통에 참여하지 못하게 된다. 이들은 자신의 현실을 받아들이지 못하므로 상대방을 인정하는 데 어려움을 느끼며 여러 가지 방어기제를 사용한다.

4) 노인들의 세대차에 대한 문화적 괴리감

현재 우리나라 노인 세대는 문화적으로 자신의 의견이나 생각, 혹은 감정을 표현하는 데 있어서 절제를 미덕으로 하는 사회에서 사회화되었다. 더욱이 자신의 욕구가 자신의 적극적인 말이나 행동들을 통하여 충족되는 경험이 적었던 여성노인들이나 저소득 빈곤계층의 노인들의 경우, 의사소통이란 방법을 통하여 자신들을 표현하는 데 학습된 무기력 상태에 있기도 하다.

이들은 개인의 처지와 환경에 순응하고, 희로애락을 쉽게 표현하지 않는다. 따라서 이들과의 의사소통에서는 언어적 의사소통의 뒤에 숨어 있는 간접적인 비언어적 메시지에 각별한 주의를 기울여야 그들의 욕구를 찾아낼 수 있을 때가 많다.

3.2 노인 대인관계의 특징과 문제점

노인들의 신체적, 감각적, 정서적, 그리고 사회.문화적 특성으로 인하여 노인들의 의사소통의 유형과 표현방법이 다른 세대와 차이가 있음을 알 수 있다. 이러한 의사소통의 유형의 차이점과 문제점은 곧 이들과의 대인관계를 형성하는 데 있어서 문제점이 될 수 있다.

1) 자기표현에 서툴고, 자기노출을 꺼려한다. 혹은 끊임없이 동일한 문제에 대하여 불평하고 개선하려는 태도가 없다.
2) 경직된 사고와 고집으로 인하여 쉽게 상대방을 인정하지 않는다.
3) 부정적인 방어기제들을 사용함으로써 자신의 상태를 인정하지 않는다.
4) 소외감과 외로움으로 인하여 과도하게 의존하고 집착하기도 한다.

3.3 노인 클라이언트와의 대인관계 향상을 위한 제언

1) 노인의 심리·사회적·신체적 특성에 대한 일반적 지식을 알고 있어야 한다.

2) 노인들에 대한 사회적 통념과 개인적 편견을 버린다. '노인은 다 ~하다'라는 식의 부정적 통념을 갖지 않도록 노력하며, 노인에 대하여 개별적으로 접근하려는 태도를 갖는다. '노인이 되면 다 그렇지요'라는 식의 과도한 일반화나 '우리 부모님 보니까 그렇더라'라는 식의 개인적 편견은 될 수 있으면 없애는 것이 좋다.

3) 노인 클라이언트의 개인적인 신체적·성격적·사회적 특성 및 가족사항 등의 특기할 사항에 대하여 알고 있어야 한다.

4) 노인들이 갖고 있는 경험과 지식에 대한 인정과 존중하는 태도를 보인다. 노인들의 마음을 사기 위해서는 그들의 살아온 경험과 지식에 대한 존중의 태도가 매우 효과적이다. 작은 것이라도 새로운 신세대적인 방법보다는 노인들이 알고 있는 노하우의 비법 등에 대하여 언급하거나 자문을 구하는 언급은 노인들로 하여금 쉽게 자기노출을 하게 하며 호감을 갖게 하는 작용을 한다.

5) 노인들이 쉽게 이해할 수 있는 어휘를 사용하여 간단한 문장으로 명확하고 분명하게 이야기하며, 반복하여 이야기한다.

6) 비언어적 메시지, 예를 들면 손을 비비거나 다리를 주물러 주는 것, 등을 감싸 안거나 팔을 가볍게 붙드는 등의 접촉언어를 적절히 사용하여 친밀감을 표현하여 노인들에 대한 거부감이 없음을 보여준다.

7) 노인들에게 익숙한 옛날 음악이나 영화, 혹은 지난 일을 회상할 수 있는 내용의 메시지를 적절하게 삽입함으로써 친밀감을 증진시킨다.

8) 때로는 다소 권위적이고 전문적인 경험이 있음을 표현하여 자발적으로 원조관계에 참여할 수 있는 책략을 사용하기도 한다.

제4장 노인케어기술 연습 : 휠체어 및 보행기 도움[4)]

제1절 휠체어 이동 돕기

다리가 자유롭지 못한 사람이나 몸이 불편한 사람이 앉아서 이동할 수 있도록 만들어진 보조기구로서 의자차라고도 한다.

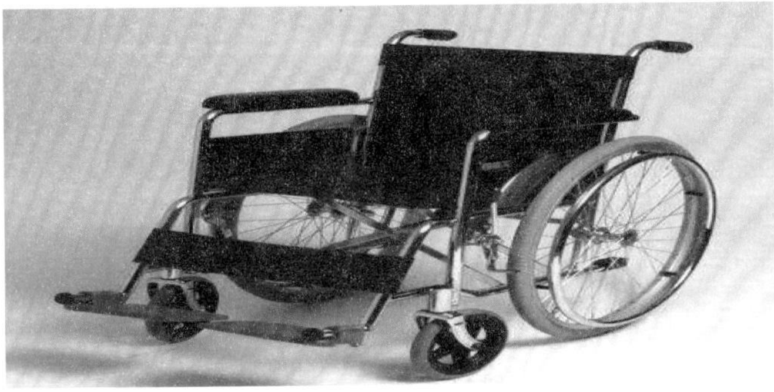

〔그림 3-1〕 휠체어

1. 휠체어 다루는 법

1.1 잠금장치 사용법

휠체어 옆에서 손잡이를 잡고 다른 한 손으로 잠금장치를 작동한다.

1.2 접는 법

1) 잠금장치를 하고 발 받침대를 올린다.
2) 시트 가운데를 잡고 들어 올리거나 시트 양쪽 가장자리에 있는 손잡이 부분을 잡고 들어올리면 된다.
3) 팔걸이를 잡아 접는다.

4) 본장의 휠체어 다루기 및 이동보조관련 사진자료는 대전금성노인요양원의 협조를 통해 촬영되었습니다. 기꺼이 협조해주신 송영일 사무국장을 비롯한 직원, 어르신들께 큰 감사를 드립니다.

1.3 펴는 법

1) 잠금장치를 하고 팔걸이를 잡아 바깥쪽을 편다.

2) 시트 양쪽 가장자리를 눌러 완전하게 펴고 발 받침대를 내린다.

펴는 법	접는 법
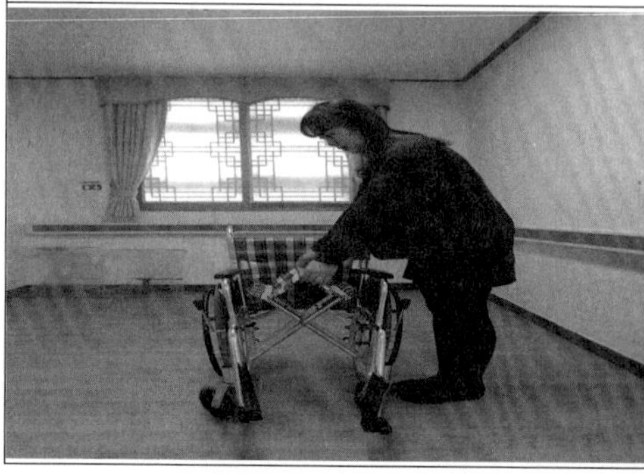	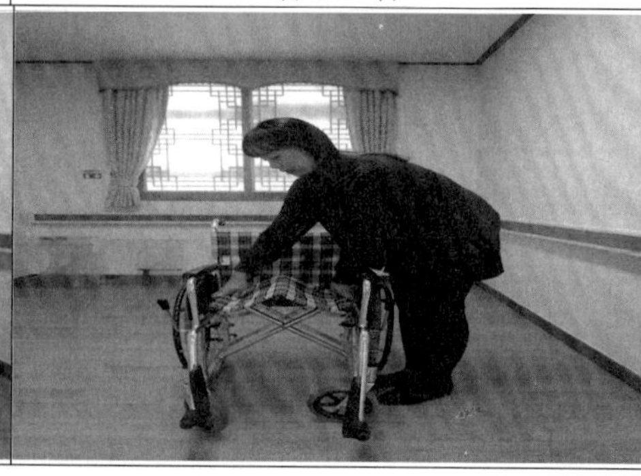

〔그림 3-2〕 휠체어 다루는 법

2. 기본원칙 및 주의사항

2.1 휠체어를 침대 옆에 두고 잠금장치를 잠근 후 다리받침을 올린다.

2.2 대상자를 이동 절차에 따라 휠체어로 이동시킨다.

2.3 다음의 절차에 따라 휠체어에 있는 대상자의 체위를 유지한다.

1) 대상자의 둔부는 휠체어 안쪽 깊숙이 놓는다.

2) 대상자의 다리는 발 받침대에 올려놓는다.

3) 대상자의 몸이 휠체어에 바르게 위치하고 있는지 확인한다.

4) 대상자의 안위를 위하여 팔걸이나 베개를 이용한다.

2.4 필요한 경우 무릎 덮개를 사용하고, 휠체어의 잠금장치를 푼다.

2.5 대상자가 탄 휠체어를 이동시킬 경우 휠체어 뒤에서 돕는다.

1) 이동시 휠체어를 앞으로 밀며 절대 뒤로 밀지 않는다.
2) 복도가 교차하는 곳은 주의하여 지나간다.
3) 경사로에서는 속도를 줄이고 지그재그 식으로 오르고 내린다.
4) 엘리베이터나 문은 후진으로 출입한다.

2.6 위관, 유치도뇨관, 튜브, 드레싱, 부목 등이 있는 경우 당겨지거나 움직이지 않도록 한다.

2.7 부동인 대상자는 1-2시간마다 자세를 다시 고쳐주고, 침대에서의 휴식 없이 3시간 이상 휠체어에 두지 않는다.

2.8 이동을 마친후 침대로 돌아와 잠금장치를 잠그고 대상자가 침대로 올라가도록 돕는다.

2.9 대상자의 안위와 안전을 확인한 후 손이 닿는 곳에 호출벨을 놓아둔다.

3. 돕기 기본 방법

3.1 문턱(도로 턱) 오를 때

케어자가 양팔에 힘을 주고 휠체어 뒤를 발로 조심스럽게 눌러 휠체어를 뒤쪽으로 기울이고 앞바퀴를 들어 문턱을 오른다.

3.2 문턱(도로 턱) 내려갈 때

휠체어를 뒤로 돌려 내려간다. 케어자가 뒤에 서서 뒷바퀴를 내려놓고, 앞바퀴를 들어 올린 상태로 뒷바퀴를 천천히 뒤로 빼면서 앞바퀴를 조심히 내려놓는다.

문턱(도로턱) 오르기	문턱(도로턱) 내려가기
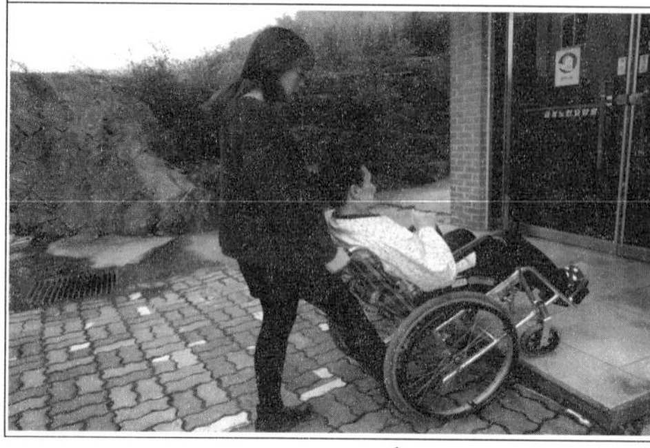	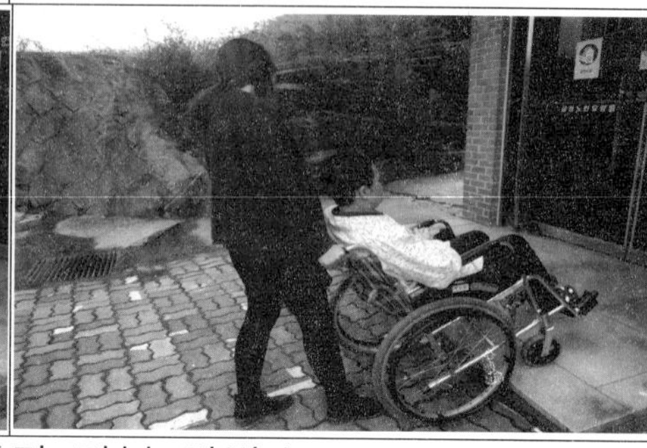

〔그림 3-3〕 돕기 기본 방법 I

3.3 오르막길을 올라갈 때

가급적 자세를 낮추고 다리에 힘을 주어 밀고 올라간다. 대상자의 체중이 무겁거나 경사도가 높은 경우 지그재그로 밀고 올라가는 것도 방법이다.

3.4 내리막길을 내려갈 때

케어자는 지지면을 유지하면서 휠체어를 뒤로 돌려 뒷걸음으로 내려간다. 대상자의 체중이 무겁거나 경사도가 심한 경우 지그재그로 내려간다. 케어자는 반드시 고개를 뒤로 돌려 가고자하는 방향을 살펴야 한다.

오르막 가기	내리막 가기
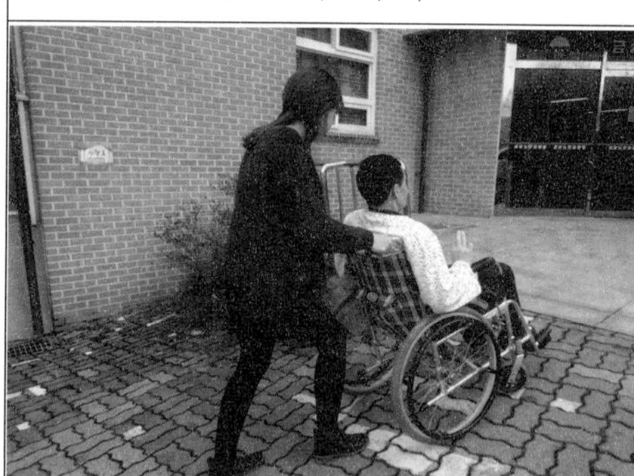	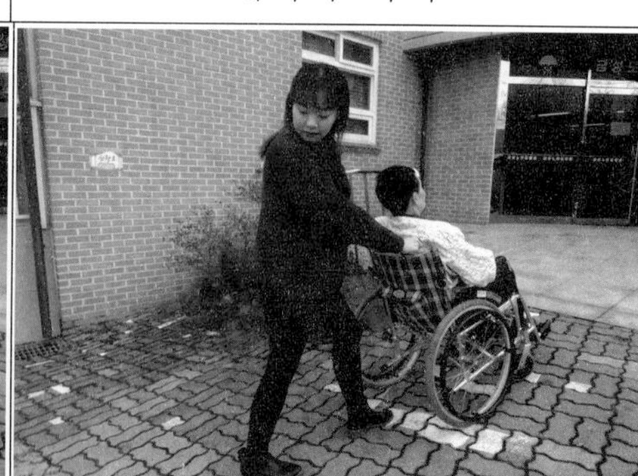

〔그림 3-4〕 돕기 기본 방법 II

3.5 울퉁불퉁한 길

휠체어 앞바퀴를 들어 올려 뒤로 젖힌 상태에서 이동한다. 크기가 작은 앞바퀴가 지면에 닿게 되면 휠체어를 앞으로 밀기가 힘들고, 대상자가 진동을 많이 느끼기 때문이다.

울퉁불퉁한 길 이동하기
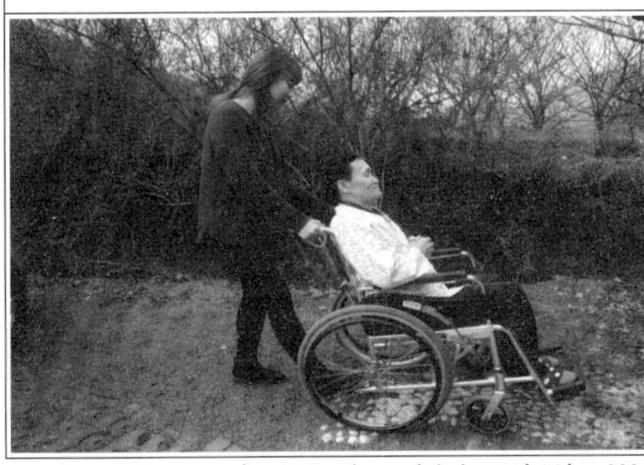

〔그림 3-5〕 돕기 기본 방법 Ⅲ

3.6 엘리베이터 타고 내리기

뒤로 들어가서 앞으로 밀고 나온다. 이는 엘리베이터 층 버튼에 쉽게 접근할 수 있으며, 나갈 때 돌려야하는 불편함을 피할 수 있기 때문이다.

들어가기	나가기
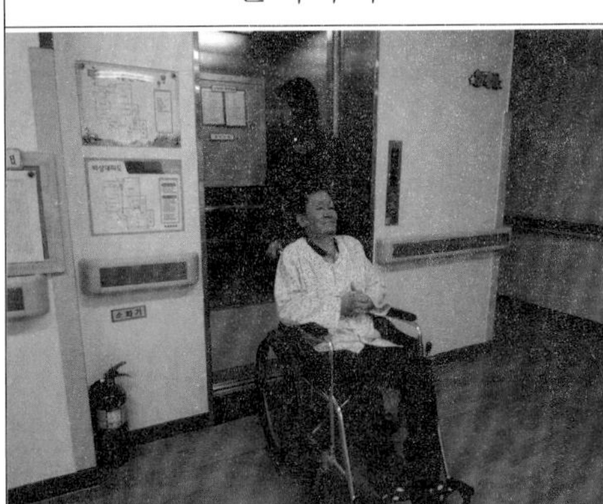	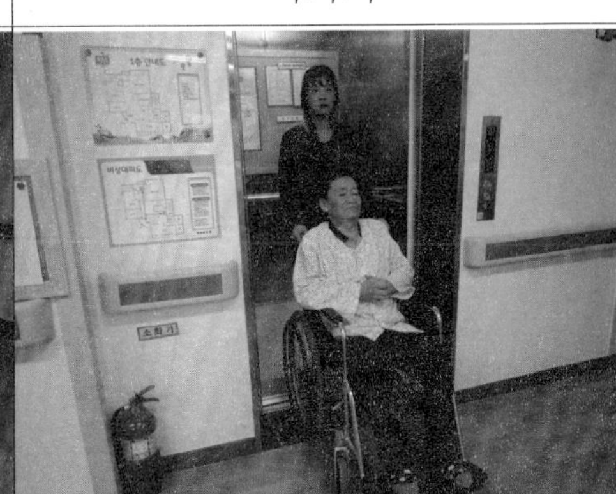

〔그림 3-6〕 돕기 기본 방법 Ⅳ

4. 침대에서 휠체어로 옮기기

4.1 방법

1) 대상자에게 휠체어로 옮겨 앉는 것에 대해 설명한다.

2) 대상자의 건강한 쪽 침대난간에 붙이 다음 반드시 잠금장치를 잠근다.

3) 발 받침대는 다리가 걸리지 않도록 젖혀 놓는다.

4) 대상자의 양발이 휠체어 앞쪽 바닥을 지지하도록 한다.

5) 케어자의 무릎으로 대상자의 마비측 무릎을 지지하여 준다.

6) 대상자가 건강한 쪽 손으로 고정된 휠체어 팔걸이를 잡도록 한다.

7) 케어자 쪽으로 허리를 굽히면서 양발을 축으로 하여 몸을 회전시켜 휠체어에 앉힌다("일어섭니다. 또는 하, 둘, 셋" 등의 말을 한다).

8) 대상자의 뒤에서 겨드랑이 밑으로 케어자의 손을 넣어 의자 깊숙이 앉힌다(또는 상체와 골반을 좌.우 교대로 기울여 엉덩이를 교대로 옮긴다).

9) 앉은 후 발 받침대를 펴고 발을 받침대에 올려놓는다.

10) 대상자를 옮길 때 휠체어 위치를 잘못하면 낙상을 당할 수 있으니 주의한다.

침대에서 휠체어로 옮기기

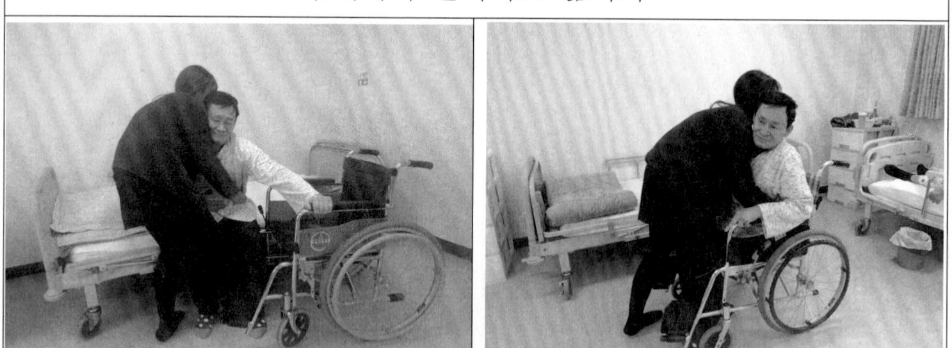

〔그림 3-7〕 돕기 기본 방법 V

5. 휠체어에서 침대로 옮기기

5.1 방법

1) 대상자의 건강한 쪽이 침대와 붙여서 평행이 되도록 휠체어를 두고 잠금장치를 잠근다.

2) 케어자는 휠체어 말 받침대를 올리고, 발을 바닥에 내려놓아 대상자 발이 바닥을 지지하게 한다.

3) 케어자 무릎으로 대상자의 마비측 무릎을 지지한 상태에서 대상자가 허리를 굽혀서 건강한 손으로 침대를 지지하게 한다.

4) 케어자는 대상자 겨드랑이 밑으로 손을 넣어 등을 지지하고 일으켜 세운다.

5) 다리를 들어 올려 침대에 눕힌다.

휠체어에서 침대로 이동

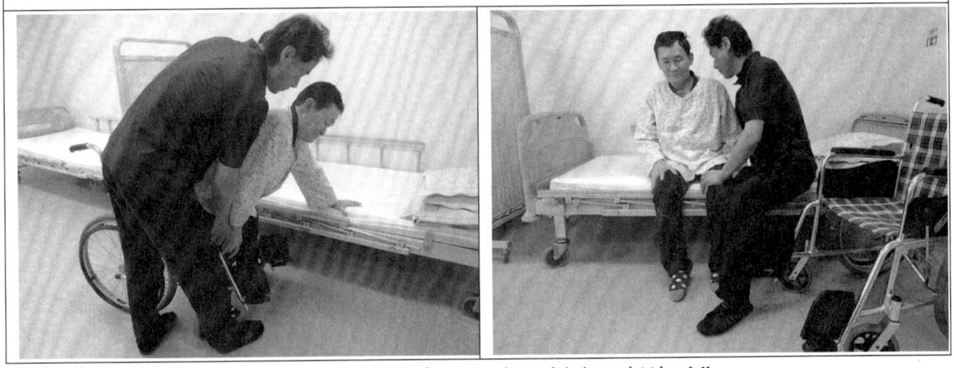

〔그림 3-8〕 돕기 기본 방법 Ⅵ

6. 바닥에서 휠체어로 옮기기

6.1 방법

1) 대상자 가까이에 휠체어를 가져와 잠금장치를 잠근다. 대상자

는 바닥에 무릎을 대고 한 손으로 준비한 휠체어를 잡게 한다.

2) 대상자 양쪽 무릎을 바닥에 지지한 상태로 무릎을 꿇고 엉덩이를 들어 허리를 편다.

3) 케어자는 대상자 뒤에서 한 손으로 허리를 잡아주고 한손은 어깨를 지지하여 준다.

4) 대상자 건강한 쪽 무릎을 세워 천천히 일어나도록 도와주어 휠체어에 앉힌다.

바닥에서 휠체어로 옮기기

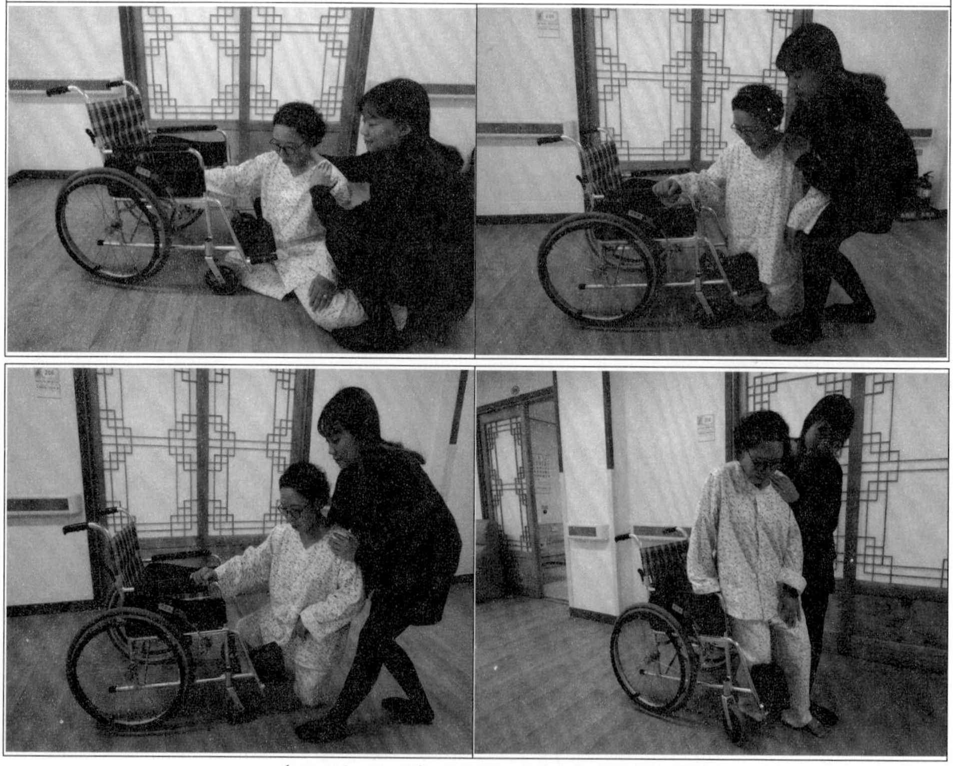

〔그림 3-9〕 돕기 기본 방법 Ⅶ

7. 휠체어에서 바닥으로 옮기기

7.1 방법

1) 휠체어 잠금장치를 잠그고 발 받침대를 올려 발을 바닥에 내려놓는다.

2) 케어자는 대상자의 마비측 옆에서 어깨와 몸통을 지지해 준다.

3) 대상자는 건강한 손으로 바닥을 짚고 건강한 다리에 힘을 주어 바닥에 내려앉는다.

4) 케어자는 대상자가 이동하는 동안 상체를 지지하여 준다.

휠체어에서 바닥으로 이동

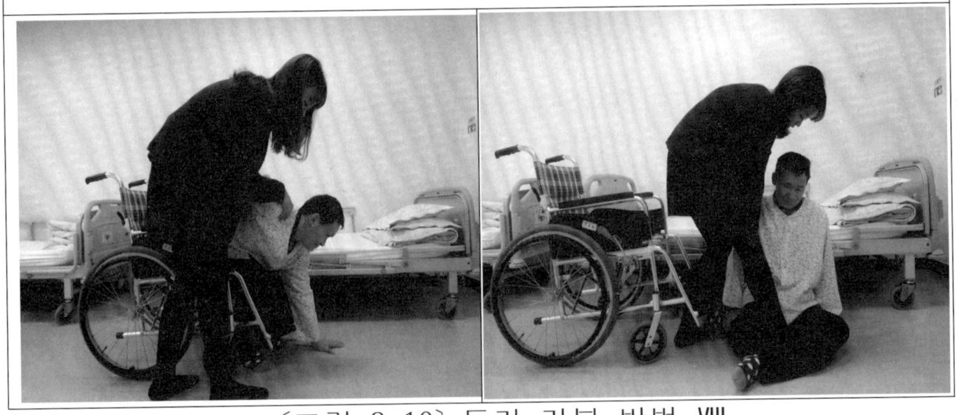

〔그림 3-10〕 돕기 기본 방법 Ⅷ

제2절 성인용 보행기 사용 돕기

보행기란 보행은 가능하지만 혼자서 걷기 힘든 대상자들의 실내 및 실외의 보행을 보조해주는 도구이다. 다양한 종류가 있으므로 대상자에게 맞는 보행기를 선택하여야 한다.

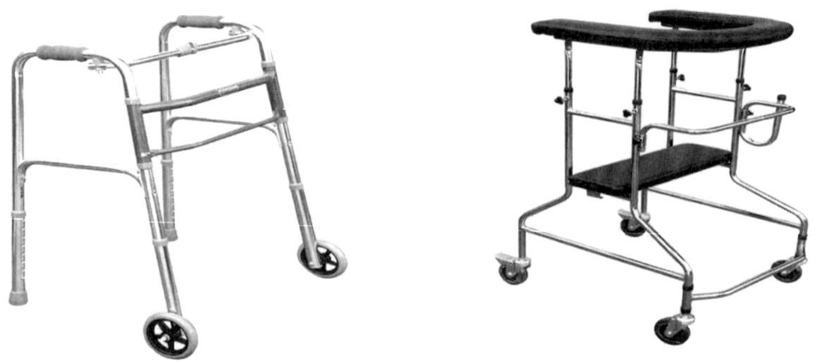

〔그림 3-11〕 보행기

1. 보행기 점검

1.1 보행기 종류를 확인한다. 보행기의 손잡이, 고무받침이 닳지 않았는지 확인한다.

1.2 접이식 보행기라면 펼친 후 잠김 버튼이 완전히 채워졌는지 확인한다.

1.3 미끄러지지 않는 양말과 신발을 신도록 돕는다.

1.4 대상자 앞에 보행기를 두고, 바퀴를 잠그고 대상자가 일어서도록 돕는다.

1.5 보행기는 대상자의 팔꿈치가 약 30도로 구부러지도록 대상자 둔부 높이도 조절한다.

2. 보행기 사용법

2.1 보행기 앞에 바른 자세로 선다.

2.2 보행기를 앞으로 한 걸음 정도 옮긴다.

2.3 보행기 쪽으로 한 쪽 발을 옮긴다.

2.4 나머지 한쪽 발을 먼저 옮긴 발이 나간 지점까지 옮긴다.

2.5 케어자는 대상자의 뒤쪽에 서서 보행 밸트를 잡고 걷는다.

바른 자세	나쁜 자세
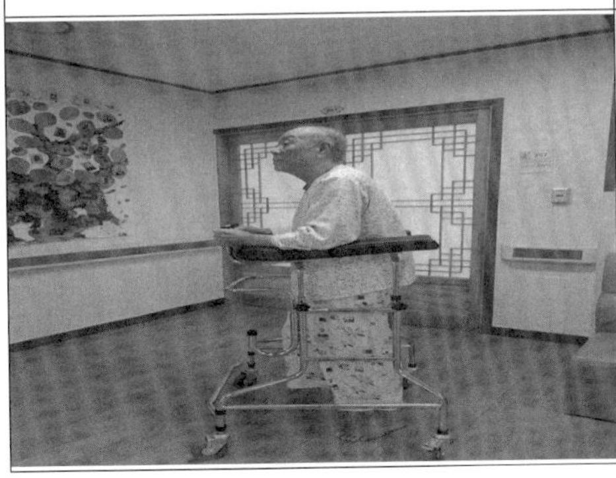	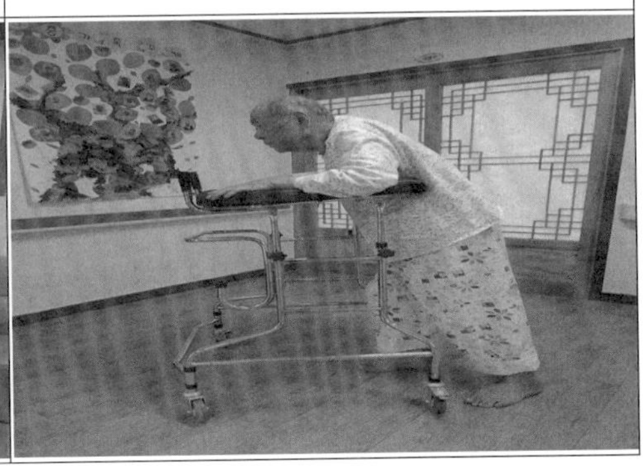

보행기 이동방법	
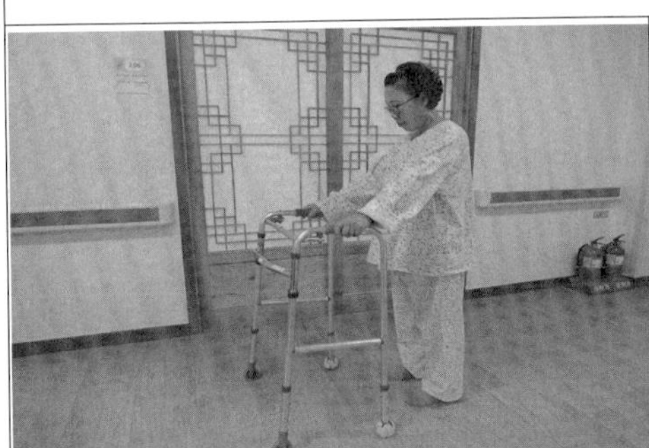	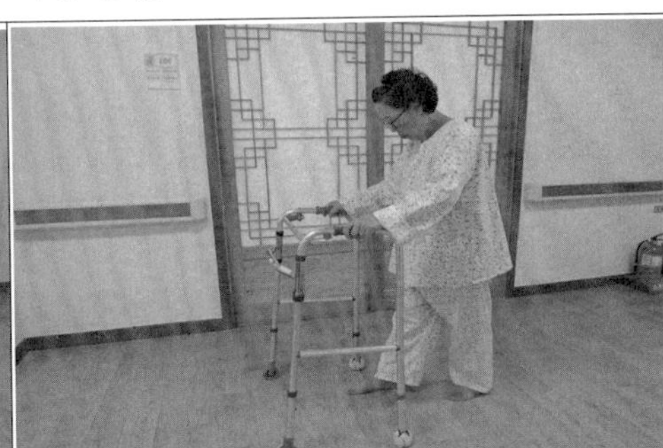

〔그림 3-12〕 보행기 사용법

제4편

건강한 생활

제1장 | 응급처치

제2장 | 기본 심폐소생술

제3장 | 건강관리

제4장 | 재난관리

제1장 응급처치

제1절 뼈, 관절, 근육의 손상

1. 골절

1.1 골절의 사정

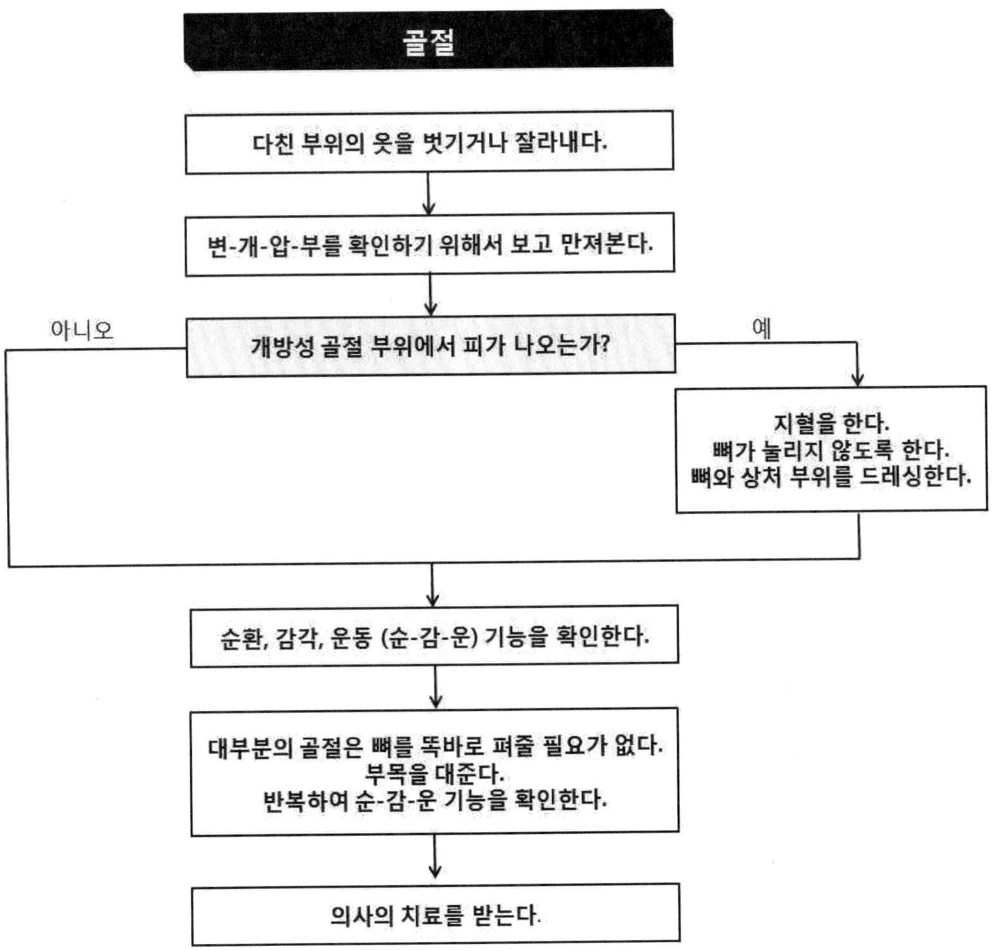

〔그림 4-1〕 골절의 사정

출처: 대한응급구조사협회 · 황정연(2006). 응급처치와 심폐소생술. 도서출판 한미의학.

1.2 사지의 기능 확인

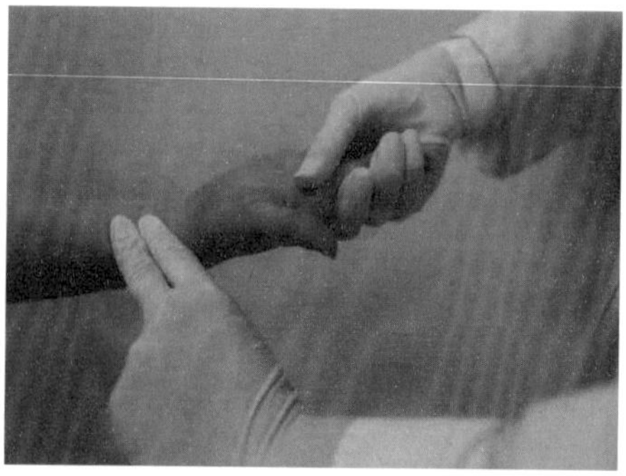

1. 순환기능 - 손목의 맥박

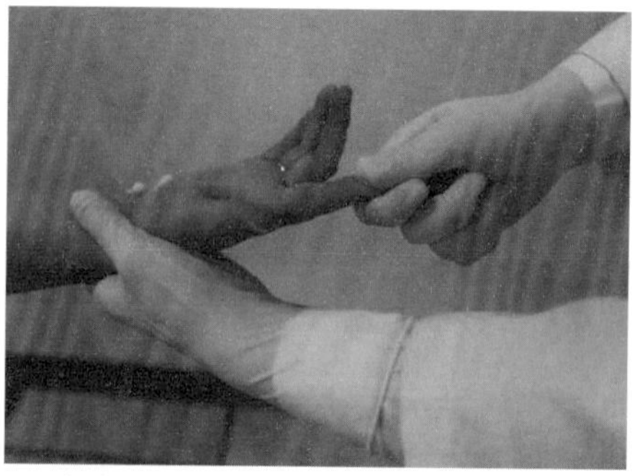

2. 감각기능 - 손가락을 쥐어본다.

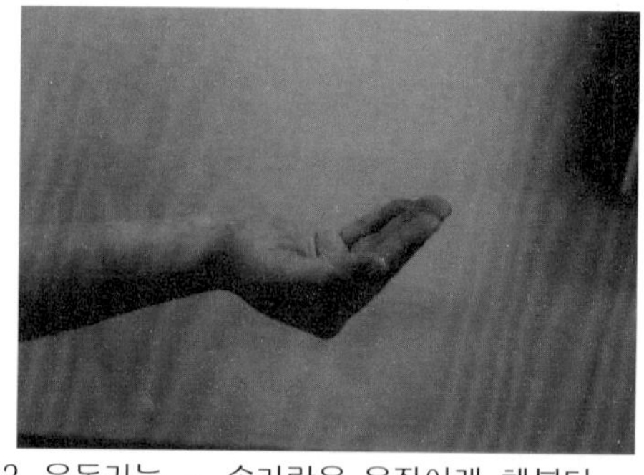

3. 운동기능 - 손가락을 움직이게 해본다.

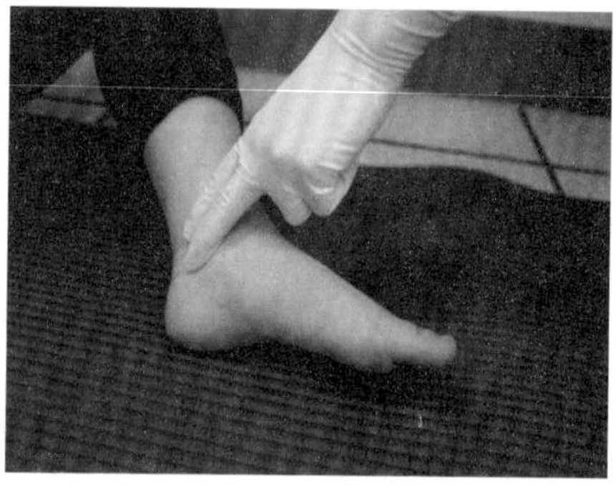

4. 순환기능 - 발목의 맥박

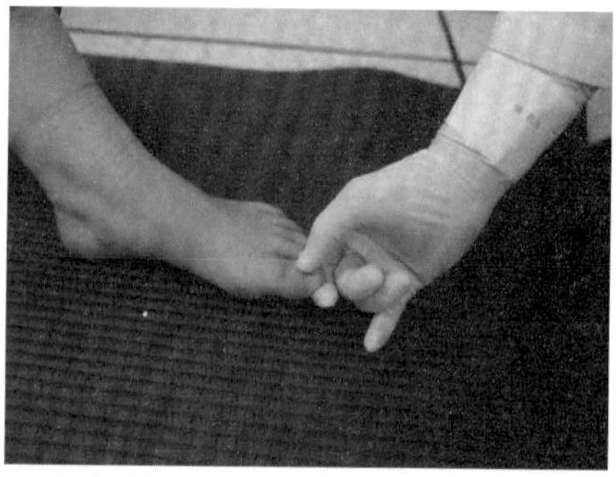

5. 감각기능 - 발가락을 쥐어본다.

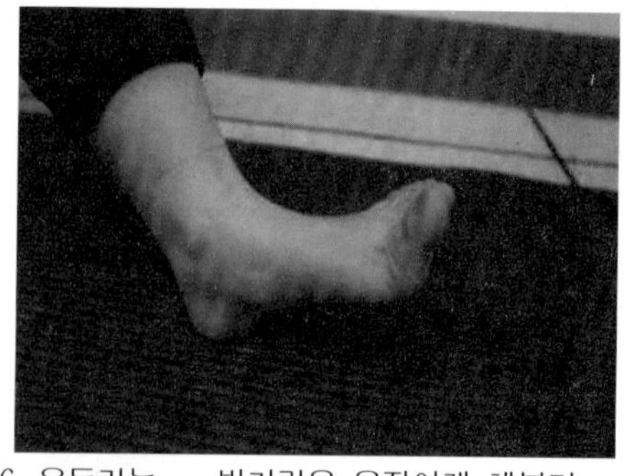

6. 운동기능 - 발가락을 움직이게 해본다.

〔그림 4-2〕 사지의 순환기능, 감가기능, 운동기능 확인

1.3 처치

1) 부목 고정

모든 골절과 탈구는 반드시 옮기기 전에 고정시킨다. 특히 골절이나 탈구가 의심되면 부목을 대준다.

<table>
<tr><td>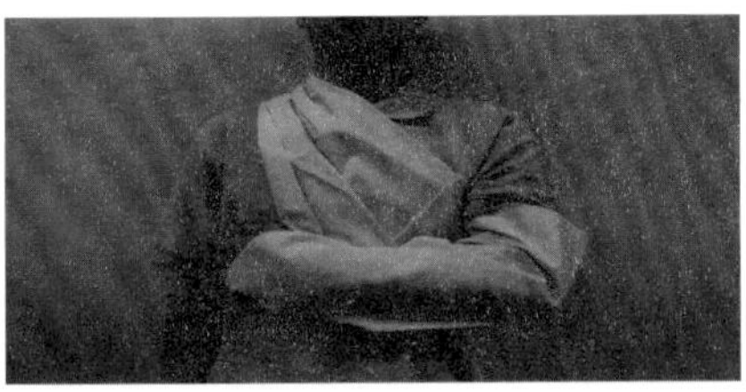</td><td>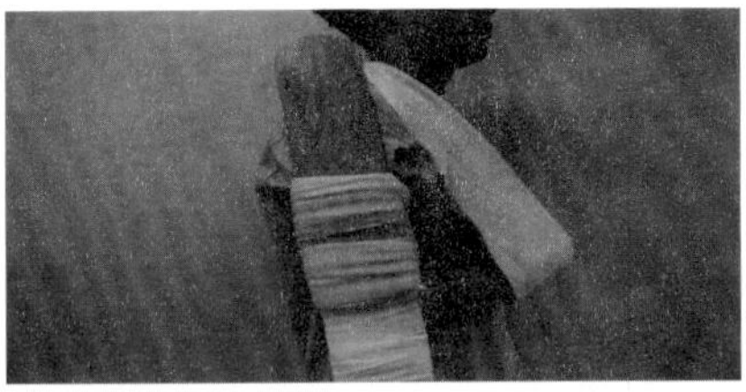</td></tr>
<tr><td>팔걸이: 어깨와 빗장뼈가 다쳤을 때</td><td>위팔(상완골)</td></tr>
<tr><td rowspan="3">①
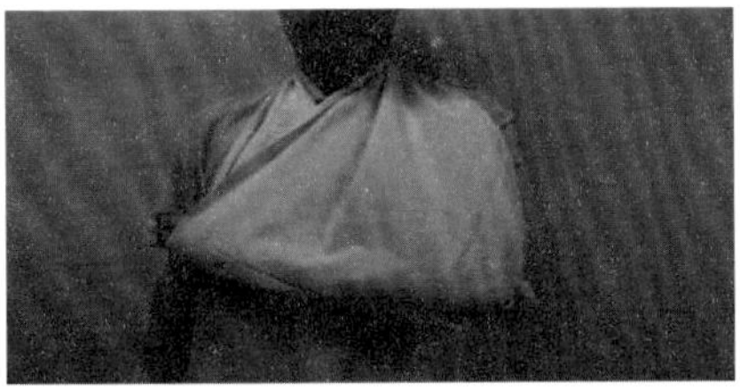
②
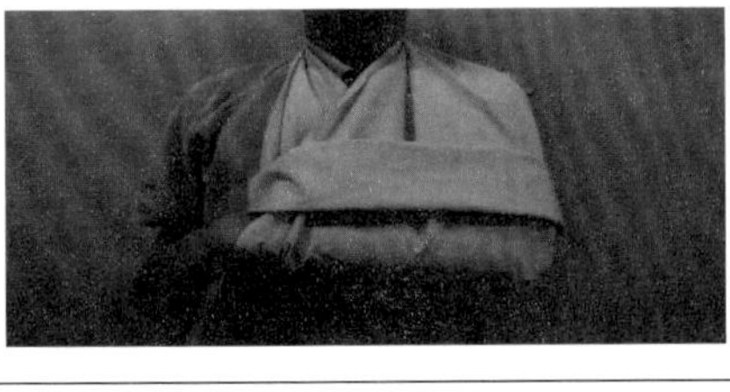</td><td>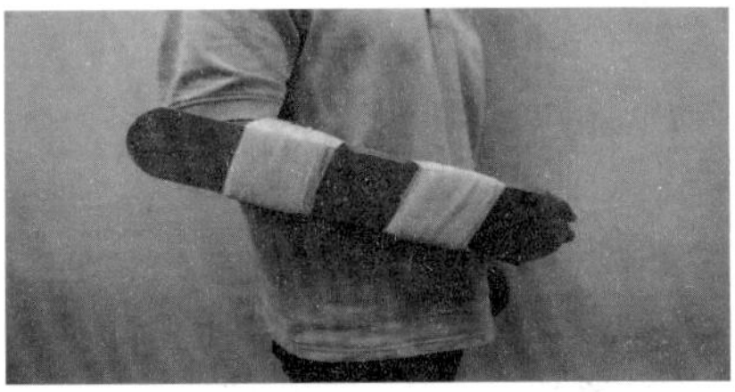</td></tr>
<tr><td>아래팔(요골/척골)</td></tr>
<tr><td>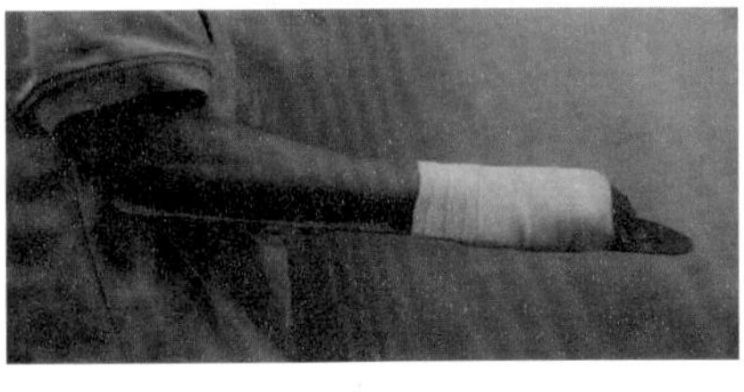</td></tr>
<tr><td>위팔(상완)이 다쳤을 때 팔걸이와 붕대를 한다.</td><td>손과 손가락</td></tr>
</table>

[그림 4-3] 위팔(상완)

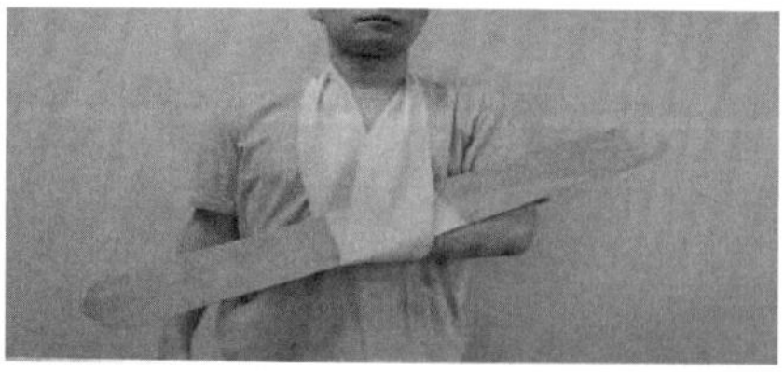	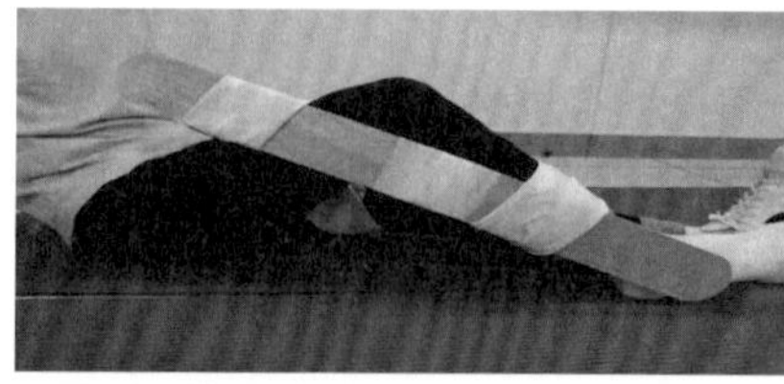
팔꿈치를 구부린 자세	무릎을 구부린 자세
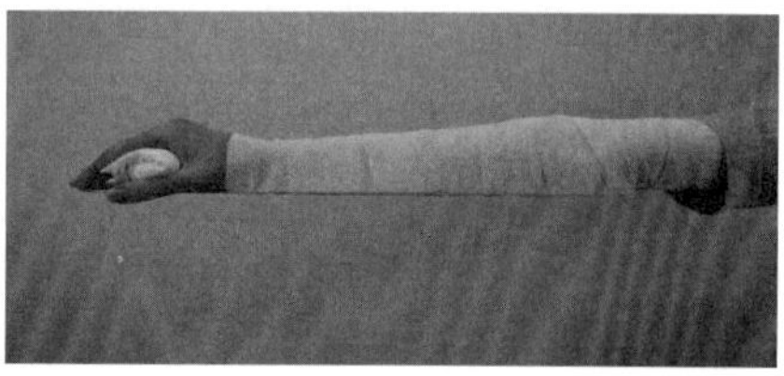	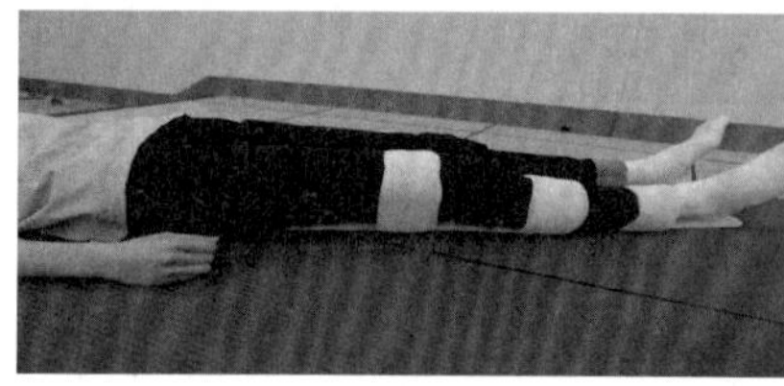
팔꿈치를 곧게 편 자세	무릎을 곧게 편 자세

〔그림 4-4〕 팔꿈치와 무릎

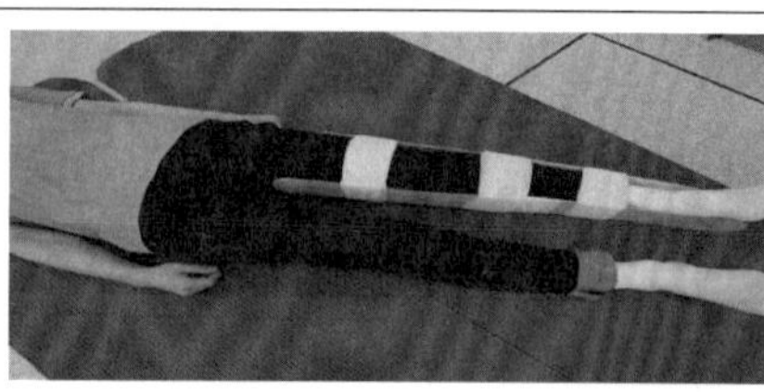	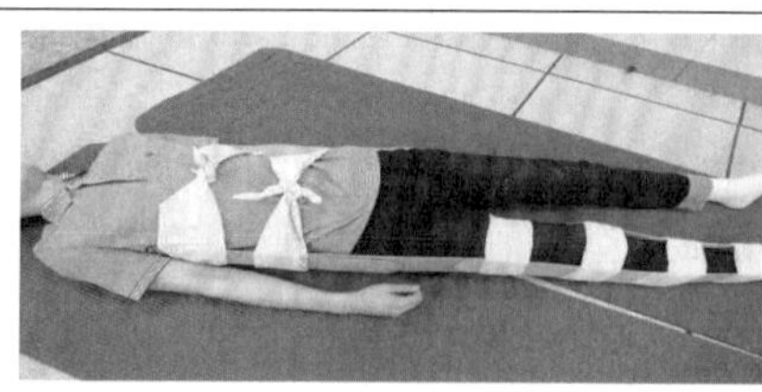
정강이(경골/비골)	허벅지(대퇴골)
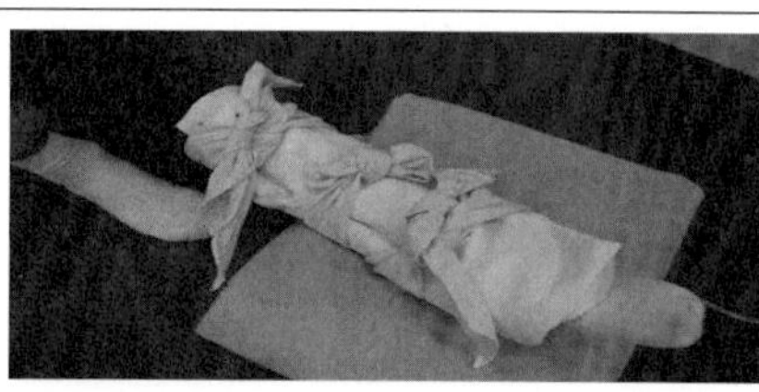	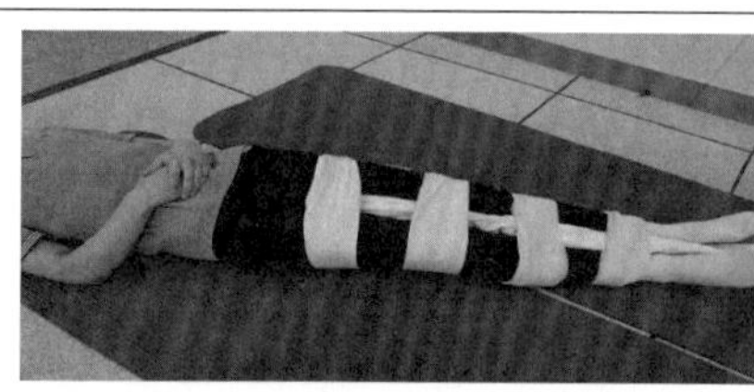
발목/발	자가부목: 다리를 이용한 경우
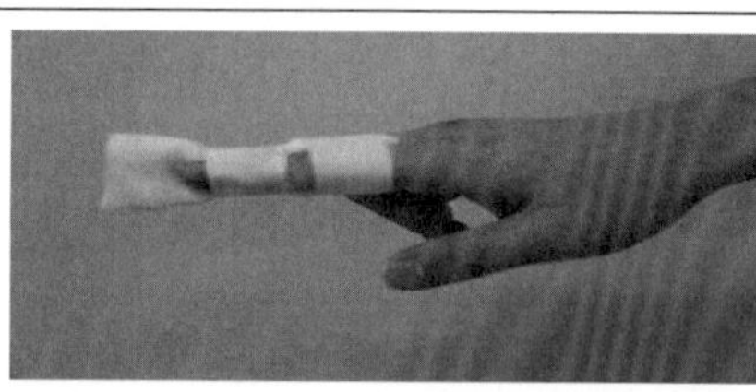	
자가부목: 손가락/발가락을 이용한 경우	

〔그림 4-5〕 다리

2. 관절손상 및 근육손상

2.1 관절손상 및 근육 손상의 사정

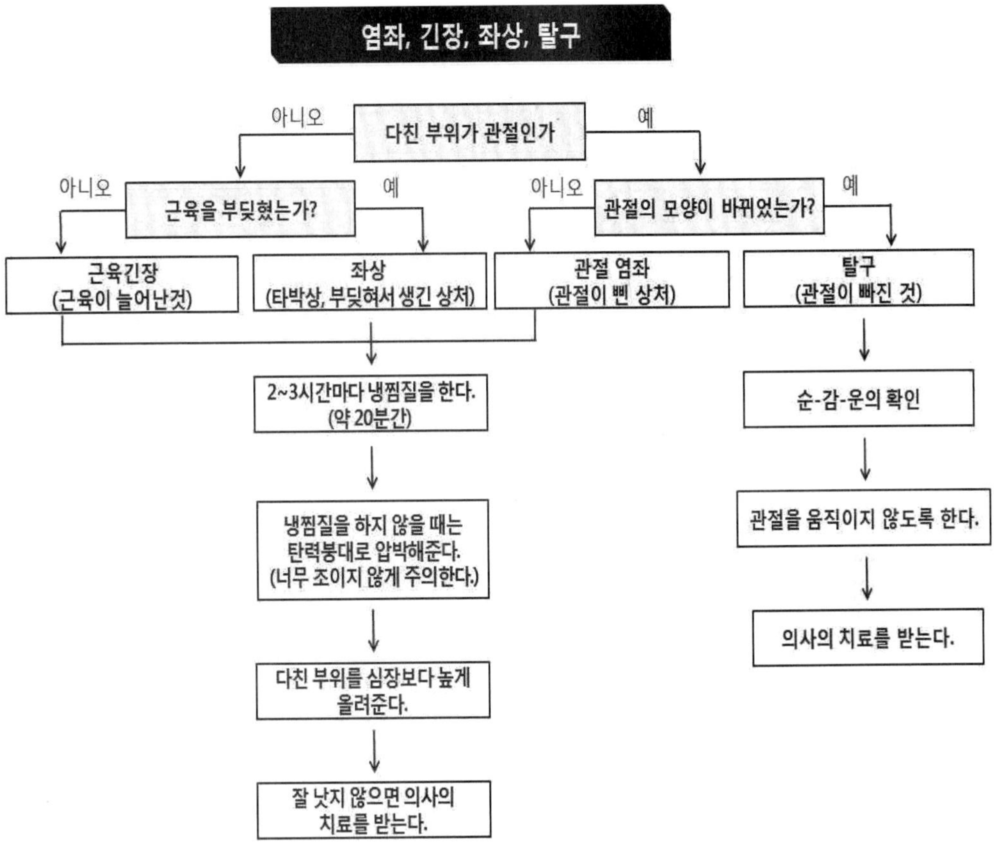

〔그림 4-6〕 관절·근육 손상사정

출처: 대한응급구조사협회 · 황정연(2006). 응급처치와 심폐소생술. 도서출판 한미의학.

2.2 발목손상의 사정

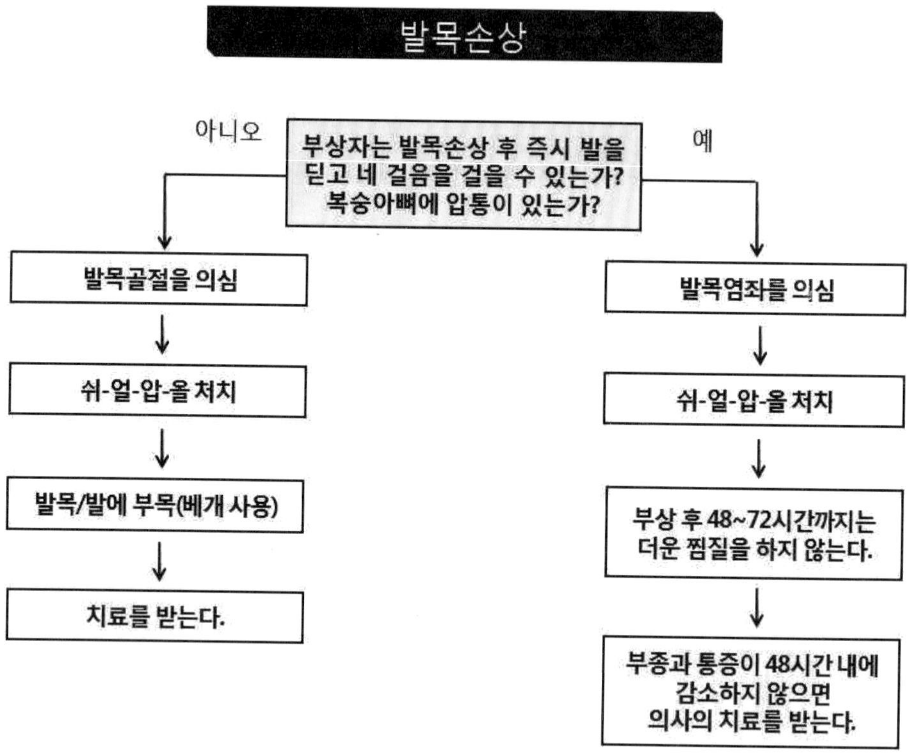

〔그림 4-7〕 발목 손상사정

출처: 대한응급구조사협회 · 황정연(2006). 응급처치와 심폐소생술. 도서출판 한미의학.

2.3 발목의 응급처치법

1) 주의사항

- 한 번에 20~30분 이상 얼음 팩을 대지 않는다. 동상이나 신경손상을 입을 수 있다. 재사용할 때에는 1시간이 지난 후 적용한다.
- 순환기 질환, 레이노병(사지 동맥의 수축으로 순환이 잘 되지 않는 병), 찬 것에 대한 알레르기, 과거에 동상을 입었던 부위는 얼음찜질을 하지 않는다.
- 얼음찜질을 너무 빨리 중단하게 되면 효과가 없을 수 있다.
- 탄력붕대를 너무 꽉 감지 않는다. 너무 꽉 감으면 혈액순환을 방해할 수 있다.

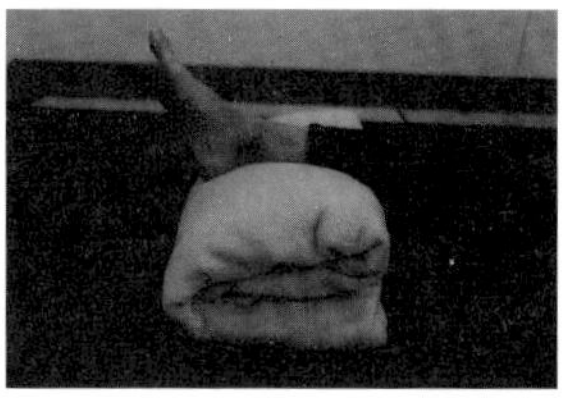	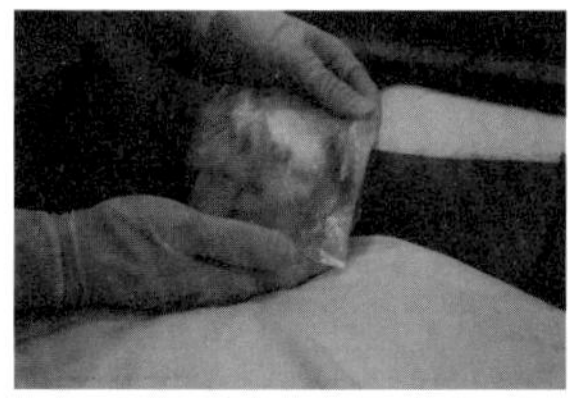	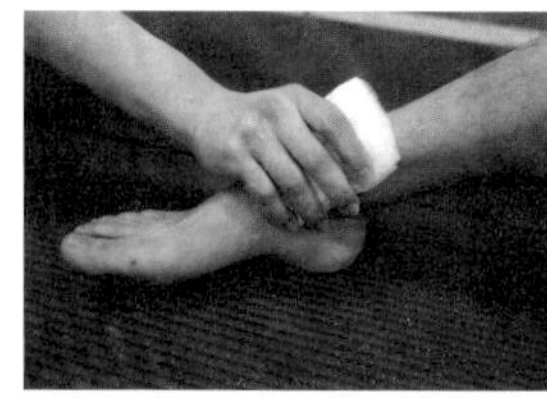
1. 쉬게 한다. 손상부위를 움직이지 않도록 한다. 계속 움직이면 악화되고, 회복이 느리며, 통증은 커지고, 출혈이 심해진다. 편안한 자세로 앉거나 누워있게 한다. 이렇게 하면 다친 곳으로 혈액이 덜 가게 된다.	2. 얼음 팩을 댄다.	3. 통증부위에 직접 압박을 가하여 국소적 종창을 줄인다.
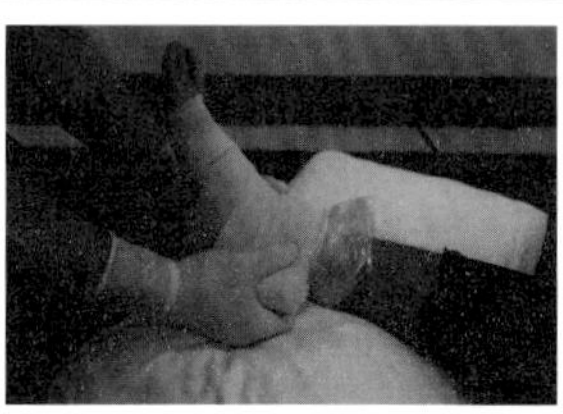	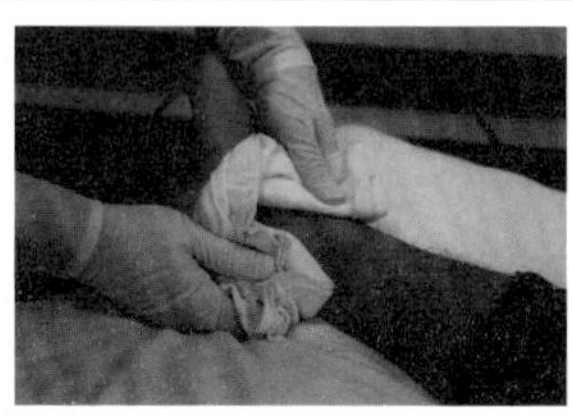	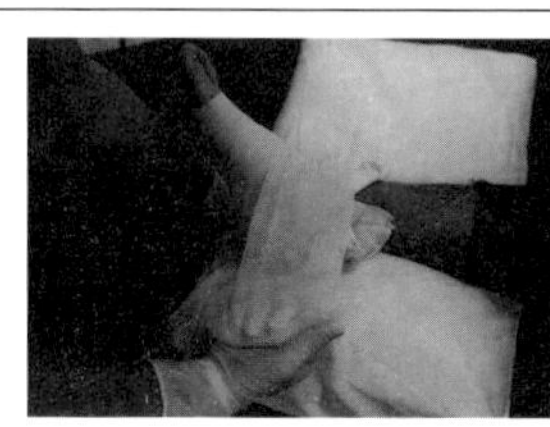
4. 탄력붕대로 얼음 팩을 고정시킨다.	5. 얼음찜질을 중단하고, 복숭아뼈 주위에 U자 모양으로 천을 댄다.	6. 탄력붕대로 U자 모양의 천을 고정시킨다.
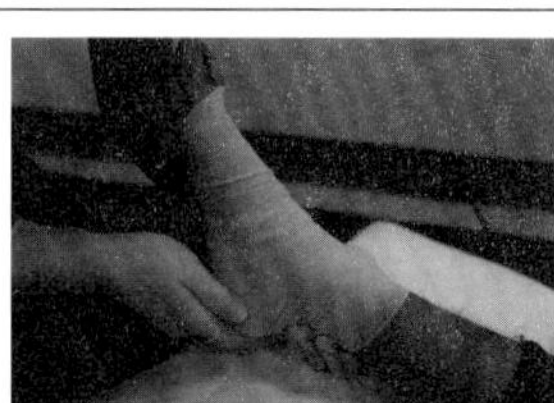	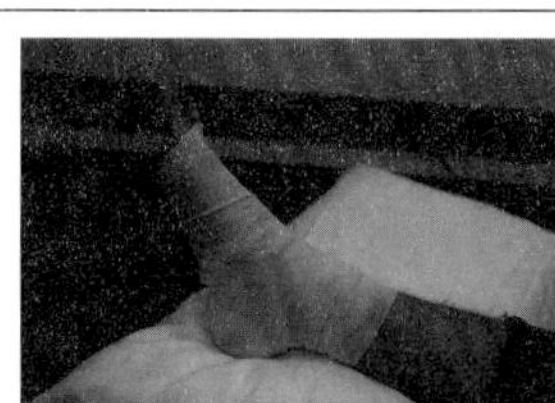	
7. 발꿈치부터 발가락 가까이까지 감는다.	8. 다친 곳을 올려주면 부종과 통증을 줄일 수 있다. 얼음찜질을 하거나 붕대를 감을 때는 편안한 자세로 그 부위를 올려준다. 다친 곳은 가능하면 심장보다 높게 해준다.	

〔그림 4-8〕 발목 응급처치법

제2절 외상 및 출혈

1. 외상

1.1 머리손상의 사정

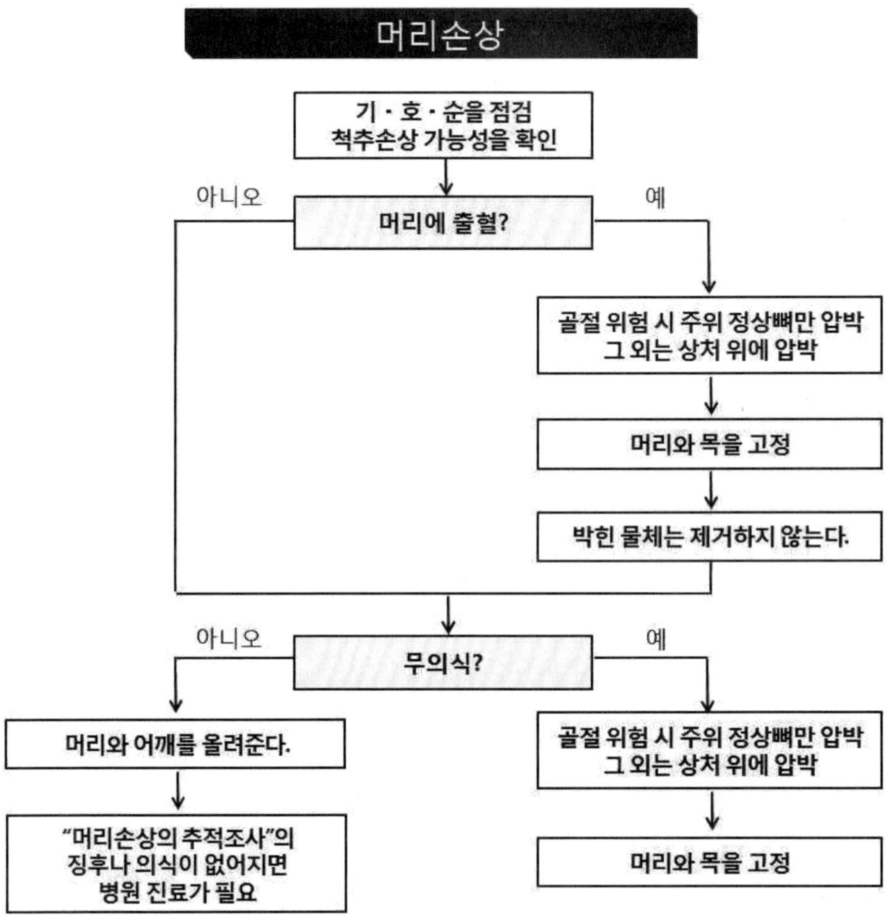

〔그림 4-9〕 머리손상 사정

출처: 대한응급구조사협회 · 황정연(2006). 응급처치와 심폐소생술. 도서출판 한미의학.

1) 머리손상 추적조사

머리를 다친 지 48시간 이내에 다음과 같은 징후가 나타나면 병원으로 가야 한다.

- 두통: 두통이 일어날 수 있다. 그러나 1~2일 이상 지속되거나, 더 심해진다면 검사가 필요하다.
- 메스꺼움과 구토: 메스꺼움이 2시간 이상 계속되거나, 한 번 구토를 하고 나서 몇 시간 만에 다시 구토를 한다면 병원에 가야 한다.
- 졸음: 다친 사람을 자게 해도 되지만, 적어도 2시간 간격으로 깨워 의식 상태와 지남력을 확인한다. 다친 사람이 반응이 없거나, 혼미하거나, 지남력이 없으면 구급차를 불러 병원으로 간다.
- 시력문제: 물체가 이중으로 보인다거나, 양 눈을 함께 움직이지 못하거나, 동공의 한쪽이 다른 쪽보다 크다면 병원으로 가야 한다.
- 행동(운동): 다친 사람이 전과 같이 팔이나 다리를 사용할 수 없거나, 불안정하게 걸으면 병원에 가야 한다.
- 말(언어): 말이 느려지거나, 우둔해지거나, 발음을 잘 못하거나, 할 수 없다면 병원에 데리고 간다.
- 발작이나 간질: 다친 사람이 스스로 억제할 수 없는 강한 경련(발작)이나 일련의 근육경련이 있다면 병원으로 데리고 간다.

2) 주의사항

- 귀나 코에서 혈액이나 뇌척수액이 흘러나오는 것을 막지 않는다. 두개골 내 압력이 높아질 수 있기 때문이다.
- 다리를 올리지 않는다. 다리를 올리면 두개골 내 압력이 높아지기 때문이다.
- 머리에 박힌 물체를 빼내지 말고 큰 드레싱으로 그 자리에 고정시킨다.
- 두개골의 개방성 상처는 닦지 않는다. 뇌에 감염을 일으킬 수 있기 때문이다.

1.2 눈손상의 사정

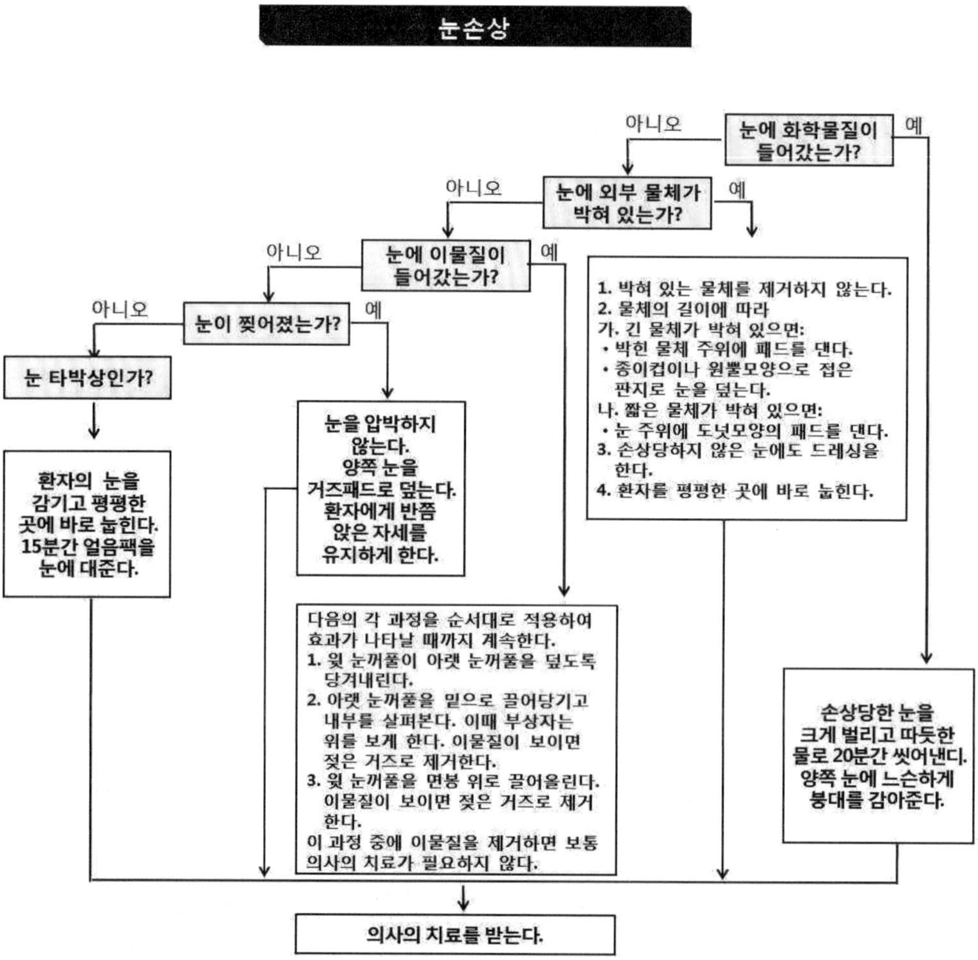

〔그림 4-10〕 눈손상 사정

출처: 대한응급구조사협회 · 황정연(2006). 응급처치와 심폐소생술. 도서출판 한미의학.

1) 눈의 관통상

(1) 처치

- 어떤 물체도 움직이지 않고 고정시켜야 한다.
- 다치지 않은 눈도 가린다. 이는 교감성 안구운동(다치지 않은 눈이 움직이면 다친 눈도 같이 움직인다)을 방지하고, 더 이상의 손상을 막기 위함이다.

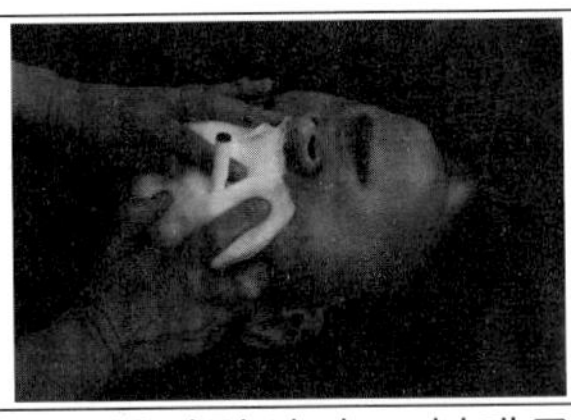	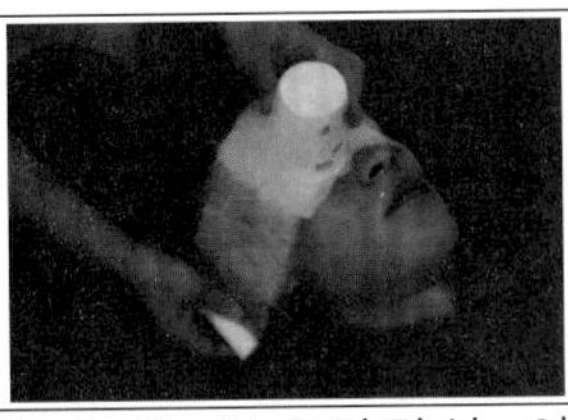	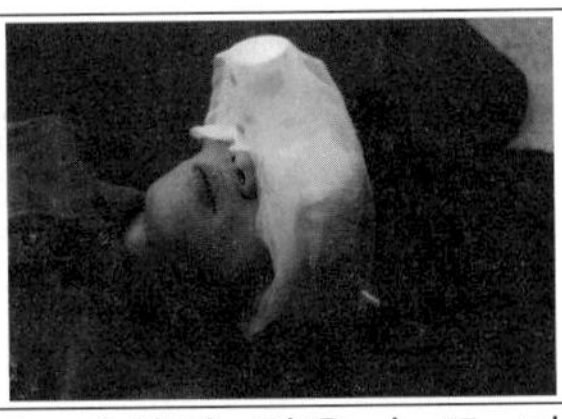
1. 종이컵이나 붕대로 만든 도넛 모양의 패드로 부상당한 눈을 보호한다.	2. 눈을 보호하면서 이물체가 움직이지 않도록 붕대를 감는다.	3. 다치지 않은 눈도 가려주어 안구가 움직이지 않도록 한다.

〔그림 4-11〕 눈 관통시의 처치

(2) 주의사항

- 눈을 물로 씻어서는 안 된다.
- 눈에 박힌 물체를 제거하려고 하지 않는다.
- 다친 안구나 박힌 물체를 누르지 않는다.

2) 화학약품에 의한 눈의 화상

(1) 처치

- 물로 눈을 즉시 씻어낸다. 가능하면, 따뜻한 물을 사용한다.
- 다친 사람의 머리를 수도꼭지 아래에 대거나, 깨끗한 용기에 담은 물을 눈에 20분간 지속적으로 부드럽게 붓는다.
- 눈은 안쪽에서 바깥쪽 방향으로 세척하여 화학약품이 다른 쪽 눈으로 들어가지 않도록 한다.
- 눈을 세척하는 데 도움이 되도록 가능한 한 눈을 많이 움직이도록 말해준다.
- 양쪽 눈에 차갑게 적신 드레싱을 대고 느슨하게 붕대로 감는다.

(2) 주의사항

- 화학약품을 중화시키려 하지 않는다. 대개 물은 구하기 쉽고, 눈을 세척하는데 아주 좋다.
- 눈에 붕대를 감을 때 단단히 감지 않는다.

1.3 치아손상의 사정

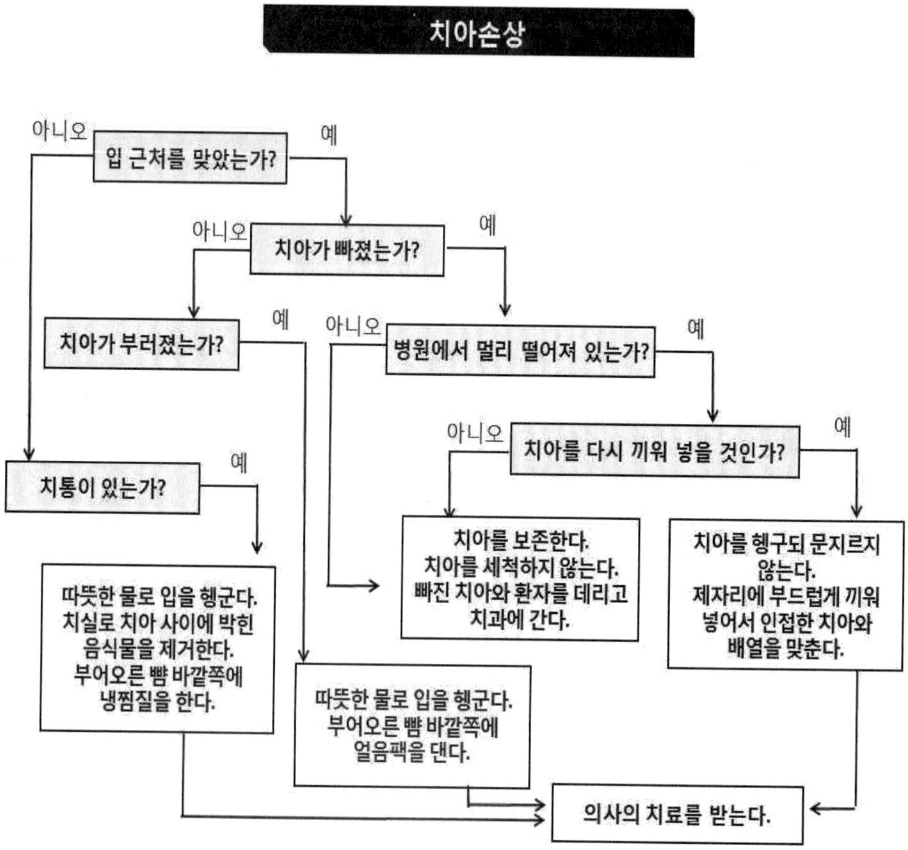

〔그림 4-12〕 치아손상의 사정

출처: 대한응급구조사협회 · 황정연(2006). 응급처치와 심폐소생술. 도서출판 한미의학.

1) 빠진 치아

(1) 처치

- 다친 사람에게 입을 헹구게 하고, 지혈을 위해서 이가 빠진 소켓에 거즈패드를 댄다.
- 치아를 찾아서 치관을 잡고 처리하되, 뿌리(치근)에 손을 대지 않도록 하여 인대섬유의 손상을 줄인다.
- 빠진 치아의 가장 좋은 장소는 원래 있던 소켓 안이다. 즉시 재삽입이 가능하지 않으면 치아를 입 안에 넣어 물기를 유지하며 병원에 가야 한다.

Save-a-Tooth라는 키트를 이용하면 인대섬유의 생존기간을 6~12시간 연장할 수 있다. 키트가 없을 때는 찬 우유를 사용할 수 있다.

- 치아를 재삽입하였더라도 치아를 가지고 즉시 치과 의사를 찾아간다.

(2) 주의사항

- 빠진 치아는 물이나 구강세정액, 알코올, 베타딘 등에 넣지 않는다.
- 빠진 치아는 탈지우유나 물에 탄 분유 및 요구르트 등에 넣지 않는다.
- 반쯤 빠진 치아는 빼지 않는다.

1.4 척추손상의 사정

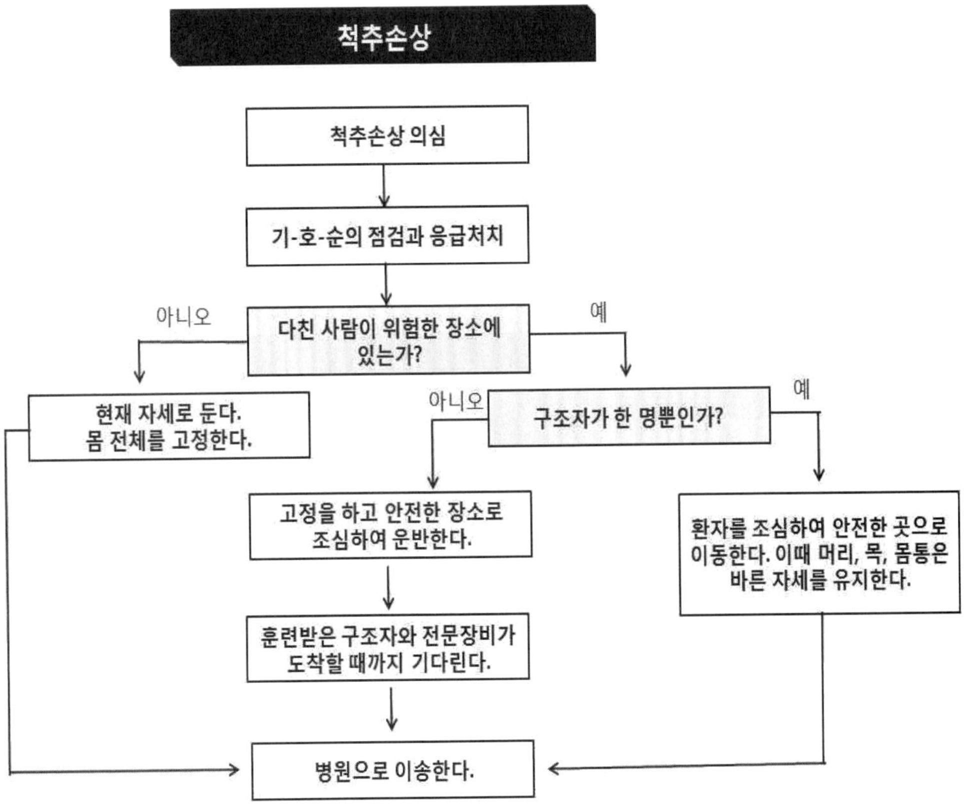

〔그림 4-13〕 척추 손상의 사정

출처: 대한응급구조사협회 · 황정연(2006). 응급처치와 심폐소생술. 도서출판 한미의학.

1) 처치

- 움직이지 않도록 고정시킨다.
- 기도, 호흡, 순환기능을 점검한다.

2) 척추손상 점검사항

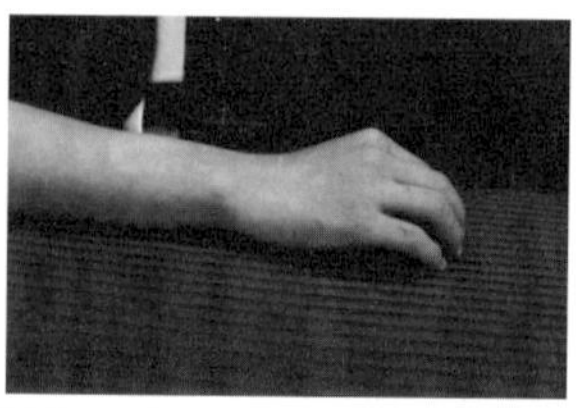	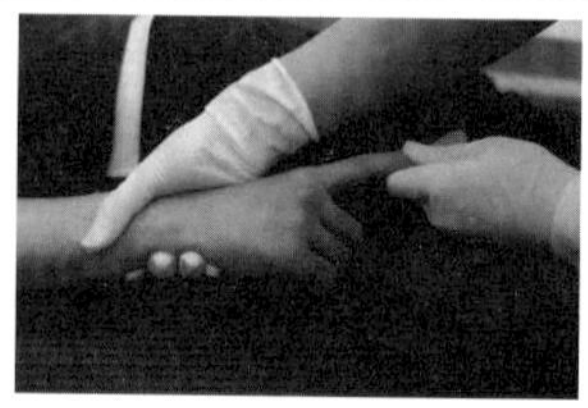	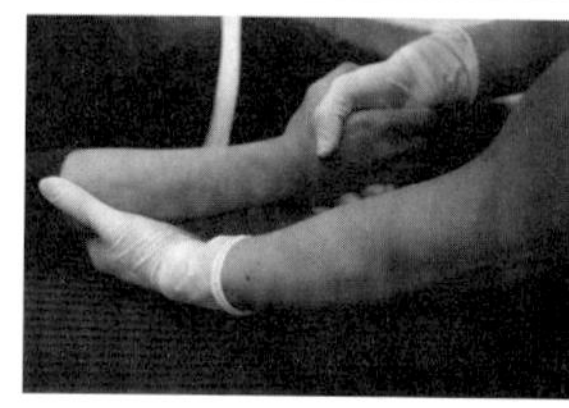
1. 부상자가 손가락을 움직인다.	2. 구조자가 부상자의 손가락을 만진다.	3. 부상자가 구조자의 손을 꽉 쥔다.

〔그림 4-14〕 의식이 있는 부상자의 상지검사

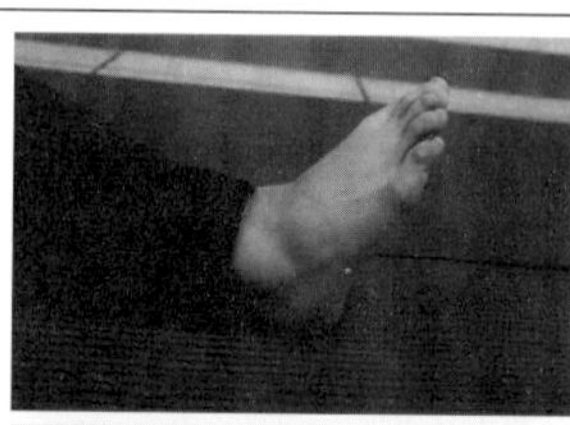 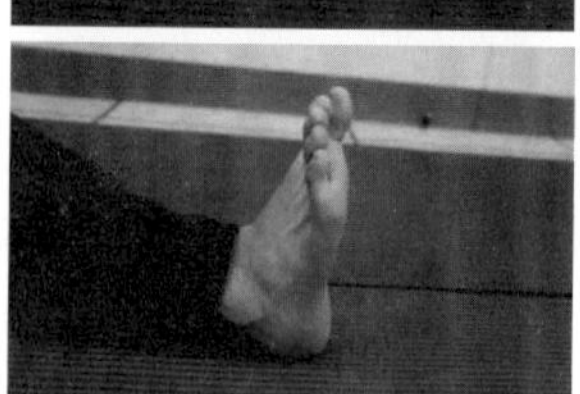	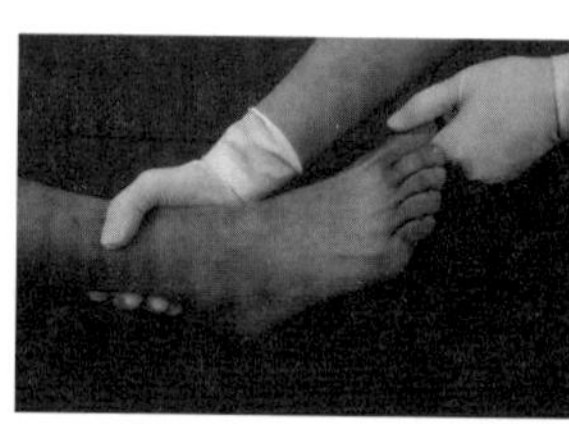	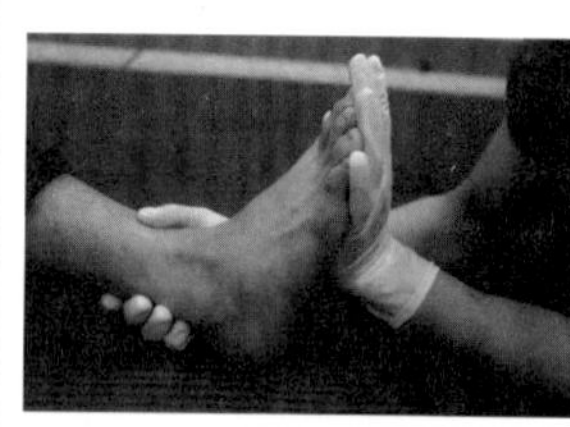
1. 부상자가 손가락을 움직인다.	2. 구조자가 부상자의 손가락을 만진다.	3. 부상자가 발로 구조자의 손을 민다.

〔그림 4-15〕 의식이 있는 부상자의 하지검사

1.5 가슴손상의 사정

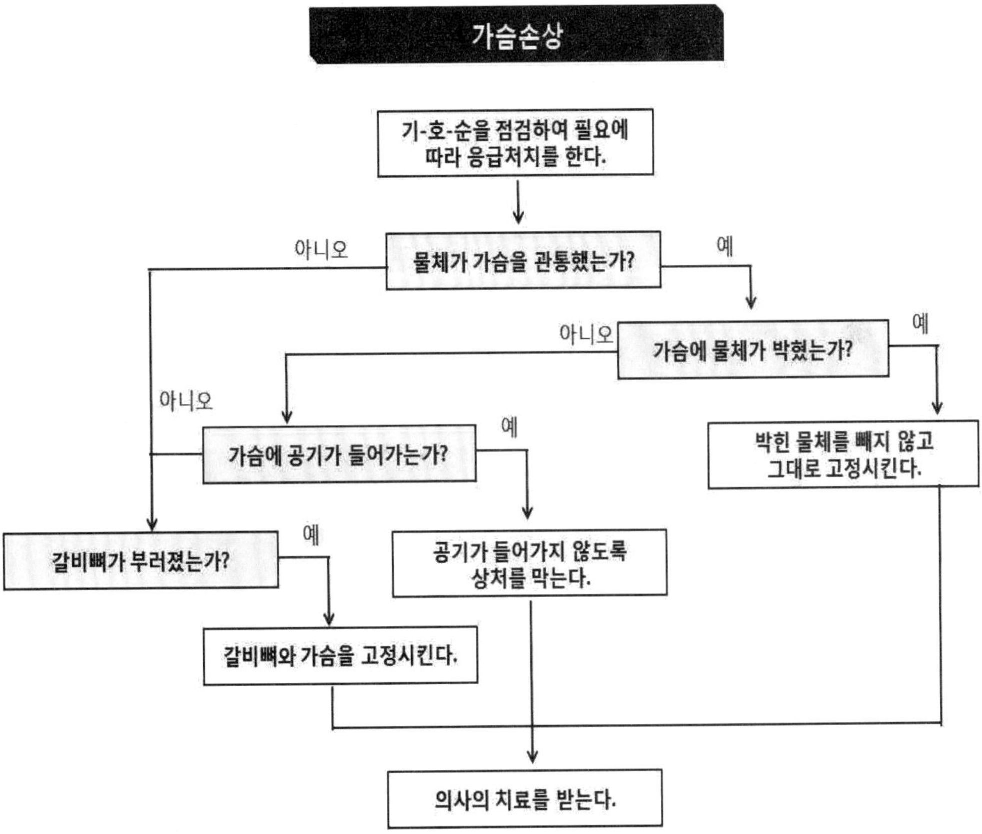

〔그림 4-16〕 가슴손상의 사정

출처: 대한응급구조사협회 · 황정연(2006). 응급처치와 심폐소생술. 도서출판 한미의학.

1) 처치

- 박혀있는 물체가 움직이지 않도록 고정시킨다.
- 삽입된 물체는 현장에서 절대 제거하여서는 안 된다.
- 기도, 호흡, 순환기능을 점검한다.

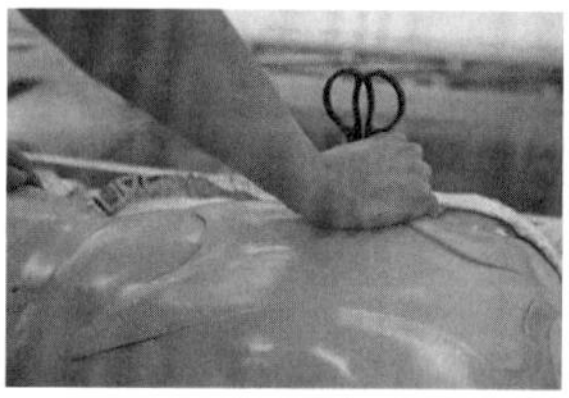	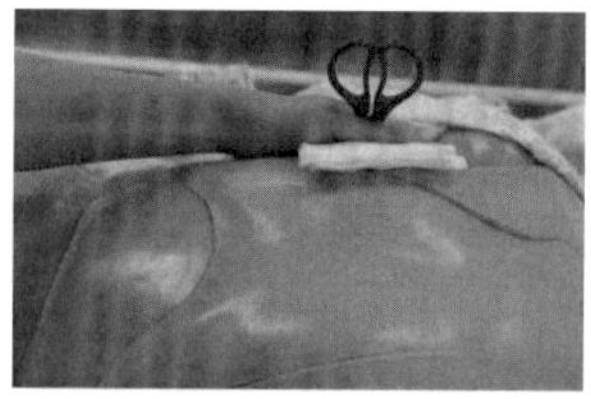	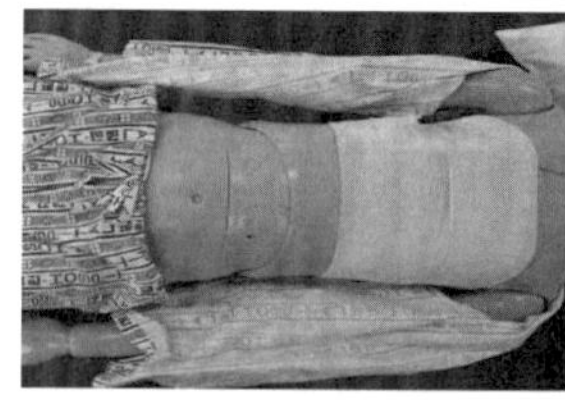
1. 호흡 확인 후 상처부위가 지저분하면 생리식염수로 세척한다.	2. 관통된 이물질의 둘레를 붕대로 지지하여 이물질의 움직임을 방지한다.	3. 붕대로 지지된 이물질이 움직이지 않도록 고정한다.

〔그림 4-17〕 흉부 관통상

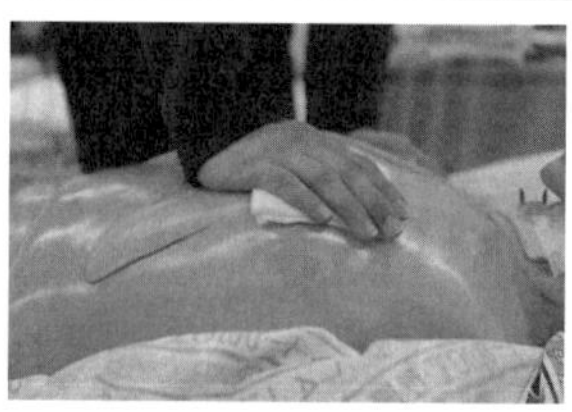	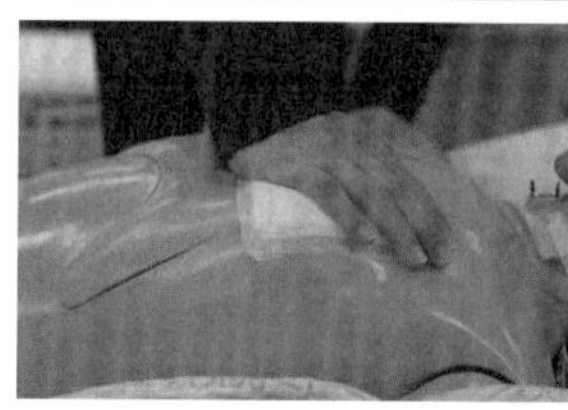
1. 환자를 안정시키고, 손상부위를 드레싱한다.	2. 거즈의 한쪽 면은 들어간 공기가 나올 수 있도록 막지 않고 3면만 밀폐시킨다(3면 드레싱).

〔그림 4-18〕 기흉

2) 기흉 환자의 응급처치 시 주의사항

- 개방된 흉부를 응급처치할 때 완전히 밀폐시키지 않는다.
- 질식 위험이 있으므로 환자에게 먹을 것이나 마실 것은 절대로 주지 않는다.

1.6 복부손상의 사정

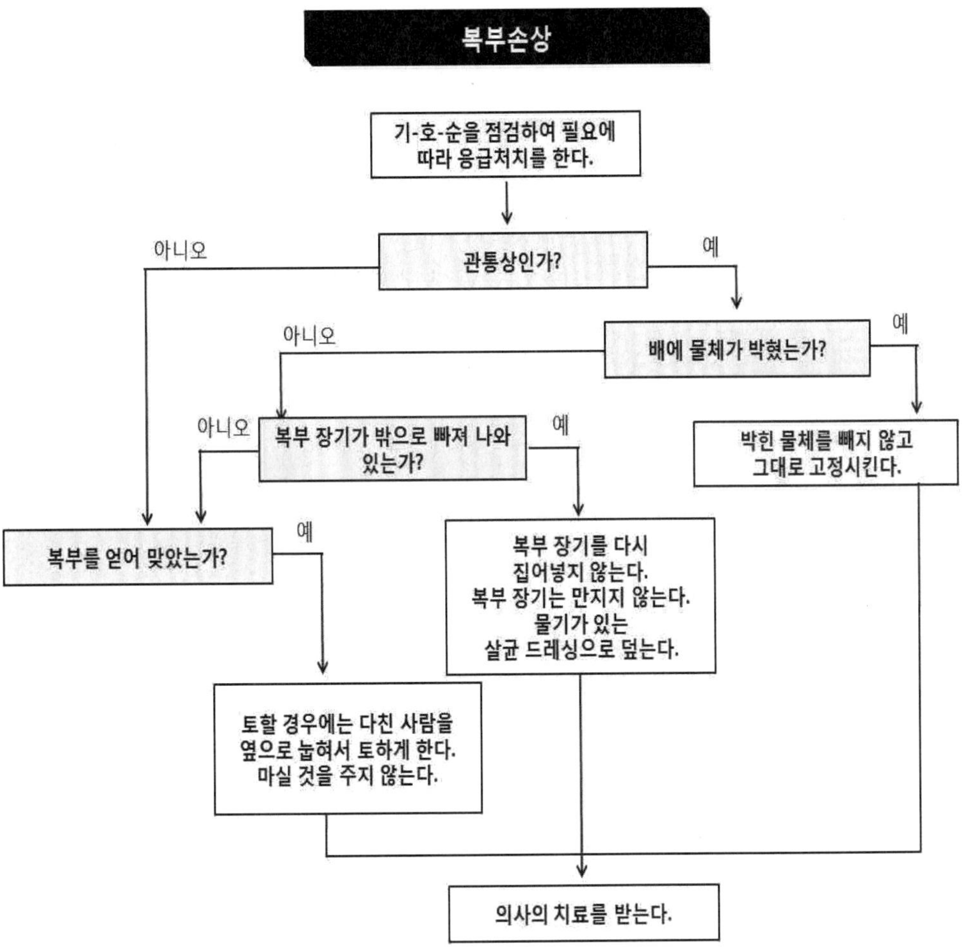

〔그림 4-19〕 복부 손상사정

출처: 대한응급구조사협회 · 황정연(2006). 응급처치와 심폐소생술. 도서출판 한미의학.

1) 처치

- 움직이지 않도록 고정시킨다.
- 기도, 호흡, 순환기능을 점검한다.

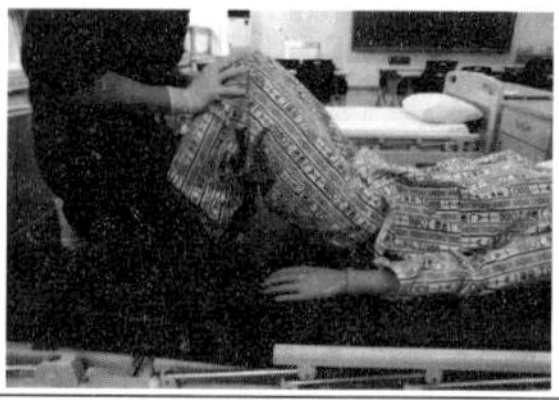	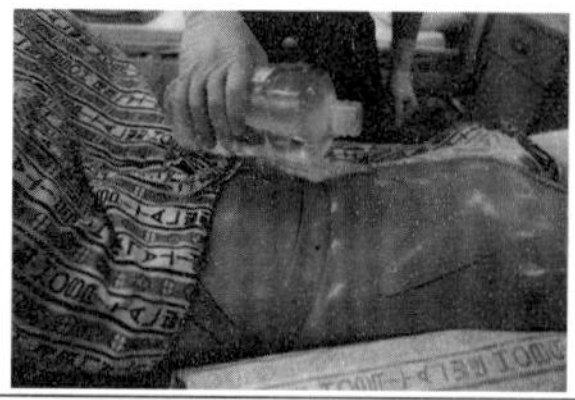	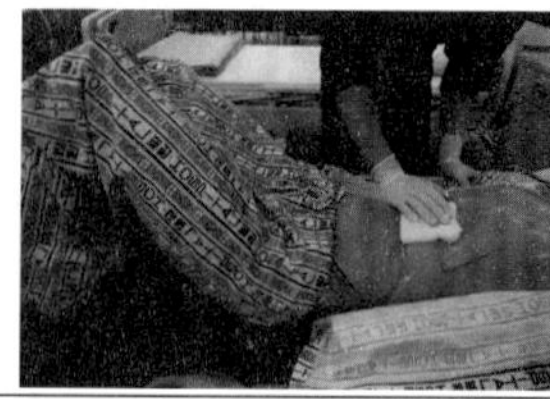
1. 배의 긴장을 줄여주기 위해 다리를 배쪽으로 당겨준다.	2. 상처부위가 지저분하면 생리식염수로 세척한다.	3. 생리식염수를 거즈에 적셔서 드레싱한다(절대로 압박하지 않는다).

〔그림 4-20〕 복부 손상

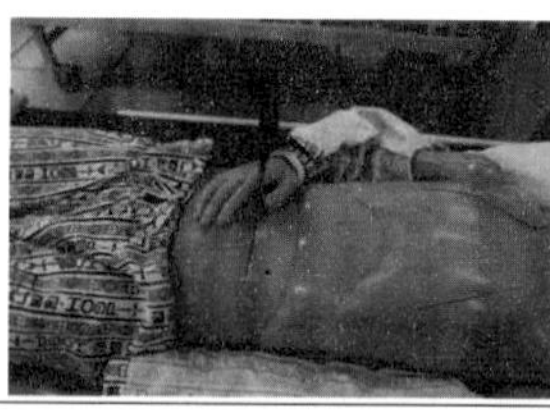	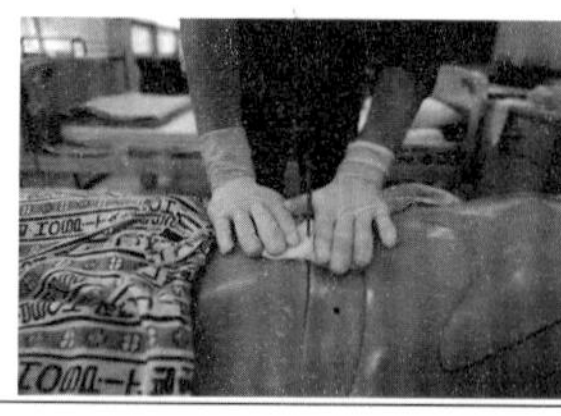	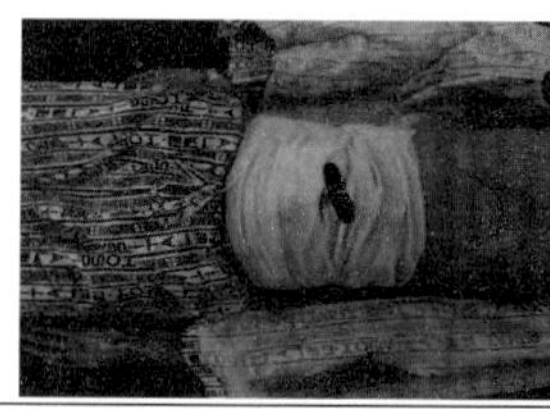
1. 상처부위가 지저분하다면 생리식염수로 세척한다.	2. 관통된 이물질의 둘레를 붕대로 지지한다.	3. 붕대로 지지된 이물질이 움직이지 않도록 고정한다.

[그림 4-21〕 복부 관통상

2) 복부 손상 및 관통상 환자의 응급처치 시 주의사항

- 환자의 의복이나 허리띠를 느슨하게 하여 복부근육을 이완시킨다.
- 깨끗한 천으로 상처부위가 건조하지 않도록 한다.
- 내부출혈의 위험이 동반되므로 처치 후 신속히 이송한다.

1.7 개방성 상처

1) 상처의 형태

- 찰과상 : 신체 일부가 딱딱한 표면에 부딪치거나 긁혀서 피부에 손상을 입은 상처

- 열상 : 피부가 찢어져서 생긴 상처
- 절상 : 끝이 예리한 물체에 찔려서 생긴 체표의 매끈한 상처
- 자상 : 칼이나 창과 같은 예리한 물체에 찔려서 생긴 상처
- 결출상 : 아직 신체에 잘라진 부위가 붙어 있는 불완전하게 절단된 상처

2) 상처 관리

- 찔린 상처 처치 시 이물질이 삽입되어 있으면 빼지 말고 거즈와 반창고로 고정한다.
- 상처가 감염에 노출되지 않도록 소독된 거즈로 덮고 청결하게 유지한다.

2. 출혈 및 쇼크

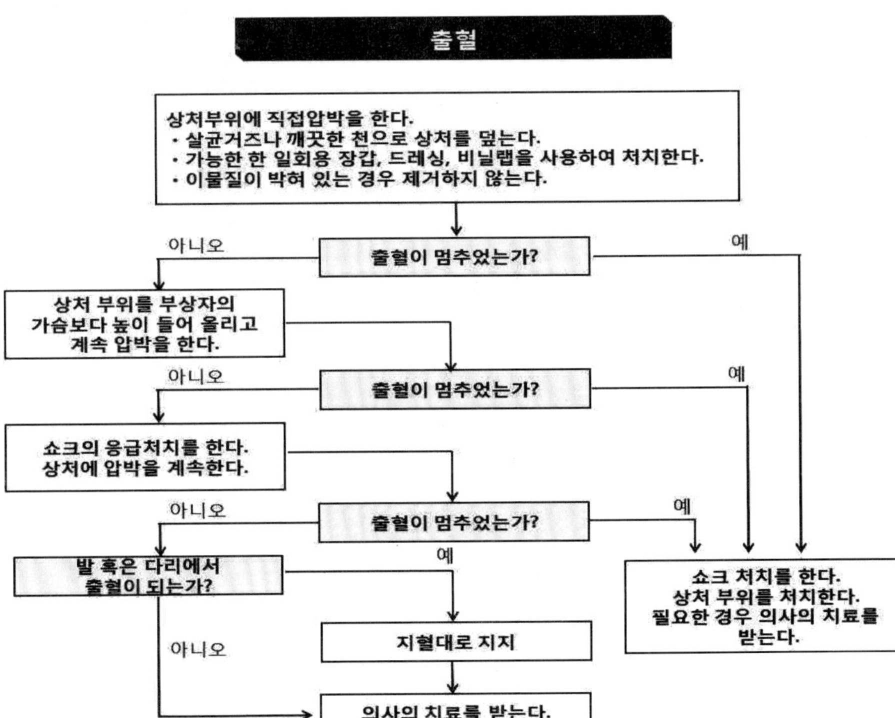

[그림 4-22] 출혈의 사정

출처: 대한응급구조사협회 · 황정연(2006). 응급처치와 심폐소생술. 도서출판 한미의학.

2.1 출혈

1) 외출혈

출혈의 형태나 상처의 종류에 관계없이 제일 먼저 출혈을 중지시키는 일이 중요하다.

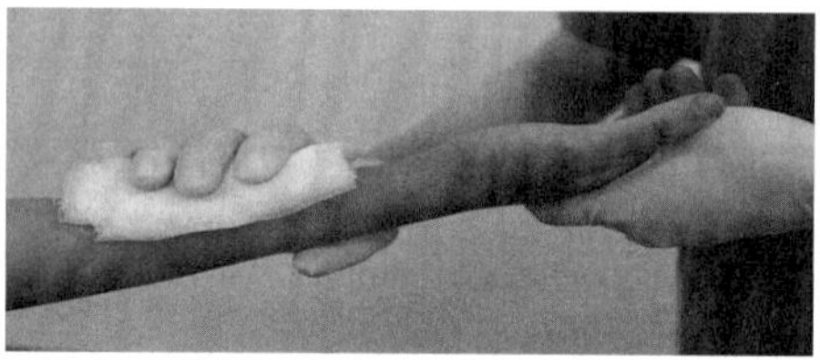

1a. 직접압박을 하면 대부분 지혈된다. 의료용 진찰장갑을 끼고 상처 위에 소독된 거즈패드나 깨끗한 헝겊을 덮어 누른다.

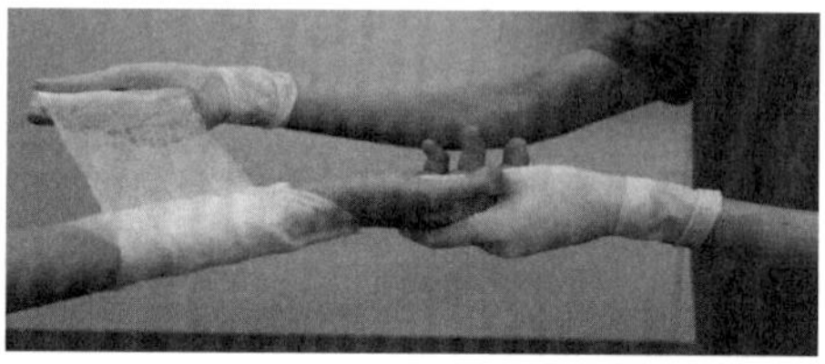

1b. 압박붕대를 해 놓으면 다른 부상자나 환자들이 볼 수 있어 좋다.

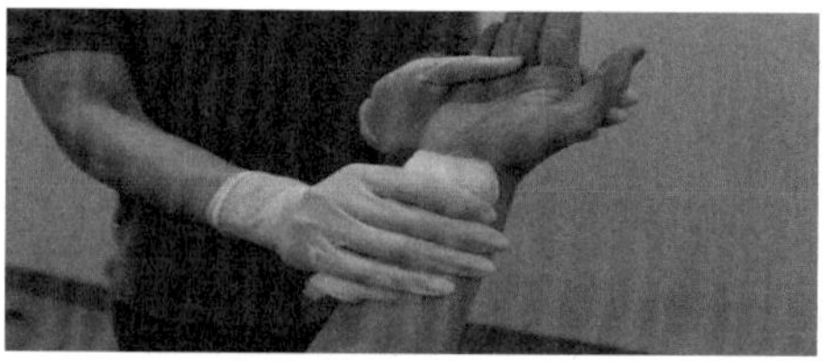

2a. 출혈이 계속되면, 상처로 가는 혈액을 줄이기 위해서 다친 곳을 올려준다. 상처 위에 직접압박을 함께 한다.

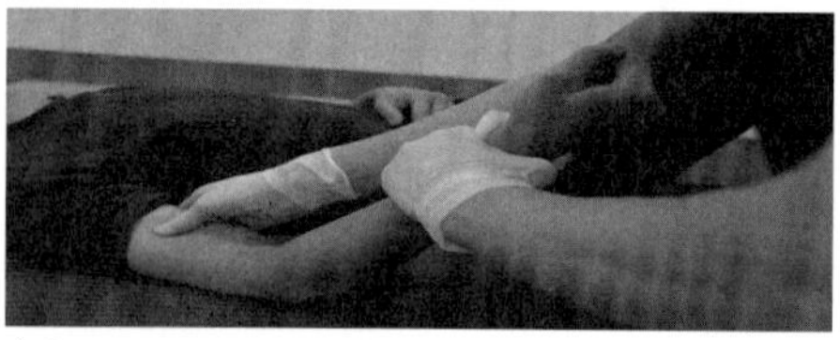

(a)

3a. 출혈이 계속될 때 압박점에 압력을 가하면 혈액의 흐름을 줄일 수 있다.

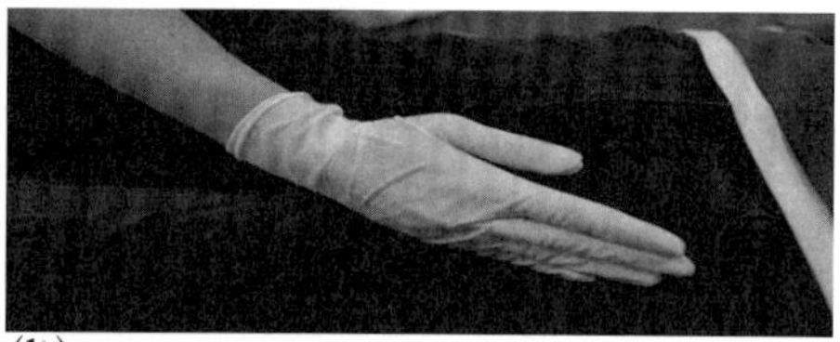

(b)

3b. 위치는 (a) 상완동맥 압박점 (b) 대퇴동맥 압박점이 있다. 상처 위에 직접압박을 같이 한다.

[그림 4-23] 출혈 처치

(1) 주의사항

- 맨손으로 상처를 접촉하지 않는다. 맨손으로 상처를 만지는 것은 최후의 선택이다. 지혈이 되고, 상처에 응급처치를 하고 난 후에는 손을 비눗물로 철저히 씻어야 한다.
- 눈의 부상, 이물체가 박힌 경우 또는 두개골 골절에서는 직접압박을 하지 않는다.
- 피에 젖은 드레싱을 제거하지 말고 그 위에 새 드레싱을 덧붙여 압박한다.
- 지혈대는 신경조직이나 혈관을 손상시킬 수 있다. 지혈대의 사용으로 팔, 다리를 절단할 수도 있다. 지혈대를 꼭 사용해야 할 경우에는 폭이 넓고 평평한 물체를 사용하여야 하고, 절대 루프나 철사를 사용해서는 안 된다. 일단 사용한 지혈대는 풀지 않는다.

(2) 비출혈 시 응급처치

- 먼저 환자를 안정시키는 것이 중요하다. 긴장하면 혈압이 상승해 출혈이 더 많아질 수 있다.
- 콧구멍에 바셀린을 묻힌 솜을 말아서 1~2cm 정도 밀어 넣고 엄지와 둘째손가락으로 코 아래 연골부분 즉 콧방울을 4~5분 이상 양쪽으로 감싸 누르고 있으면 멈출 수 있다.
- 고개를 앞으로 숙이고 얼음이나 찬물 찜질을 하는 것도 좋다.
- 피가 기도로 넘어갈 수 있으므로 목을 뒤로 젖히지 않도록 한다.

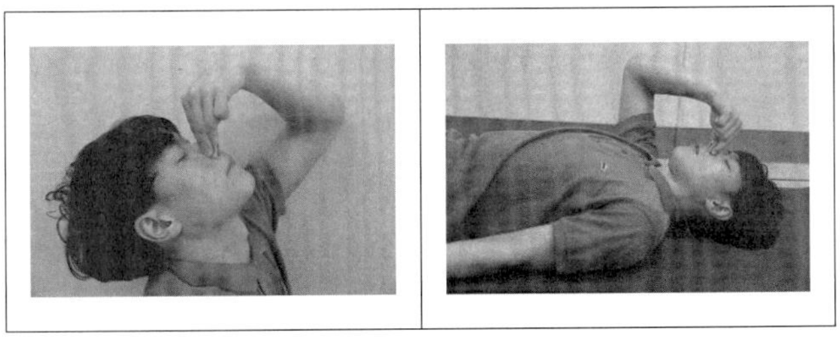

〔그림 4-24〕 바르지 못한 지혈 방법

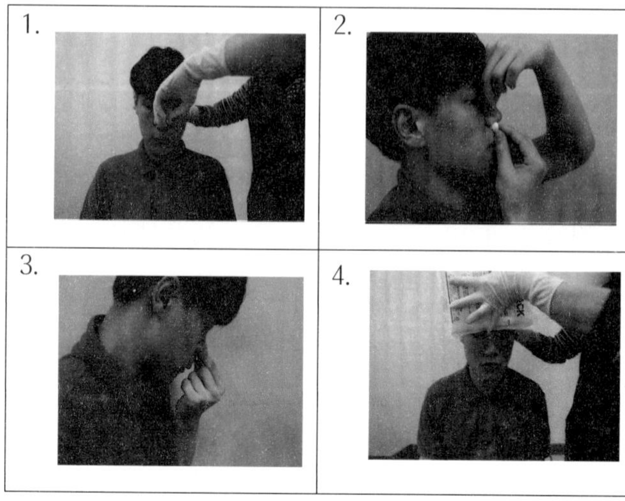

〔그림 4-25〕 올바른 비출혈 지혈 방법

2) 내출혈

내출혈은 피부가 손상되지 않아서 출혈이 눈에 보이지 않을 때를 말한다. 발견하기 어려울 수 있으나, 생명이 위험할 수 있다.

(1) 내출혈의 증상이나 징후

- 피부에 멍이나 타박상
- 배의 통증, 압통, 강직(뻣뻣함), 찰과상
- 토혈 또는 객혈
- 검은 또는 선홍색 대변
- 맥박이 약하거나 빨라진다.
- 혈압이 저하되고 피부가 차며 축축하다.

(2) 주의사항

- 환자에게 먹을 것이나 마실 것을 주지 않는다. 음식물을 섭취하면 메스꺼워지거나 구토를 일으킬 수 있으며 음식물이 폐로 들어갈 우려가 있기 때문이다. 음식물을 먹고 수술을 할 경우 폐렴 등의 합병증을 일으킬 수 있다.

2.2 쇼크

1) 쇼크의 자세

환자가 쇼크의 징후와 증상을 보이지 않더라도 응급처치는 쇼크 예방 조치를 취한다.

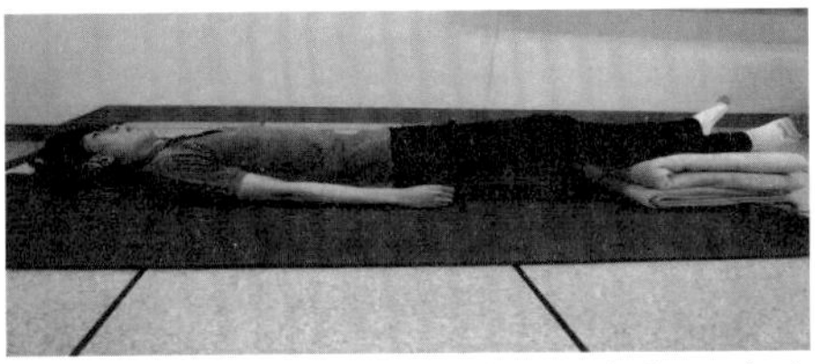 1. 일반적인 쇼크 환자의 자세: 다리를 20~30cm 정도 올린다. 침대나 들것의 다리를 들어 올리지 않는다.	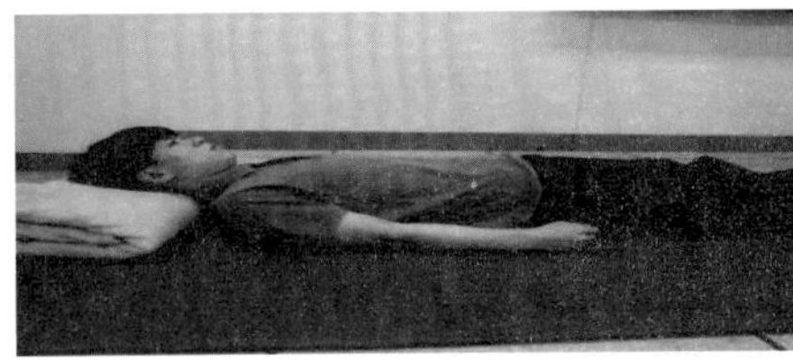 2. 심한 부상이나 뇌졸중의 경우, 머리 쪽을 올려준다.
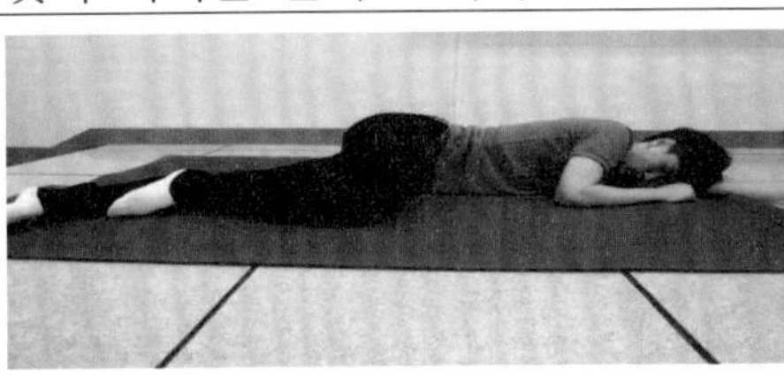 3. 의식이나 반응이 없는 환자, 구토하는 환자 등은 왼쪽으로 눕힌다.	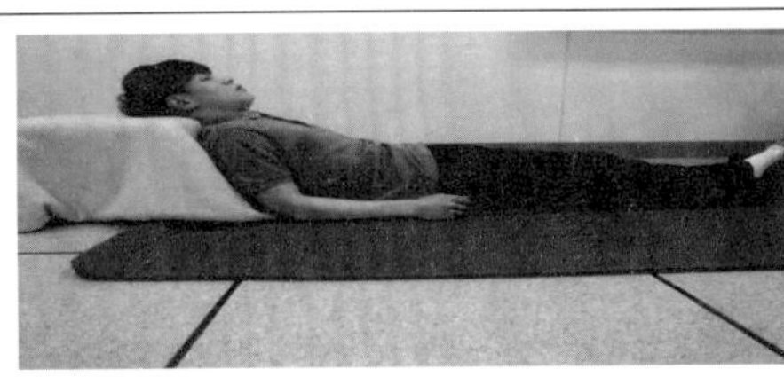 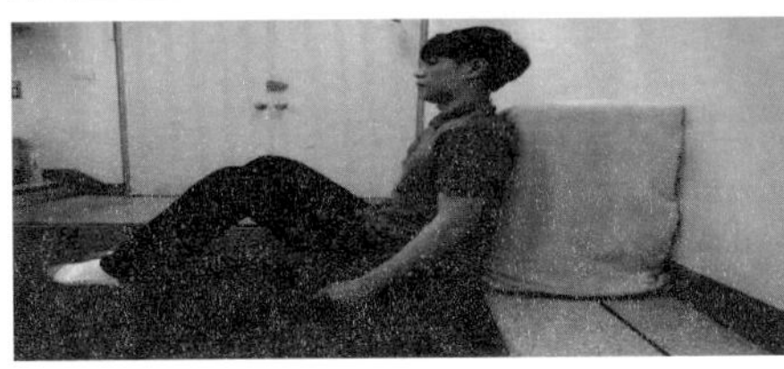 4. 가슴부상 환자, 호흡장애 환자, 심장 환자는 반쯤 앉은 자세나 앉은 자세를 취하게 한다.
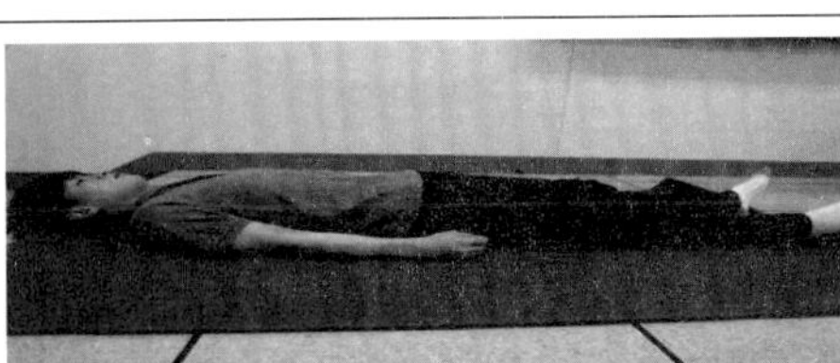 5. 목이나 척추 손상이 의심되거나 다리 골절 환자는 바닥과 수평을 이루어 반듯하게 눕힌다.	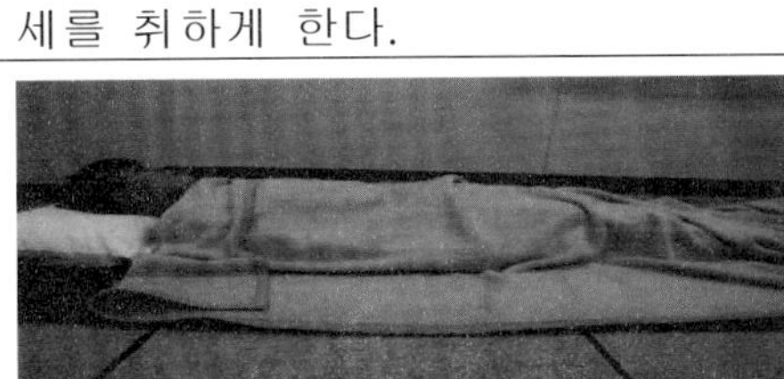 6. 체온 유지가 필요한 환자는 담요 등을 덮어준다.

〔그림 4-26〕 쇼크 시 자세

제3절 화상

1. 화상의 분류

화상은 열화상(뜨거운 열), 화학화상(화학물질), 전기화상으로 분류할 수 있다.

1.1 열에 의한 화상

1) 사정

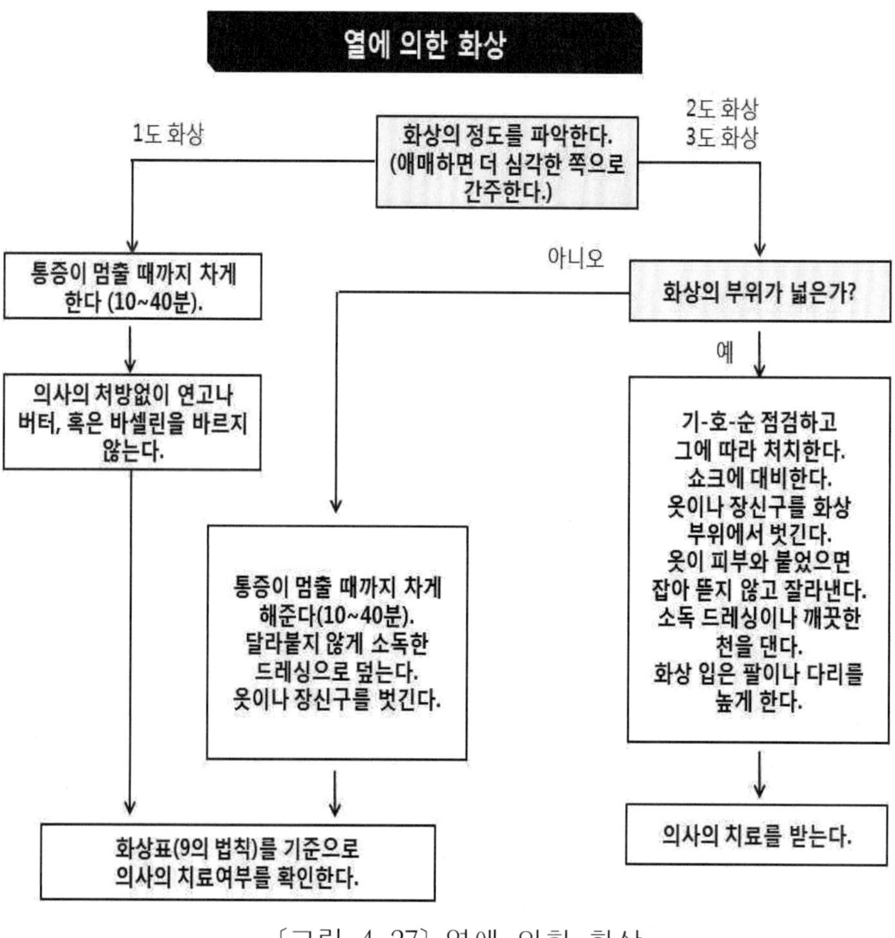

〔그림 4-27〕 열에 의한 화상

출처: 대한응급구조사협회 · 황정연(2006). 응급처치와 심폐소생술. 도서출판 한미의학.

2) 주의사항

- 몸에 붙어 있는 옷을 벗기거나 잡아당기지 않는다. 그러면 상처가 심해진다.
- 장신구는 최대한 빨리 벗긴다. 시간이 지나면서 부어서 장신구를 빼낼 수 없게 된다.
- 불을 끌 때를 제외하고 성인은 체표면적의 20%(어린이는 10%) 이상을 냉각시키지 않는다. 넓은 부위를 차게 하면 저체온증을 일으킬 수 있다. 화상은 많은 열과 수분을 잃게 한다.
- 화상부위에 얼음주머니를 올려놓을 경우 피부가 벗겨진 상태에서는 저온손상에 주의한다.
- 물집(수포)을 터트리지 않는다. 물집이 안 터지면 화상드레싱의 기능을 한다. Bacitracin 연고를 터진 물집에 바르고, 마른 소독된 드레싱을 한다.
- 3도 화상인 경우는 감염 위험이 있으므로 찬물에 담그지 않는다.
- 민간요법(소주, 참기름)은 환부의 상태를 악화시키고 2차 감염을 유발하거나 피부에 손상을 준다.
- 안면화상은 부종으로 인한 호흡장애의 가능성이 있으므로 상체를 반쯤 일으킨 상태로 이송한다.
- 고약, 연고, 윤활유, 크림, 분무제, 기타 도포제는 열이 식을 때까지는 바르지 않는다. 이러한 도포제들은 멸균이 되어 있지 않아 감염을 일으킬 수 있다.

1.2 화학약품에 의한 화상

1) 사정

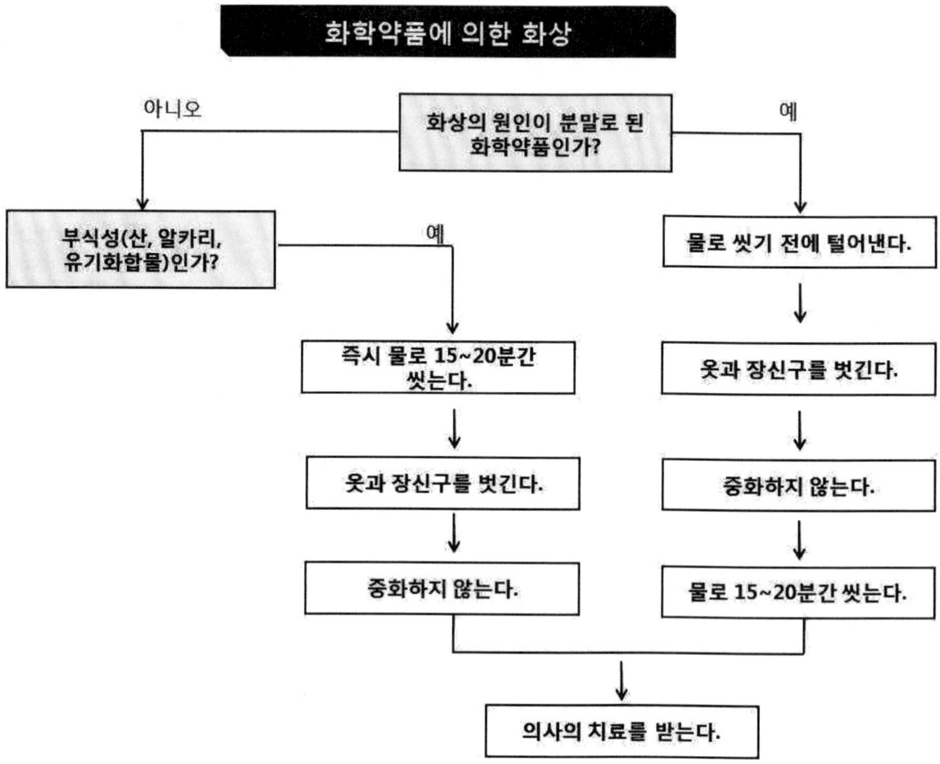

〔그림 4-28〕 화학약품에 의한 화상
출처: 대한응급구조사협회 · 황정연(2006). 응급처치와 심폐소생술. 도서출판 한미의학.

2) 주의사항

- 고압의 물을 사용하지 않는다. 화학물질을 조직 깊숙이 들어가게 할 수 있다.
- 중화제를 알고 있더라도 중화를 시키지 않는다. 중화제는 열을 발생시킬 것이고, 조직 손상을 더 일으킬 것이다. 화학물질 이름 표시 라벨이나 용기를 보존한다.
- 화학물질이 눈에 들어간 경우 실명이 될 수 있으므로 15분 이상 물로 씻고 눈을 만지지 못하게 한다.
- 안전을 위해 장갑을 착용한다.

1.3 전기에 의한 화상

1) 사정

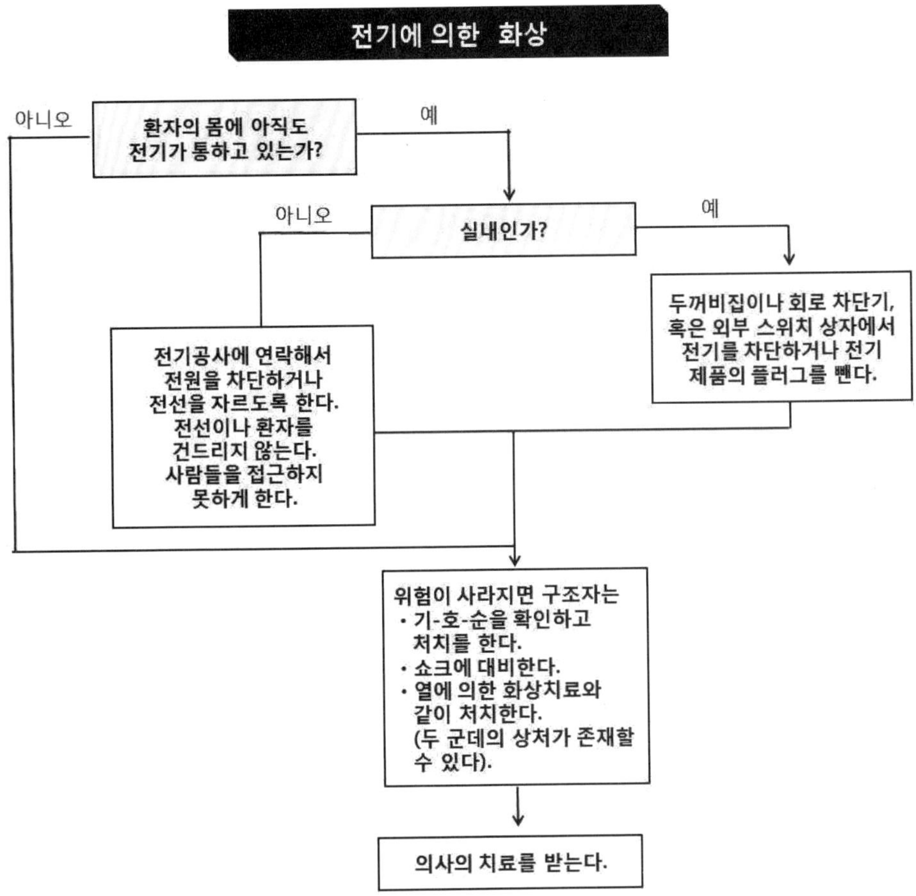

〔그림 4-29〕 전기에 의한 화상

출처: 대한응급구조사협회 · 황정연(2006). 응급처치와 심폐소생술. 도서출판 한미의학.

2) 처치

- 사고 지역이 안전한지 확인한다. 플러그와 코드를 빼고 전원을 차단한다.
- 기도, 호흡, 순환기능을 점검한다.
- 환자가 넘어져 있다면, 척추손상 여부를 확인한다.
- 쇼크를 치료한다.

제2장 기본 심폐소생술

제1절 심폐소생술

1. 2015 심폐소생술 가이드라인

2015년 심폐소생술 가이드라인은 2011년 가이드라인의 일부 내용이 개정되어 포함되었다.

주요 개정 내용에는 1) 새로운 생존사슬 개념(심정지의 예방과 조기 발견의 중요성 개념의 도입), 2) 병원 밖 심정지 환자의 치료과정에서 심정지의 확인과 심폐소생술 시행과정에서 응급의료전화상담원 역할의 중요성, 3) 일반인 구조자의 가슴압박소생술, 4) 가슴압박 방법의 조정, 5) 전문소생술 중 호기말 이산화탄소 분압 측정의 유용성, 6) 심정지 후 치료 과정에서 목표체온유지치료와 관상동맥조영술, 7) 기계 심폐소생술과 체외 심폐소생술에 대한 권고가 포함되어 있다.

1.1 생존사슬

심정지 환자의 생존율을 높이기 위해 반드시 필요한 일련의 단계들을 생존사슬(chain of survival)이라 한다.

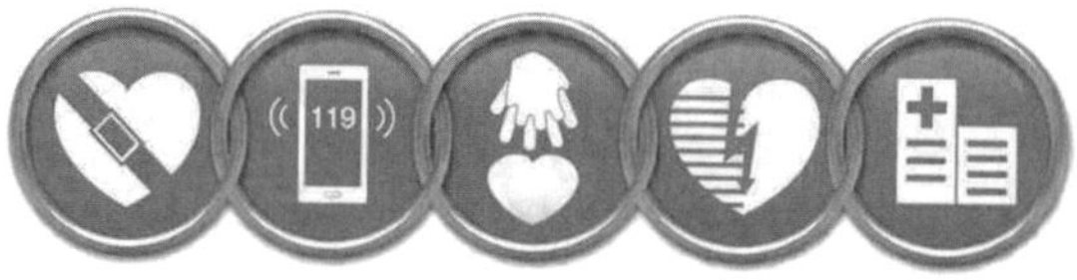

〔그림 4-30〕 생존 사슬

심정지의 예방과 조기 발견-신속한 신고-신속한 심폐소생술-신속한 제세동-효과적 전문소생술과 심정지 후 치료

출처: 질병관리본부 · 대한심폐소생협회(2016).

1.2 2015 기본소생술 가이드라인에서의 주요 변경 사항

〔표 4-1〕 기본소생술의 주요 내용

<table>
<tr><th colspan="2"></th><th>성인</th><th>소아</th><th>영아</th></tr>
<tr><td colspan="2" rowspan="2">심정지의 확인</td><td colspan="3">무반응</td></tr>
<tr><td colspan="3">무호흡 혹은 심정지 호흡
10초 이내 확인된 무맥박 (의료제공자만 해당)</td></tr>
<tr><td colspan="2">심폐소생술의 순서</td><td colspan="3">가슴압박 - 기도유지 - 인공호흡</td></tr>
<tr><td colspan="2">가슴압박 속도</td><td colspan="3">분당 100-120회</td></tr>
<tr><td colspan="2">가슴압박 깊이</td><td>약 5cm</td><td>가슴 두께의
최소 1/3 이상
(4 ~ 5cm)</td><td>가슴 두께의
최소 1/3 이상
(4cm)</td></tr>
<tr><td colspan="2">가슴 이완</td><td colspan="3">가슴 압박 사이에는 완전한 가슴 이완</td></tr>
<tr><td colspan="2">가슴 압박 중단</td><td colspan="3">가슴압박의 중단은 최소화(불가피한 중단은 10초 이내)</td></tr>
<tr><td colspan="2">기도유지</td><td colspan="3">머리기울임-턱 들어올리기(head tilt-chin lift)</td></tr>
<tr><td rowspan="2">가슴
압박대
인공
호흡
비율</td><td>전문기도
확보
이전</td><td>30:2</td><td colspan="2">30:2 (1인 구조자)
15:2 (2인 구조자, 의료제공자만 해당)</td></tr>
<tr><td>전문기도
확보
이후</td><td colspan="3">가슴압박과 상관없이 6초마다 인공호흡</td></tr>
<tr><td colspan="2">일반인 구조자</td><td>가슴압박 소생술</td><td colspan="2">심폐소생술</td></tr>
</table>

① 심폐소생술의 순서에서 인공호흡 이전에 가슴압박을 먼저 시행하도록 제안한다. 2011년 가이드라인과 마찬가지로 심폐소생술 순서는 가슴압박(compression)-기도유지(airway)-인공호흡(breathing)의 순서(C-A-B)를 유지한다.

② 일반인 구조자는 가슴압박만 하는 '가슴압박 소생술(hands-only

CPR)'을 하도록 제안한다. 인공호흡을 할 수 있는 구조자는 인공호흡이 포함된 심폐소생술을 시행 할 수 있다. 그러나 119구급대원을 포함한 응급의료종사자는 반드시 가슴압박과 인공호흡을 함께 하는 심폐소생술을 시행할 것을 제안한다.

③ 고품질의 심폐소생술을 강조한다. 성인 심정지 환자에서 가슴압박의 깊이는 약 5cm 깊이를 권고하고, 속도는 분당 100~120회를 제안한다. 가슴압박의 중단을 10초 이내로 최소화할 것을 제안하며, 인공호흡을 과도하게 시행하지 않아야 한다.

④ 심정지의 즉각적인 확인은 무반응과 비정상적인 호흡의 유무로 판단한다. 비정상적인 호흡이란 환자가 숨을 쉬지 않거나, 심정지 호흡과 같이 정상이 아닌 모든 형태의 호흡을 말한다.

⑤ 호흡 확인을 위한 방법으로 2006년 가이드라인에서 제시하였던 '보고-듣고-느끼기'의 과정은 2011년 가이드라인에서는 삭제되었는데, 2015년 가이드라인에서도 사용되지 않는다.

⑥ 일반인이 심정지를 확인하기 위하여 맥박을 확인하는 과정은 2011년 가이드라인에서와 같이 권장되지 않는다. 의료제공자는 10초 이내에 맥박과 호흡을 동시에 확인하도록 하며, 맥박 유무를 확인하기 위해 가슴압박을 지연해서는 안 된다.

⑦ 여러 명의 구조자가 함께 심폐소생술을 시행하는 과정을 교육함으로써, 팀 접근에 의한 체계적인 심폐소생술이 시행될 수 있어야 한다.

1.3 성인 심정지 환자의 심폐소생술 순서

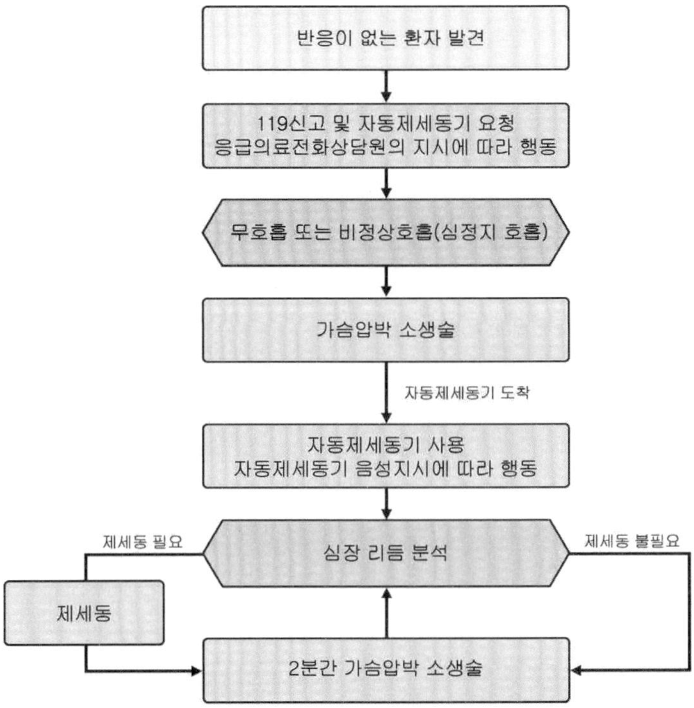

〔그림 4-31〕 일반인 구조자에 의한 기본소생술 순서

출처: 보건복지부 · 질병관리본부 · 대한심폐소생협회(2016). 2015 심폐소생술 가이드라인.

〔표 4-2〕 일반인 구조자에 의한 기본소생술 흐름도 참고표

치료	내용
가슴압박	압박 위치: 가슴뼈의 아래쪽 1/2 압박 깊이: 성인 약 5cm, 소아 4~5cm, 영아 4cm
가슴압박 소생술	인공호흡 없이 가슴압박만 계속하는 심폐소생술
심폐소생술	인공호흡을 할 수 있는 일반인은 심폐소생술 시행
자동제세동기 사용	자동제세동기가 도착하는 즉시 전원을 켜고 사용
심장리듬 분석	가슴압박을 중단한 상태에서 시행

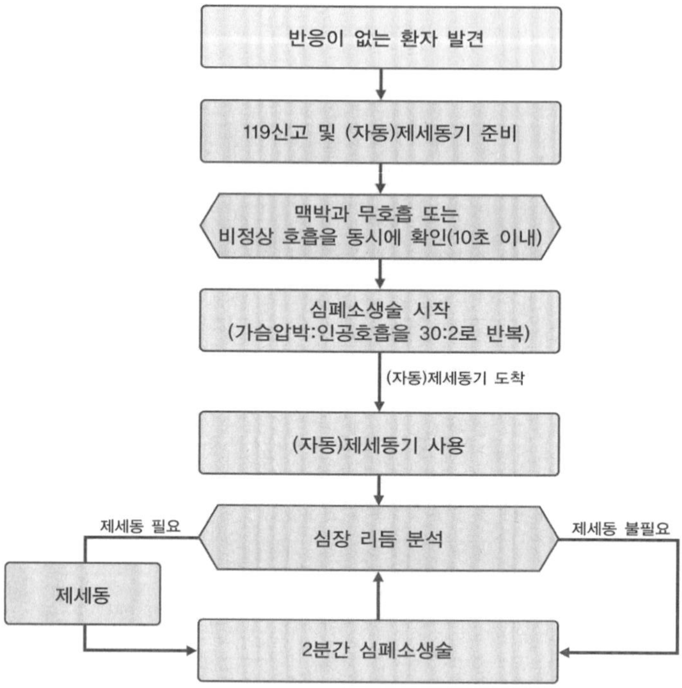

〔그림 4-32〕 의료제공자에 의한 기본소생술 순서

출처: 보건복지부 · 질병관리본부 · 대한심폐소생협회(2016). 2015 심폐소생술 가이드라인.

〔표 4-3〕 의료제공자에 의한 심폐소생술 흐름도 참고표

치료	내용
호흡과 맥박 확인	10초 이내에 맥박과 무호흡(또는 비정상 호흡)을 동시에 확인
가슴압박	압박 위치: 가슴뼈의 아래쪽 1/2 압박 깊이: 성인 약 5cm, 소아 4~5cm, 영아 4cm 압박속도: 분당 100~120회
가슴압박 대 인공호흡 비율	가슴압박 : 인공호흡을 30:2
(자동)제세동기 사용	(자동)제세동기가 도착하는 즉시 전원을 켜고 사용
심장리듬 분석	가슴압박을 중단한 상태에서 시행

1.4 필요장비 및 수행절차

1) 필요장비 및 물품

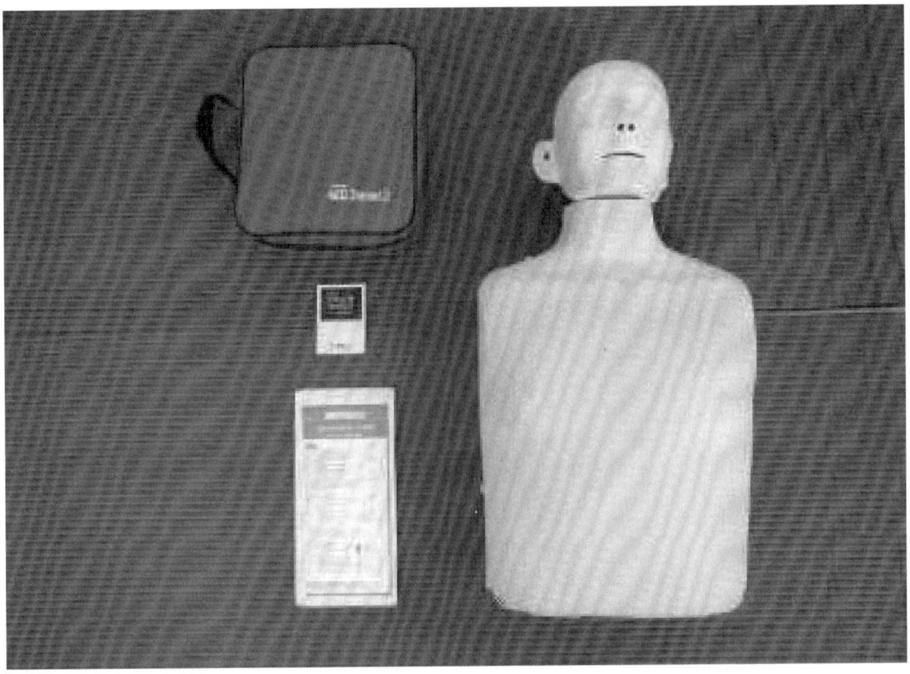

〔그림 4-33〕 심폐소생술 장비

- 심폐소생술 모형
- 자동 체외 제세동기(Automatic External Defibrillator, AED)
- mouth shield
- 1회용 소독장갑

2) 수행절차 및 이론적 근거

수행절차	이론적 근거
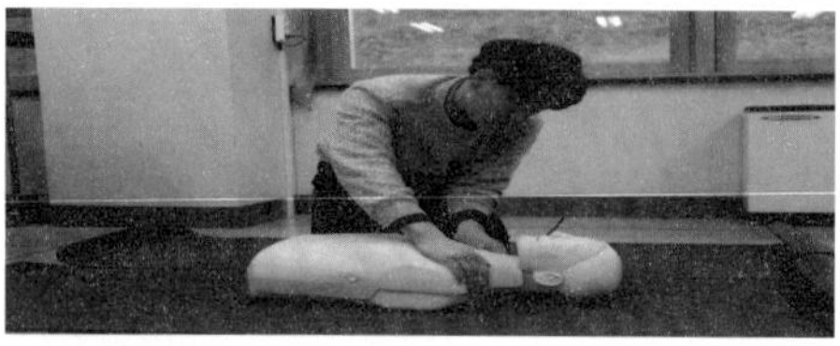 1. 환자를 발견하면 양쪽어깨를 가볍게 흔들며 환자의 의식을 확인한다.	대상자가 반응이 없고 호흡이 없거나 심정지 호흡처럼 비정상적인 호흡을 보인다면 심정지 상태로 판단할 수 있다. 만일 경추손상이 의심되면 목과 머리가 흔들리지 않게 주의해야 한다.
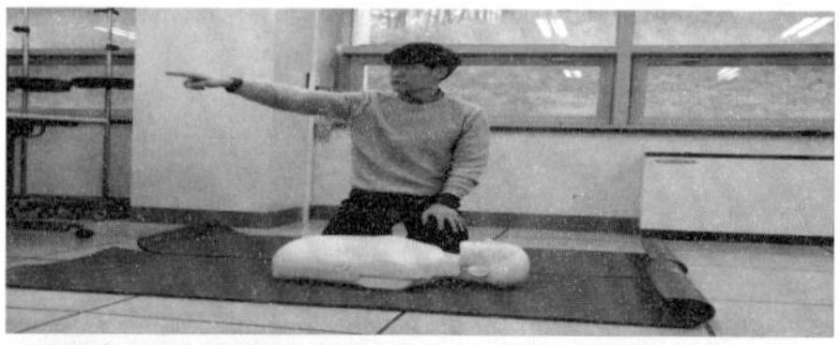 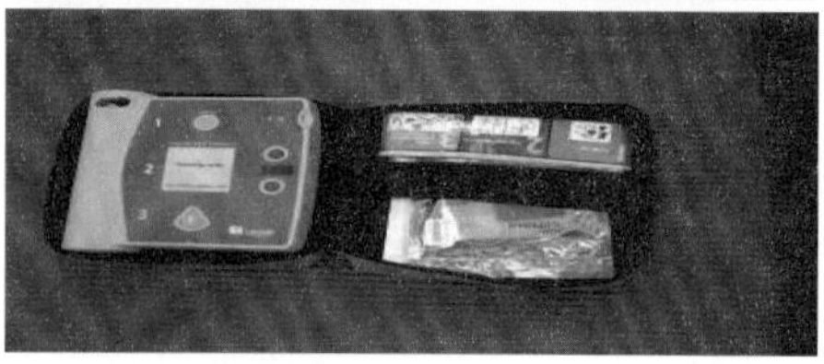 2. 반응이 없음이 확인되면, 즉시 한 사람을 지정하여 119에 연락하도록 도움을 요청하고, 또 다른 사람을 지정하여 자동 체외제세동기를 가져오라고 지시한다.	반응이 없으면 대부분이 의식이 없는 것으로 간주할 수 있다. 119에 신고할 때 구조자는 대상자 발생 장소, 상황, 상태 등에 대해서 설명한다.
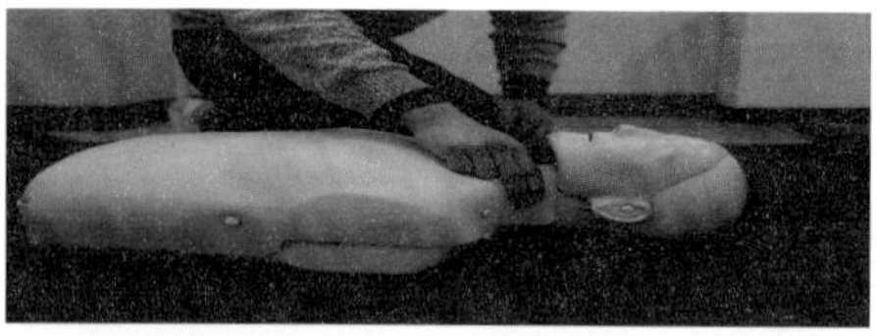 3. 경동맥을 10초 이내로 촉지하여 맥박을 확인한다(의료인의 경우).	일반인은 맥박 확인이 어려워 순환을 확인하기 어렵다. 자발호흡이나 맥박이 있는 경우에는 심폐소생술을 시행해서는 안 된다.
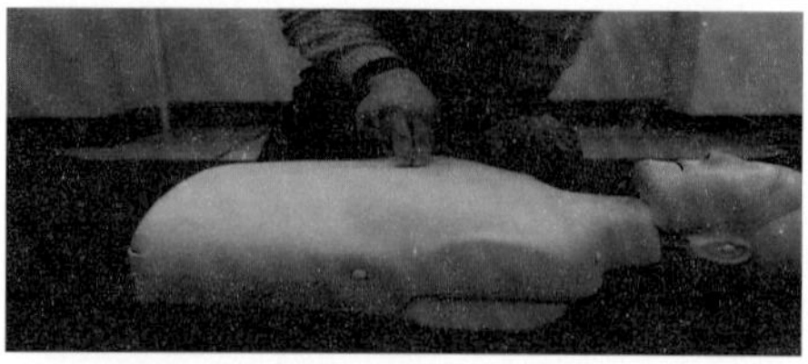 4. 경동맥 맥박이 없는 경우, 바로 흉부압박을 시작한다. 1) 흉부압박의 위치는 가슴중앙을 확인한다.	효과적인 가슴압박은 심폐소생술을 하는 동안 심장과 뇌로 충분한 혈류를 전달하기 위함이다. 유두 연결선의 중간부분 지점을 확인한다.

<table>
<tr><td>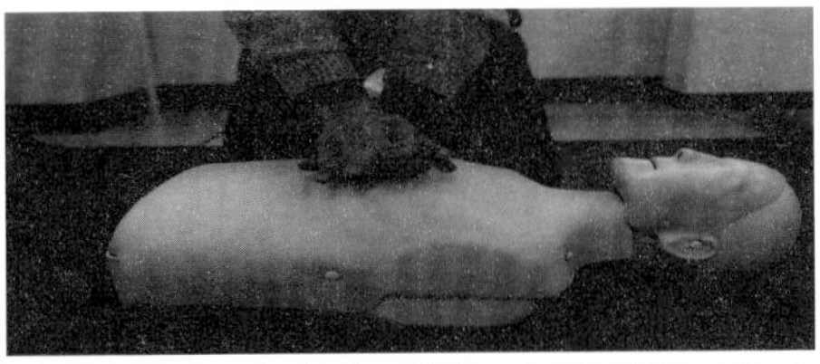
5. 2) 압박지점에 한쪽 손꿈치를 대고 다른 한 손을 그 위에 포개어 깍지를 낀 자세로 손을 놓는다.</td><td>손가락을 깍지 낀 자세는 대상자 가슴에서 손이 빠지는 것을 방지한다.</td></tr>
<tr><td>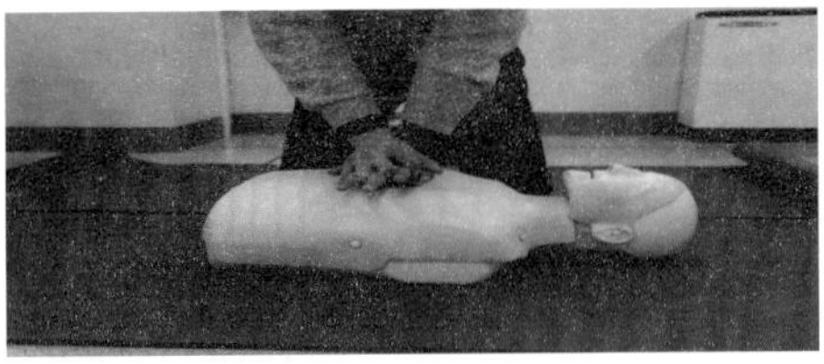
6. 팔꿈치를 곧게 펴고 환자의 가슴과 수직이 되도록 압박하고, 체중이 실리도록 하여 5cm 이상의 깊이로 압박을 한다(소아는 5cm 이내).</td><td>흉부 압박은 뇌와 심장 등 주요 장기에 약간의 혈류를 생성한다. 흉부압박을 효과적으로 시행할수록 더 많은 혈류를 주요 장기로 보낼 수 있다.</td></tr>
<tr><td>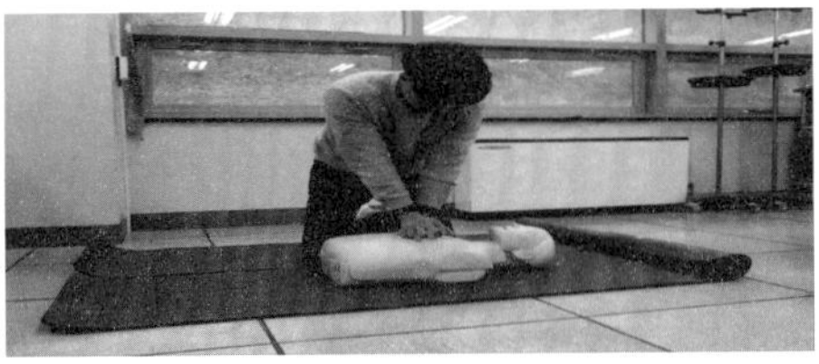
7. 흉부압박은 분당 100~120회의 속도로 30회를 압박한다. 압박한 후에는 충분히 이완이 되도록 하면서 속도를 유지한다.</td><td>‘하나, 둘, 셋’, ---, ‘스물아홉, 서른’ 하고 소리내어 세어가면서 시행한다. 심폐소생술을 하는 동안 분당 시행하는 흉부압박수는 자발순환회복(ROSC) 및 양호한 신경 기능을 유지한 생존율을 결정하는 중요한 요소이다. 흉부압박 후에 충분히 이완을 해주어야 정맥귀환이 가능해진다.</td></tr>
<tr><td>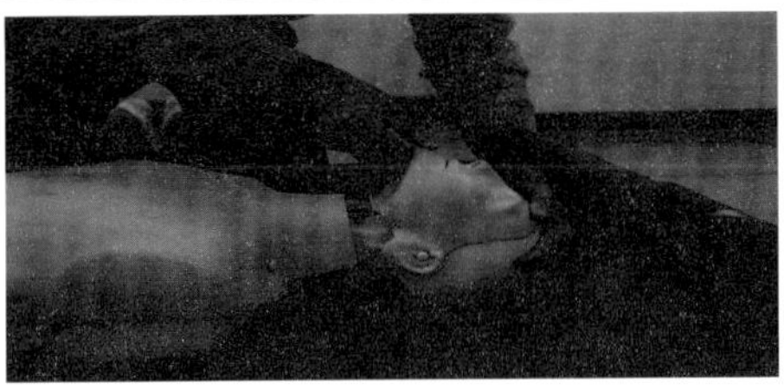
8. 정확한 기도 유지 자세를 확인한다(head-tilt chin-lift/jaw thrust).</td><td>기도개방이 인공호흡에 필수적이다. 머리를 뒤로 젖히고 턱 끌어올리기 자세는 쉽게 기도유지를 할 수 있는 방법이다. 머리나 목의 외상이 의심되는 대상자는 턱 밀어올리기 방법으로 기도를 확보한다.</td></tr>
</table>

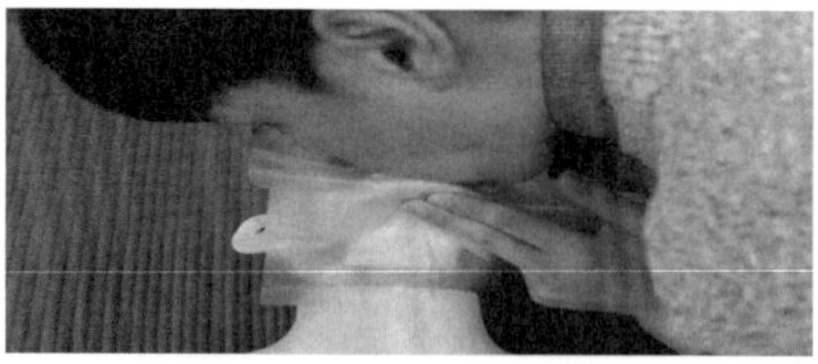 9. 인공호흡을 2회 실시한다.	환자의 가슴이 올라오지 않는다면 두 번째 인공호흡을 하기 전에 기도를 다시 확보한다. 코를 막는 것은 공기가 코를 통해 나가는 것을 막기 위해서다.
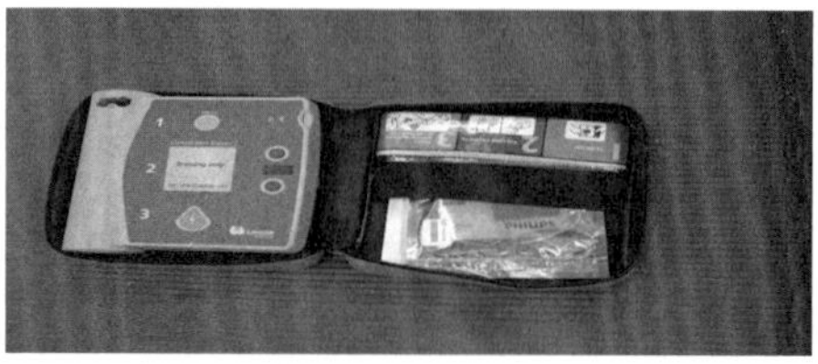 10. 자동 체외제세동기가 도착하면 전원을 켠다.	갑자기 발생한 심정지의 대부분은 심실세동에 의해 유발되며 심실세동의 가장 중요한 치료는 전기적 제세동이다.
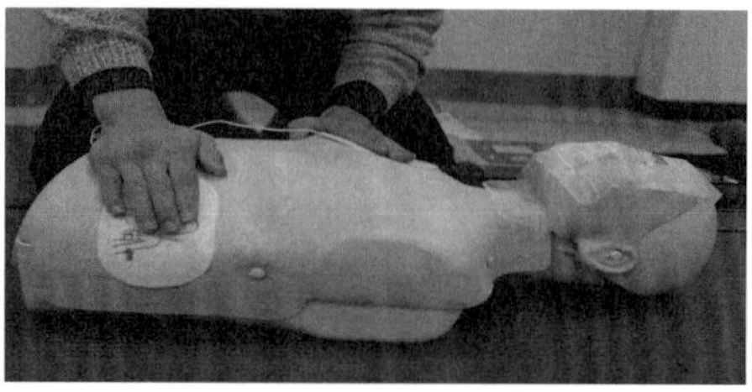 11. 패드를 흉골(sternum)과 심첨(apex)에 부착한 후 심전도를 분석한다.	정확한 심전도 판독을 위함이다. 이때 대상자의 옷은 벗겨야 하며 패드 부착 부위에 땀이나 이물질이 있으면 제거한 후에 패드를 부착한다. 그리고 대상자와 접촉을 피하고 대상자의 몸이 움직이지 않도록 한다.
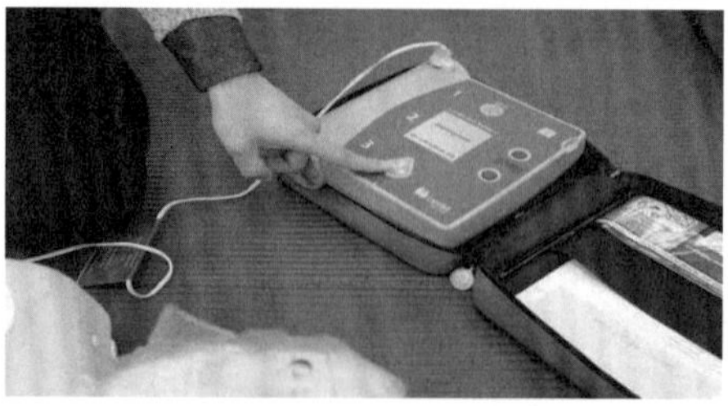 12. 제세동 해야 함이 확인되면 충전한 후 환자에게서 모두 떨어지도록 주위 사람들에게 지시한 다음, 깜박이는 버튼을 눌러 제세동을 실시한다.	심전도 리듬을 분석하여 심실세동이나 맥박이 없는 심실성 빈맥이면 제세동을 실시한다. 전기적 충격으로부터 다른 사람들을 보호하기 위하여 주위사람들에게 대상자에게서 물러나게 한다.

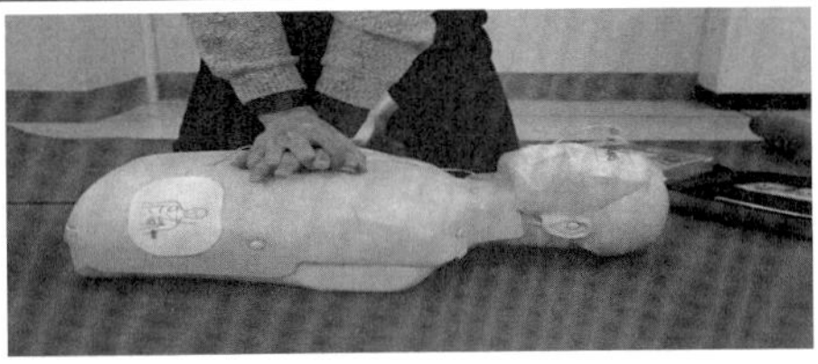 13. 제세동이 완료되면 바로 4~9번 과정(흉부압박과 호흡을 30:2의 비율로 시행)을 5 cycle(2분) 반복한다.	제세동 후에는 맥박확인이나 리듬분석을 시행하지 않고 바로 흉부압박을 실시하며 5 cycle의 심폐소생술을 시행한 후에 다시 한 번 심전도를 분석한다. 이때 적응증이 되면 제세동을 반복하도록 한다.
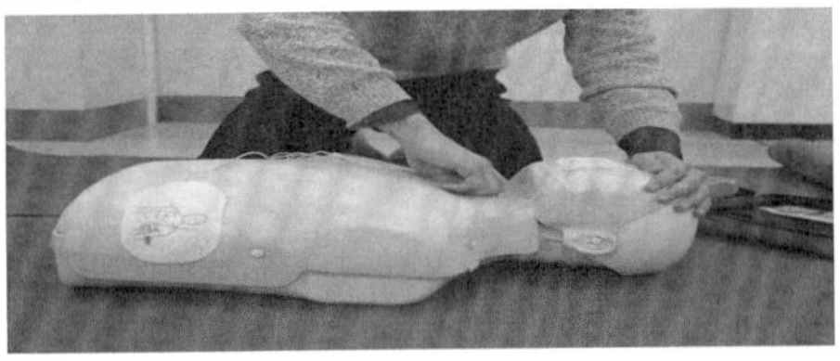 14. 호흡과 맥박을 확인한 후 제세동기를 사용하여 환자상태를 진단한다.	
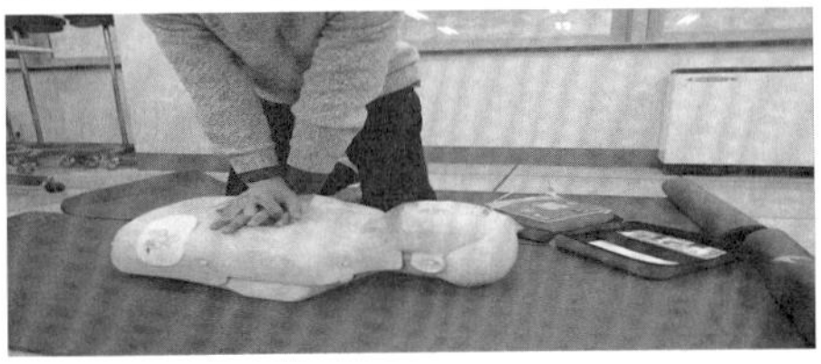 15. 심전도 분석 결과에 따라 119가 도착할 때까지 12~13번 과정을 반복한다.	
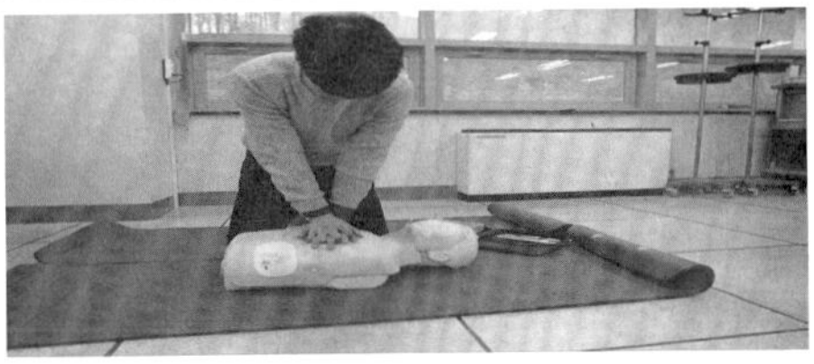 16. 119가 도착하면 정확한 상황을 인계한다.	대상자를 발견했던 시간 및 주위 상황, 최초 심폐소생술 등에 대하여 설명한다.

〔그림 4-34〕 심폐소생술 수행

3) 수행시간

· 5분(5 cycle 시행)

제2절 자동제세동기 적용

1. 자동제세동기 사용법

심정지의 가장 흔한 원인인 심실세동이나 무맥성 심실빈맥은 자동제세동기(AED)를 조기에 사용한다면 소생률이 높아지게 된다. 응급처치자가 2인 이상이면 1인이 먼저 기본 심폐소생술을 시행하고, 나머지 응급처치자가 자동 혹은 수동제세동기를 가져와서 가능한 한 빨리 제세동을 시행하는 것이 바람직하다.

1. 자동제세동기 도착	2. 전원 켜기	3. 패드 부착
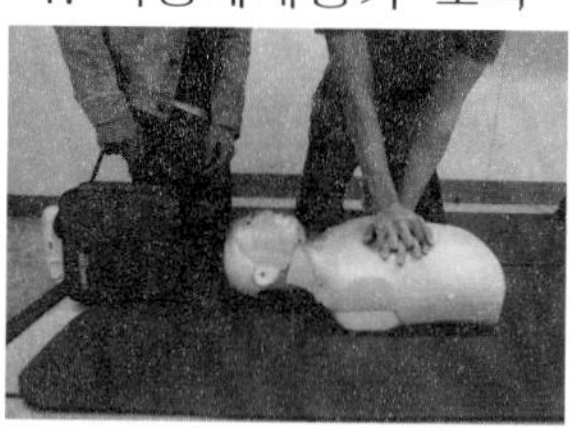	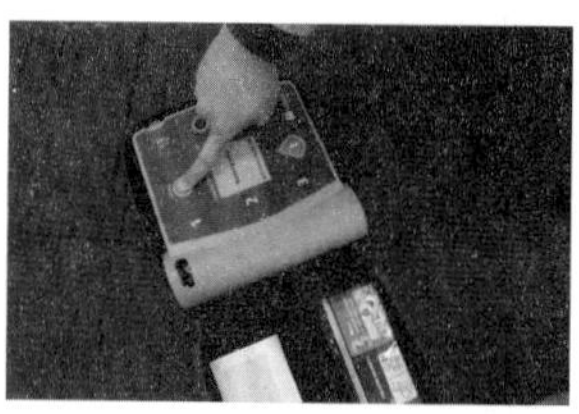	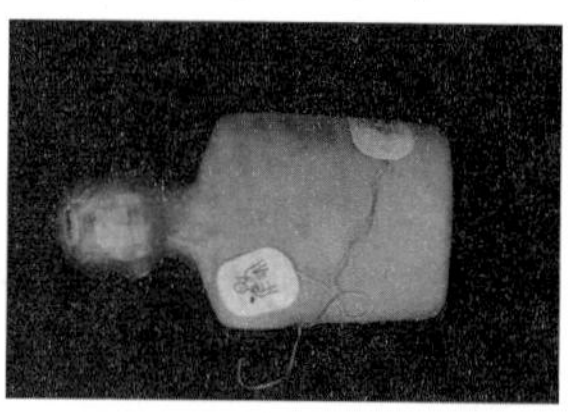
CPR 시행 중 자동제세동기(AED) 도착	방해가 되지 않는 위치에 두고 전원버튼을 누른다.	패드1: 오른쪽 빗장뼈 바로 위 패드2: 왼쪽 젖꼭지 앞 겨드랑이 부착한 패드의 커넥터를 제세동기에 연결한다.
4. 심장리듬 분석	5. 제세동 에너지 자동 충전	6. 환자와 접촉 유무 확인
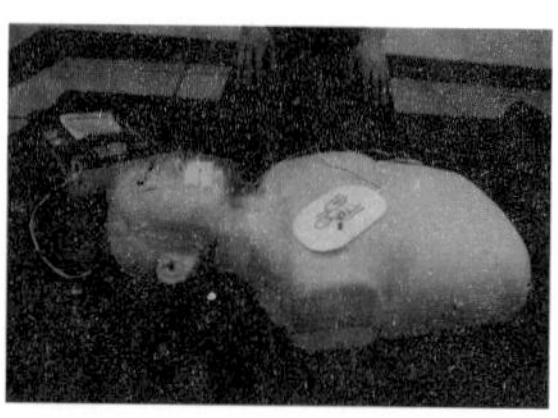	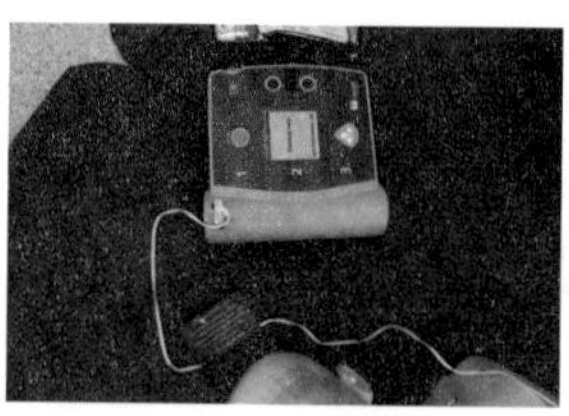	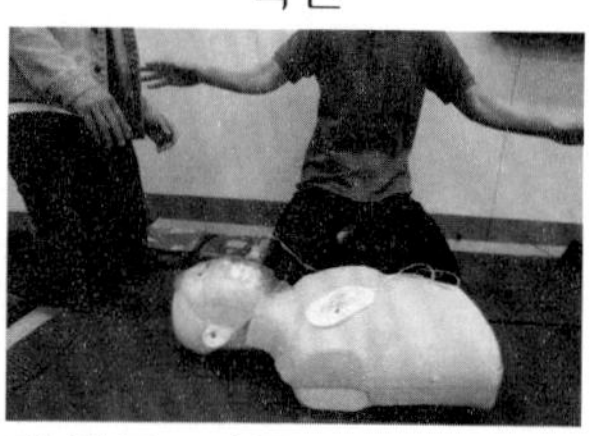
“분석중...” 음성지시가 나오면, CPR을 중단하고 손을 뗀다.	제세동이 필요한 경우, 음성지시와 함께 스스로 설정된 에너지 충전 시작	제세동 버튼 누르기 전에 반드시 환자와 떨어져 있는지 다시 확인한다.

7. 제세동 시행	8. 즉시 CPR 다시 시행
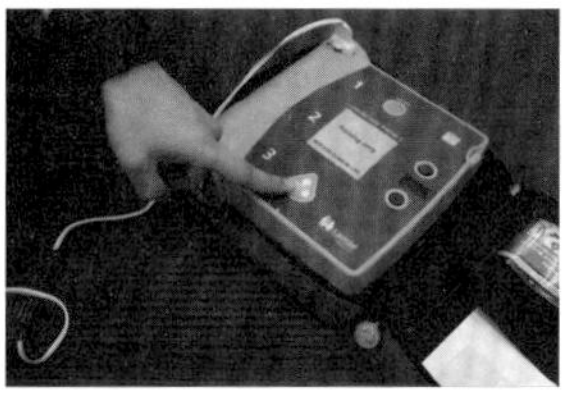	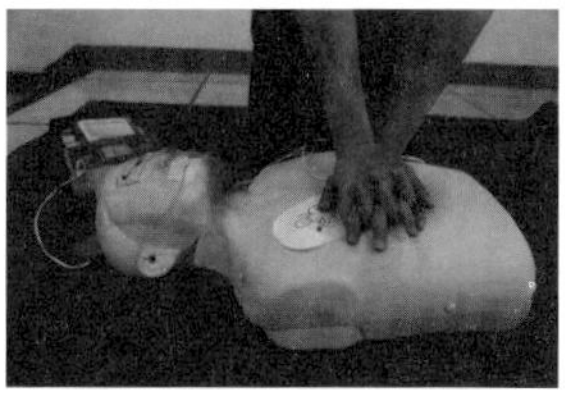
제세동 버튼이 깜박일 때 버튼을 눌러 제세동을 시행한다.	제세동 실시한 후 압박과 호흡 비율 30:2로 다시 시작한다.
9. 2분마다 리듬분석 반복 시행	10. 119가 올 때까지 지속
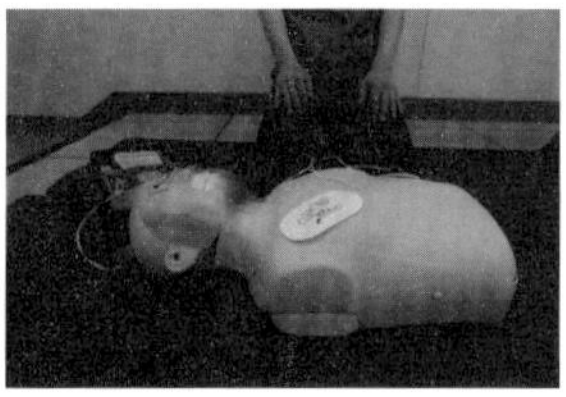	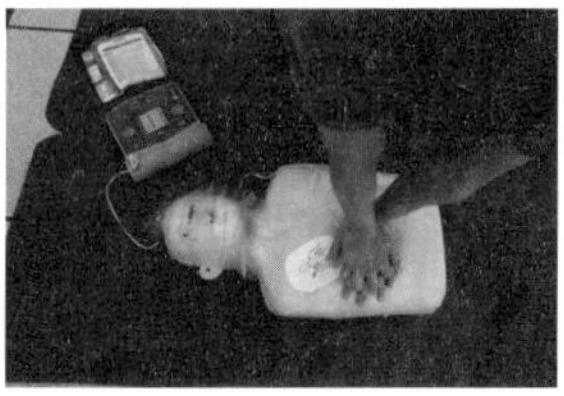
2분마다 심장리듬 분석을 반복 시행한다.	회복되거나 119 구급대가 현장에 도착할 때까지 지속한다.

〔그림 4-35〕 자동제세동기 사용

2. 자동제세동기 사용 시 주의사항

- 무의식, 무호흡, 무맥박이 확인된 환자에게만 분석을 시작한다.
- 분석버튼을 누르기 전까지는 심폐소생술을 시행한다.
- 패드를 붙일 곳에 습기, 털을 제거 후 가운데서 바깥쪽으로 단단히 부착하며, 성인에게 소아용 패드를 사용하면 안 되고, 소아에게는 성인용 패드를 사용할 수 있다.
- 패드 사이 거리는 최소한 3~5cm 이상 떨어뜨려야 하고, 체격이 작은 소아는 소아용 패드를 흉부 앞면과 뒷면에 위치시킨다.
- 안전을 위해 제세동 사용 중에는 환자와의 접촉을 금하며, 감전될 수 있는 환경(금속, 물)을 피한다. 패드 사이에 이물질이 있으면 전류에 의해 피부에 화상을 초래할 수 있다.

제3절 이물질에 의한 기도 폐쇄 시 처치

1. 원인

이물질로는 혈액, 음식물, 구토물 등이 있으며, 혀 또는 후두개가 이완되어 기도가 막히게 된다.

2. 증상

2.1 증상

〔표 4-4〕 이물에 의한 기도 폐쇄의 증상과 징후

기도 이물의 일반적인 증후	
• 목격된 사고 • 기침/캑캑거림 • 갑작스러운 증상 발현 • 이물을 가지고 놀거나 입에 넣었던 최근의 병력	
완전한 폐쇄가 의심되는 상황	부분적인 폐쇄가 의심되는 상황
• 말을 하지 못함 • 기침할 때 소리가 나지 않음 • 숨을 쉴 수 없음 • 청색증 • 의식 감소	• 질문에 울거나 말로 반응 • 거친 기침 • 기침하기 전에 호흡가능 • 의식 온전

2.2 주의사항

- 기도가 완전히 폐쇄된 경우에는 3~4분 이내 의식을 잃게 된다.
- 4~6분이 경과하면 뇌세포의 영구적인 손상이 발생하여 생명이 위험에 빠질 수 있으므로 빠른 시간 내에 응급처치를 시행한다.

3. 성인 응급처치

3.1 환자의 의식이 있는 상태

- 말을 할 수 있는 경우에는 기침을 유도하며, 지속적으로 기침을 해도

이물질이 배출되지 않을 때에는 즉시 119에 연락한다.

• 말을 할 수 없는 경우에는 119에 신고한 후 하임리히법을 실시한다.

1) 주의사항

• 임산부나 비만환자는 상복부가 아닌 흉부를 압박한다.

□ 하임리히법 실시요령

① 환자의 등 뒤에서 양팔로 허리를 감싼다.

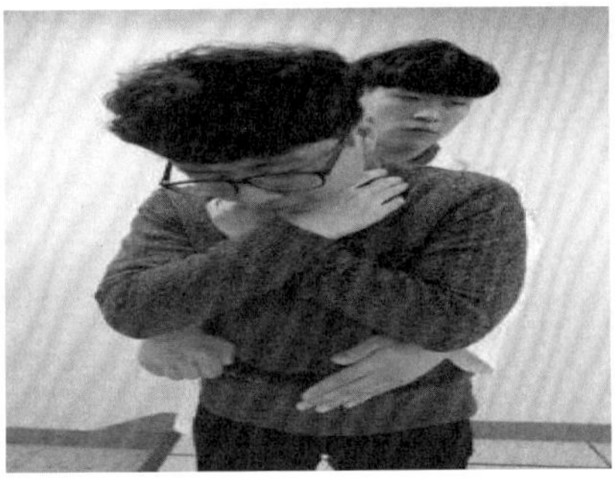

② 구조자는 오른손으로 왼주먹을 감싸 잡고 명치에 댄다.

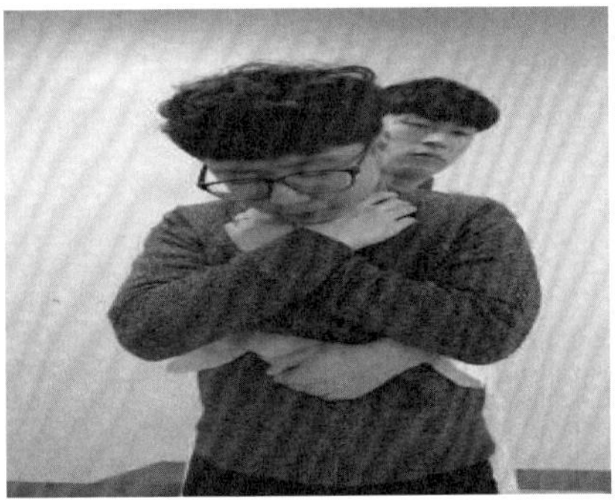

③ 빠르게 위로(후상방향) 밀쳐 올린다.

④ 이물질이 밖으로 나오거나 환자가 의식을 잃을 때까지 계속한다.

〔그림 4-36〕 성인 하임리히법

3.2 환자의 의식이 없는 상태

• 의식이 없는 완전 기도폐쇄 환자는 심폐소생술을 실시한다.

4. 영아 응급처치

□ 하임리히법 실시요령

① 영아의 머리를 아랫방향으로 향한 후 등을 5회 두드린다.

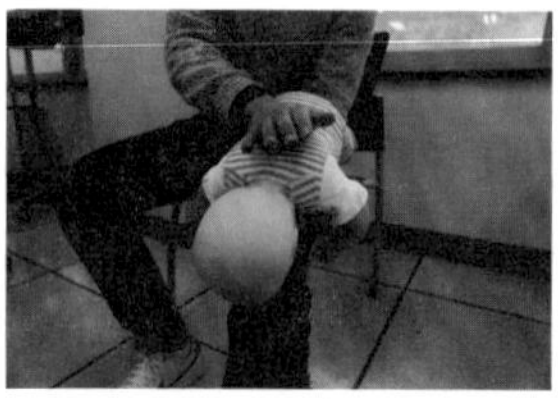

② 흉부압박법을 5회 반복한다.

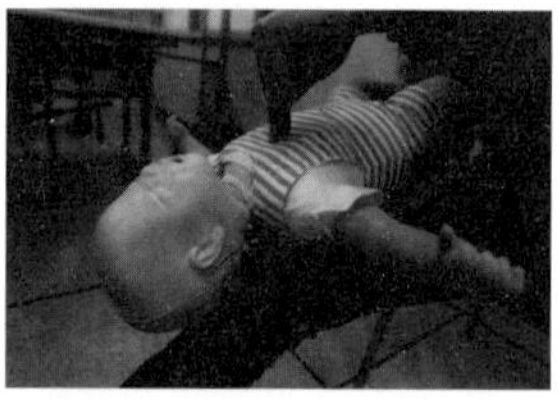

③ 입안의 이물질이 확인되면 제거한다.

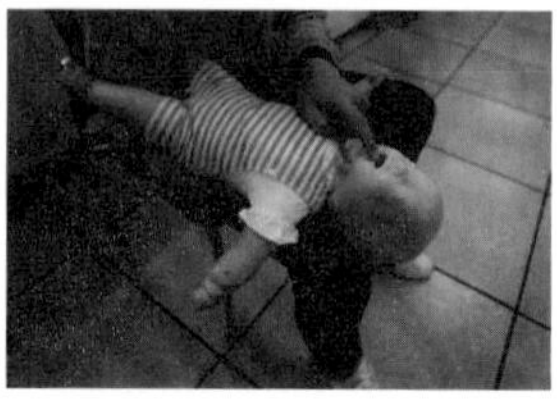

④ 흉부압박 후에도 의식이 없으면 심폐소생술을 실시한다.

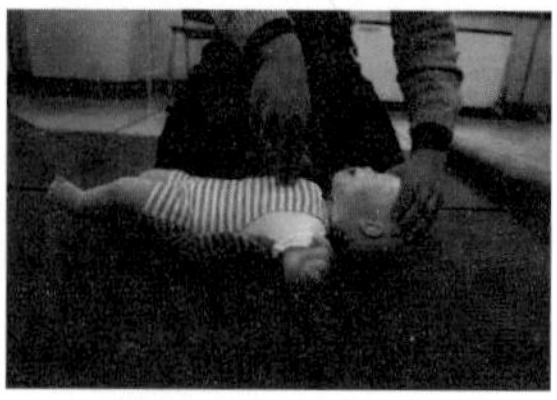

〔그림 4-37〕 영아 하임리히법

제3장 건강관리

제1절 혈압 관리

1. 고혈압

혈압의 변화는 심혈관계의 질환이나 손상을 의미할 수 있다.

1.1 고혈압의 분류

〔표 4-5〕 고혈압의 분류

분류	혈압(mmHg)	
	수축기혈압	이완기혈압
정상(normal)	<120	<80
고혈압 전단계	120-139	80-89
고혈압(hypertension)	≥140	≥90

2. 혈압 측정

2.1 필요장비 및 수행절차

1) 필요장비 및 물품

- 혈압계
- 청진기
- 소독솜
- 손소독제

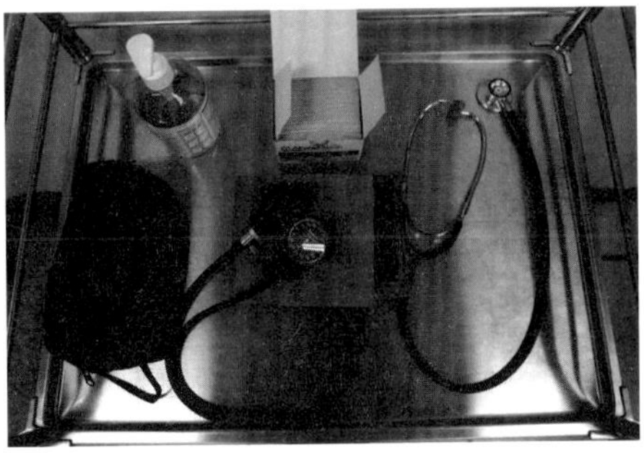

〔그림 4-38〕 혈압 측정 장비

2) 수행절차 및 이론적 근거

수행절차	이론적 근거
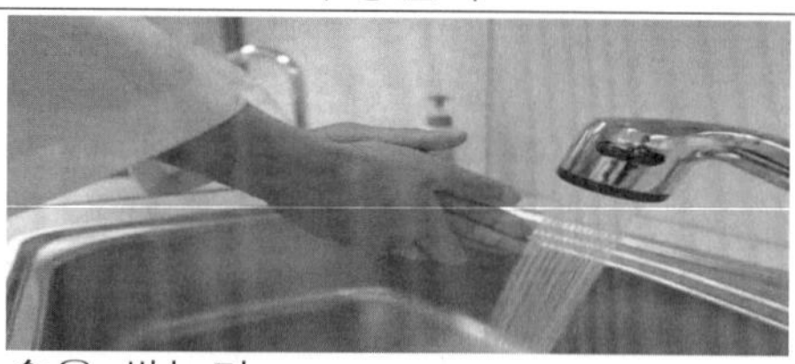 손을 씻는다.	세균의 전파를 막아 감염의 기회를 줄인다.
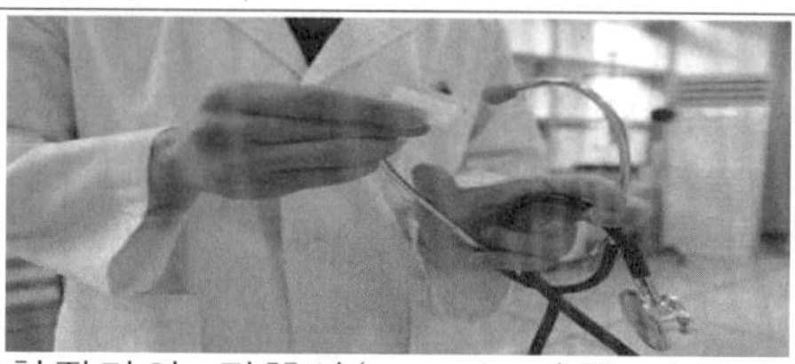 청진기의 귀꽂이(ear piece)를 소독솜으로 닦는다.	
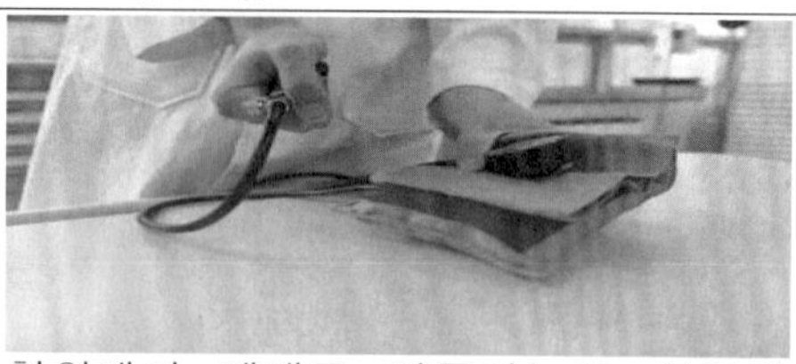 혈압계가 제대로 작동하는지 확인해 본다.	
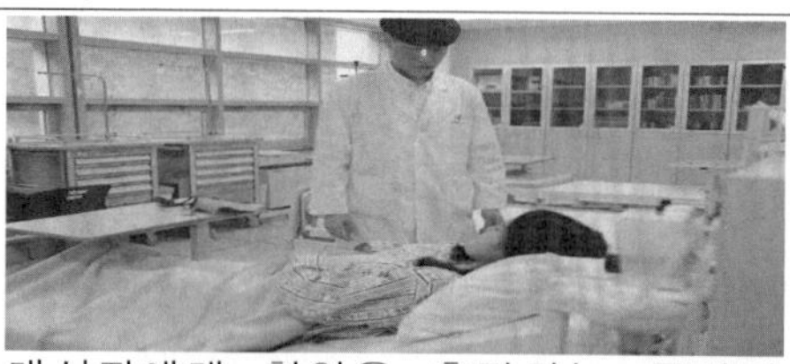 대상자에게 혈압을 측정하는 목적과 절차를 설명한다.	
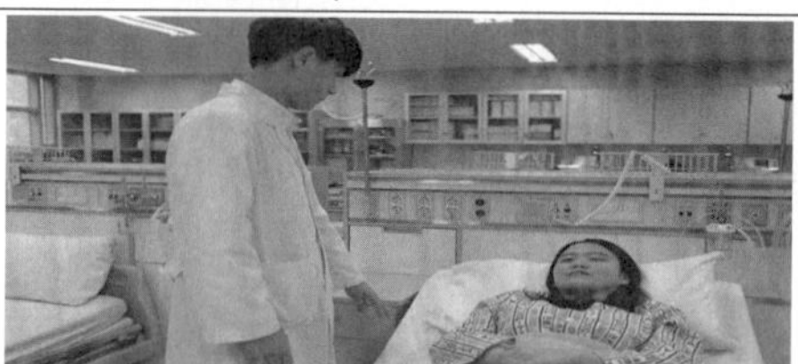 대상자가 불안해하거나 화가 나있는지 확인하고 편안한 자세를 취하게 한다(대상자를 눕히거나 앉힌다).	대상자의 정서적 흥분, 운동, 통증 등은 혈압을 변화시킬 수 있다.

<table>
<tr><td>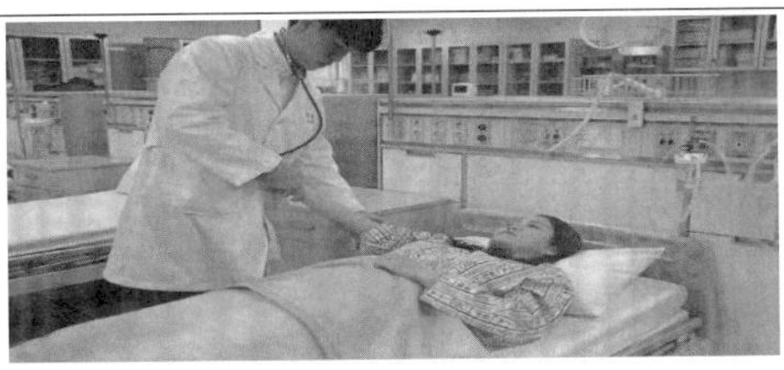
대상자의 옷을 벗기거나 옷을 팔위로 완전히 올린다.</td><td>옷은 소리를 듣는 것을 방해하여 정확한 혈압 측정을 하지 못할 수도 있다.</td></tr>
<tr><td>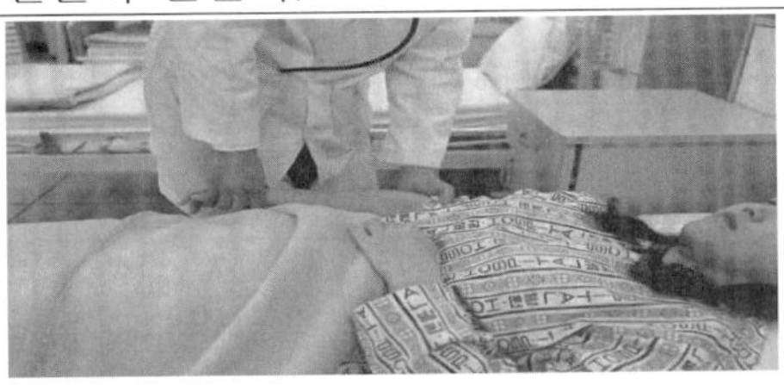
대상자의 팔을 심장과 같은 높이로 놓는다.</td><td>심장보다 팔이 높게 위치하면 혈압이 낮아진다. 앙와위에서 팔이 심장보다 5cm 정도 더 높게 하면 이완기압이 3~4mmHg 정도 낮아진다.</td></tr>
<tr><td>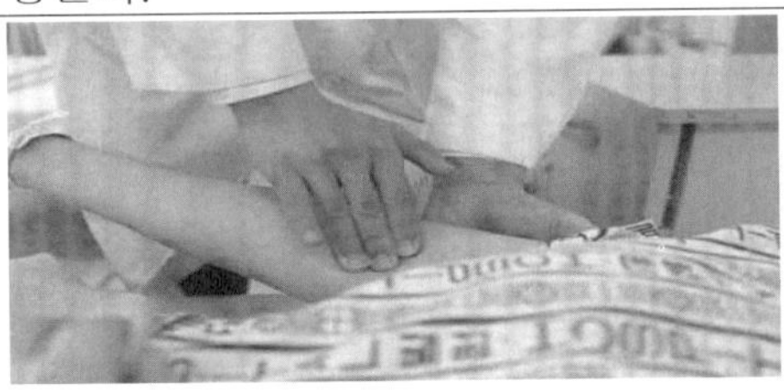
둘째, 셋째 또는 둘째, 셋째, 넷째 손가락으로 상완동맥을 찾는다.</td><td>정확하게 혈압을 측정하기 위함이다.</td></tr>
<tr><td>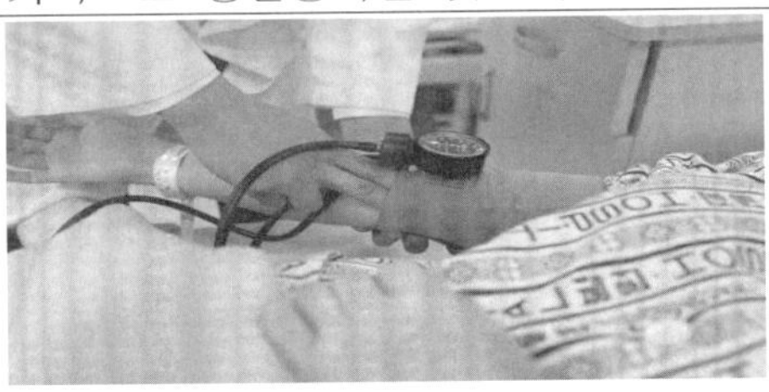
커프를 상완동맥 2~3cm 위에 손가락 하나가 들어갈 정도의 여유를 주고 감는다.</td><td>균일하고 단단하게 감는 것은 공기압이 균등하게 배분되도록 하여 혈압을 정확하게 측정할 수 있도록 하기 위함이다. 커프가 너무 느슨하면 혈압 측정치가 높게 나올 수 있다.</td></tr>
</table>

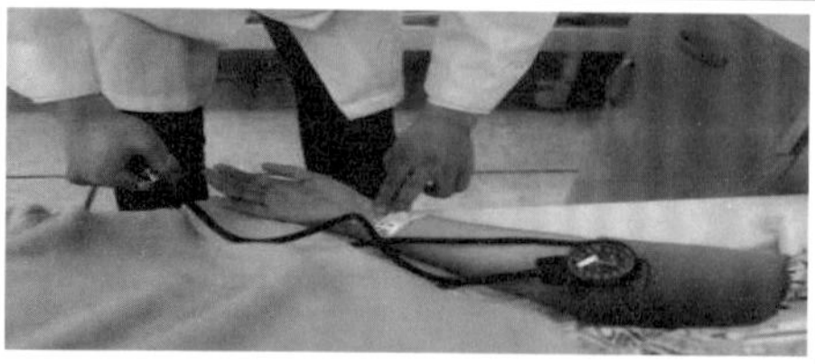 한 손으로 혈압계의 조절 밸브를 잠그고 압력 밸브를 눌러 커프에 공기를 넣고, 다른 손의 둘째, 셋째 손가락을 상완동맥 또는 요골동맥 위에 올려 놓는다.	정확하게 혈압을 측정하기 위함이다.
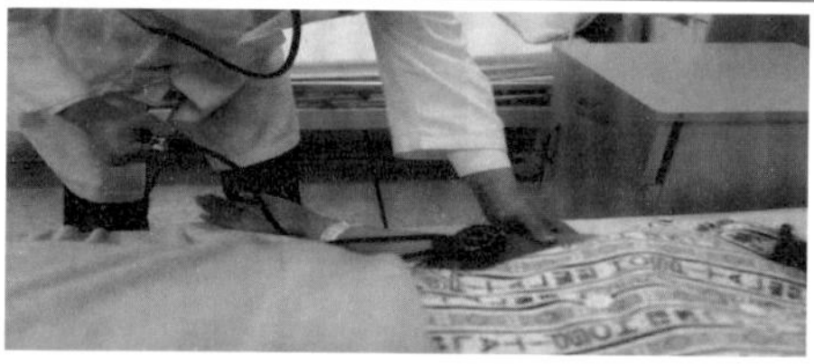 상완동맥 또는 요골동맥을 촉지하여 맥박이 소실되는 지점에서 혈압계의 눈금을 30mmHg 정도 더 올린다.	수축기 혈압을 확인하여 청진상 차이(auscultatory gap)로 혈압이 낮게 측정되는 것을 예방하기 위함이고, 정확한 측정을 위해 최대 팽창지점을 촉진으로 결정할 수 있게 하기 위해서이다.
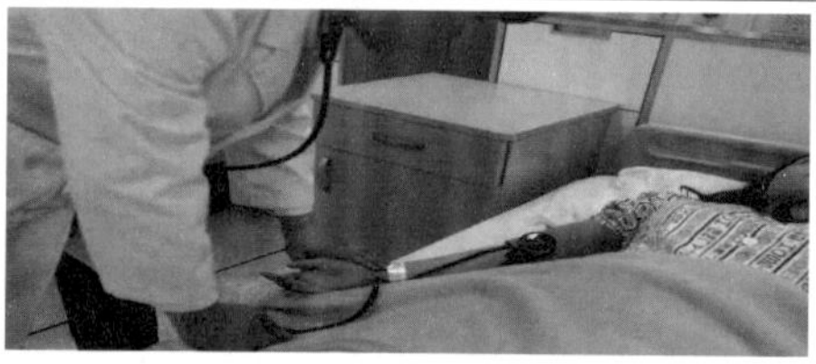 조절 밸브를 천천히 열어 눈금을 1초에 2mmHg의 속도로 내리면서 상완동맥이나 요골동맥에서의 맥박이 다시 촉지되는 지점의 눈금을 읽어서 기억한다.	정확하게 혈압을 측정하기 위함이다.
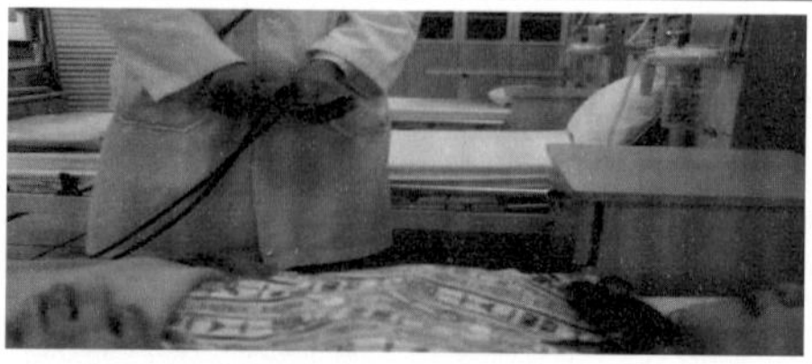 커프의 공기를 완전히 뺀 후 최소한 15초 동안 기다린다.	순환이 회복된 후에 측정해야 오차 발생을 예방 할 수 있다.

<table>
<tr><td>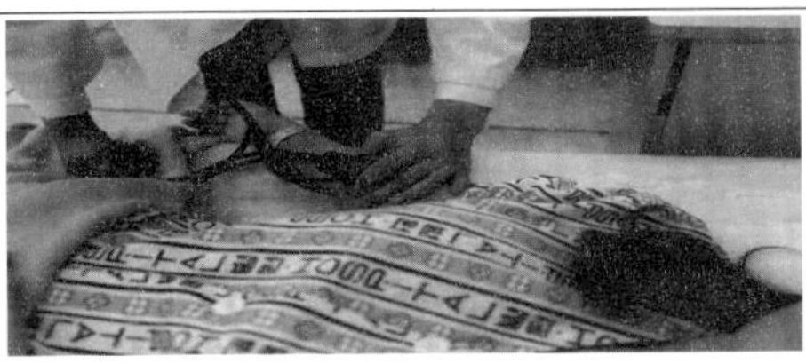
상완동맥 위에 청진기를 대고 움직이지 않게 손으로 고정한다.</td><td></td></tr>
<tr><td>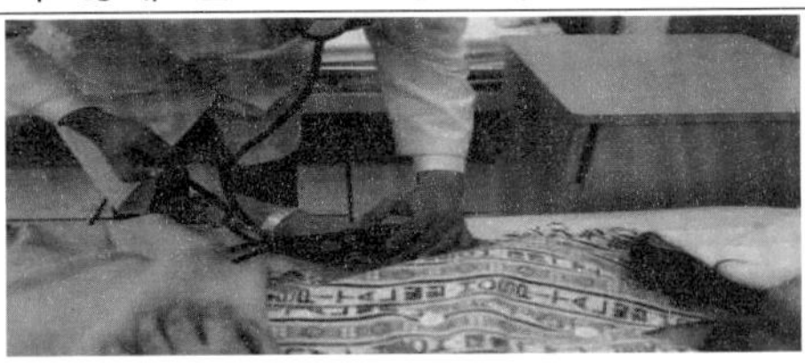
조절 밸브를 잠그고 압력 bulb를 눌러서 커프에 공기를 넣는다.</td><td></td></tr>
<tr><td>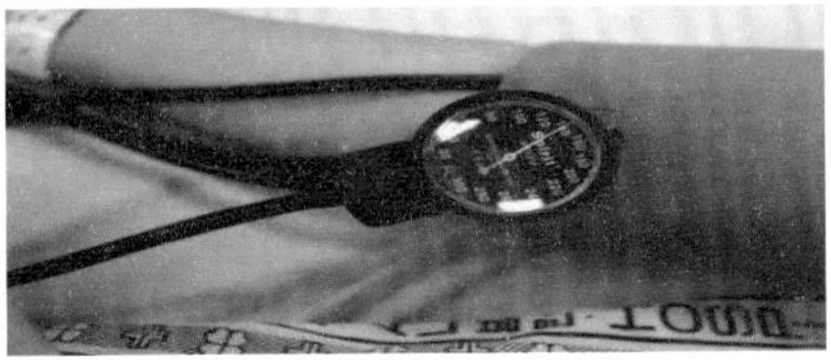
상완동맥이나 요골동맥에서의 맥박이 다시 촉지되었던 지점의 눈금을 기억하여 눈금보다 30mmHg 더 올라가게 혈압계의 눈금을 올린다.</td><td>맥박소실점 이상으로 압력을 증가시키는 것은 수축음으로 간주되는 첫음을 정확하게 듣기 위한 시간적 여유를 갖게 하기 위함이다.</td></tr>
<tr><td>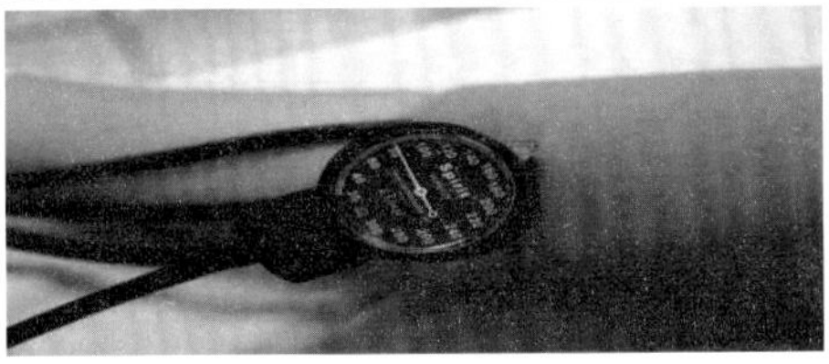
조절 밸브를 천천히 열어 1초에 2mmHg씩 눈금을 내리면서 처음 소리가 들리는 지점의 눈금을 읽어서 기억한다.</td><td>커프의 압력이 너무 빠르거나 느리게 줄어들면 수축기혈압의 측정이 부정확할 수 있다.</td></tr>
</table>

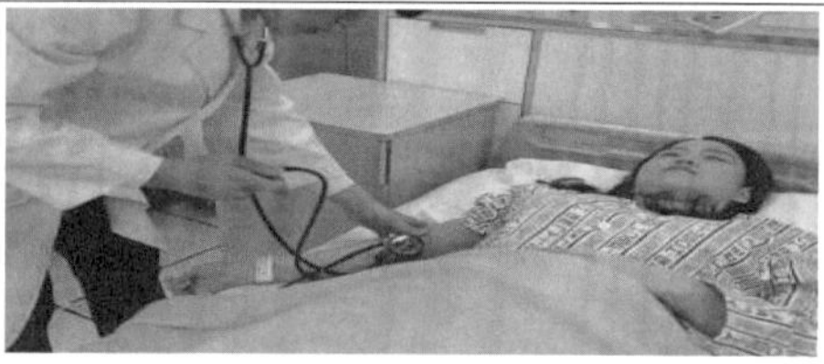 조절 밸브를 천천히 열어 차츰 커프에서 공기를 빼면서 소리가 없어지는 지점의 눈금을 읽어서 기억한다.	이완기압을 측정하기 위함이다.
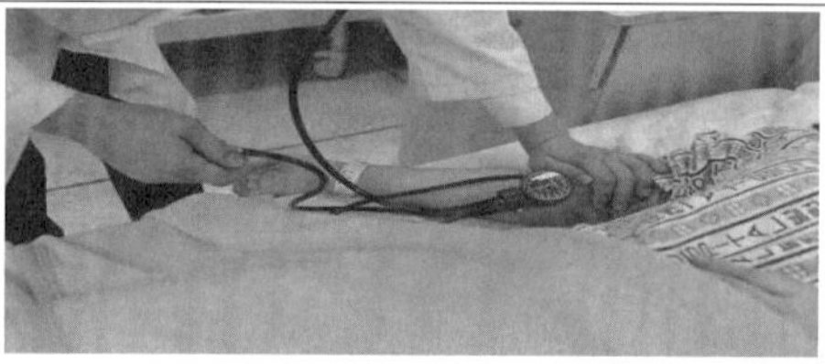 조절 밸브를 완전히 열어 커프에서 공기를 완전히 뺀다.	
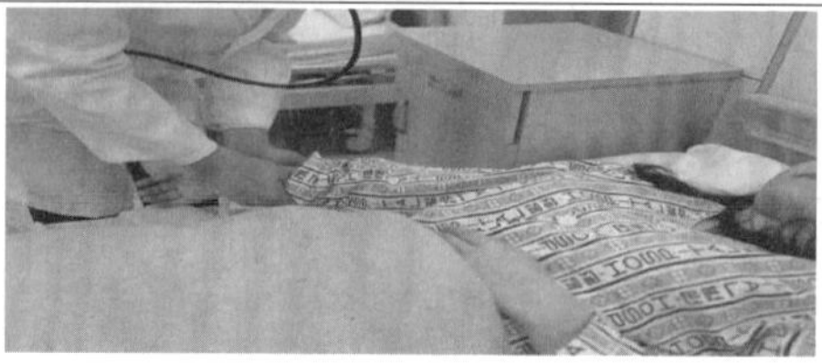 대상자 팔에서 커프를 풀고 대상자가 옷을 입는 것을 도와준다.	
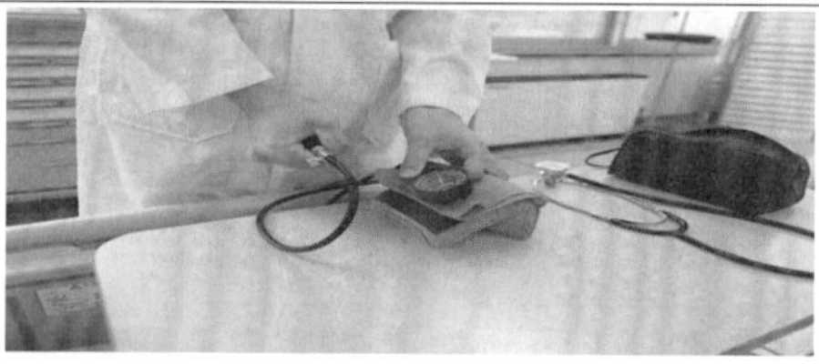 커프를 말고 혈압계를 정리한다.	
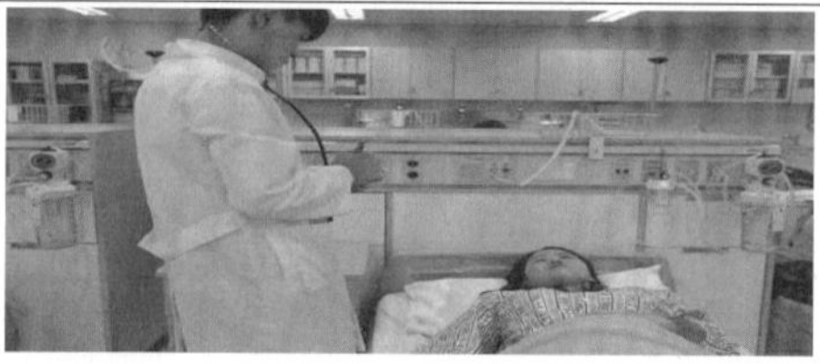 측정한 혈압을 메모한다.	

<table>
<tr><td>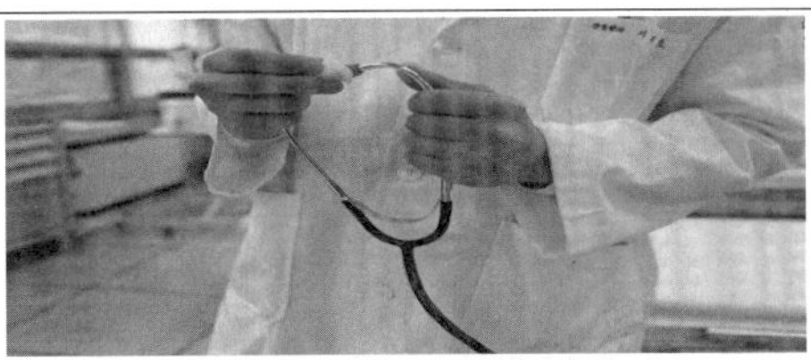
청진기의 귀꽂이(ear piece)를 소독솜으로 닦는다.</td><td></td></tr>
<tr><td>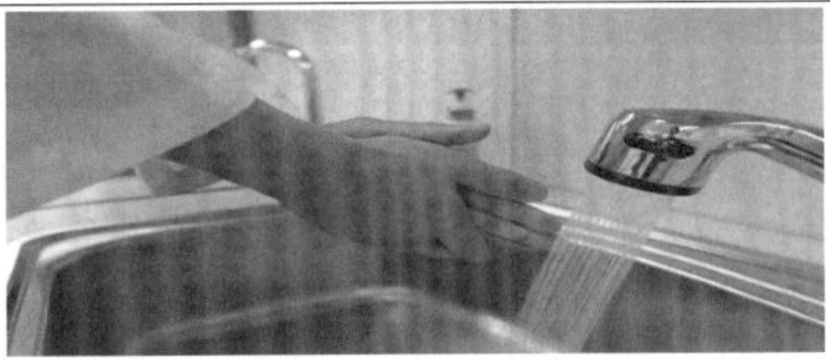
손을 씻는다.</td><td>세균의 전파를 막아 감염의 기회를 줄인다.</td></tr>
<tr><td>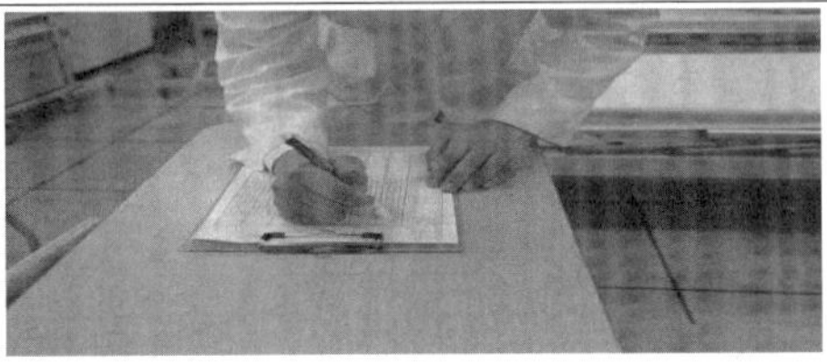
대상자의 기록지에 혈압 측정치를 기록한다.</td><td></td></tr>
</table>

〔그림 4-39〕 혈압 측정

제2절 혈당 관리

1. 당뇨병(diabetes mellitus, DM)

1.1 당뇨병의 정의

인슐린은 췌장 랑게르한스섬에서 분비되어 식사 후 올라간 혈당을 낮추는 기능을 한다. 만약 여러 가지 이유로 인하여 인슐린이 모자라거나 성능이 떨어지게 되면, 체내에 흡수된 포도당은 이용되지 못하고 혈액 속에 쌓여 소변으로 넘쳐 나오게 되며, 이런 병적인 상태를 '당뇨병'이라고 한다.

〔표 4-6〕 당뇨병 진단 기준

진단	공복혈당	식후 2시간 혈당
공복혈당장애	100 ~ 125mg/dL	
내당능장애		140 ~ 199mg/dL
당뇨병	126mg/dL 이상	200mg/dL 이상

내당능장애(Impaired Glucose Tolerance : IGT)란 경구당부하 검사 식후 2시간 혈당 수치가 당뇨병 기준인 200mg/dL보다는 낮지만 정상수치인 140mg/dL보다 높은 경우를 말한다.

1.2 혈당 조절

〔표 4-7〕 혈당 조절 목표

구분	정상수치	당뇨인 조절 목표
공복혈당	70 ~ 100mg/dL	80 ~ 130mg/dL
식후 2시간 혈당	90 ~ 140mg/dL	180mg/dL 미만
당화혈색소	5.7% 미만	6.5% 미만

2. 혈당측정 전 손위생

2.1 손위생 방법

1) 물과 비누를 이용한 손 씻기

(1) 전체 소요시간 : 40～60초

(2) 손 씻기 단계

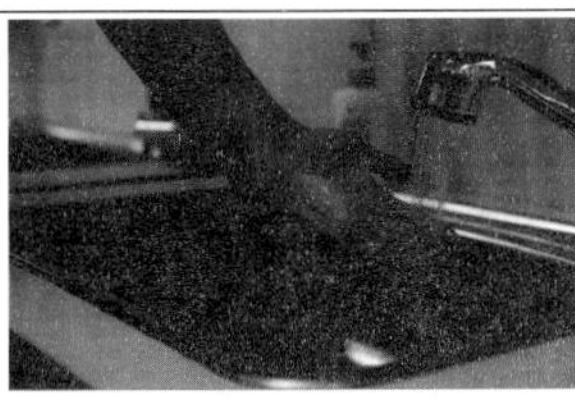	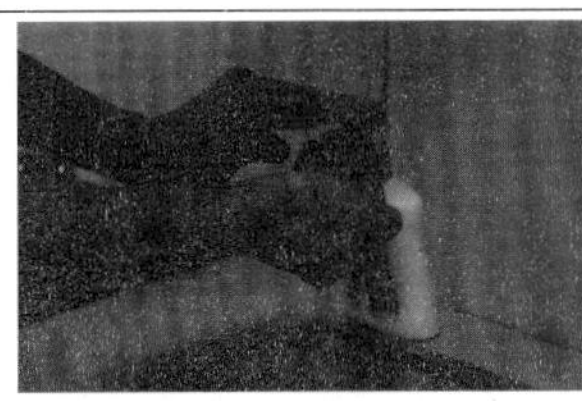	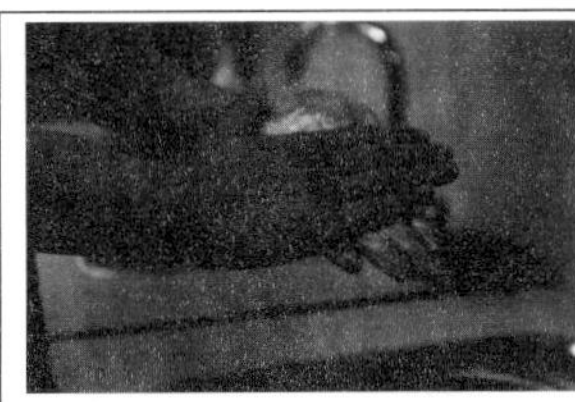
흐르는 물에 손을 적신다.	손의 모든 표면에 충분한 양의 비누를 묻힌다.	손바닥과 손바닥을 마찰하여 문지른다.
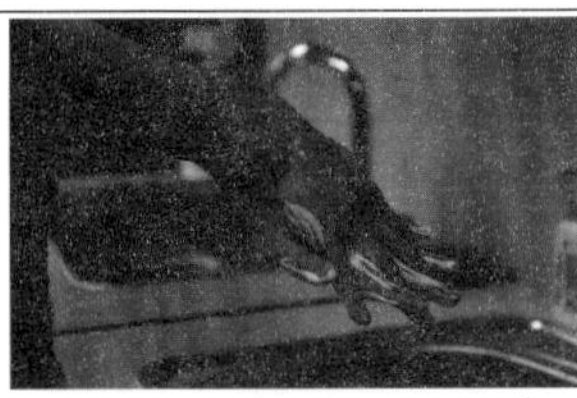	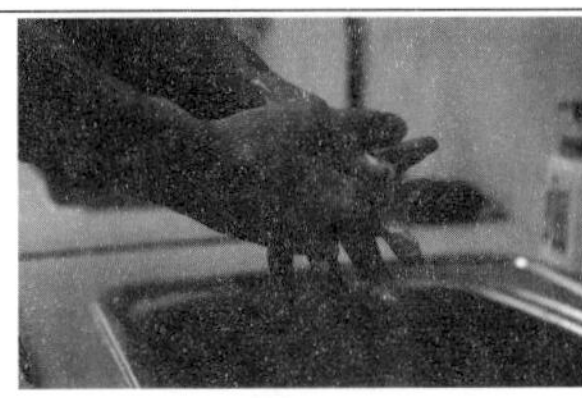	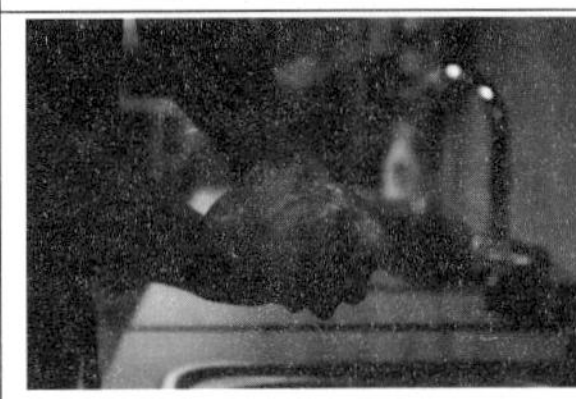
손바닥으로 다른 손의 손등을 잡고 문지른다.	손바닥을 마주대고 손가락 사이를 문지른다.	두 손을 깍지 끼며 마주 잡고 문지른다.
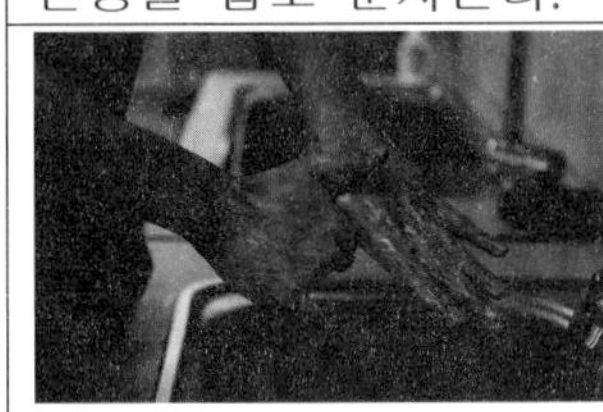	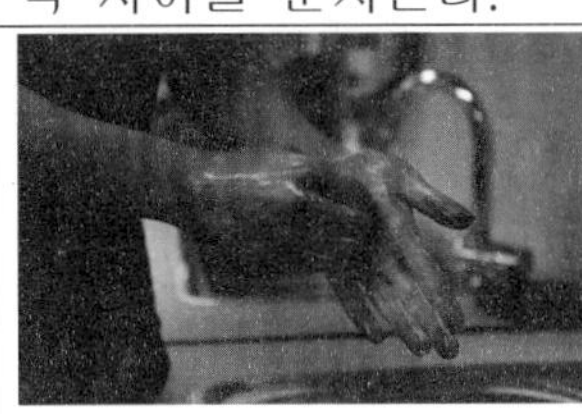	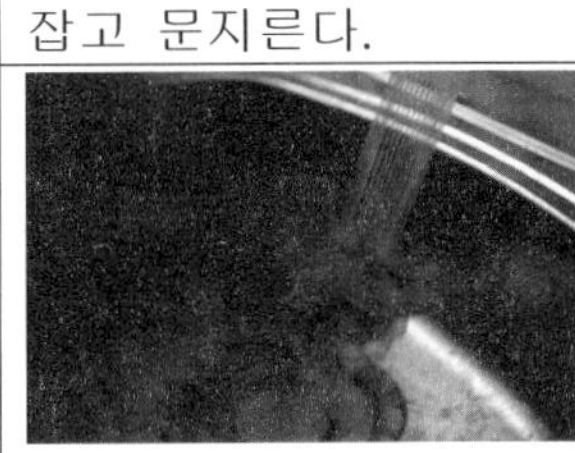
한 손에 엄지를 거머쥐듯이 회전하며 문지른다.	손가락 끝으로 다른 손의 바닥을 비빈다.	흐르는 물에 손을 헹군다.
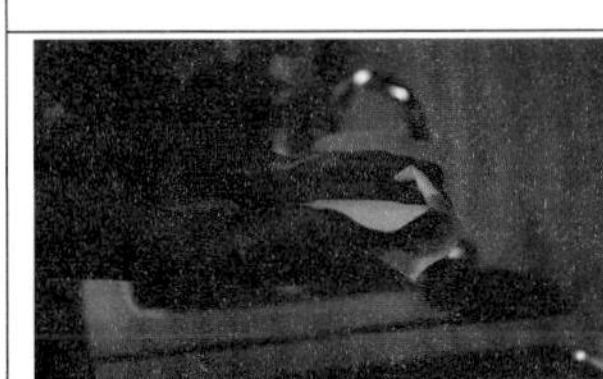	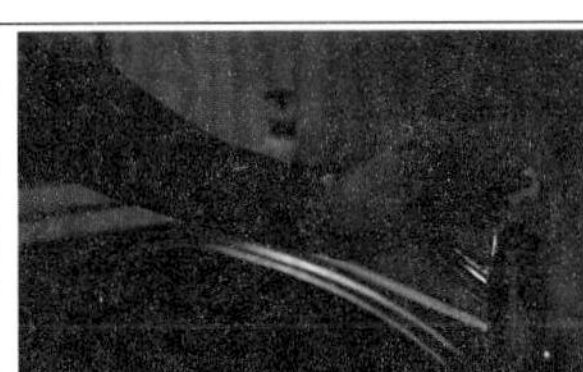	
종이타월을 사용하여 손을 철저히 건조시킨다.	사용한 종이타월을 이용하여 수도꼭지를 잠근다.	

〔그림 4-40〕 물·비누를 이용한 손 씻기

2) 손소독제를 이용한 손위생

(1) 전체 소요시간 : 20~30초

(2) 손씻기 단계

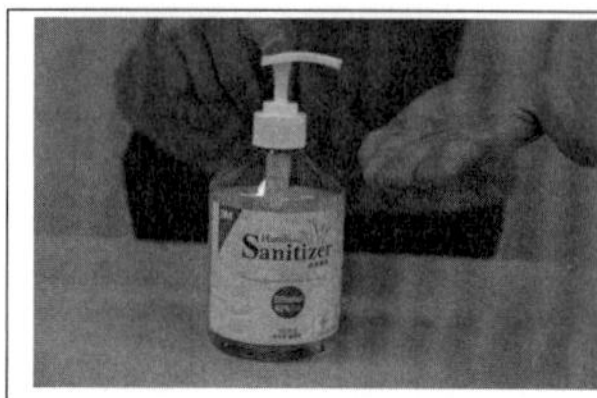 알코올 젤을 손바닥에 덜은 후 손의 모든 표면에 묻힌다.	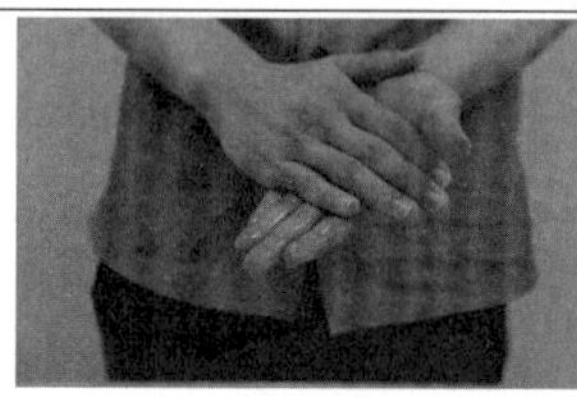 손바닥과 손바닥을 마찰하여 문지른다.	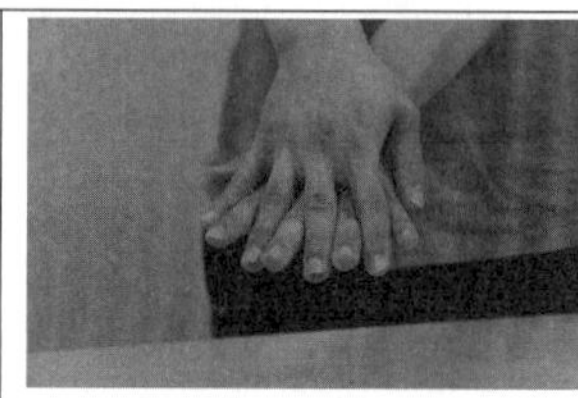 손바닥으로 다른 손의 손등을 잡고 문지른다.
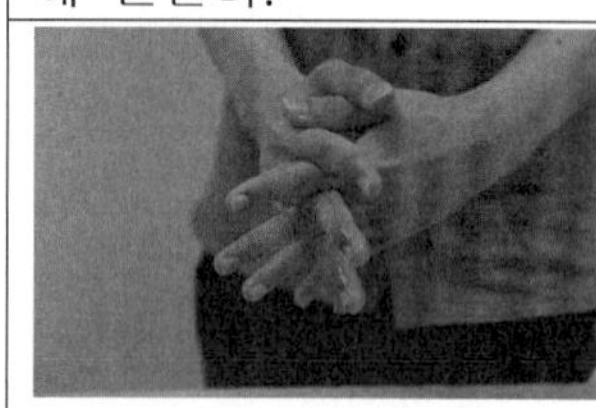 손바닥을 마주대고 손가락 사이를 문지른다.	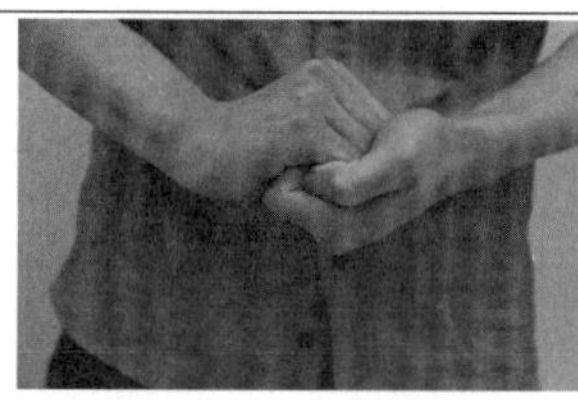 두 손을 깍지 끼며 마주 비빈다.	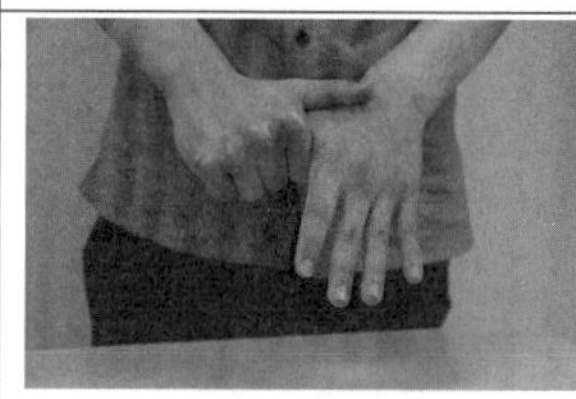 한 손에 엄지를 거머쥐듯이 회전하며 문지른다.
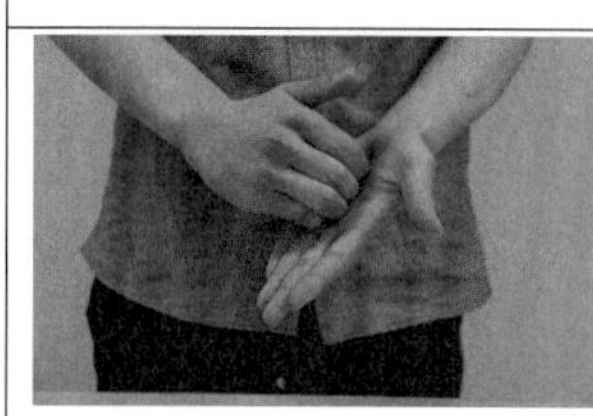 손끝으로 다른 손의 바닥을 비빈다.	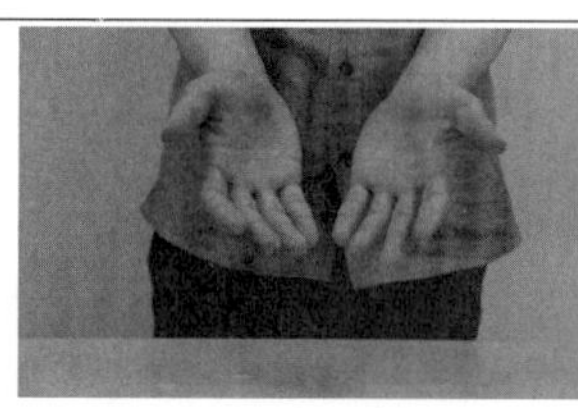 손을 건조시킨다.	

〔그림 4-41〕 손소독제를 이용한 손 씻기

3. 간이 혈당측정

3.1 필요장비 및 수행절차

1) 필요장비 및 물품

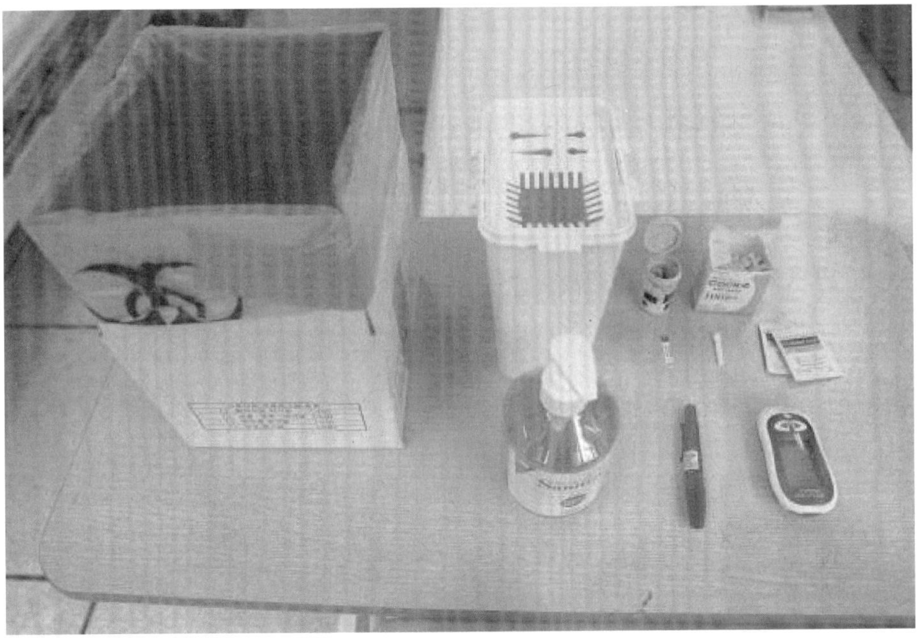

〔그림 4-42〕 간이 혈당측정 장비

- 간이혈당측정기
- 채혈침(lancet)
- 검사지(strip)
- 소독솜
- 손소독제
- 손상성 폐기물 전용용기
- 일반 의료폐기물 전용용기

2) 수행절차 및 이론적 근거

수행절차	이론적 근거
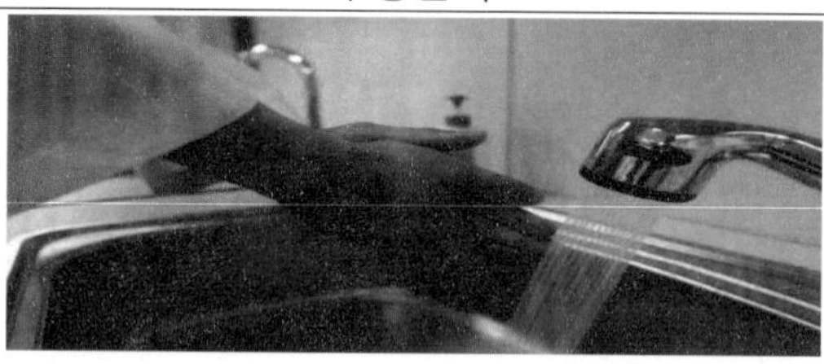 손을 씻는다.	세균의 전파를 막아 감염의 기회를 줄인다.
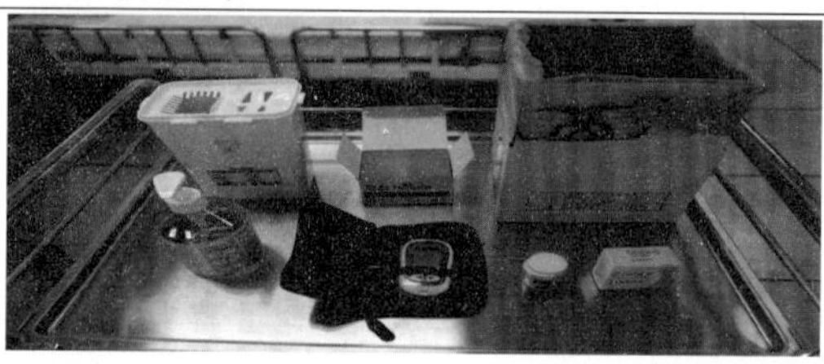 간이 혈당측정에 필요한 물품을 준비한다.	
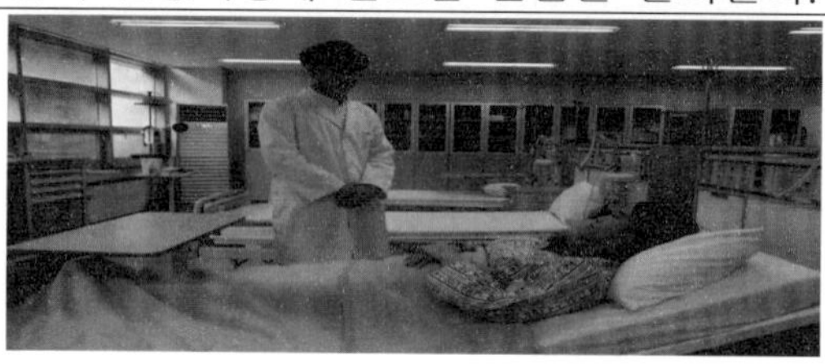 준비한 물품을 가지고 대상자에게 가서 자신을 소개한다.	불안을 감소시키고 절차에 대해 협조를 구한다.
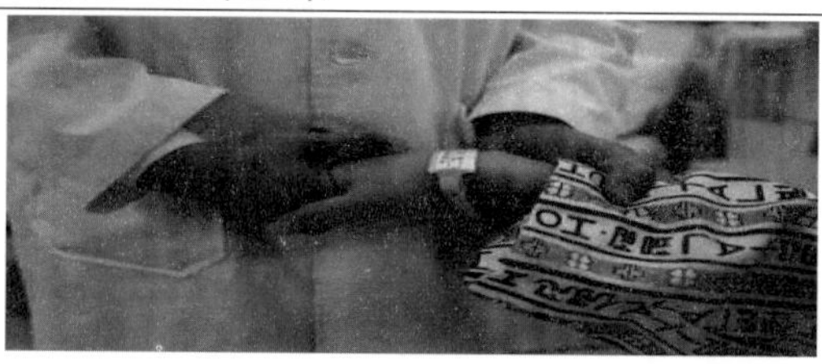 대상자의 이름, 등록번호 등을 개방형으로 질문하여 대상자를 확인하고, 입원팔찌와 대조하여 대상자를 확인한다.	대상자 확인 절차이다.

<table>
<tr><td>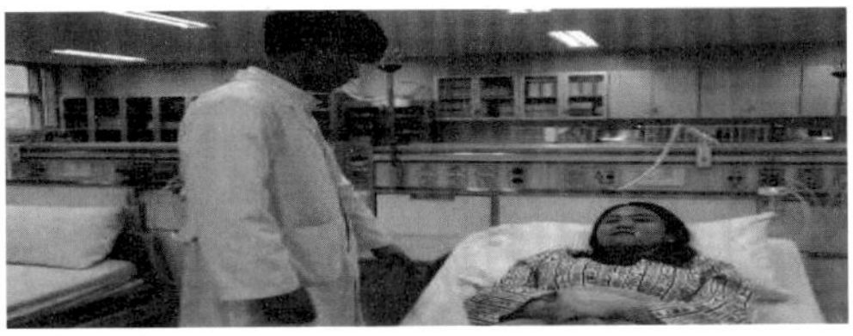
대상자에게 혈당측정 목적과 절차에 대해 설명한다.</td><td>불안을 감소시키고 절차에 대해 협조를 구한다.</td></tr>
<tr><td>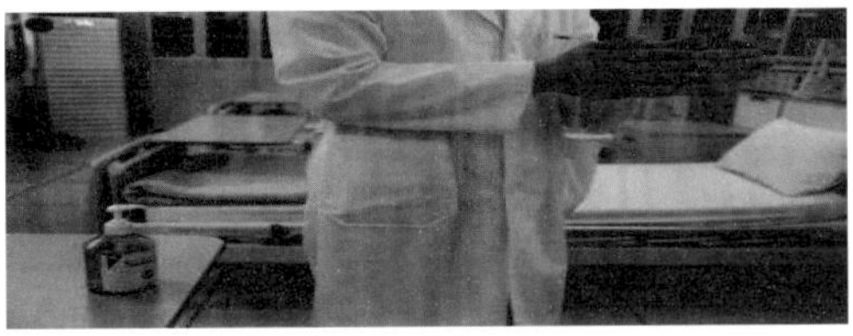
손소독제로 손위생을 실시한다.</td><td>세균의 전파를 막아 감염의 기회를 줄인다.</td></tr>
<tr><td>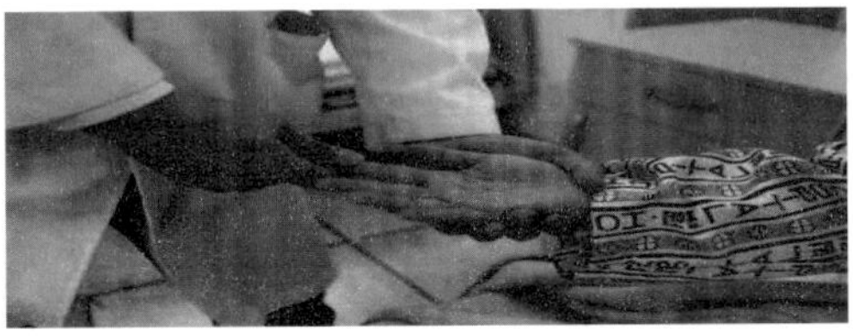
대상자의 손가락 끝을 부드럽게 촉진하여 채혈하기 적절한지 확인한 다음 손이 심장보다 아래에 위치하도록 한다.</td><td>손을 심장 아래로 내리면 혈액이 손가락 끝 쪽으로 몰려 피가 충분히 나온다.</td></tr>
<tr><td>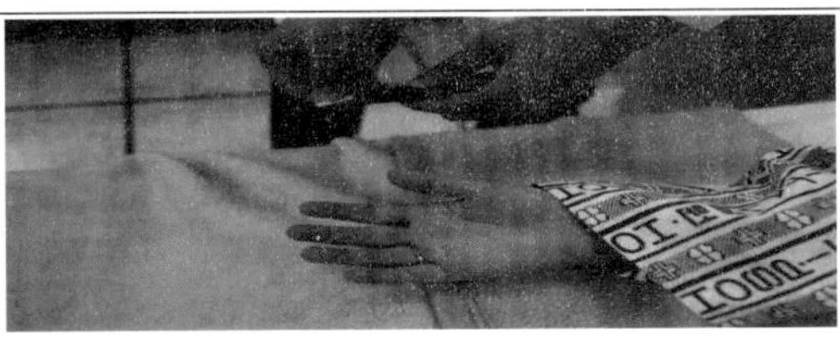
채혈기에 채혈침을 끼워 대상자의 피부 상태에 맞도록 삽입 깊이를 조절한다.</td><td></td></tr>
</table>

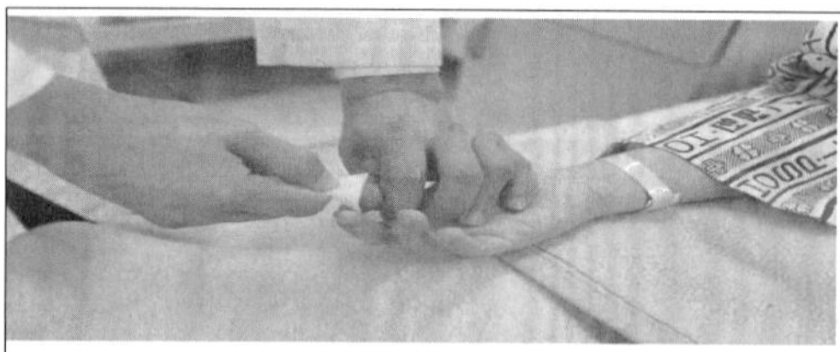 대상자의 손가락 끝을 소독솜으로 닦은 다음 말린다.	세균의 전파를 막아 감염의 기회를 줄인다.
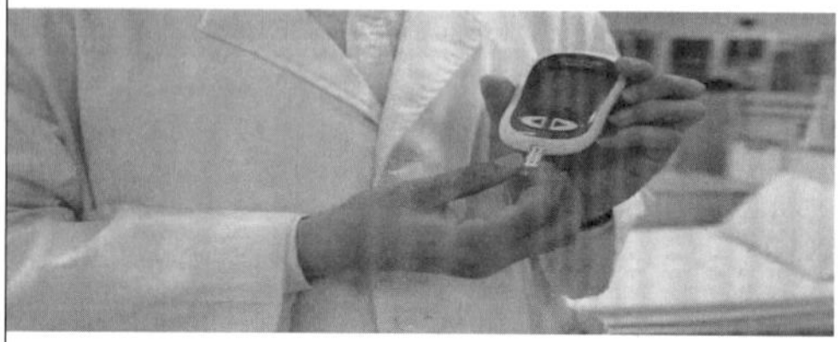 혈당기의 전원을 켠다.	
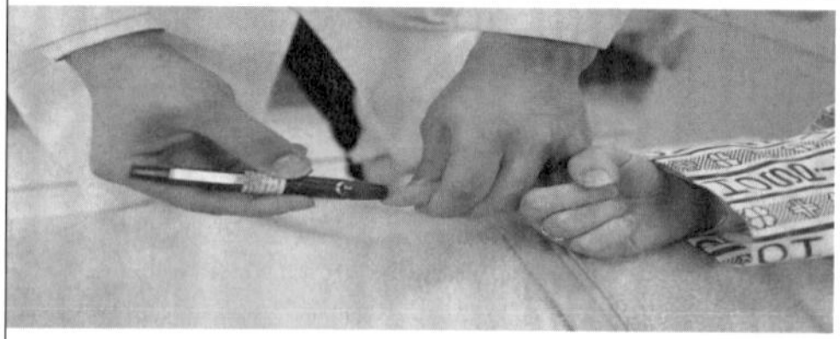 손가락 끝부분의 측면에 채혈기를 놓고 채혈침이 피부를 순간적으로 천자하도록 버튼을 누른다.	손가락 옆쪽 면이 통증에 덜 예민하다.
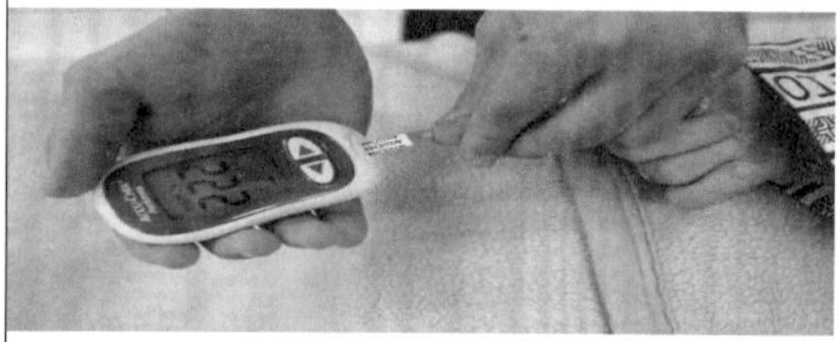 천자 부위는 힘주어 짜내지 말고 혈액이 자연스럽게 흘러나오게 한 다음 혈액방울을 검사지에 묻힌다.	천자부위는 짜거나 압력을 주어 혈액이 나오면 검사결과에 영향을 미칠 수도 있다.
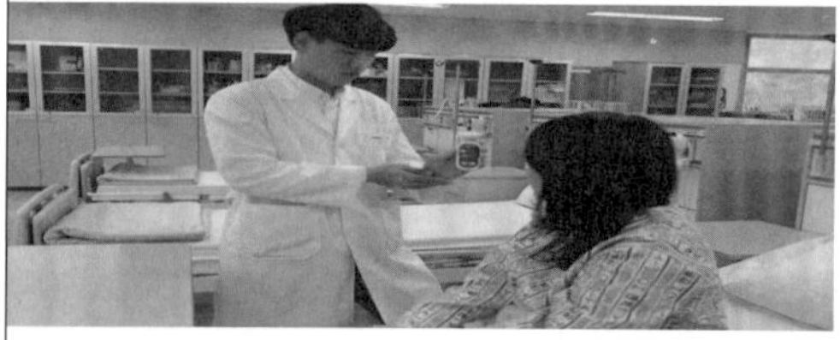 혈당측정기의 모니터에 나온 수치를 확인하고 메모한 후 대상자에게 설명해 준다.	

<table>
<tr><td>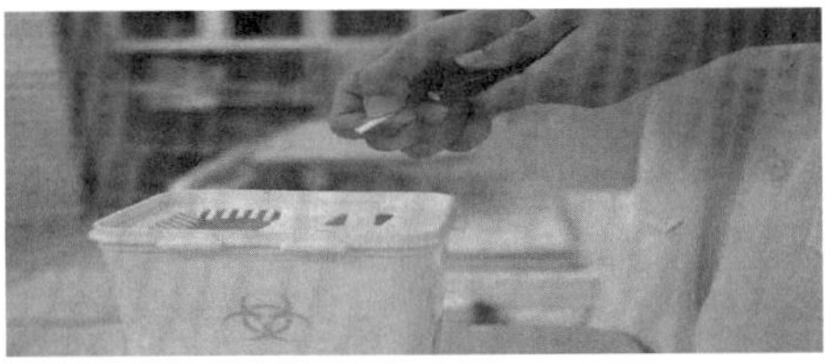
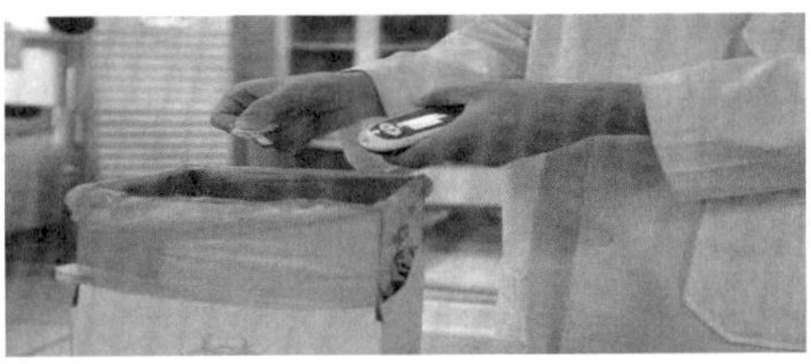
채혈침은 손상성폐기물 전용용기에 버리고 사용했던 소독솜과 혈액이 묻은 검사지는 일반의료폐기물 전용용기에 버린다.</td><td>병원의 교차감염을 예방하기 위함이다.</td></tr>
<tr><td>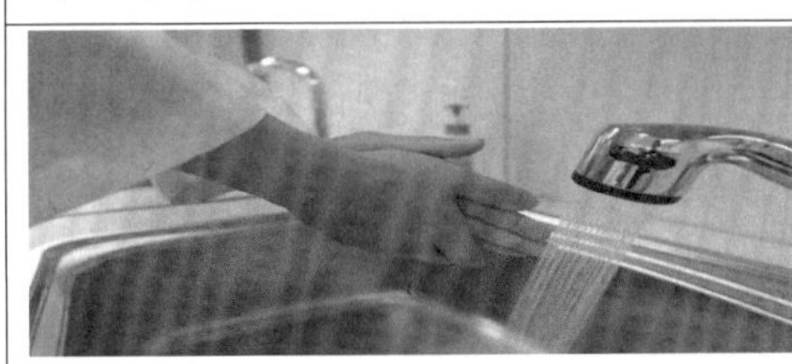
손을 씻는다.</td><td>세균의 전파를 막아 감염의 기회를 줄인다.</td></tr>
<tr><td>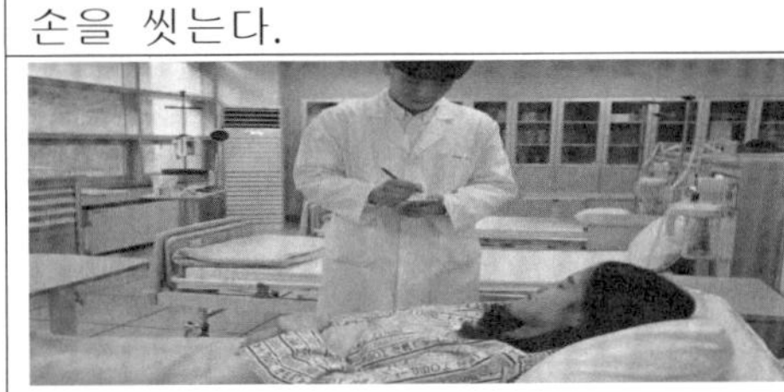
혈당 기록지에 혈당 측정치를 기록한다.</td><td></td></tr>
</table>

〔그림 4-43〕 간이 혈당측정 수행

4. 사정 및 처치

4.1 사정

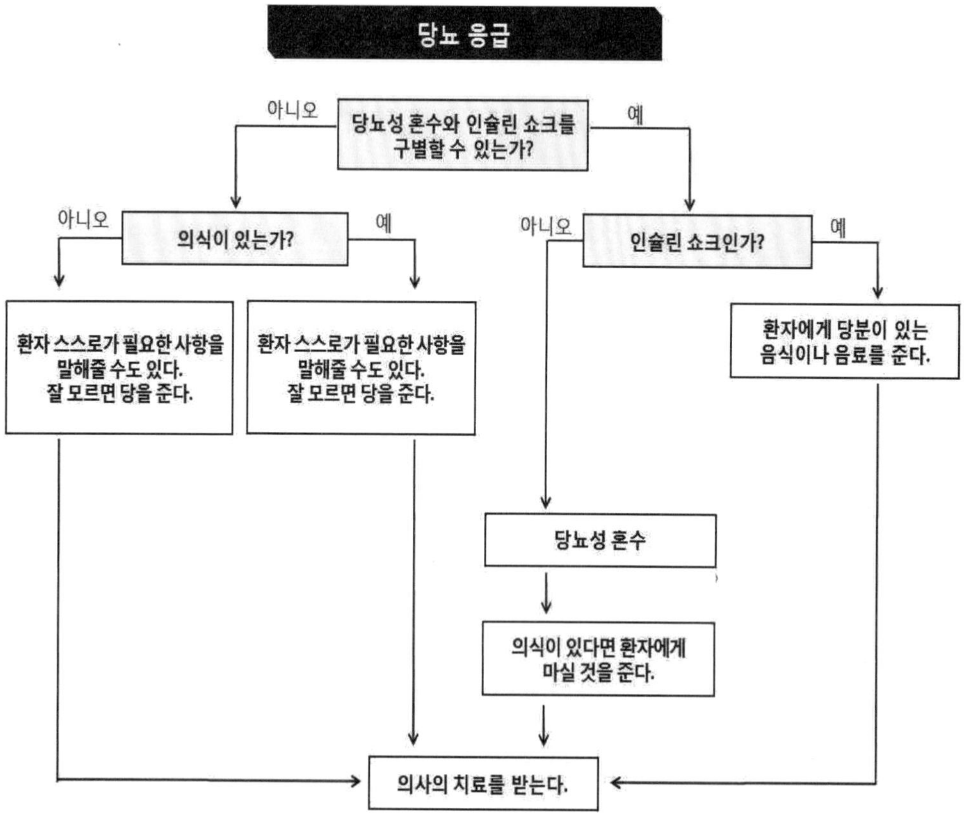

〔그림 4-44〕 당뇨응급 사정

출처: 대한응급구조사협회 · 황정연(2006). 응급처치와 심폐소생술. 도서출판 한미의학.

4.2 응급처치

1) 저혈당 응급처치

- 기도유지 및 호흡 여부를 확인한다.
- 혈당측정기로 혈당을 측정한다.
- 대상자의 식사 여부를 확인한다.
- 대상자의 의식 여부를 확인한다.

- 의식이 있는 경우는 설탕, 꿀, 과일 시럽, 음료수(오렌지 주스), 초콜릿 등을 먹인다.
- 의식이 없는 경우는 아무것도 먹이지 않도록 하고 병원으로 신속히 이송한다.

2) 고혈당 응급처치

- 기도유지 및 호흡 여부를 확인한다.
- 혈당 검사(BST)로 혈당이 높다고 무조건 인슐린을 투여하지 않는다.
- 혼수상태인 사람에게는 먹을 것을 주지 않도록 하고 즉시 병원으로 이송한다.

제4장 재난관리

제1절 화재 발생 시 행동요령

1. 화재 시 조치사항

1.1 화재 발견 즉시

1) 화재 발생 시 대피방법

- '불이야' 하고 큰소리로 외쳐 다른 사람에게 알리고 화재경보 비상벨을 누른다.
- 119에 신고

  ※ 119에 신고할 내용

  ① 화재가 난 곳의 주소(모를 경우 주변의 큰 건물을 말한다.)

  ② 현재의 화재진행 상태

  ③ 부상자가 있는 경우 부상자 상황

  - 소방서에서 알았다고 할 때까지 전화를 끊지 않는다.
  - 휴대전화의 경우, 사용 제한된 전화나 개통이 안 된 전화도 긴급신고가 가능하다.
- 엘리베이터를 이용하지 말고 계단을 이용하되 아래층으로 대피가 불가능한 때는 옥상으로 대피
- 연기가 많을 때는 한 손으로 코와 입을 젖은 수건 등으로 막고 낮은 자세로 이동
- 출입문을 열기 전에 문손잡이를 확인(손잡이가 뜨거우면 문을 열지 말고 다른 길을 찾는다.)

1.2 초기 소화를 위한 소화기 및 소화전 사용법

1) 초기 소화요령

- 전기 스위치를 내린다(끈다).
- 분전반이나 차단기, 석유난로 등에 의한 화재일 때는 담요나 이불을 물에 적셔서 뒤집어 씌운다.
- 가스 화재는 용기의 밸브를 잠근다.

  ※ 이때 주의할 점은

  - 전기 화재에는 물을 사용하면 안 된다(감전 위험이 있다).
  - 기름 종류의 화재에 물을 사용하면 불을 키우는 경우가 있다.
  - 가스 화재는 폭발성이 있으므로 갑자기 문을 열거나 전기 스위치 등을 조작하면 안 된다.

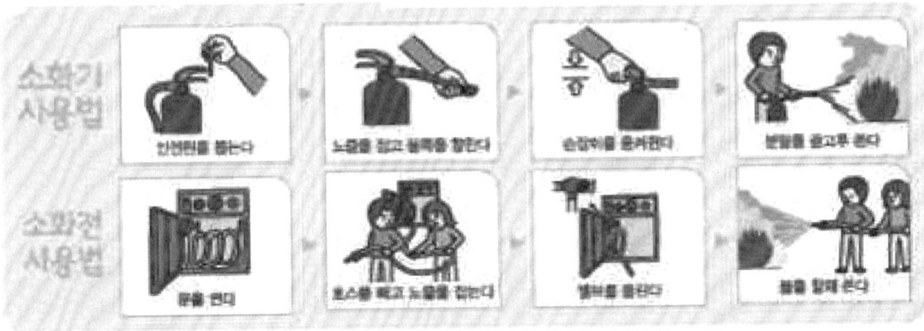

〔그림 4-45〕 소화기 및 소화전 사용법

제2절 지진 발생 시 행동요령

1. 대피요령

- 파손되거나 넘어지기 쉬운 물건 주위나 창문으로부터 먼 견고한 책상 아래로 대피하도록 한다.
- 지진이 발생했을 때 밖으로 나가면 더 위험하다.
- 엘리베이터를 이용하지 말고 비상계단을 이용한다.
- 화재는 초기에 소화, 전열기구는 신속하게 꺼야 한다.
- 문과 가까이 있다면 문을 열어 놓는 것도 좋다.
- 안전한 곳으로 대피한다.

- 공터나 튼튼한 건물로 대피한다. 단, 무너지기 쉬운 담벼락이나 감전 위험이 있는 장소는 피한다.

• 대피는 걸어서, 짐은 최소로 한다.

2. 지진 발생 후 행동요령

• 부상자 발생 시 즉시 구조를 요청해야 하며, 부상자가 위치한 곳이 위험하지 않다면 그 자리에 두고, 만약 부상자를 옮겨야 할 경우 먼저 기도를 확보하고 머리와 부상 부위를 고정시킨 후 안전한 곳으로 옮긴다.
• 의식을 잃은 부상자에게는 물을 주지 않는다.
• 담요를 이용하여 환자의 체온을 유지시키되, 환자의 체온이 너무 올라가지 않도록 주의한다.

제3절 테러 발생 시 행동요령

1. 테러 발생 시 행동요령

테러가 발생하였거나 의심스러운 사람·물체가 발견되면 111(국가정보원), 112(경찰)에 신속히 신고한다.

1.1 상황에 따른 행동요령

1) 폭발물이 발견된 현장

• 주변 사람들에게 알리면서 폭탄이 발견된 지점의 반대방향 계단으로 즉시 대피한다.
• 휴대전화, 라디오, 무전기 등은 기폭장치를 작동시킬 수 있으므로 사용하지 않도록 한다.
• 밖으로 빠져나온 후에는 안전거리(붕괴: 건물높이 이상, 폭발: 500m 이상) 밖으로 대피한다. 대피경로에도 제2의 폭발물이 설치되어 있을 수 있으므로 주의하면서 대피해야 한다.
• 대피도중 폭발물이 터지면 비산, 낙하물을 피하는데 유의해야 한다.

2) 폭발 현장

- 신체를 보호하기 위해서 즉시 바닥에 엎드려 양팔과 팔꿈치를 옆구리에 붙이고 손으로 귀와 머리를 감싸야 한다.
- 2차 폭발이 있을 수 있으므로 미리 일어나지 말고 이동할 필요가 있을 때에는 엎드린 자세로 이동해야 한다.
- 강당, 로비 등 기둥 간격이 넓은 곳은 붕괴위험이 높으므로 이런 곳에서 벗어나야 한다.
- 유리・간판・전등 등의 비산・낙하물이 없을 만한 곳이나 책상 등의 아래에 피신해야 한다.
- 휴대전화를 켜 놓아 붕괴・매몰 시 자신의 위치가 알려질 수 있도록 한다.

3) 생물테러 의심 물질(물체)이 발견된 현장

- 건드리지 말고 그대로 두어야 한다.
- 실내에서 열었을 경우에는 창문과 문을 모두 닫고 주변 사람들을 대피시키며 에어컨・환기시설 등을 모두 꺼야 한다.
- 의심 물질이 날릴 염려가 있는 경우 옷, 신문지 등으로 조심스럽게 덮어 두어야 한다.
- 방독면을 찾아 쓰거나 손수건 또는 휴지 여러 장을 이용하여 입과 코를 가리고 현장을 즉시 벗어나도록 해야 한다.
- 현장을 벗어난 다음 손과 몸을 비누로 씻고 옷을 갈아입는다.

4) 화학물질이 유포된 현장

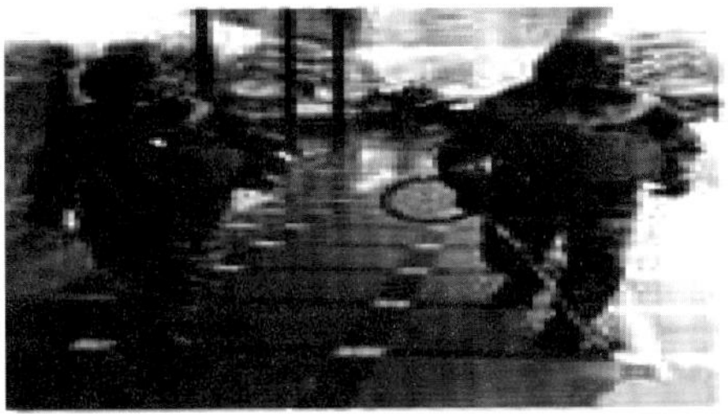

〔그림 4-46〕 화학물질 유포현장

출처: 국립중앙과학관 시설창조관리과(2016). 안전사고.재난대응 매뉴얼.

- 즉시 방독면을 찾아 착용하거나 손수건 등으로 입과 코를 가린다.
- 오염지역 내에 있을 때에는 바람이 불어오는 방향 또는 옆 방향으로 신속하게 대피해야 한다.
- 오염된 실내(건물)에서는 신속히 빠져 나와야 한다.
- 오염지역을 벗어난 경우, 맑은 공기를 찾아 호흡하거나 샤워를 하고 옷을 갈아 입도록 한다.
- 오염되지 않은 구역에 있던 사람은 가능한 오염구역을 통과하지 않도록 해야 한다.

5) 방사능물질이 유포된 현장

- 방독면을 쓰거나 코와 입을 손수건 또는 휴지로 가리고 주변사람들과 함께 오염되지 않을 곳으로 대피해야 한다.
- 대피한 곳에서는 창문을 모두 닫고 에어컨, 환풍기 등을 모두 끈다.
- 방사능물질에 노출되었다고 판단되면 신속하게 옷을 벗고 온몸을 비누로 깨끗이 씻도록 한다.

6) 매몰·붕괴된 경우

- 불필요한 활동이나 고함으로 체력을 소모하지 않도록 한다.
- 입과 코를 옷이나 천으로 가려서 먼지 흡입을 최소화 한다.
- 규칙적으로 벽, 파이프 등을 두드려 자신의 위치를 알린다.
- 휴대전화의 전파는 매몰자 탐색에 도움이 될 수 있기 때문에 전화기의 전원은 규칙적으로 일정시간만 켜서 배터리를 절약해야 한다.
- 구조될 수 있다는 희망을 가지고 물과 음식을 찾아 먹으면서 체온유지에 힘써야 한다.
- 2차 붕괴나 낙하물에 대비하여 단단한 테이블 밑이나 창문이 없는 단단한 벽체 옆에서 기다리도록 한다.

7) 총격 현장

- 즉시 바닥에 엎드리거나 자세를 낮추어 몸을 숨길 수 있는 곳으로 이동한다.
- 경찰·경비원의 대응사격에 방해가 되지 않도록 경찰·경비원의 지시에 따라야 한다.

1.2 방독면 착용 요령

1) 일반 방독면 부품 설명

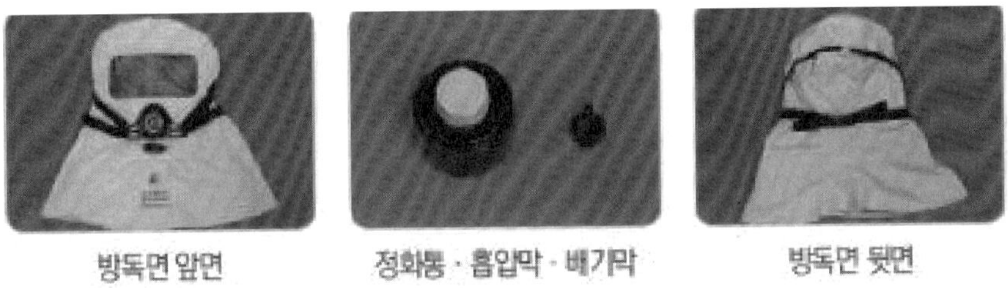

〔그림 4-47〕 방독면 부품

출처: 국립중앙과학관 시설창조관리과(2016). 2016 안전사고.재난대응 매뉴얼.

2) 일반 방독면 착용 요령

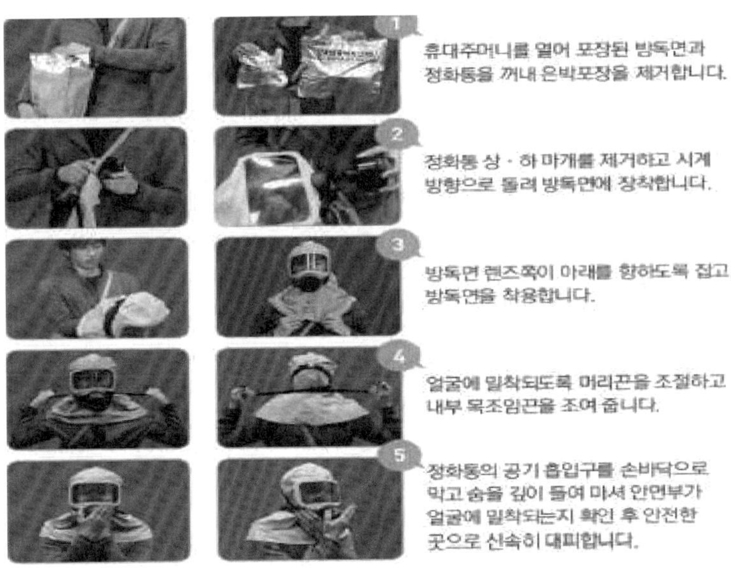

〔그림 4-48〕 방독면 착용

출처: 국립중앙과학관 시설창조관리과(2016). 2016 안전사고.재난대응 매뉴얼.

제4절 재해 시 위기상황 스트레스 관리

1. 재해관련 스트레스

재해로 인한 심리적인 영향을 대개 재해 발생 즉시 나타나지만, 몇 개월 후에 나타날 수도 있다. 재해로 인해 초래될 수 있는 심리적 손상에 대해서 적절한 시기에 적절한 방법으로 관리를 하는 것은 매우 중요하다.

1.1 위기상황 스트레스(Critical Incident Stress ; CIS)

정상인들이 비정상적인 위기상황을 경험했을 때 정상적으로 발생할 수 있는 스트레스 반응을 말한다.

위기상황 스트레스에 대한 반응이 적절히 조절되지 않고 지속되는 경우에는 외상후 스트레스증후군(PTSD) 등의 비정상적인 건강상태를 유발할 수 있다.

1) 주요 증상

(1) 신체적 반응

피로감, 소화기 장애, 식욕 변화, 수면장애, 두통, 흉통 등

(2) 정신적 반응

혼란스러움, 우울증, 악몽, 공포감, 절규, 무력감, 애도반응, 절망감, 부정, 기억손실 등

2) 유발 가능 대상자

재해피해자(이재민)와 가족, 인근주민, 구조 및 구급요원, 자원봉사자 등

3) 관리

위기상황 스트레스는 전문적인 치료를 요하는 것이 아니라 적절한 방법으로 관리를 함으로써 해결할 수 있으므로 발생 단계에서의 관리가 매우 중요하다.

1.2 외상후 스트레스증후군(Post-Traumatic Stress Disorder ; PTSD)

외상후 스트레스증후군(PTSD)은 전투, 전쟁포로생활, 유괴, 테러, 대형재해 등의 극단적인 상황에서 직접 또는 간접적으로 고통스러운 경험을 함으로써 발현되는 정신적 질환으로서 반드시 전문적인 치료를 필요로 한다. 그러므로 가능한 PTSD가 발생되지 않도록 예방하는 것이 중요하다.

위기상황 스트레스에 대해 적절한 조치를 취하지 않은 경우, 재해 발생 1~3개월 후에 PTSD로 진행되기도 한다.

1) 주요 증상

- 충격적이고 고통스러운 사건을 회상, 꿈, 환각 등을 통해 재경험
- 충격적이고 고통스러운 사건과 연관된 생각, 느낌, 기억, 대화를 회피함
- 활동이나 모임에 참여하지 않음
- 사회성의 결여
- 수면장애
- 분노의 폭발
- 과도한 경계심
- 흉통, 현기증, 두통, 소화기계 증상, 면역계 증상 등

2. 재해와 심리적 손상

2.1 재해에 대한 심리적 반응단계

재해로 인한 피해자들은 재해가 발생하는 순간부터 복구기간에 이르기까지 심리적으로 쇼크기, 반응기, 회복기를 거치게 된다.

- 쇼크기 : 재해발생 후 48시간 이내
- 반응기 : 재해발생 48시간 이후부터 2주 이내
- 회복기 : 재해발생 2주 이후부터 6개월

〔표 4-8〕 재해 심리반응단계

쇼크기	반응기	회복기
상실감 부정 공황 협상 회피 공포 자제력상실	좌절 강박행동 우울 자기고립 죄책감 의심 자기비난 절망감	[지역사회] 새로운 희망 안정감 [가족] 가족기능 회복 새로운 출발 [개인] 자제력 회복

2.2 재해로 인한 이재민의 심리적 반응증상

1) 즉각적인 반응

- 공포
- 불신 : 자산포기에 대한 저항
- 지남력 상실 : 무감각
- 의사결정의 어려움
- 정보에 대한 욕구
- 자신과 가족을 위한 도움을 추구

2) 뒤따르는 반응

- 입맛의 변화 : 소화불량
- 불면, 두통, 분노, 의심
- 무감각과 무감동
- '특별한 이유 없이' 울음
- 좌절 : 자신의 미래에 대한 무력감
- 알레르기, 기침과 감기의 증가
- 압도당하는 느낌

- 시무룩함 : 정서불안
- 미래에 대한 걱정
- 타인의 도움에 대한 거부, 실망
- 재해를 방지할 수 없었던 것에 대한 죄책감
- 가정폭력의 증가

3. 심리반응에 대한 중증도 분류 및 현장 쇼크 관리

재해현장에서의 심리적 충격은 현장 쇼크를 유발하게 된다. 현장 쇼크의 양상은 다양하게 나타날 수 있으므로, 재해 피해자들이 어떤 반응을 나타내는지 신속하고 정확한 파악을 하여 적절한 관리를 제공하여야 한다.

3.1 정상반응

현장 쇼크의 증상으로 불안감, 발한, 오심, 구토 등이 일반적으로 나타날 수 있다. 이때에는 대상자가 수행할 수 있는 범위 내에서 간단한 지시를 하여 구조나 구호업무에 동참하도록 한다.

3.2 외상성 우울

재해로 인한 충격으로 멍하게 서있거나 주저앉아 있는 경우를 말한다. 이때에도 단순하게 수행할 수 있는 구조 및 구호업무에 참여하도록 유도한다.

3.3 심한 쇼크(blind shock)

지남력과 판단력이 소실될 정도의 심한 충격증상을 보이는 경우 '집단공포심'을 유발할 수 있으므로, 이러한 증상을 보이는 대상자는 신속하고 안전하게 격리를 시킨다.

3.4 과잉반응

협박적인 언행을 보이거나 부적절한 유머를 하는 경우 또는 이리저리 뛰어다니거나 불필요한 행동을 하는 등 지나치게 활동적인 증상을 나타내는 대상자도 격리를 시키도록 한다.

3.5 전환반응

재해충격으로 인해 신체적 증상으로 청각장애, 시각장애 등이 나타나거나 히스테리성 혼수 또는 사지마비 등이 발생되면 즉시 전문적인 치료를 받도록 조치를 취해야 한다.

4. 이재민에 대한 심리적지지

재해 직후에는 1:1의 개인적 지지와 라포(rapport) 형성, 중증도 분류가 중요하나, 복구기간에는 감정표출을 유도하기 위한 집단적 지지가 유효하다. 집단 지지는 재해발생 후 1주일에서 2주일 사이에 적용하는 것이 적절하며, 10~15명 정도의 어느 정도 동질한 집단으로 구성하여 실시하는 것이 좋다.

4.1 심리적 지지의 기본원칙

1) 일반원칙

- 재해 이전의 평형을 되찾도록 돕는다.
- 현재의 감정이나 정서를 외부로 표출하도록 돕는다.
- 활력과 자신감을 되찾을 수 있도록 개인의 대응기전을 발견해 낸다.
- 필요한 경우 전문인의 치료를 받을 수 있도록 의뢰한다.
- 대상자와의 관계형성(rapport)을 위해 노력한다.
- 이용 가능한 자원과 제공된 원조에 대한 정보를 나눈다.

2) 금지사항

- 도움을 줘야만 한다고 생각한다.
- 침묵의 시간을 두려워한다.
- 추측해서 질문한다.
- 불안함을 보인다.
- 대상자가 현 상황을 부정적으로 보도록 유도한다.
- 과도한 동정심을 표현한다.
- 곧 정상화 될 것이라고 장담한다.

4.2 정신건강 서비스 의뢰

재해로 인한 정신건강의 변화가 있을 때 직접 조처할 수 있는 상황도 있으나 심각한 상태일 경우에는 정신건강 관리 기관으로의 의뢰가 필요하다.

1) 지남력

의뢰가 필요한 상황

- 본인의 이름이나 같이 살고 있는 사람들의 이름을 모를 때
- 자신이 어디에 있는지, 누구인지, 그리고 날짜를 모를 때
- 기억에 대해 힘들어 할 때

2) 행동

의뢰가 필요한 상황

- 우울해 있고 동요나 정서불안이 나타날 때
- 무감각, 부동 또는 움직이고자 하나 스스로 일어날 수 없을 때
- 무절제 할 때
- 심리상태가 자주 변할 때
- 술이나 약을 과도하게 복용할 때
- 자가간호를 할 수 없을 때(먹고, 마시고, 씻고 갈아입는 것을 못한다.)
- 습관적인 행동을 반복할 때

3) 언어

의뢰가 필요한 상황

- 환각-환청, 환시 또는 신체감각이 불분명함
- 자신의 몸이 가짜처럼 느껴진다고 얘기하고 그의 몸과 정신이 사라진다는 공포감을 얘기할 때
- 한 가지 생각에 지나치게 몰두할 때
- 어떤 사람이나 물체가 자신이나 가족을 앗아간다는 착각이 있을 때
- 대상자가 자신이나 타인을 죽이는 공포감이 있을 때
- 간단한 결정이나 일상생활 기능을 수행하지 못할 때
- 극도의 언어곤란이 보일 때

5. 위기상황 스트레스 관리(CISM)

5.1 정의

위기상황 스트레스 관리(Critical Incident Stress Management ; CISM)는 위기상황으로 인해 발생한 스트레스의 유해성을 감소시키고 조절하기 위한 포괄적이고 체계적인 접근방법이다.

5.2 CISM의 적용대상

소방관, 경찰관, 군인, 응급의료종사자, 구호요원 등

5.3 CISM의 효과

- 조직구성원 및 개인의 건강과 생산성을 유지한다.
- 외상성 스트레스 증상을 예방한다.
- 스트레스 영향을 감소시킨다.
- 조직구성원 및 개인의 정상기능 회복을 돕는다.
- 스트레스로부터 빠른 회복을 도모한다.

5.4 CISM의 핵심중재 방법

- 위기상황 대비
- 집단진정/집단정보제공
- 스트레스 분산(defusion)
- 위기상황 스트레스 해소(Critical Incident Stress Debriefing; CISD)
- 개인중재(1:1) : SAFER Model
- 가족대상 위기상황 스트레스 관리
- 추후관리 의뢰

1) 위기상황 스트레스 관리를 위한 집단접근 : 위기상황 스트레스 해소(Critical Incident Stress Debriefing; CISD)

(1) CISD의 정의

하나의 외상성 사건 혹은 연속된 외상성 사건에 대해 경험자들의 생각과 감정을 중심으로 이야기할 기회를 제공하는 구조화된 모임을 통해 위기상황 스트레스를 관리하는 방법이다.

7개의 주요 단계로 구성되어 있다.

〔표 4-9〕 CISD 7단계

단계		목적
1단계	도입단계	중재 팀원 및 과정을 소개하고 기대되는 결과를 설정한다.
2단계	사실단계	참여자들 각자가 인지한 사건을 간단히 설명해 보도록 한다.
3단계	사고단계/사고반응단계	참여자들의 인지적인 반응을 표현하도록 하여 정서적인 반응으로 자연스럽게 이행되도록 한다. / 인지적인 반응을 유도한다. "어떤 점이 가장 부정적인 영향을 끼쳤나?" "어떤 점이 가장 최악이었나?"
4단계	반응단계/정서반응단계	참여자들로부터 사건 중 심리적으로 가장 부담이 되었던 점을 확인한다. / 3단계에 대한 정서적인 반응을 이끌어낸다.
5단계	증상단계/구성단계	개인의 고통스런 증상들을 표현하도록 하고 이를 인지적 수준으로 되돌린다. / 정서적인 측면에서 다시 인지적인 측면으로 이행한다. "이러한 경험으로부터 어떠한 교훈을 얻었나?" "이러한 경험으로부터 벗어나기 위한 바람직한 방법이 무엇인가?"

6단계	교육단계	정상적인 반응과 바람직한 대처기전(스트레스 관리방법)을 교육하고 인지적 목표를 설정한다. / 정상적인 반응에 관한 교육을 하고, 기본적인 스트레스 방법을 지도한다.
7단계	재도입단계	모호함이 없이 명확한 끝맺음을 한다. / 긍정적이거나 교육적인 측면을 강조하면서 모임에서의 경험을 요약한다.

2) 위기상황 스트레스 관리를 위한 개인적 접근 : SAFER 모델

(1) 정의

SAFER 모델은 위기상황에 처한 대상자에게 동료나 정신건강전문가가 실시하는 개인적 위기중재 프로토콜이다.

(2) SAFER 적용의 5단계

〔표 4-10〕 SAFER 모델 요약

단계	내용	활동	목표
1단계	상황 안정(Stabilization of the situation)	위기상황에서 벗어나게 한다.	불안 및 공포 경감
2단계	위기 인식(Acknowledgement of the crisis)	위기상황에 대해 이야기 하도록 한다.	감정적 정화 및 환기, 친밀감 형성 및 안정감
3단계	이해 촉진(Facilitation of understanding)	증상을 말하게 하고, 이 증상들이 정상적인 반응임을 깨닫게 한다.	위기상황에서의 증상을 정상적 반응으로 인식하게 한다.
4단계	적응 격려(Encouragement adaptive coping)	기본적 스트레스 관리와 위기관리 교육	즉각적이고 단기적인 대처능력 증진 및 즉각적으로 사용가능한 계획수립
5단계	독립적 기능회복 또는 의뢰(Restoration of adaptive, independent function of referal)	현재의 적응정도 파악	심리적 안정감 회복, 전문가에게 의뢰

제5편

신체관리

제1장 올바른 자세

정적인 자세 평가(static posture assessment)는 뼈, 인대, 근육에 불필요한 스트레스를 유발하는 잘못된 정렬(fault alignment) 상태를 파악하고 관절의 위치를 분석함으로써 늘어난 근육과 단축된 근육을 알 수 있다.

장시간 습관적으로 바르지 못한 자세를 취하게 되면 근육의 긴장도와 길이변화에 영향을 주며 관절의 저운동성 혹은 과운동성이 나타나 반복적인 스트레스로 인해 미세손상이 누적되어 병리학적인 문제를 일으킨다.

제1절 바른 자세 평가

바른 자세는 최소한의 스트레스와 긴장이 주어진 상태로 신체를 최대한 효율적으로 활용할 수 있는 즉, 동적으로 움직일 때 최소한의 에너지로 움직일 수 있는 자세이다. 자세를 평가 할 때에는 신체의 중력선(gravity line)을 확인할 수 있는 추선(plump line)이 필요하며 자세격자(postural grid)를 사용하여 평가할 수 있다.

옆면에서 중력선은 바깥귀길(external acoustic meatus), 목뼈 몸통, 어깨관절의 중앙, 제 1, 2등뼈 몸통 앞쪽, 허리뼈 몸통, 엉덩관절 약간 뒤, 넙다리뼈 큰돌기(greater trochanter), 무릎관절 중심의 약간 앞쪽, 가쪽 복사(lateral malleoulus) 앞쪽을 지난다.

앞면에서 중력선은 신체의 좌·우를 동일하게 나누어 지나간다. 이마, 코, 그리고 턱의 중심, 복장뼈(sternum) 중심, 배꼽, 골반중심과 두덩결합(pubic symphysis)을 통과하고 양쪽 허벅지와 무릎의 넙다리 안쪽 위관절융기(medial epicondyle), 안쪽 복사(medial malleolus)는 같은 거리에 있어야 한다.

뒷면에서의 중심선은 머리뼈, 척추뼈, 골반의 중심을 통과하고 양쪽 어깨뼈(scapula) 안쪽 모서리, 팔과 팔꿈치, 무릎, 안쪽 복사는 같은 거리에 있어야 한다(그림 5-1).

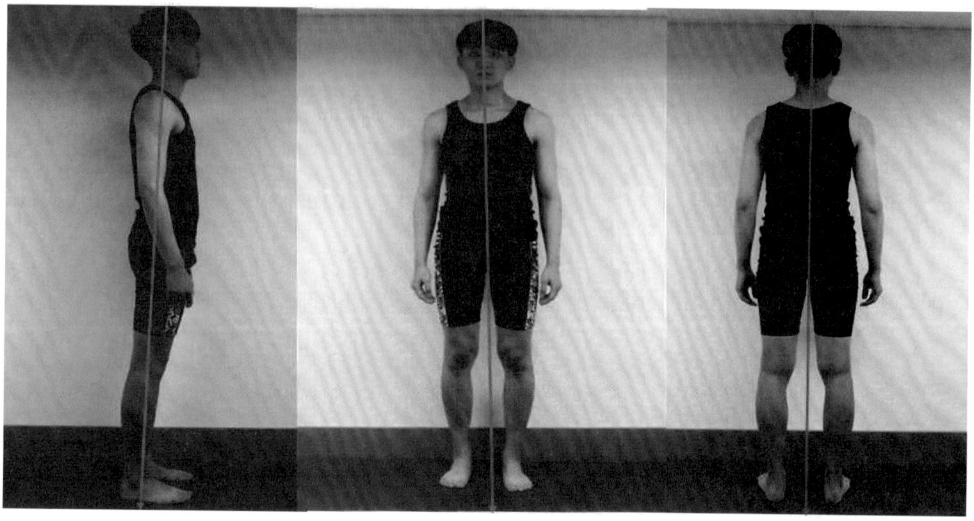

〔그림 5-1〕 중력선을 이용한 자세평가

제 2절 부위별 자세 평가

1. 머리와 목

수직선은 옆에서 볼 때 귓불을 지나 목뼈의 추체(body)를 통과해야 한다. 머리는 가슴우리 위에 위치해야 하며 턱을 앞으로 내밀어서도 안되고 뒤로 당겨서도 안된다. 목뼈는 과도하거나 납작하지 않은 정상적인 앞굽음을 가지고 있어야 한다.

또한 목등뼈접합(cervicothoracic)부위에서 노인의 등처럼 척추뒤굽음증(kyphosis)이 나타나지 않아야 한다. 머리 앞쪽 내민 자세는 목, 가슴 그리고 팔에 영향을 미친다. 하지만 목의 앞굽음 정도가 항상 증가되는 것은 아니다. 일자목의 경우 어깨올림근과 같은 목폄근이 오히려 길어져 있거나 약해져 어깨와 상부 가슴뼈의 통증을 일으킨다.

정상	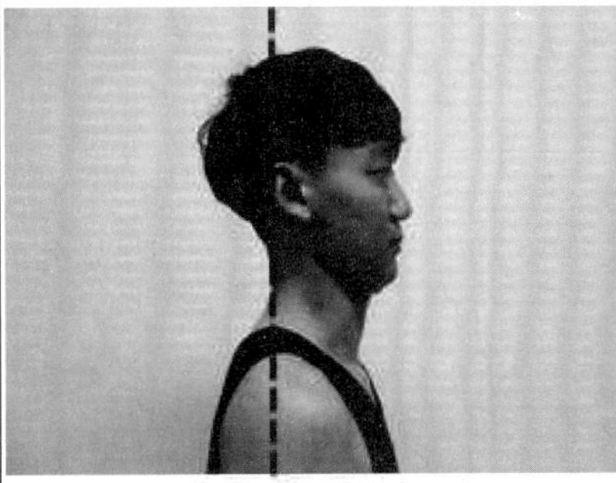	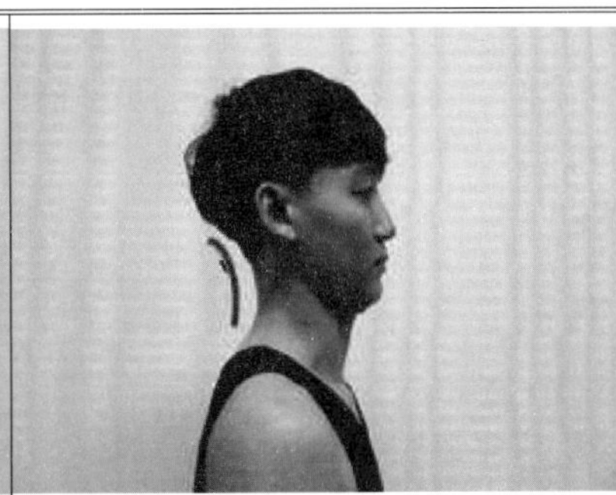
기준	• 머리: 수직선과 귓불 - 머리 내민 자세	• 목뼈: 수직선과 목뼈 몸통 - 목척주앞굽이(lordosis) 정도
비정상	**머리 앞쪽 내민 자세**	**목척주앞굽음 감소**
	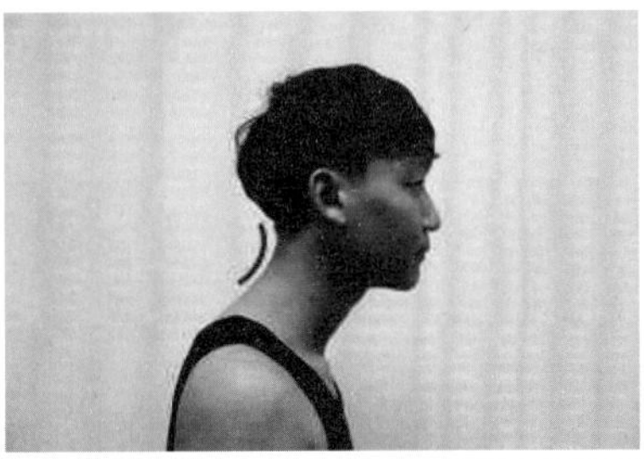	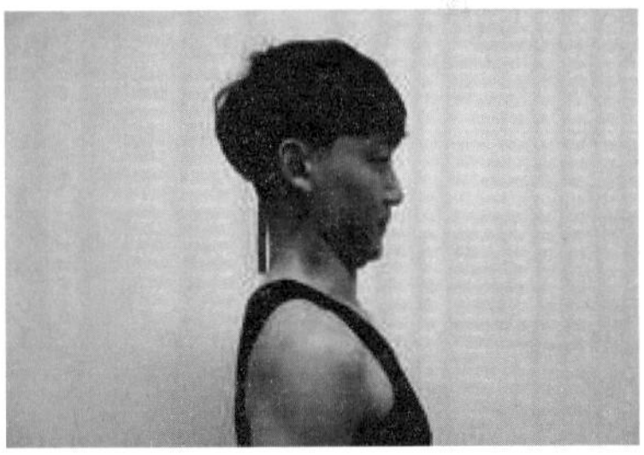
특징	• 귓볼이 중력선보다 5 cm이상 앞쪽위치	• 목뼈의 정렬이 일직선상에 위치
짧아진 근육	• 목폄근 • 위등세모근 • 어깨올림근	• 목굽힘근
늘어난 근육	• 목굽힘근	• 목폄근과 목덜미인대

〔그림 5-2〕 머리와 목 자세평가 Ⅰ

목뼈를 확인하는데 여성의 경우 머리카락이 목을 가리면 머리끈으로 묶어 확인한다. 과도한 목뼈 앞굽음 만곡은 척추뒤굽음증과 관련있다. 목뼈의 만곡 증가는 목뼈 추간판 디스크의 뒤쪽부분에 압력이 증가되고 후관절(facet joint)에 압박이 가해진다.

이 자세는 등뼈의 과도한 뒤굽음증과 관련이 있으며 이는 가슴우리의 크기를 감소시킨다. 가슴우리의 감소는 갈비사이근(intercostalis), 작은 가슴근(pectoralis minor), 어깨 모음근과 안쪽돌림근의 단축과 관련이 있다.

목등뼈 접합부위는 머리를 숙이면 척추의 가시돌기가 더욱더 두드러져 보이는 곳이다. 이 부분의 연부조직이 증가되어 있는지 확인한다. 폐경기 이후 여성들에서 목뼈 7번과 등뼈 1번 사이의 접합부위에 군살(proud flesh)이 발견된다.

그리고 골다공증 변화는 목뼈를 쐐기(wedge) 모양으로 변화시키며 이 부위에 지방조직이 쌓일 수 있다. 앞에서 혹은 뒤에서 볼 때 수직선은 얼굴의 중앙을 지나 이마, 코, 턱을 관통해야한다. 머리는 돌림이나 가쪽굽힘 없이 앞을 보고 있어야 한다.

뒤에서 귀를 관찰할 때 귓불의 위치를 파악하는 것이 편리하다. 귀의 높이가 다르면 머리가 한쪽으로 기울어지고 목뼈가 가쪽굽힘되어 있다는 것을 의미한다. 목의 가쪽굽힘은 동측에 있는 근육들이 짧아진 결과이다.

예를 들어 머리가 왼쪽으로 기울어져 있다면 왼쪽 어깨 올림근, 목빗근(sternocleidomastoid), 목갈비근(scalene), 위 등세모근(upper trapezius)이 단축되어 있을 것이다.

어깨 통증이 있는 환자의 경우는 움직임을 최소화하고 불편함을 줄이기 위해 통증이 있는 방향으로 목을 가쪽굽힘시킨다. 또는 교통사고 후 목의 경련으로 인해 목의 가쪽굽힘과 돌림이 일어난다.

<table>
<tr><td>정상</td><td colspan="2">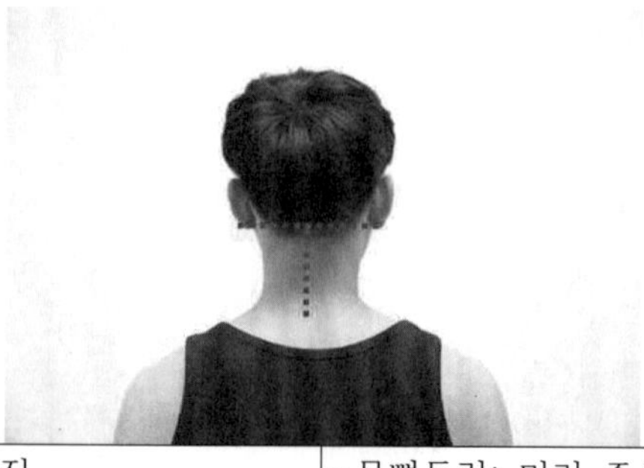</td></tr>
<tr><td>기준</td><td>• 머리와 목 기울어짐
- 머리 중심과 목뼈 중심</td><td>• 목뼈돌림: 머리 중심과 목뼈 중심
- 양쪽 얼굴선의 거리 대칭</td></tr>
</table>

	머리 기울임	머리돌림
비정상	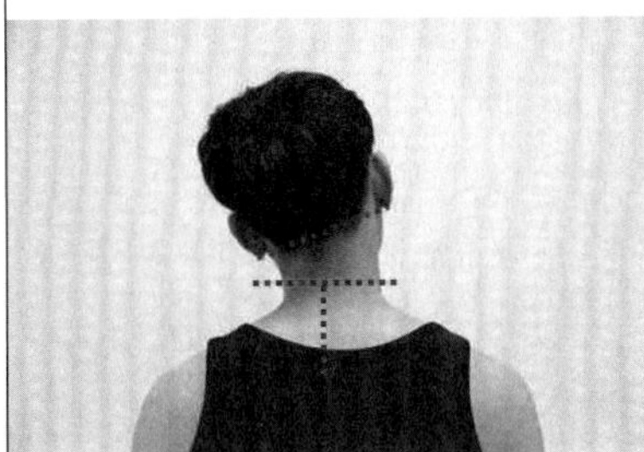	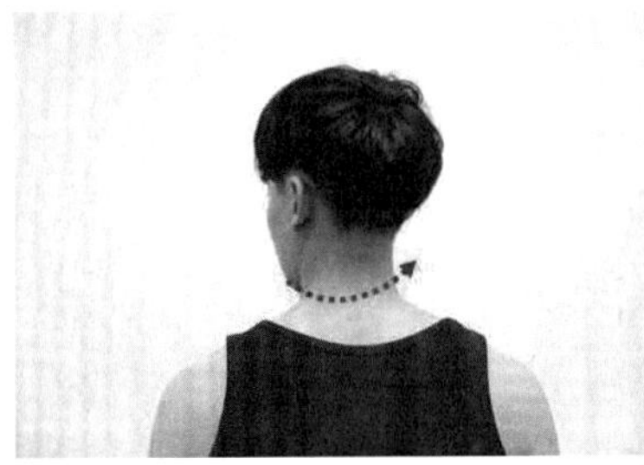
특징	• 머리가 한쪽으로 기울어짐	• 머리가 한쪽으로 돌아감
짧아진 근육	• 기울어진 쪽의 목갈비근 • 기울어진 쪽의 목빗근	• 반대쪽 위등세모근, 목빗근 • 같은쪽 어깨올림근, 목갈비근
늘어난 근육	• 반대쪽 목갈비근, 목빗근	• 같은쪽 위등세모근, 목빗근 • 반대쪽 어깨올림근, 목갈비근

〔그림 5-3〕 머리와 목 자세평가 II

대상자의 얼굴의 한쪽면이 다른쪽보다 더 많이 보이면 목뼈의 돌림이 있음을 의미한다. 한쪽 눈썹이 더 많이 보이는지 혹은 뺨이 더 많이 보이는지 확인한다. 왼쪽으로 목이 돌아가 있으면 오른쪽 목빗근과 왼쪽 목갈비근, 왼쪽 어깨올림근의 긴장을 동반한다.

2. 어깨관절

앞에서 보았을 때 어깨세모근(deltoid)의 높이 차이가 있는지 확인한다. 일반적으로 우세 팔의 어깨가 약간 아래로 내려가 있다. 혹은 목 혹은 어깨에 통증이 있는경우 보호하기 위해 어깨를 위로 올린다.

위팔어깨관절의 부분탈구 시 어깨세모근의 위쪽표면에 경계선이 뚜렷하거나 어깨가 내려가 있는 것이 관찰된다. 굽은 어깨(round shoulder)는 옆에서 관찰하면 쉽게 관찰 할 수 있다. 어깨가 안쪽돌림 되어 있으면 손의 위치가 달라지며 앞·뒤에서도 관찰된다. 굽은 어깨는 척추뒤굽음증과 관련이 있고 앞가슴 근육들과 위팔뼈 안쪽돌림근이 단축되어 있다.

이 자세는 어깨 충돌 증후군(impingement syndrome)과 관련 있다. 안쪽돌림된 위팔뼈는 위팔두갈래근(biceps brachii)의 긴머리(long head)와 같은 앞쪽 어깨 구조물들과 충돌할 수 있다.

어깨가 앞으로 내밈된 자세는 책상에 오래 앉아 컴퓨터 작업을 할 때 흔히 일어나는 자세이다. 이 자세는 마름근(rhomboid)을 약하게 하고 가슴근들은 긴장하게 되며 갈비사이근은 단축된다. 한편 등뼈의 폄근인 중간 그리고 아래 등세모근은 길어져 약하게 된다.

정상	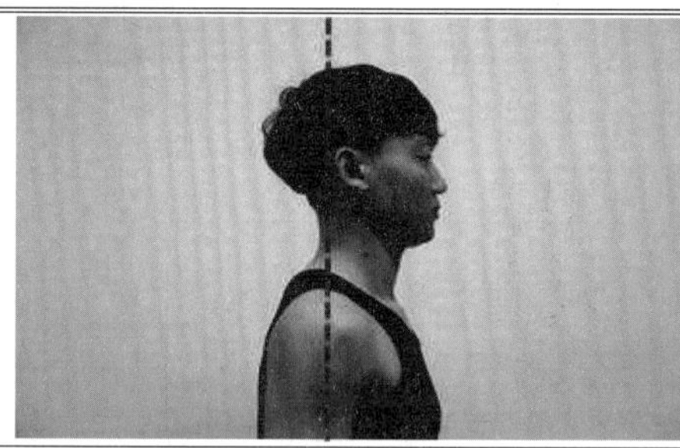	
기준	• 수직선과 어깨관절 중심: 귀와 어깨선의 위치	
비정상	**위팔뼈 앞쪽 활주**	**위팔뼈 안쪽돌림**
	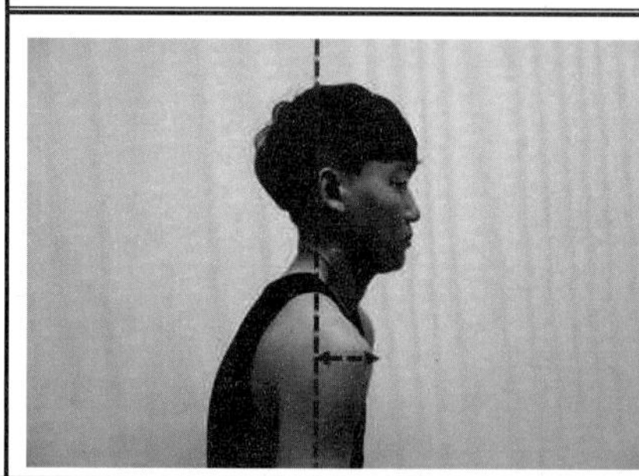	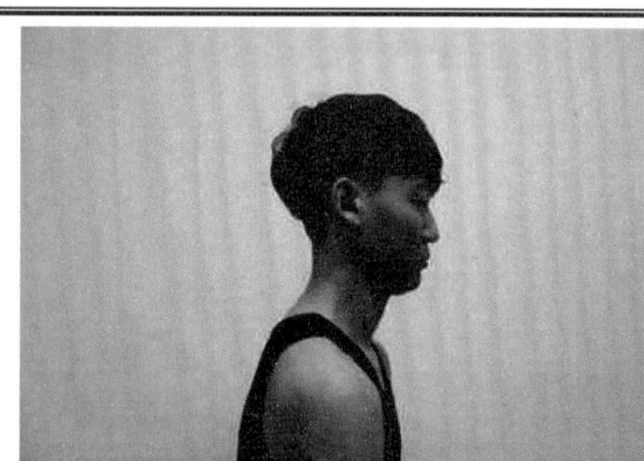
특징	• 위팔뼈가 몸통 앞쪽으로 위치	• 어깨관절이 안쪽으로 회전
짧아진 근육	• 큰가슴근 • 작은가슴근 • 앞톱니근	• 갈비사이근
늘어난 근육	• 중간등세모근 • 아래등세모근	• 마름근 • 등뼈 폄근

〔그림 5-4〕 어깨관절 자세평가

3. 어깨뼈

어깨뼈와 척추관계를 알아보기 위해서는 뒤에서 관찰한다. 어깨뼈 안쪽 모서리(medial border)와 척추사이의 관계를 통해 어깨뼈가 모음되어 있는지 벌림되어 있는지 결정한다.

규칙적인 운동이나 스포츠 활동을 많이 하는 사람들은 어깨뼈가 내려간다. 어깨뼈 안쪽 모서리가 보이지 않으면 손을 등 뒤로 하면 쉽게 촉진할 수 있다.

어깨뼈 내밈은 아래 등세모근과 마름근이 길어져 약하게 된다. 반면에 군인 자세는 어깨뼈가 후방 그리고 아래로 위치시켜 마름근을 단축시킨다. 창던지기와 활쏘기와 같은 스포츠 활동을 하는 사람들은 한쪽의 마름근을 단축시킨다.

어깨뼈의 안쪽 모서리와 아래각(inferior angle)의 위쪽돌림 자세는 척추로부터 벌림되고 큰마름근과 어깨올림근의 신장과 작은마름근의 단축시킨다. 반면에 아래쪽 돌림자세는 척추쪽으로 모음되고 큰마름근과 어깨올림근은 단축되고 작은마름근은 길어진다.

어깨뼈 아래각의 높이를 통해 좌·우 어깨뼈 높이를 비교한다. 한쪽 어깨뼈가 올라가 있으며 동측의 위 등세모근과 어깨올림근이 단축된 것을 의미한다. 이 자세는 앞에서 보았을 때 봉우리빗장관절(acromioclavicular joint)에서 어깨뼈와 빗장뼈가 붙어 있기 때문에 어깨뼈가 올라가게되면 빗장뼈 또한 올라가게 된다.

앞톱니근(serratus anterior) 약화시 어깨뼈가 날개처럼 기울어져 있는 날개 어깨뼈(winging scapula)는 어깨뼈가 앞으로 기울어져 있어 아래각이 두드려져 보인다.

정상	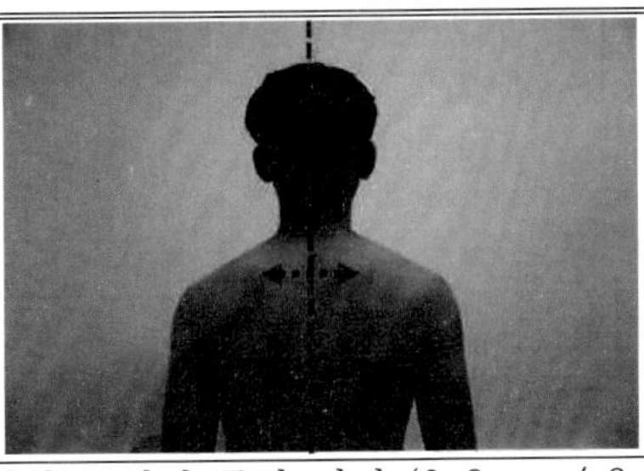	
기준	• 어깨뼈의 안쪽모서리와 중력선 동일 거리 (6~8cm / 8~10cm) • 어깨뼈 아래각 동일 위치 • 어깨뼈 높이 대칭 (T2~T7)	
비정상	**어깨뼈 위쪽돌림**	**어깨뼈 아래쪽돌림**

<table>
<tr><td></td><td colspan="4">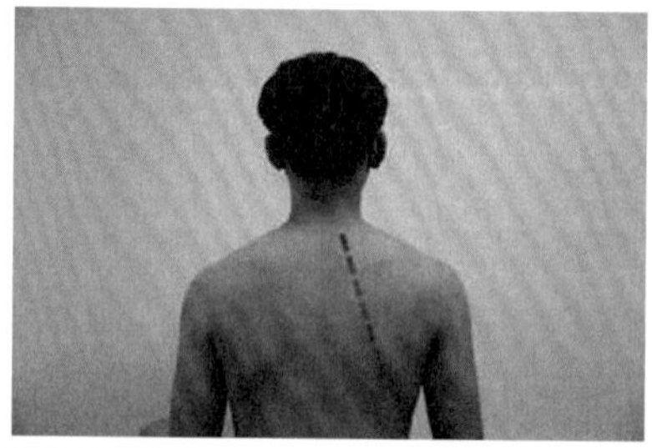</td></tr>
<tr><td>특징</td><td colspan="2">• 어깨뼈 안쪽모서리와 아래각이 척추가시돌기에서 과도하게 벌림</td><td colspan="2">• 어깨뼈 안쪽모서리와 아래각이 척추가시돌기에서 과도하게 모음</td></tr>
<tr><td>짧아진 근육</td><td colspan="2">• 위등세모근, 작은마름근, 앞톱니근</td><td colspan="2">• 아래등세모근, 어깨올림근, 큰마름근</td></tr>
<tr><td>늘어난 근육</td><td colspan="2">• 아래등세모근, 어깨올림근, 큰마름근</td><td colspan="2">• 위등세모근, 작은마름근, 앞톱니근</td></tr>
<tr><td rowspan="2">비정상</td><td colspan="2">어깨뼈 벌림 / 모음</td><td colspan="2">어깨뼈 올림 / 내림</td></tr>
<tr><td colspan="2">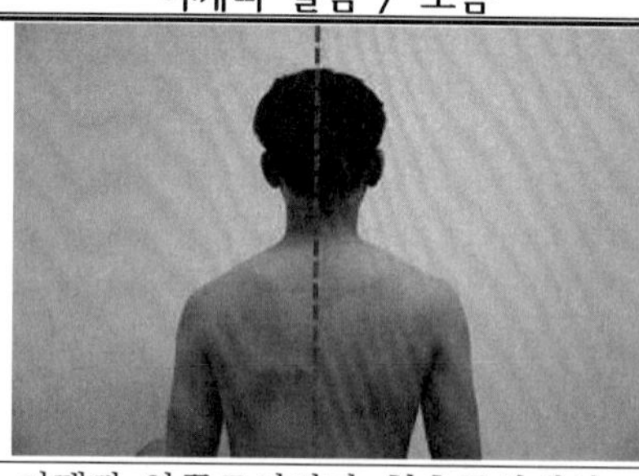</td><td colspan="2">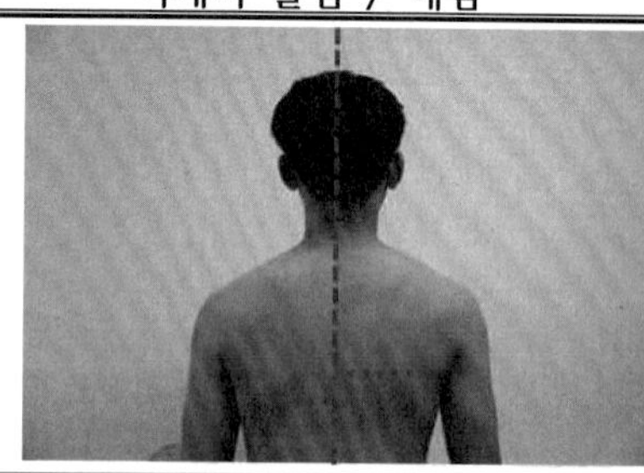</td></tr>
<tr><td>특징</td><td colspan="2">• 어깨뼈 안쪽모서리가 척추중심에서 8~10cm 이상 벌어짐 / 좁아짐</td><td colspan="2">• 어깨뼈의 위치가 등뼈 2~7번보다 올라감 / 내려감</td></tr>
<tr><td>짧아진 근육</td><td>• 앞톱니근</td><td>• 마름근</td><td>• 위등세모근
• 어깨올림근</td><td>• 마름근
• 넓은등근</td></tr>
<tr><td>늘어난 근육</td><td>• 마름근
• 위등세모근</td><td>• 큰가슴근
• 작은가슴근</td><td>• 아래등세모근
• 작은가슴근</td><td>• 위등세모근</td></tr>
</table>

〔그림 5-5〕 어깨뼈 자세평가

4. 등과 허리

뒤에서 등을 관찰하면 가슴우리가 돌아가 있는지 혹은 한쪽으로 치우쳐 있는지 확인된다. 어깨뼈의 안쪽모서리가 두드러지게 모이면 이는 동측으로 돌아가 있다는 의미이다.

몸통이 오른쪽 돌림 되어 있게 되면 오른쪽 배속빗근(internal oblipue), 왼쪽 배바깥빗근(external oblipue), 왼쪽 허리근(psoas major), 왼쪽 척추세움근들이 짧아진다. 한쪽이 다른쪽에 비해 옆구리에 주름이 깊게 있으면 척추의 가쪽 굽힘근인 허리네모근(puadratus lumborum)이 짧아 졌다는 의미이다.

허리뼈의 증가된 앞굽음은 연부조직의 압박으로 인해 통증을 유발 할 수 있다. 뒤쪽 허리뼈 추간판 디스크의 압력증가와 허리뼈 척추세움근의 단축 그리고 허리뼈 후관절에 높은 압력이 있을 경우 통증이 유발될 수 있다. 이 경우 엉덩관절 폄근과 배곧은근의 길이가 길어져 약해지는 반면 허리 폄 근육은 단축된다. 허리뼈 앞굽음 감소는 골반이 뒤쪽으로 경사지고 엉덩관절 폄근은 짧아지고 엉덩관절 굽힘근은 길어지며 약해진다.

앞에서 볼 때 배꼽의 위치는 골반의 돌림에 영향을 받는다. 예를들어 배꼽이 오른쪽에 위치하면 왼쪽 엉덩허리근이 짧아져 있음을 의미한다.

정상 및 비정상	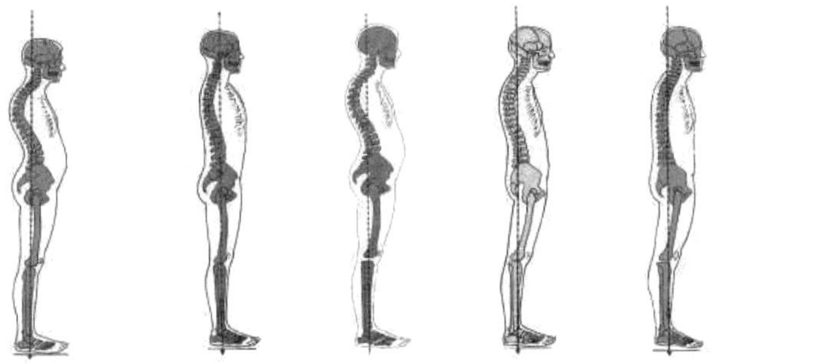 **[가슴 뒤굽음증] [정상] [척추 앞굽음증] [척추만곡] [평편한 허리]**	
기준	• 수직선과 몸통 중심 - 등뼈 만곡	• 적절한 척추앞굽음(lordosis)
비정상	**가슴뒤굽음증**	**척추앞굽음증**
특징	• 등뼈의 과도한 굽힘 • 척추사이원반의 압박	• 허리뼈의 앞쪽휘어짐과 뒤방향 압박 • 골반의 앞쪽기울기 증가
짧아진 근육	• 위 갈비뼈사이근	• 허리폄근 • 엉덩관절 굽힘근
늘어난 근육	• 등 폄근 • 등세모근	• 아랫배 근육

비정상	척추만곡(sway back)	편평한 허리
특징	• 등뼈 뒤굽음 • 골반 뒤쪽기울기 증가 • 뒤방향 척추압박	• 골반뒤쪽 기울기 증가
짧아진 근육	• 허리폄근 • 엉덩관절 굽힘근	• 뒤넙다리근
늘어난 근육		• 엉덩관절 굽힘근

〔그림 5-6〕 등과허리 자세평가

5. 골반

골반자세는 허리뼈 자세와 관련이 있다. 골반이 앞쪽으로 기울어져 있을 때 허리뼈 만곡은 증가되고 허리뼈의 추간판 뒤쪽과 후관절에 압력이 증가된다. 배곧은근(rectus abdominis)과 넙다리뒤근육(biceps femoris)의 신장의 약화와 허리근과 넙다리곧은근(rectus femoris)의 단축과 관련이 있다.

골반이 후방으로 기울어져 있으면 허리뼈 앞굽음은 감소된다. 이 자세는 엉덩관절 폄근의 긴장과 길어진 엉덩관절 굽힘근의 약화와 관련이 있다.

좌·우 골반의 높낮이 평가는 대상자의 뒤에 앉아 허리에 손을 놓은 후 허리의 살찐 부위를 누르고 엉덩뼈 능선(iliac crest) 부분을 촉진하여 좌우의 높이를 비교한다. 엉덩뼈의 능선은 4번째 허리뼈 척추가 위치한 곳과 일치하므로 이 부위를 확인하면 유용하다.

골반이 오른쪽으로 올라가 있는 것을 보상하기 위해 오른쪽으로 가쪽 굽힘을 증가시킨다. 이런 경우 오른쪽 허리네모근과 허리척추세움근이 짧아져 있어 엉덩관절에도 영향을 받는다. 왼쪽 엉덩관절이 벌림되어 있는 반면 오른쪽 엉덩관절은 모음되어 있다.

그러므로 왼쪽의 짧아진 엉덩관절 벌림근과 오른쪽의 짧아진 모음근 때문에 오른쪽 골반은 올라가 있을 것이다. 골반이 올라가면 궁둥뼈(ischium)의 높이도 차이가 난다. 따라서 넙다리뒤근육 길이에도 영향을 미치게 된다.

정상 및 비정상	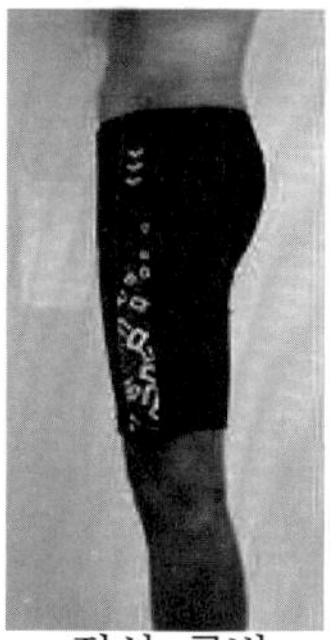 정상 골반 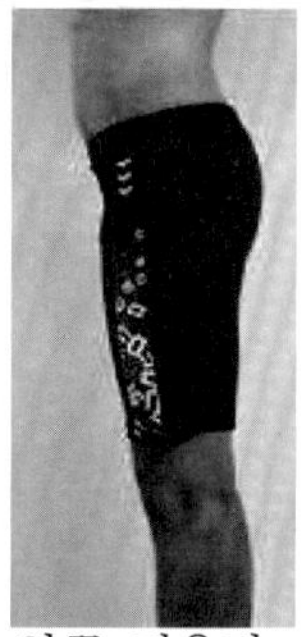 앞쪽 기울기	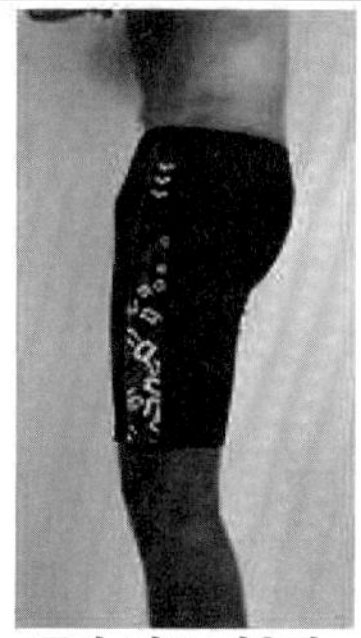 골반 뒤쪽 기울기	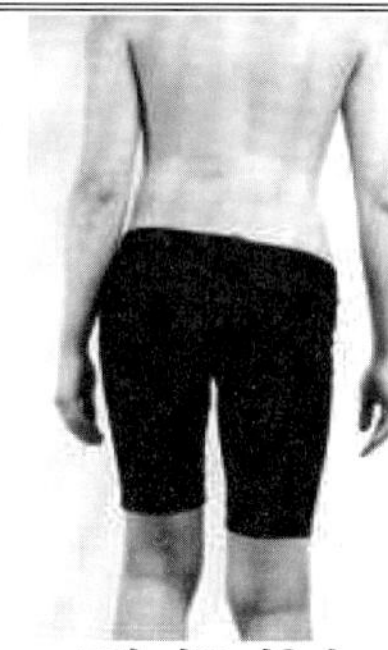 골반 가쪽 기울기
기준	• 골반의 경사: ASIS와 PSIS 각도(15도)		• 골반 높이: 양쪽 엉덩뼈 능선 높이 대칭
비정상	**골반 앞쪽 기울기**	**골반 뒤쪽 기울기**	**골반 가쪽 기울기**
특징	• 척추 뒤쪽 압박 • 등뼈뒤굽음	• 척추 앞쪽 압박 • 등뼈뒤굽음	• 골반이 한쪽 올라감 • 다리길이차이, • 척추옆굽음증
짧아진 근육	• 엉덩관절 굽힘근 • 척추세움근	• 뒤넙다리근	• 높은쪽 허리네모근 • 높은쪽 엉덩관절 모음근 • 낮은쪽 엉덩관절 벌림근
늘어난 근육	• 배근육	• 엉덩관절 굽힘근 • 하래 배근육	• 높은쪽 엉덩관절 벌림근

〔그림 5-7〕 골반 자세평가

6. 엉덩관절

비정상	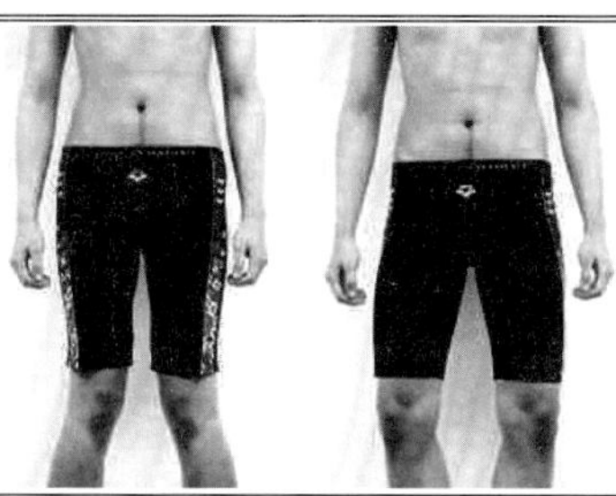	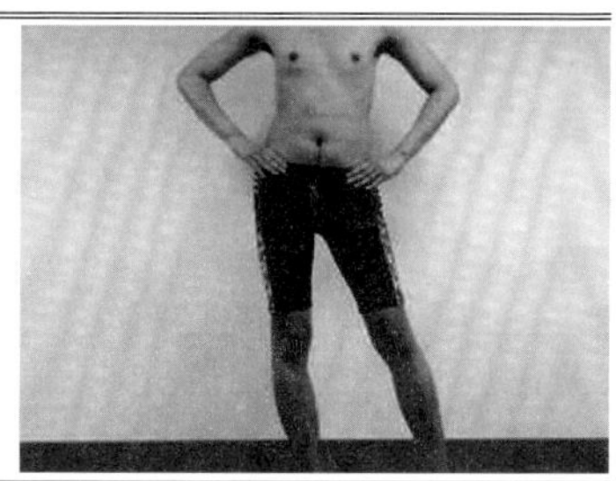
기준	• 안쪽과 가쪽 넙다리근의 힘줄 띠 - 좌·우 대칭 여부	• 좌·우의 불규칙한 체중지지 - 좌·우 모음의 대칭 여부

비정상	엉덩관절 가쪽돌림	엉덩관절 안쪽돌림	엉덩관절 벌림	엉덩관절 모음
특징	• 넙다리뼈 가쪽돌림 • 정강뼈 안쪽비틀림	• 척추 앞쪽 압박 • 등뼈뒤굽음	• 같은쪽 큰돌기 높음	• 같은쪽 큰돌기 낮음
짧아진 근육	• 큰볼기근 • 가쪽돌림근	• 안쪽 돌림근 • 엉덩정강근막띠	• 같은쪽 엉덩관절 벌림근 • 반대쪽 모음근	• 같은쪽의 엉덩관절 모음근 • 반대쪽 벌림근
늘어난 근육	• 안쪽 돌림근	• 가쪽 돌림근	• 반대쪽 엉덩관절 벌림근 • 같은쪽 모음근	• 반대쪽 엉덩관절 모음근 • 같은쪽 벌림근

〔그림 5-8〕 엉덩관절 자세평가

7. 무릎

정상보다 무릎 뒤쪽에 깊은 주름이 있으면 무릎이 굽혀있다는 것을 의미하며 뒤쪽 무릎 오금근이 약간 튀어나오는 것 같으면 무릎이 과도하게 펴져 있다는 것을 의미한다.

주로 무릎이 굽혀 있는 경우는 노인들에게 나타나며 퇴행성 관절염과 관련이 있고 긴장된 넙다리뒤근과 오금근(popliteus) 그리고 약해진 넙다리네갈래근 그리고 가지미근(soleus)과 관련이 있다.

무릎이 과도하게 펴져 있는 경우는 주로 젊은 사람들에게 나타나며 단축된 넙다리네갈래근 그리고 길어진 넙다리뒤근육과 관련이 있다. 주로 무릎 앞쪽에 통증을 호소하며 관절낭 뒤쪽에 스트레스를 증가시킨다.

또한 과도한 무릎관절의 폄 자세는 발목관절의 발등굽힘 감소와 관련이 있다. 안굽이 무릎(genu valgus)은 무릎관절 바깥쪽에 압력이 증가되고 밖굽이 무릎(genu varus)은 무릎관절 안쪽에 압력이 증가된다.

정상	• 수직선과 무릎관절 중심 약간 앞쪽		• 앞다리와 정강이의 정렬(Q 각도)	
	과도한 무릎폄	굽힌 무릎	밖굽이 무릎	안굽이 무릎
비정상	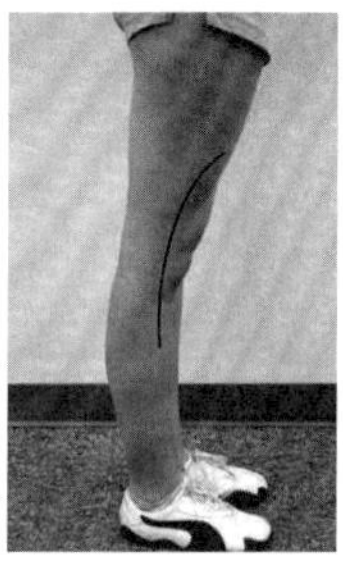	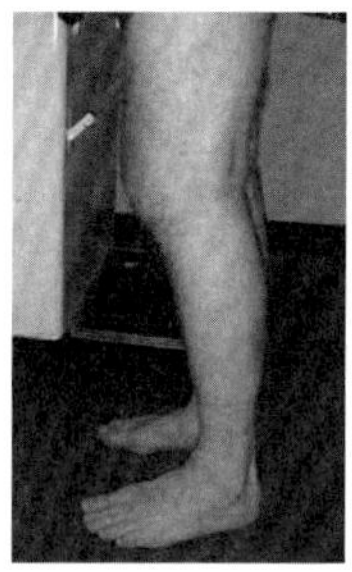	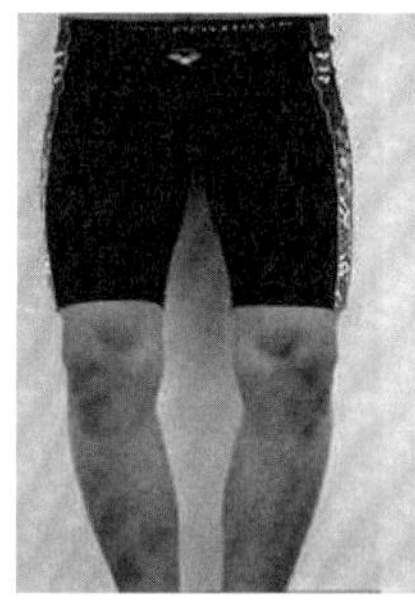	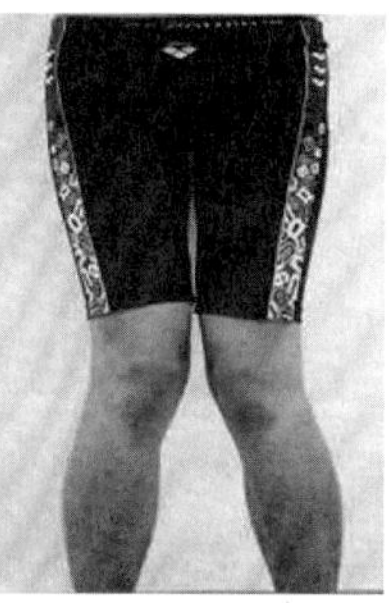
특징	• 무릎관절 중심이 수직선보다 뒤쪽 위치 • 무릎앞쪽의 압박	• 무릎관절 중심이 수직선보다 앞쪽 위치 • 무릎뒤쪽의 압박	• 해부학축이 180° 이상 • 무릎관절 안쪽 구조 압박	• 해부학축이 170° 이하 • 무릎관절 가쪽 구조 압박 • 발의 엎침
짧아진 근육	• 넙다리네갈래근 • 장딴지근 • 가자미근	• 오금근 • 뒤넙다리근 • 장딴지근	• 엉덩관절 안쪽돌림근 • 두덩정강근 반막근 • 반힘줄근, 발가쪽번짐근	• 엉덩정강근띠 • 넙다리두갈래근
늘어난 근육	• 오금근 • 뒤넙다리근	• 넙다리네갈래근	• 엉덩관절 가쪽돌림근 • 오금근, 뒤정강근	• 두덩정강근 • 반막근, 반힘줄근

〔그림 5-9〕 무릎 자세평가

8. 다리와 발

종아리 근육의 크기가 비대칭이면 큰 종아리 쪽의 다리를 과도하게 사용하거나 더 많은 체중을 지지하고 있음을 의미한다.

뒤에서 무릎에서 발목부위까지 이르는 가상선을 그었을 때 종아리 선이 바깥쪽으로 위치하면 엉덩관절와 정강뼈가 안쪽 돌림됨을 나타내며 안짱다리로 서게된다.

종아리선이 안쪽으로 위치한 경우에는 엉덩관절과 정강뼈 모두 가쪽 돌림되고 발을 바깥으로 서게된다.

팔자걸음을 유발하는 가쪽 정강뼈 비틀림(external tibial torsion)은 발꿈치 안쪽번짐(inversion)과 발의 뒤침(supination)을 증가시킨다.

안쪽 정강뼈 비틀림(internal tibial torsion)은 발가락이 안쪽을 향하는 안짱다리가 되며 세로활의 높이는 감소되며 발꿈치는 가쪽번짐(eversion)된다.

정상 및 비정상	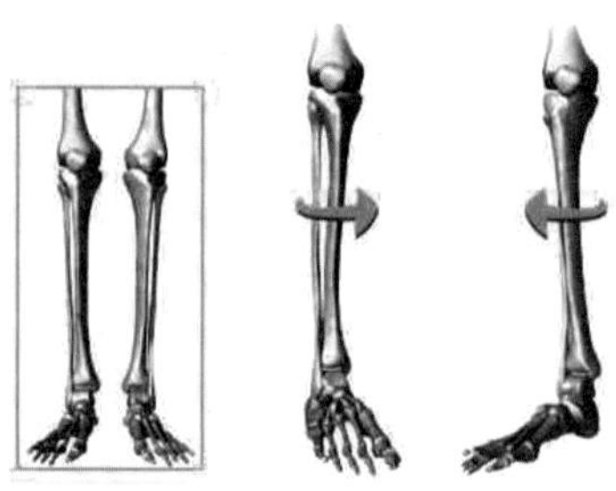		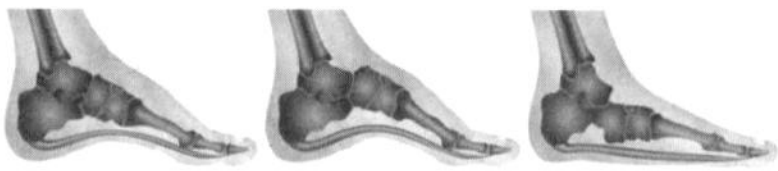	
기준	• 정강뼈 거친면의 방향		• 안쪽 세로활의 높이	
비정상	**가쪽 정강뼈 비틀림**	**안쪽 정강뼈 비틀림**	**평발**	**오목발**
특징	• 뼈의 정렬이상 • 십자인대 찢어짐	• 앞십자인대 찢어짐 • 안굽이무릎, 발엎침	• 안쪽 세로활 낮음	• 안쪽 세로활 높음
짧아진 근육	• 넙다리근막긴장근 • 엉덩정강근막띠	• 뒤넙다리근 • 두덩정강근	• 긴(짧은)종아리근 • 장딴지근	• 장딴지근
늘어난 근육	• 뒤넙다리근 • 두덩정강근	• 넙다리근막긴장근 • 엉덩정강근막띠	• 뒤정강근 • 발내재근	• 긴종아리근 • 짧은 종아리근

〔그림 5-10〕 다리와 발 자세평가

뒤에서 아킬레스 건과 뒤꿈치 위치를 확인하면 발의 형태를 알아볼 수 있다. 아킬레스 건을 통해 발의 과도한 가쪽 번짐과 안쪽 번짐에 대한 정보를 제공해 준다.

과도한 가쪽 번짐은 과도한 엎침(excessive pronation)하는 경향이 있으며 이는 평발을 의미한다. 종아리뼈 쪽 근육이 단축되어 있을 것이다. 또는 평발은 종아리세갈래근, 뒤정강근(tibialis posterior), 긴엄지발가락굽힘근(flexer hallucis longus), 긴발가락굽힘근(flexor digitorum longus), 앞정강근(tibialis anterior)과 같은 근육들이 약화를 보인다.

평발의 경우 종아리 근육이 짧아져 있을 것이다. 과도한 안쪽 번짐 자세를 지닌 오목발(pes cavus)은 종아리뼈근(peroneus muscles), 긴발가락폄근(extensor hallucis longus), 긴엄지폄근(extensor digitorum longus)과 같이 발을 뒤침시키는 근육의 약화와 관련이 있다. 평발의 경우는 발의 안쪽으로 체중을 지지하는 반면에 오목발은 발의 바깥쪽으로 체중을 지지한다.

제3절 자세별 올바른 자세

1. 앉은 자세

두 궁둥뼈에 상체의 하중을 균형있게 실어야 하고 평소에 다리를 꼬지 않는 것이 좋다. 구부정하게 허리를 구부리지 않고 그렇다고 경직된 자세로 허리를 너무 곧추 세워 허리근육에 무리가 가지 않도록 한다. 무릎관절과 엉덩관절이 90도를 유지하여 두발이 바닥에 균등하게지지 해야 한다..

좌식생활을 오래하게 되면 엉덩관절과 무릎관절, 그리고 발목관절 주변의 인대와 근육이 느슨해져서 서거나 보행 시 체중에 의해 하지의 변형이 일어난다(그림 5-11).

올바른 자세 **잘못된 자세**

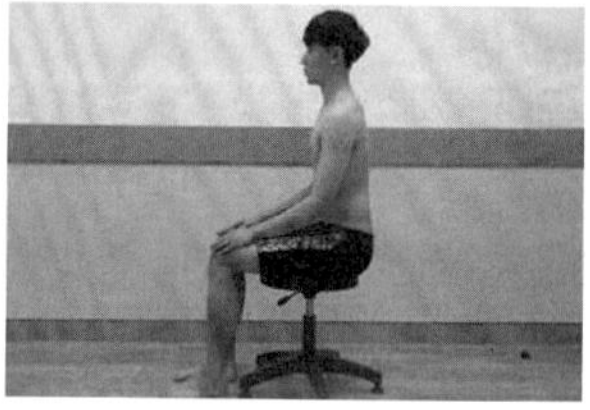
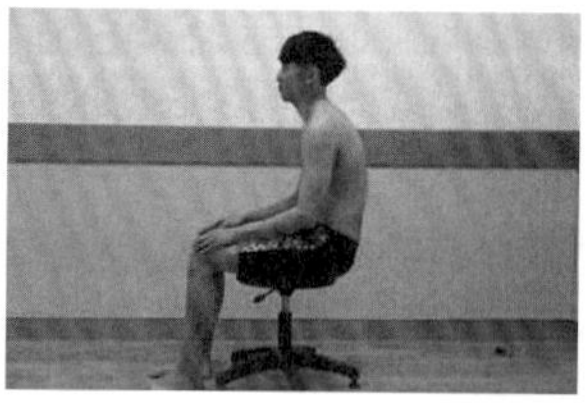
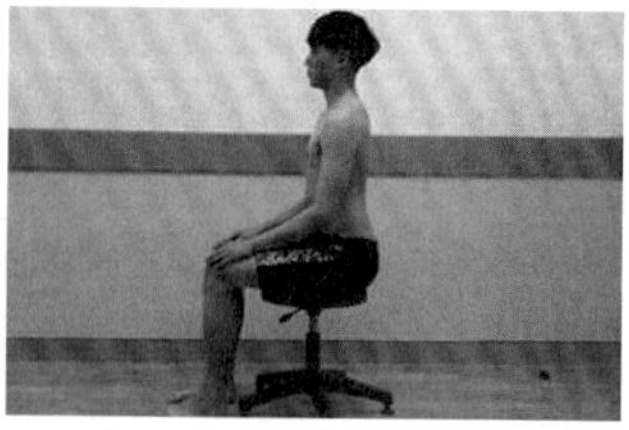

- 양엉덩이 사이가 약간 보일정도
- 무릎, 엉덩관절 90°

- 구부정한 자세
- 내장기관에 부담을 줌
- 추간판 탈출증 우려

- 과도하게 허리를 편 자세
- 허리근육의 피로
- 허리관절에 무리

〔그림 5-11〕 앉은 자세

1.1 앉은 자세 연습하기

① 거울 앞에 평상시 앉는 의자를 놓고 눈을 감고 평소대로 앉는다.

② 올바른 자세를 생각하면서 거울에 비친 앉은 모습을 고쳐 본다.

- 확인 상황-

㉠ 머리가 한쪽으로 기울어지는지?

㉡ 어깨가 한쪽으로 기울이는지 혹은 올라가 있는지?

㉢ 허리와 등이 적당하게 펴져 있는지?

㉣ 다리와 발이 대칭을 이루는지?

③ 교정을 하였으면 거울을 보고 1분간 유지한다.

④ 다시 눈을 감고 교정된 자세를 머릿속에 생각하고 1분간 유지한다.

1.2 VDT 증후군 (Visual Display Terminal Syndrome)

VDT 증후군은 컴퓨터 작업 혹은 핸드폰과 같은 영상 단말기를 잘못된 자세로 장기간 사용하여 거북이 목처럼 보인다 하여 거북목 증후군이라하며 현 시대에 디지털화 되면서 흔하게 나타나는 질환이다.

장시간 컴퓨터 모니터를 내려다볼 때 머리가 앞으로 향한 꾸부정한 자세로 인해 적당한 C자 형 목의 만곡을 잃어버려 목 주위에 통증이 발생한다.

남성보다 여성이 목 주위 근력이 약해 더 많이 발병한다. 근골격계 변화 외에도 시력저하와 눈피로가 올 수 있다(그림 5-12).

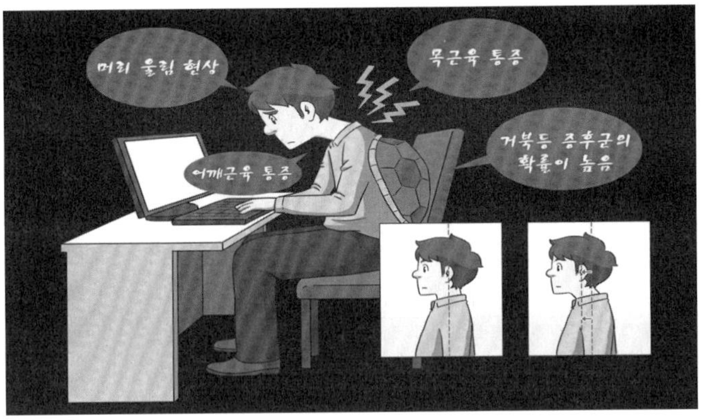

〔그림 5-12〕 VDT 증후군 (출처: 안전보건공단)

1.3 올바른 컴퓨터 작업자세 및 환경

1) 작업대

키보드와 마우스 작업도 높이 조절이 가능하여 신체를 편안하게 해 주어야 한다. 아니면 작업대의 높이가 높으면 의자의 높이 조절이 가능해야 한다. 작업대 밑에는 서랍이 없어야 하고 충분한 공간이 있어야 하고며 발을 편하게 둘 수 있어야 한다. 키보드가 높으면 어깨와 팔목이 들려진 상태에서 작업하기 때문에 장기간 작업하면 신체에 부담이 간다.

2) 의자

높이 조절이 가능해야 하며 안정되어야 하고 이동 및 회전이 자유롭고 미끄러지지 않아야 한다. 몸을 지탱할 수 있는 등받이가 있어야 하며 팔걸이가 있어야 하고 조절이 용이해야 한다.

팔걸이가 너무 높거나 낮으면 부적절한 팔 지지로 인한 나쁜 어깨자세를 일으킨다. 책상이 높아서 의자를 높여야 한다면 발을 지탱할 수 있는 발받

침대가 있어야 한다.

의자에 앉을 때는 의자 뒤까지 엉덩이가 닿을 수 있도록 앉는다. 의자의 높이는 발바닥 전체가 바닥에 닿거나 발판에 닿을 수 있게 교정하여야 한다. 발과 다리에 원활한 혈액순환을 위해 무릎의 뒤쪽이 의자 시트보다 약간 높아야 한다.

3) 모니터

모니터를 가볍게 설치하면 눈의 피로를 유발 시킬 수 있다. 모니터를 높게 설치하면 목이 뒤로 젖혀져 목의 무리가 간다. 모니터를 낮게 또는 멀게 설치하면 몸을 앞으로 숙여져 자세가 나빠진다.

타이핑 작업 할 때는 책상위에다 서류를 놓고 작업하는 것보다 책 받침대를 사용하여 목이 숙이지 않도록 한다. 모니터 주파수가 낮으면 눈을 피로하게 하므로 가능한 주파수를 높게 설정한다. 형광등이나 조명 등이 모니터에 반사되지 않도록 위치를 조정한다.

눈과 모니터의 거리는 최소 40 cm이상으로 한다. 편안한 자세에서 모니터를 바라 볼 수 있도록 10-15° 경사지게 한다. 책 받침대는 모니터와 가까운 곳에 위치하여 목의 이동을 최소화 시킨다.

4) 키보드와 마우스

어깨와 팔목이 들리지 않은 자세에서 키보드 작업을 해야 하며 가능하면 키보드의 위치는 낮아야 한다. 키보드 밑에 손목 보호대 또는 젤 형태의 손목 받침대(마우스 패드)를 설치하여 손목의 부담을 덜어준다. 손가락에 무리가 가해지지 않게 자판이 부드러워야 한다.

마우스는 너무 크거나 작으면 안되고 편안하게 잡을 수 있는 크기가 가장 좋다. 마우스와 키보드는 높이가 같아야 하며 마우스는 키보드 옆에 설치한다. 키보드 또는 마우스는 몸에서 멀리 떨어지게 배치하면 안 된다.

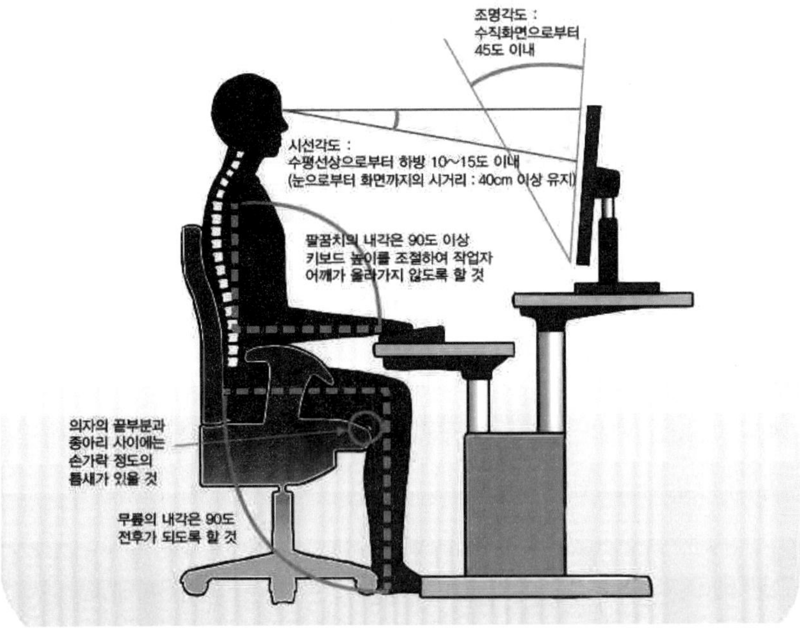

〔그림 5-13〕 올바른 컴퓨터 자세 (출처: 안전보건공단)

1.4 수근관 증후군(carpal tunnel syndrome)

손목부위에는 손가락을 굽히는 근육의 힘줄과 정중신경이 지나가며 이를 둘러싸고 보호하는 일종의 관(터널)이 있다. 손으로 들어가는 정중신경이 손가락을 움직이는 힘줄인 수근관에 눌려 신경이 압박되어 손저림, 감각저하 등의 증상이 나타나는 질환을 말한다.

수근관 증후군에서의 압박은 손목 안쪽의 부기에서 기인한다. 수근관 증후군은 손목을 반복적으로 운동하여 부기와 정중신경의 압박에 기여한다. 예를 들어 키보드나 마우스 사용 시 잘못된 손목 위치, 수공구나 전동공구 사용 시 발생하는 진동에 대한 장시간 노출, 그리고 피아노 연주나 타이핑과 같이 손목을 과다하게 뻗는 동작의 반복에 의해 발생된다.

최근에는 손을 많이 사용하는 주부나 미용사, 피부관리사, 스마트폰, 컴퓨터를 자주 사용하는 직장인에게 많이 나타난다. 증상으로는 엄지와 둘째, 셋째 손가락 일부가 저리며 새끼손가락에는 저린 증상이 없다. 주로 야간에 심하며 손가락이 화끈거리는 느낌이 든다.

2. 선 자세

두발은 어깨 너비로 벌린 상태에서 두 다리에 체중을 균등하게 하고 번갈아 가면서 한쪽으로 힘을 실었을 때 습관이 된 쪽이 더 편하다.

체중이 발의 엄지 발가락과 새끼 발가락의 발허리발가락관절 그리고 뒤꿈치 중앙의 세 점이 골고루 지면에 닿아야 한다.

무릎이 뒤쪽으로 쳐져 있거나 구부러지지 않도록 한다. 골반을 앞으로 내밀지 않도록 한다(그림 5-14).

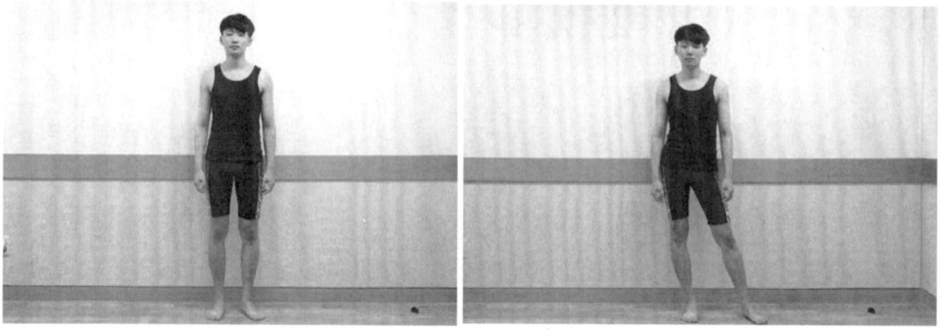

〔그림 5-14〕 선 자세

3. 누운 자세

- 수면 시 혹은 쉴 때 누운 자세를 취하는데 다양한 자세를 취하게 된다.

- 우선 바로 누운 자세에서는 다리를 꼬지 않고 머리를 중립으로 정렬할 수 있는 적당한 베게를 선택하는 것이 중요하다.
- 허리를 평상시 편 자세 혹은 움직임을 해서 허리에 불편함이 있는 경우 무릎아래 베게를 넣어서 허리근육을 이완시킬 수 있다(그림 5-15).

- 발 위에 이불이 너무 무겁거나 단단하면 발목의 이완된 자세를 유지할 수 없으므로 발을 이불 밖으로 내 놓는 것이 좋다.
- 옆으로 누운 자세를 취할 경우에도 목의 정렬이 중립을 유지해야 하고 특히 골반이 큰 여성의 경우 허리가 휠 수 있어 허리 아래부위에 수건 혹은 베게를 넣는 것도 도움이 된다.
- 위쪽에 있는 다리가 아래로 내려가면서 엉덩관절의 가쪽돌림근이 약해지고 넙다리근막장근이 짧아져 무릎과 허리 통증을 유발할 수 있으므로 무릎사이에 베게를 끼워 놓는 것이 좋다(그림 5-16).
- 어깨 통증 예방을 위해 가슴 높이 만한 큰 베게를 이용해 팔을 편안하게 놓는 것도 좋다.
- 엎드린 자세로 누울 경우 허리의 과도한 폄 자세를 유발하므로 낮은 베게를 아래배에 놓도록 한다.

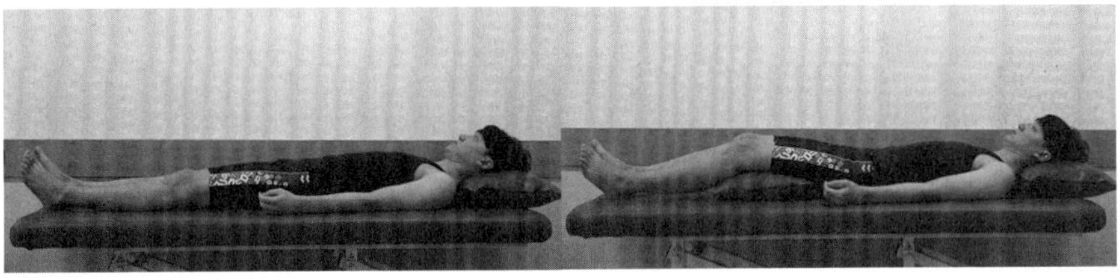

〔그림 5-15〕 올바른 바로 누운 자세

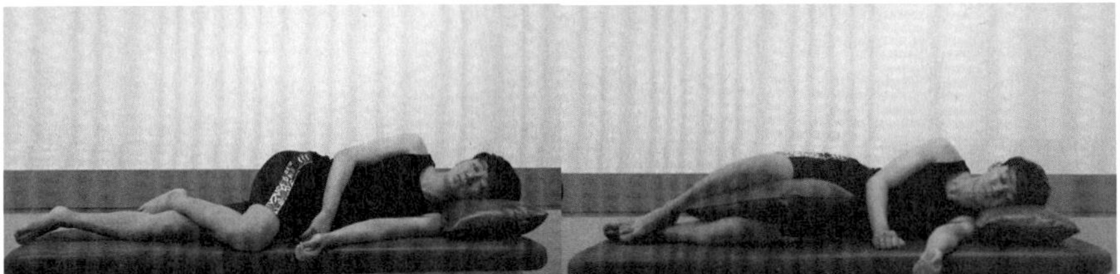

〔그림 5-16〕 옆으로 누운자세

4. 앉았다 일어서기 혹은 일어섰다 앉기

① 양발을 어깨 넓이로 벌리고 무릎이 발보다 조금 더 앞쪽에 있도록 한다.

② 일어서기 전에 머리가 먼저 약간 앞쪽과 위쪽으로 가도록 하고 어깨를 이완시킨 후 다른 신체부위가 그 뒤를 따르도록 한다.
③ 머리가 뒤로 젖혀지지 않도록 하면서 머리가 골반으로부터 멀리 떨어지는 느낌으로 척추를 길게 한다.
④ 허리가 구부러지지 않고 엉덩관절에서 굽힘한다.
⑤ 발에 무게가 전달되면서 순간적으로 의자에서 일어난다.
⑥ 골반이 의자에서 멀어질수록 체중이 앞발로 가고 무릎을 펴서 바닥을 밀어내어 일어선다.
⑦ 일어섰다 앉기는 머리가 앞으로 움직이고 동시에 무릎, 발목, 엉덩관절은 구부려야 한다.
⑧ 엉덩뼈가 먼저 의자에 닿도록 한다(그림 5-17).

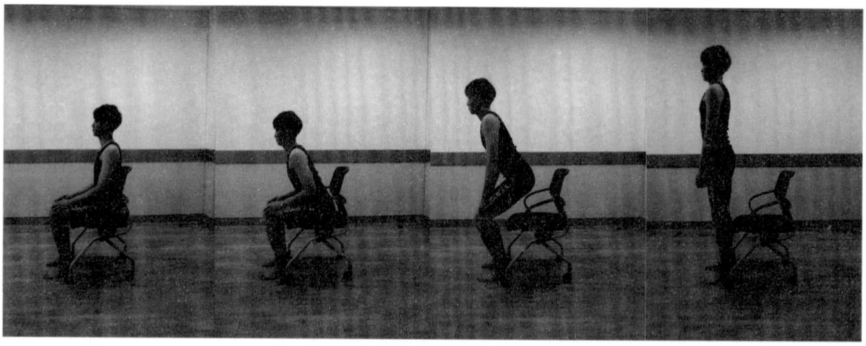

[그림 5-17] 올바른 앉았다 일어서기(일어섰다 앉기: 역순)

5. 물건 들기 혹은 내리기

물건을 손이나 인체의 힘에 의해 들기, 내리기, 밀기, 당기기, 나르기와 같은 활동들을 인력운반 작업(manual handling loads)이라고 한다. 오랜 기간 동안 반복적으로 무거운 물건을 취급하면 허리부위에 누적성 손상을 일으키거나 갑작스럽게 허리부위에 과도한 힘이 작용하여 허리염좌와 추간판탈출증 등으로 근골격계 장애를 일으킬 수 있다. 특히 물건을 들면서 허리를 굽히거나 비틀고 팔을 어깨 위로 들어야 하고 과도하게 팔을 뻗는 등의 부적절한 자세와 움직임으로 인해 허리의 부담을 준다(그림 5-18).

올바른 물건 들기 혹은 내리기를 위해서는 가급적 20kg 이상은 이동기기를 이용하도록 하고 물건 들기 전 어디에 놓을 것인지 확인한다. 몸을 물건과 최대한 가깝게 하고 발을 물건 근처에 놓고 손잡이를 확실하게 잡는다(그림 5-19).

턱을 당기고 허리를 곧게 편 상태에서 다리 근육을 사용하여 천천히 일어선다. 이동 시 팔은 아래로 내린 채 발로 움직이며 방향 전환 시 몸통을 비틀지 않는다.

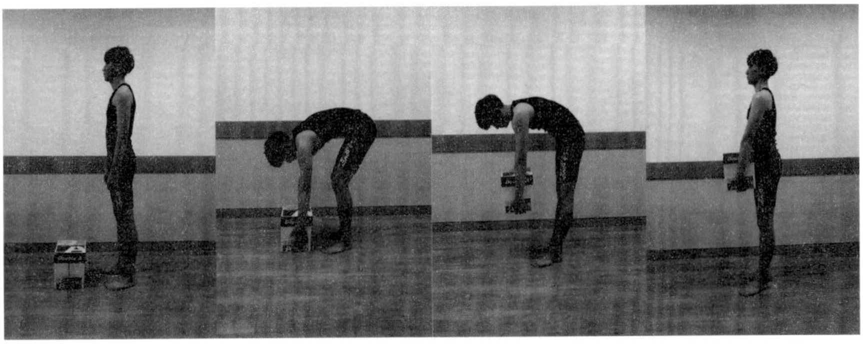

〔그림 5-18〕 잘못된 물건 들기

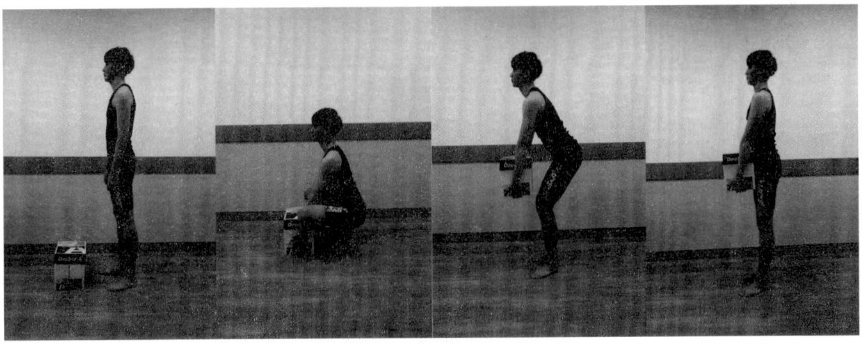

〔그림 5-19〕 올바른 물건 들기

제2장 걷기

제1절 보행주기

걷는 행위는 지면위에서 두 다리를 연속해서 교대로 움직이는 것이다. 따라서 걷는 것을 살펴 보려면 연속적인 동작에서 살펴보아야 한다.

걸음을 학술적인 용어로 보행(gait)이라 한다. 보행주기(gait cycle)는 한쪽발의 발꿈치 닿기(heel strike) 순간부터 같은 쪽 발의 다음 발꿈치 닿기까지의 움직임까지를 말한다. 보행주기는 크게 입각기(stance phase)와 유각기(swing phase)로 나누어 진다(그림 5-20).

입각기는 보행주기의 60%정도 차지하고 입각기는 초기닿기(initial contact), 부하 반응기(loading response), 중간 입각기(mid stance), 말기 입각기(terminal stance), 전 유각기(pre-swing)로 나뉜다. 유각기는 보행주기의 40%정도로 초기 유각기(initial swing), 중간 유각기(mid swing), 말기 유각기 (terminal swing)으로 나뉜다(그림 5-21).

제2절 보행주기 단계별 특징 (표5-1)

1. 초기닿기: 보행주기의 0% (1단계)

보행주기의 마지막과 시작은 초기닿기 이며 다리가 지면에 접촉되는 순간이다. 이 시기에서의 각 관절의 위치가 충격흡수의 정도를 결정한다. 이 단계의 기능은 입각기를 발꿈치 흔들지레(heel rocker)로 시작되기 위해 다리를 위치시킨다.

2. 부하 반응기(loading response): 보행주기의 0~12% (2단계)

초기닿기로 시작되어 반대측의 다리가 지면에서 떨어진 순간이다. 이 단계에서는 체중이 신속하게 거의 똑바로 펴진 다리로 옮겨진다. 이시기에서는 양 하지가 다리에 접촉하고 있는 첫 번째 양다리 지지기이다(double limb support). 이 단계의 기능은 충격흡수와 체중부하 시 안정성을 확보하는 것이다.

3. 중간 입각기(mid stance): 보행주기의 12~31% (3단계)

고정된 발 위에서 종아리가 앞으로 전진해나가는 시기이다. 신체의 중심은 앞발의 바로 위에 있다. 이 단계의 기능은 견고하게 바닥에 접촉하고 있는 발을 받침점으로 한 전방 움직임과 다리와 체간의 안정성의 확보이다.

4. 말기 입각기(terminal stance): 보행주기의 31~50% (4단계)

관찰하는 다리의 발꿈치가 바닥에서 떨어진 순간에서 반대측의 초기 닿기이다. 이 단계의 마지막에서는 한쪽 다리 지지가 끝난다. 이 단계의 기능은 신체를 지지하는 발보다 앞으로 가져가는 것이다.

5. 전유각기(pre-swing): 보행주기의 50~62% (5단계)

반대측의 초기닿기에서 다리의 발끝이 바닥에서 떨어진 순간이다. 이 단계는 두 번째 양다리 지지기이다. 이 단계의 기능은 관찰하는 다리의 초기 유각기의 준비이다.

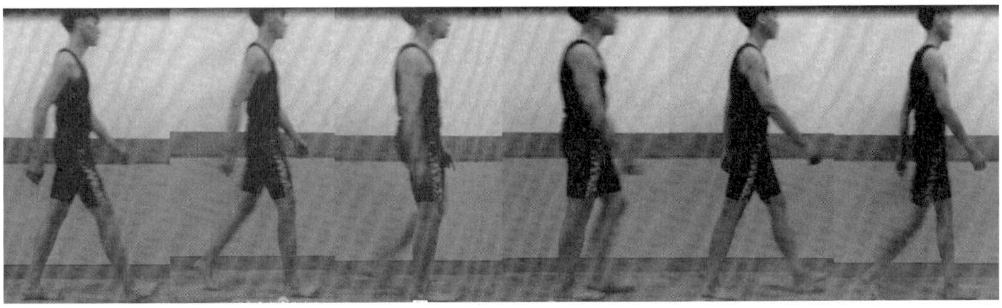

초기닿기 부하 반응기 중간 입각기 말기 입각기 전유각기

〔그림 5-20〕 보행 입각기

6. 초기 유각기(initial swing): 보행주기의 62~75% (6단계)

관찰하는 다리의 발끝이 바닥에서 떨어진 순간에서 양측의 발목관절이 측면에서 교차하는 순간이다. 이 단계의 기능은 바닥에서 발을 떼는 것과 관찰하는 다리를 앞으로 가져가는 것이다.

7. 중각 유각기(mid swing): 보행주기의 75~87% (7단계)

양측의 종아리가 측면에서 교차한 순간 관찰되는 다리는 종아리가 바닥에 대해 직각이 되는 순간이다. 이 단계의 기능은 관찰하는 다리를 연달아 앞으로 가져가는 것과 관찰되는 다리의 발가락의 끌림이 없도록 한다.

8. 말기 유각기(terminal swing): 보행주기의 87~100% (8단계)

관찰되는 다리를 넙다리가 바닥에 대해서 직각이 된 순간에서 발이 바닥에 닿은 순간까지이다. 이 단계의 기능은 관찰하는 다리를 앞으로 가져가는 것의 종료에서 관찰하는 다리의 입각기를 준비하는 것이다.

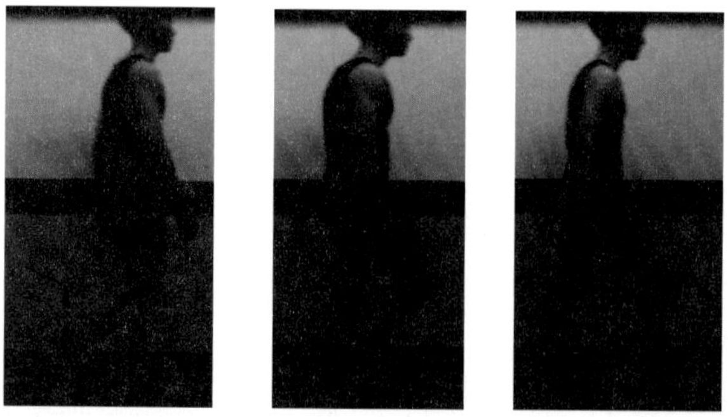

초기 유각기　중각 유각기　말기 유각기

〔그림 5-21〕 보행 유각기

〔표 5-1〕 보행주기별 각 관절의 특징

보행주기	**초기닿기**	**부하반응기**
엉덩관절	▶ 20° 굽힘 ▶ 편근군의 활동	▶ 20° 굽힘 ▶ 폄근군과 벌림근군이 활동
무릎관절	▶ 5° 굽힘 ▶ 넙다리곧은근 이외의 넙다리네갈레근이 활동	▶ 15° 굽힘 ▶ 넙다리곧은근 이외의 넙다리네갈레근이 활동
발목관절	▶ 중립위 ▶ 앞정강근군이 활동	▶ 5° 바닥쪽 굽힘 ▶ 앞정강근군이 활동
목말밑관절	▶ 중립자세 혹은 약간의 안쪽굽음 ▶ 앞정간근, 긴발가락폄근, 긴엄지폄근이 활동	▶ 발꿈치뼈의 5° 바깥굽음은 목말밑의 엎침의 원인 ▶ 뒤정강근과 앞정강근이 활동
발허리 발가락관절		▶ 중립위치
보행주기	**중간입각기**	**말기입각기**
엉덩관절	▶ 중립위치 ▶ 벌림근군의 활동/ 5° 굽힘	▶ 20° 폄 ▶ 근육의 활동은 없음
무릎관절	▶ 넙다리곧은근 이외의 넙다리네갈레근이 초기에서만 활동 ▶ 이 단계의 마지막에는 근육의 활동은 없음	▶ 5° 굽힘 ▶ 근육의 활동은 없음
발목관절	▶ 5° 등쪽굽힘 ▶ 바닥쪽굽힘근군이 원심성 수축 ▶ 바깥굽음이 감소	▶ 10° 등쪽굽힘 ▶ 바닥쪽굽힘근군이 최대한으로 활동 ▶ 바깥굽음이 2°로 감소
목말밑관절	▶ 안쪽굽음근군이 활동 ▶ 측방안정을 위해 긴종아리근, 짧은종아리근이 활동	▶ 안쪽굽음근군이 활동 ▶ 측방안정을 위해 긴종아리근, 짧은종아리근이 활동
발허리 발가락관절	▶ 중립위치	▶ 30° 폄 ▶ 긴엄지굽힘근과 긴발가락굽힘근이 활동

보행주기	전유각기	초기유각기
엉덩관절	▶ 10° 관찰 가능한 폄 ▶ 모음근군의 활동개시	▶ 15° 굽힘 ▶ 굽힘근군이 활동
무릎관절	▶ 40° 굽힘 ▶ 근육의 활동은 없음 ▶ 15° 굽힘	▶ 60° 굽힘 ▶ 굽힘근군이 활동
발목관절	▶ 발바닥굽힘근군의 잔족적 활동만 함 ▶ 이 단계의 시작 직후에는 근육의 활동이 없음	▶ 5° 굽힘 ▶ 앞정강근군이 활동
목말밑관절	▶ 중립위치 ▶ 60° 폄	▶ 중립위치 ▶ 앞정강근군이 활동
발허리 발가락관절	▶ 긴엄지굽힘근과 긴발가락굽힘근이 이단계의 처음에 잔존적 활동 ▶ 이 단계의 시작 직후에는 근육의 활동이 없음	▶ 중립위치 ▶ 앞정강근군이 활동

보행주기	중간유각기	말기유각기
엉덩관절	▶ 55° 굽힘 ▶ 이 단계의 처음에 굽힘근이 활동 ▶ 이 단계의 마지막에 뒤넙다리근이 활동	▶ 20° 굽힘 ▶ 뒤넙다리근의 활동
무릎관절	▶ 25° 굽힘 ▶ 이 단계의 처음에만 넙다리두갈래근의 짧은머리가 활동	▶ 0°~5° 굽힘위치) ▶ 넙다리네갈레근이 활동
발목관절	▶ 중립위치 ▶ 앞정강근군이 활동	▶ 중립위치 ▶ 앞정강근군이 활동
목말밑관절	▶ 중립위치 ▶ 앞정강근군이 활동	▶ 중립위(약간 안쪽굽음) ▶ 앞정강근군이 활동
발허리발 가락관절	▶ 중립위치 ▶ 앞정강근군이 활동	▶ 0~25° 폄 ▶ 앞정강근군이 활동

제3절 올바르게 걷기

가슴을 펴고 턱을 약간 당긴 상태에서 시선은 전방에 둔다. 단, 그렇다고 가슴을 너무 과도하게 펴서 등이 활처럼 휘어지지 않게 한다. 등과 허리는 곧게 펴고 어깨에 힘을 뺀 상태에서 팔은 자연스럽게 흔드는 것이 좋다. 복부가 앞으로 나오지 않게 배에 힘을 주어야 요통이 발생하지 않는다. 엉덩관절과 허리에 무리 가지 않도록 엉덩이가 좌·우로 흔들리지 않도록 한다. 체중의 부하가 발에 가장 많이 받기 때문에 올바른 걷기 중 가장 중요한 것은 발이 닿는 순서이다. 걸을 때는 발뒤꿈치, 발바닥 가쪽, 그리고 앞발 순으로 닿아야 한다. 발과 발사이의 간격은 10cm가 적당하며 걸을 때 두발의 모양은 약 5° 정도 발을 벌리면서 걷는다.

1. 걷기 운동

〔표 5-2〕 올바르게 걷기

1. 엉덩관절과 무릎관절의 안쪽돌림 조절(골반의 회전 제한)	
목적	• 골반과 허리뼈의 과도한 회전 방지 / 배근에 의한 골반과 척추 회전 조절 증진
방법	• 선 자세에서 발은 약간 바깥쪽을 향하게 하고 똑바로 선 자세에서 시작 • “척추방향으로 배꼽을 당김”으로서 배근을 수축하게 하고, 골반 움직임을 모니터링하기 위해 엉덩뼈능선에 손을 올려놓음 • 골반 회전을 방지하도록 노력하면서 걸음

2. 엉덩관절과 무릎관절의 안쪽돌림 조절(엉덩관절 안쪽돌림 제한)	
목적	• 입각기 동안 엉덩관절과 무릎관절의 과도한 안쪽회전 방지 / 과도한 발목관절의 엎침을 방지
방법	• 손상된 하지의 발뒤꿈치 닿기 때 과도한 엉덩관절 안쪽회전을 방지하기 위하여 볼기근을 수축하면서 걸음

3. 엉덩관절과 무릎관절의 안쪽돌림 조절(엉덩관절 모음 제한)	
목적	• 보행기의 디딤기 동안 과도한 엉덩관절 모음 방지 • 중간볼기근 약화와 관련한 몸통 가쪽굽힘 방지 / 중간볼기근 수행능력을 향상
방법	• 발꿈치 닿기 때 같은 쪽으로 몸통 가쪽굽힘을 피하기 위하여 중간볼기근을 수축하고 디딤기 모든 범위에서 수축 유지하면서 걸음

4. 무릎관절 과도폄 방지	
목적	• 무릎관절 뒤쪽 염좌 감소를 위한 무릎관절 과도폄 방지 • 무릎관절 과도한폄과 관련하여 엉덩관절 스트레스 감소 / 넙다리네갈래근 수행능력 증진
방법	• 발꿈치 닿기 때 무릎관절이 과도폄 되지 않게 하며 몸을 중간 디딤기로 가져갈 때 발바닥굽힘근의 사용을 증가시키기 위해서 발의 볼을 바닥 방향으로 밀면서 걸음

5. 무릎관절 돌림 제한	
목적	• 디딤기 다리로 체중이 이동될 때 무릎관절 위치 조절
방법	• 뒤꿈치 닿기 시 무릎관절의 과도한 폄이나 안쪽돌림을 방지하기 위해 볼기근 수축 • 체중이 앞쪽으로 이동하고 발 위로 넘어갈 때 발의 볼로 바닥을 밈 • 무릎은 발꿈치 닿기 시 약간 굽힘 되어야 하고, 체중이동 시 똑바로 앞을 향하게 함 • 몸이 발 위를 넘어서 앞쪽으로 이동 시 무릎관절을 펴고, 보행은 발꿈치 닿기에서 편평발로 진행

제4절 부위별 비정상적인 걷기

1. 몸통

1.1 앞으로 기울림

몸통이 앞으로 기울어지는 경우는 2가지 원인이 있다. 중간 입각기 시기에 넙다리네갈래근의 근력부족에 대한 대상운동으로서 몸통 앞 기울림이 일어난다(그림 5-22). 지면반발력 벡터는 무릎관절의 전방을 통과하고 무릎관절을 펴게 한다. 가자미근이 하퇴를 후방으로 끌어당기게 된다. 또 다른 원인으로 발목관절의 가동성이 없는 발바닥 굽힘 구축에 대한 대상운동으로서 몸통이 앞으로 기울어진다.

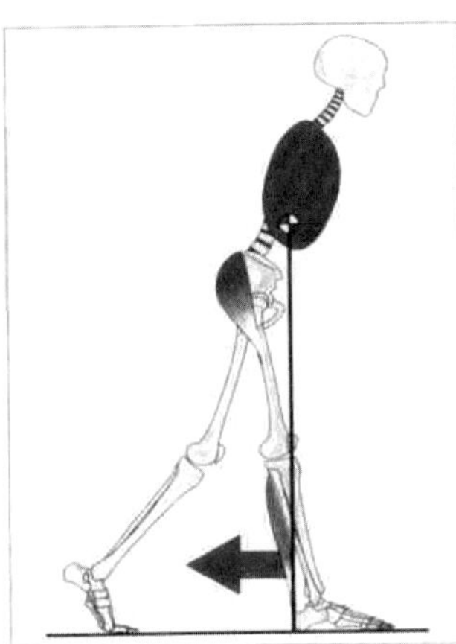

[그림 5-22] 넙다리네갈래근 약화에 의한 몸통 앞 기울림

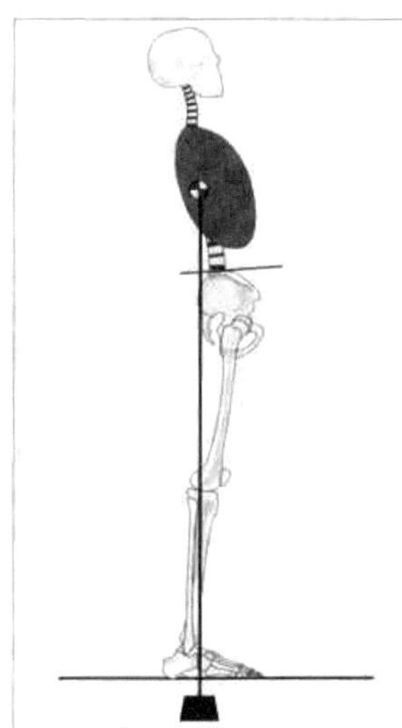

[그림 5-23] 엉덩관절 폄근 약화에 의한 몸통 뒤로 기울림

출처: 이현옥(2008), 관찰을 통한 보행분석, 영문출판사.

1.2 뒤로 기울림

몸통이 뒤로 기울림 되는 경우는 3가지 원인에 의해 나타난다. 엉덩관절 폄근의 근력 부족에 대한 대상운동으로써 몸통 뒤로 기울림은 엉덩관절의 과도한 폄과 발목관절 발등굽힘에 의해서 신체 중력중심은 발목관절 지지면의 바로 위에 유지된다(그림 5-23). 엉덩관절의 굽힘 구축에 대한 대상운동으로서 골반의 앞 기울림을 동반해 몸통이 뒤로 기울어 진다. 유각기 시기에도 나타날 수 있는데 유각기 다리가 전방으로 이동하기 위해 골반이 뒤로 기울어 지면서 몸통이 뒤로 기울려진다.

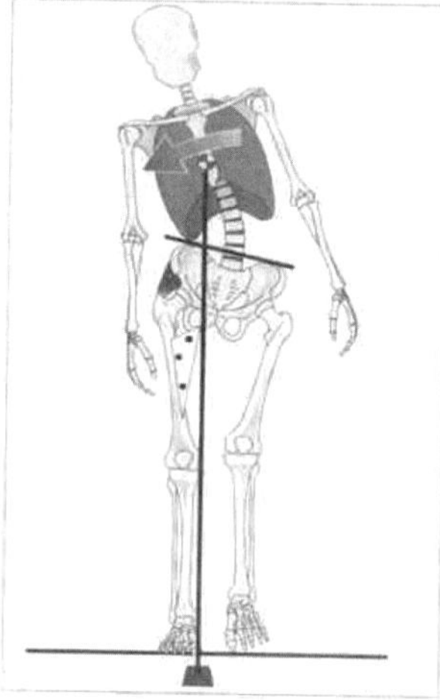

[그림 5-24] 엉덩관절 모음근의 구축 혹은 벌림근의 약화에 의한 몸통 옆으로 기울림

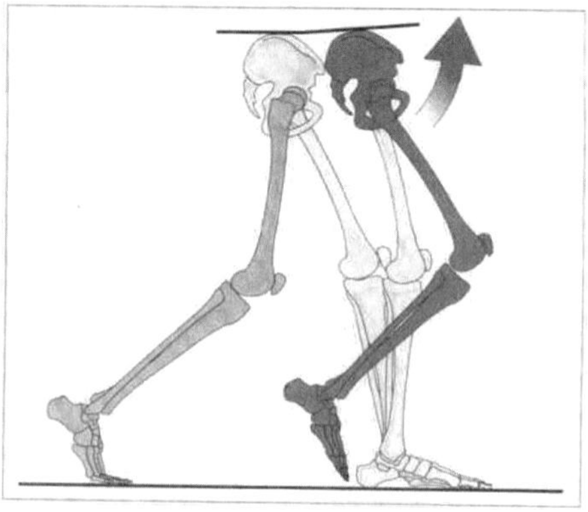

[그림 5-25] 엉덩관절 굽힘제한에 의한 골반 뒤쪽 기울림

출처: 이현옥(2008), 관찰을 통한 보행분석, 영문출판사.

1.3 옆으로 기울림

엉덩관절의 모음근 구축 또는 벌림근의 근력부족에 대한 체간의 입각기 다리측으로의 측방 굽힘이 일어난다. 신체중력중심은 입각기 다리의 상방에 유지된다(그림 5-24).

엉덩관절의 벌림근의 구축 또는 엉덩정강근막띠의 단축에 대한 몸통의 입각기 다리측으로 측방 굽힘이 일어난다. 그 외에 유각지절을 들어올리기 위해 몸통을 측방 굽힘시키기도 한다.

2. 엉덩관절

2.1 굽힘 제한

전 유각기와 초기 유각기에 엉덩관절의 굽힘제한에 대한 대상운동으로서의 골반의 뒤쪽 기울림이 일어난다(그림 5-25).

2.2 과도한 굽힘

관절낭의 위축 또는 엉덩정강근막띠 구축에 의해 엉덩관절의 과도한 굽힘이 일어날 수 있다. 엉덩정강근막띠가 구축 시에는 엉덩관절이 폄, 벌림하여 있으면 인식할 수 없다. 엉덩정강근막띠는 이 자세에서 이완하여 엉덩관절 폄을 허용한다. 엉덩관절이 모음하여 펴면서 엉덩정강근막띠 구축은 폄을 제한한다(그림 5-26).

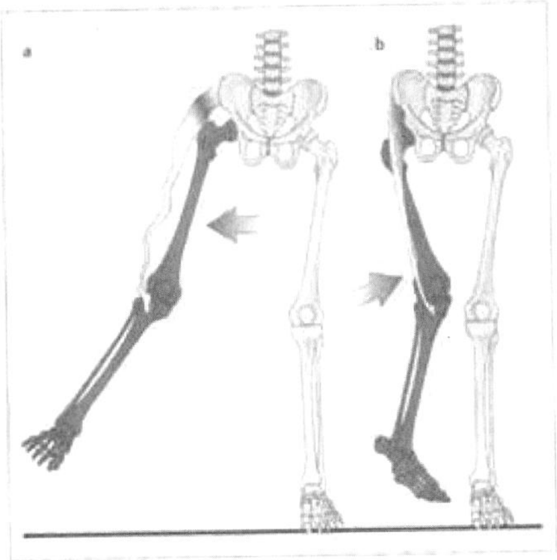

[그림 5-26] 엉덩정강근막띠의 구축

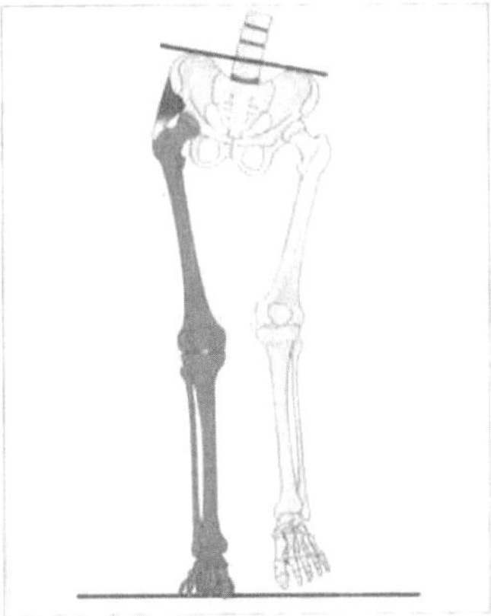

[그림5-27] 엉덩관절 벌림근의 약화에 의한 엉덩 관절의 모음

출처: 이현옥(2008), 관찰을 통한 보행분석, 영문출판사.

2.3 과도한 회전

모든 시기에서 엉덩관절의 과도한 안쪽 회전은 안쪽 회전근의 과도한 활동 및 구축, 넙다리뼈의 앞방향 경사, 넙다리네갈래근의 근력 부족 시 무릎관절 안정성을 위한 의도적 움직임에 의해 나타나며 안짱걸음을 유발 시킨다. 엉덩관절의 과도한 바깥회전은 입각기에서는 바깥회전 자세 구축, 발목관절의 발등굽힘 제한(하퇴의 석고붕대 고정)에 의해 일어나며 팔자 걸음을 유발시키고 앞발의 흔들지레 기능을 못하게 한다. 유각기에서는 엉덩관절 굽힘근 약화와 상관없이 다리를 전방으로 운반하기 위한 의도적 움직임과 토우 클리언스를 얻기 위한 의도적 움직임으로 나타날 수 있다.

2.4 과도한 모음과 벌림

굽힘으로서의 보상적으로 활동하는 모음근군의 경축에 의한 엉덩관절의 과도한 모음이 일어난다. 같은쪽 벌림근의 근력 부족에 의한 반대측 골반의 아래로 처짐이 일어나고 이것에 의해 엉덩관절이 과도하게 모음된다(5-27). 과도한 벌림은 긴쪽 다리의 토우 클리언스를 얻기 위한 대상 움직임으로 나타난다.

3. 골반

3.1 들어 올림 및 기울림

초기 유각기와 중간 유각기에서의 골반의 들어 올림은 엉덩관절과 무릎관절의 불충분한 굽힘 또는 발목관절의 과도한 발바닥 굽힘에 대한 대상 움직임이다(그림 5-28). 말기 유각기에서는 골반은 원래 위치로 되돌아 간다. 전 유각기와 초기 유각기 시 엉덩관절의 굽힘제한에 대한 대상운동으로서의 골반의 뒤쪽으로 기울어진다(그림 5-25).

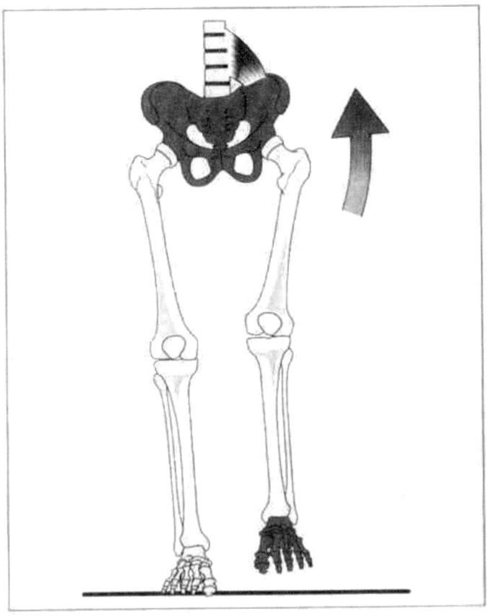

[그림 5-28] 골반 들어올림

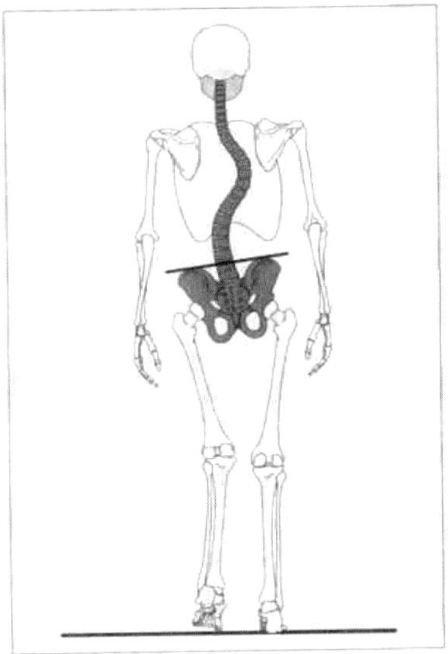

[그림 5-29] 척추 측만증에 의한 골반의 아래 처짐

출처: 이현옥(2008), 관찰을 통한 보행분석, 영문출판사.

3.2 과도한 회전 및 처짐

중간 입각기에 엉덩관절의 과도한 굽힘에 대한 보상움직임으로 골반이 과도하게 뒤회전이 일어나며 하퇴삼두근의 약화로 인한 발뒤꿈치 들기 부족 시에도 나타난다. 입각기 시의 골반의 아래 처짐은 다리길이 차이에 의한 짧은 다리쪽으로 나타나며 허리통증의 원인이 된다.

유각기 시에는 반대측 엉덩관절 벌림근의 약화, 초기 접지 시에 지면에 접근시키기 위한 의도적 움지임 그리고 엉덩관절 모음근의 구축에 의해 나타나며 측만증이 원인이 될 수 있다(그림 5-29). 입각기 다리의 엉덩관절 벌림근 약화에 의해 반대측 골반의 아래 처짐이 일어난다. 신체 중력중심이 입각지절에서 멀어진 상태에서 나타나는 경우와 입각기 다리쪽으로의 몸통 측방 굽힘이 일어날 수 있다. 신체중심은 입각기 다리쪽에 가깝게 된다.

4. 무릎

4.1 굽힘 제한

부하 반응기에서의 무릎 굽힘 제한은 충격흡수 기능을 못하게 한다. 부하 반응기에 넙다리네갈래근의 약화가 있는 경우 무릎 굽힘을 피해 엉덩관절 폄과 가지미근에 의한 발목관절 발바닥 굽힘을 일으킨다(그림 5-30). 전 유각기에서는 과도한 발등굽힙을 수반하여 무릎관절의 굽힘을 제한한다. 또는 초기 유각기에서는 무릎관절의 굽힘제한이 발가락 끌기를 초래한다.

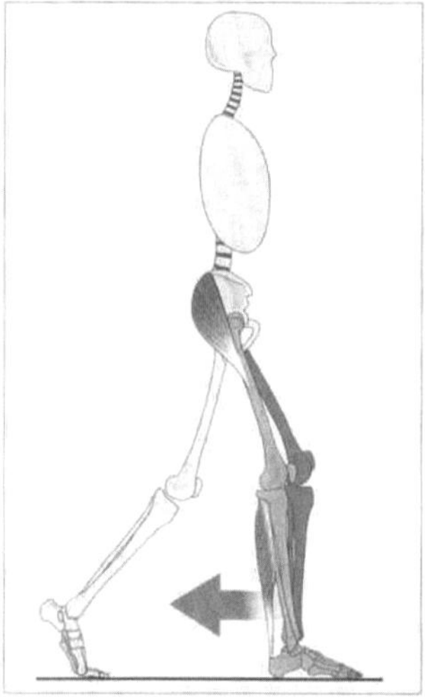

[그림5-30]부하반응기에서의 무릎관절 굽힘 제한

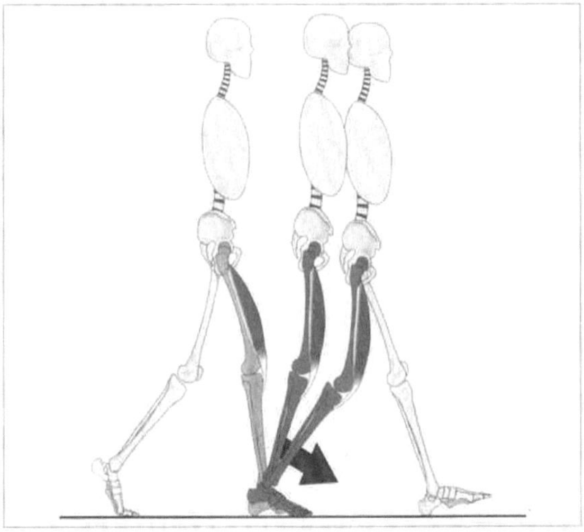

[그림 5-31] 과도한 발등굽힘에 의한 무릎관절의 과도한 굽힘

출처: 이현옥(2008), 관찰을 통한 보행분석, 영문출판사.

4.2 과도한 굽힘

가지미근의 근력약화에 의해 하퇴의 안정성 결여는 무릎관절의 굽힘을 지속시킨다. 넙다리네갈래근은 장딴지의 안정성 없이는 굽힘 위치의 무릎관절을 폄 시킬 수 없다(그림 5-31).

4.3 과도한 폄

부하반응기의 급격한 무릎관절 폄은 초기의 발바닥 굽힘 및 엉덩관절 굽힘부족을 수반한다. 무릎관절의 과도한 폄 가동범위를 갖고 있는 경우 넙다리와 하퇴의 후퇴가 무릎관절의 과도한 폄을 일으킨다(그림 5-32).

이러한 움직임은 무릎관절의 후면에 있는 모든 조직을 손상시키는 위험성을 높이고 충격흡수의 감소, 하퇴의 전방 움직임의 감소를 일으킨다. 중간입각기 시 무릎관절의 과도한 폄이 넙다리네갈래근의 근력 부족을 보상한다. 지면 반발력 벡터가 폄 방향의 모멘트를 발생시킨다. 중간 입각기와 말기 입각기 시 과도한 발바닥굽힘에 수반하는 이차적인 현상으로서의 무릎관절의 과도한 폄이 일어난다.

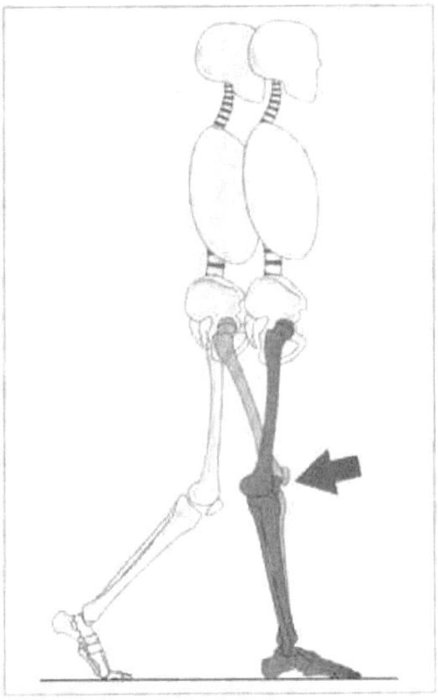

[그림5-32] 부하 반응기에서의 과도한 무릎관절 폄

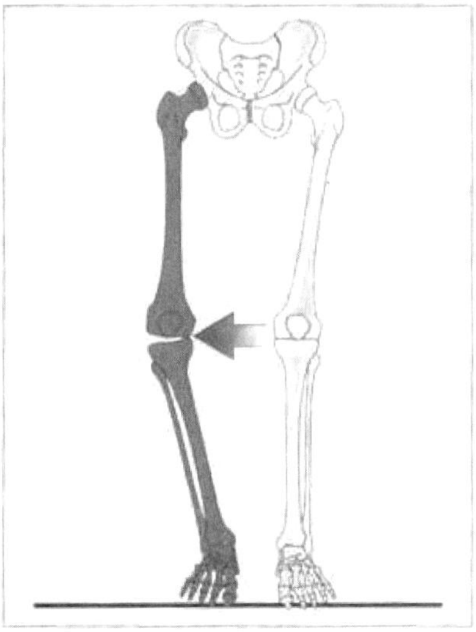

[그림 5-33] 무릎관절의 안쪽굽음

출처: 이현옥(2008), 관찰을 통한 보행분석, 영문출판사.

4.4 바깥굽음 및 안쪽굽음

이마면에서의 정상적인 정강뼈의 자세는 수직이고 넙다리뼈에 대해서는 약 10도 벌림되어 있다. 바깥굽음 또는 X형 다리자세에서는 정강뼈의 먼

쪽이 무릎관절에 대해서 과도하게 바깥쪽으로 벌림되어 있다(그림 5-33).

발은 외측으로 벗어나서 위치하므로 발의 간격은 무릎의 간격보다 크게 벌어져 있다. 무릎관절의 외측에 과도한 부하가 가해지기 때문에 외측 구조는 빨리 마모된다. 과도한 안쪽굽음 혹은 O형 다리에서는 정강뼈의 원위 끝이 무릎관절에 대해서 내측으로 벗어나 있으며 양측의 무릎관절은 양 발에 비해서 크게 벌어져 있다(그림 5-34).

안쪽 반월판과 같은 무릎관절의 안쪽 구조는 강한 하중에 노출되어 보다 빨리 마모된다. 엉덩관절 벌림근의 약화에 의한 대상움직임으로 몸통의 가쪽굽힘에 수반되는 이차적인 움직임(무릎 안쪽 번짐)이 일어난다.

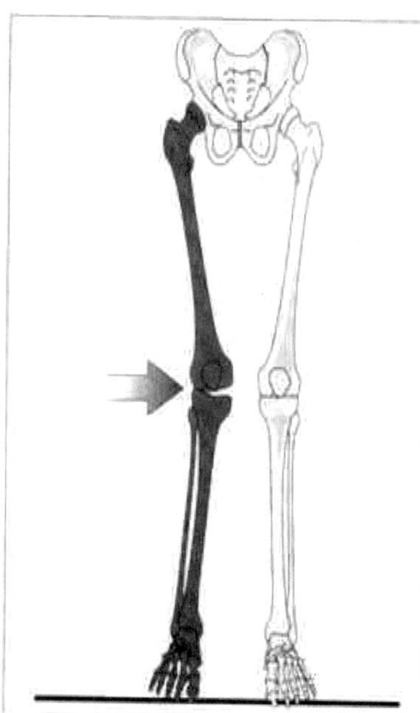

[그림 5-34] 무릎관절의 바깥굽음

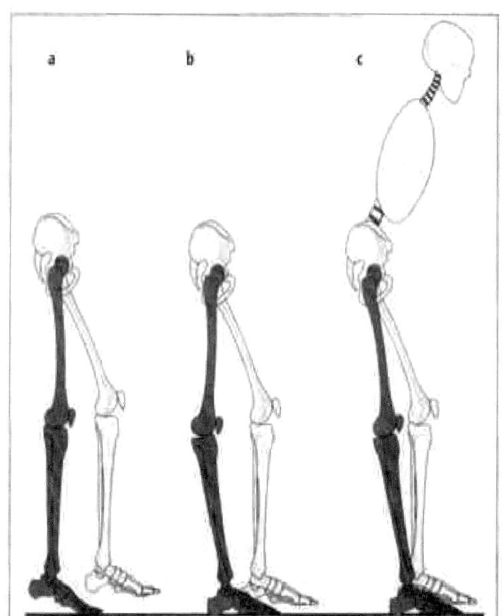

[그림 5-35] 중간 입각기시 발등굽힘 제한에 따른 3가지 전형형적인 대상 움직임
(a: 이른 발꿈치 들기 b: 무릎관절 과도한 폄 c: 몸통의 앞쪽 기울림)

출처: 이현옥(2008), 관찰을 통한 보행분석, 영문출판사.

5. 발과 발목

정상 보행을 위한 발목 관절의 최소 관절가동범위는 발등굽힘은 10°이다. 아킬레스 건의 단축 또는 장딴지근의 단축에 의해 보상작용으로 발목밑 관절의 과도한 보상성 엎침과 추진기에서 빠른 뒤꿈치 들기(early heel lift)와 뒤꿈치의 모음 비틀림(adductory twist)으로 인한 발허리뼈의 외상이 나타난다.

발목 관절의 발등굽힘이 심하게 제한 될 경우 무릎관절의 과도한 폄이 일어난다(그림 5-35).

보행의 입각기의 초기 25% 동안의 엎침은 정상적인 것이지만 과도한 엎침이나 지속적인 엎침은 병적인 것으로 간주한다.

반면에 요족(pes cavus)은 발 전체의 비정상적인 압력 분포와 발의 가동성 감소를 일으킨다.

제3장 근골격계 통증 예방 운동

움직임 조절 운동(movement control exercise)은 근골격계 통증 문제를 치료와 예방하는 수단을 제공하며 통증없이 근력과 지구력 운동 프로그램을 유지한다. 근력 증진만으로는 운동조절 운동을 위해 충반할 수 없다.

웨이트 트레이닝 운동을 실시하는 운동선수는 손상을 받지 말아야 하지만 그렇지 않기 때문이다. 움직임 조절운동은 개개인의 이학적 검사에 기초하여 특수하게 선택되어야 한다. 운동은 매우 조심스럽게 가르쳐야 하고 환자의 수행을 모니터링하고 원했던 목표가 달성되었는지에 대한 평가가 포함되어야 한다.

운동은 복잡하지 말아야 하고 환자의 요구에 적합해야 하며 올바르게 수행되어야 한다. 단순한 운동 중 대부분은 일상생활에서 사용되는 기본적인 운동 요소이고 환자의 올바른 수행이 일상생활에서 자주 수행된다면 효과적일 수 있고 또한 치료프로그램에서 강조되어야 한다.

제1절 선 자세 운동

1. 전방굽힘 (허리를 편평하게 하고 엉덩관절 굽힘)

- 운동 목적

- 허리의 과도한 유연성을 감소시키고 엉덩관절 폄근의 신장성 증진
- 허리보다는 엉덩관절을 더 쉽게 움직이도록 하기 위함

- 운동 방법

- 허리를 편평하게 한 채로 엉덩관절 굽힘을 수행하고 척추의 굽힘을 제한
- 손을 테이블 위에 놓고 척추를 곧게 펴고 유지하면서 엉덩관절 굽힘에 의해 전방굽힘.

- 만약 넙다리뒤근의 긴장을 줄일 필요가 있으면 무릎관절을 약간 굽힘
- 엉덩관절 약간 후방 이동을 허락하는데 이것은 아킬레스건 단축이 있는 경우에 유용
- 상체의 체중을 두 손 위에 놓으면, 엉덩관절을 굽힘 할 때 팔꿉관절을 굽힘

시작자세	마지막 자세
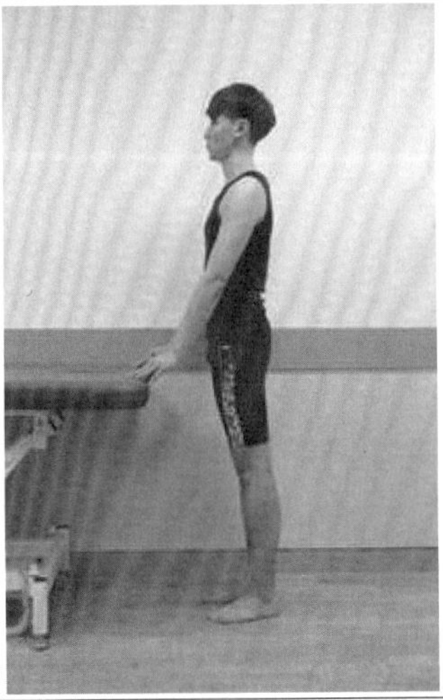	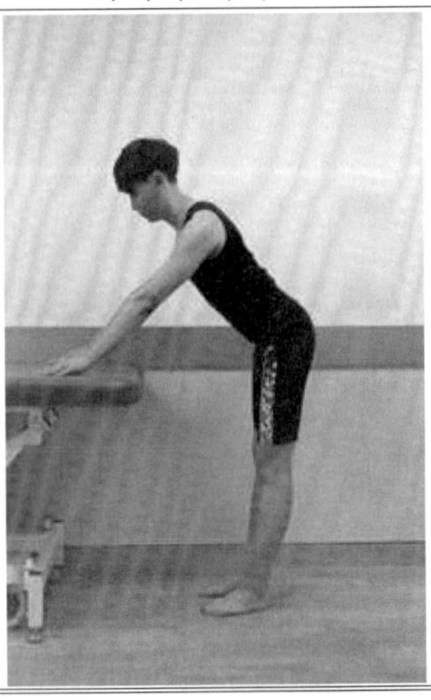

〔그림 5-36〕 전방굽힘

2. 전방굽힘으로부터 기립자세로 복귀

- 운동 목적

- 전방굽힘자세에서 기립자세로 돌아올 때 복근과 큰볼기근의 사용을 촉진

- 운동 방법

- 복근을 수축하면서 엉덩관절의 폄으로 시작하여 곧은 자세로 복귀
- 올바르지 못한 수행
  : 운동 초기 허리를 펴 몸통을 엉덩관절 위로 가져감
  : 골반을 전방이동하고 엉덩관절 폄근의 사용을 최소화하기 위해 발목관절, 발등굽힘. 엉덩관절이 약하거나 굽은 등 자세를 가지고 있는 사람들에게 나타남

시작자세	마지막 자세
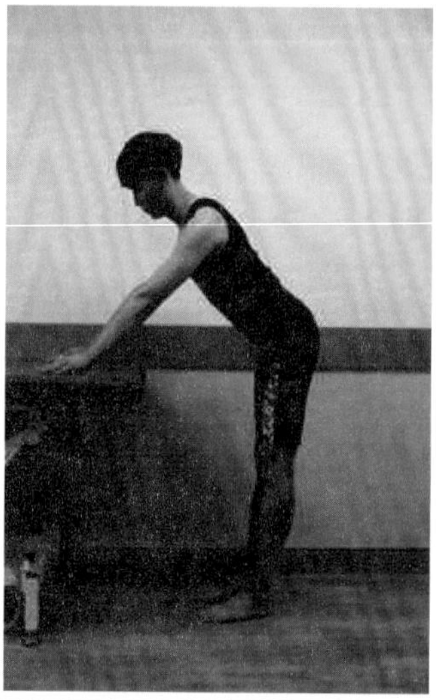	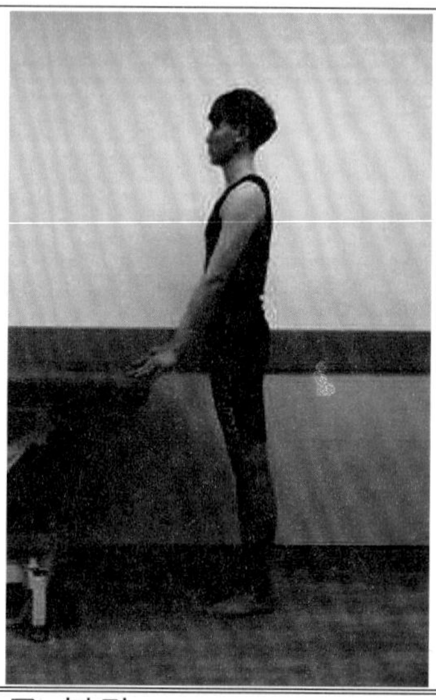

〔그림 5-37〕 기립자세로 복귀

3. 구부리며 전방굽힘(척추와 엉덩관절 굽힘)

- 운동 목적

- 등과 허리 유연성에 제한을 가지고 있는 사람에게 척추의 유연성 증진 : 등의 척주뒤굽음증과 골다공증 대상자에게는 시행하지 않음
- 엉덩관절 굽힘 범위를 증진시키고, 엉덩관절 폄근을 신장
- 전방굽힘자세에서 원위치로 복귀 시 엉덩관절 폄 단계동안 넙다리뒤근의 사용을 최소화, 엉덩이근의 사용 촉진

- 운동 방법

- 목, 몸통, 엉덩관절을 굽힘하여 마지막 범위까지 편안하게 바닥까지 손이 닿도록 천천히 앞쪽으로 굽힘
- 똑바로 설 때까지 엉덩이근을 수축하고 엉덩관절을 폄
- 척추를 펴서 동작을 시작하지 않아야 함

시작자세	마지막 자세
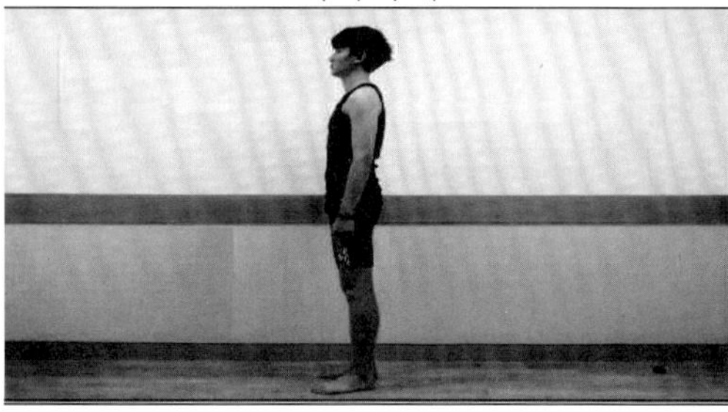	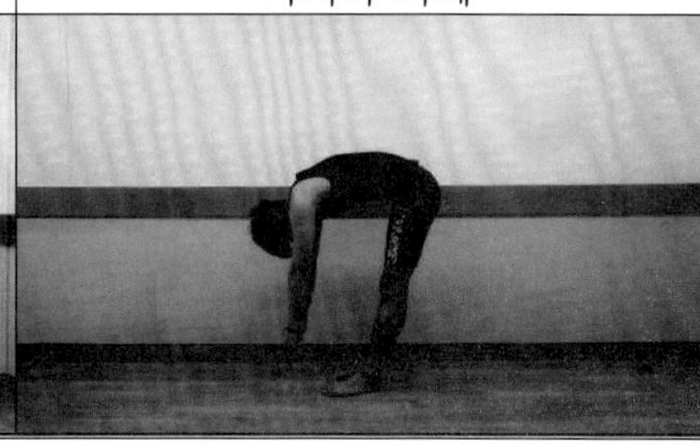

〔그림 5-38〕 구부리어 전방굽힘

4. 외측척추굽힘-척추의 측방굽힘

- 운동 목적

- 척추 주위근과 복근의 신장성 증진
- 전형적으로 45번째 허리뼈, 5번째 허리뼈~1번째 엉치뼈에서의 반복 운동을 피하기 위함

- 운동 방법

- 두 손을 엉덩뼈능선보다는 상부에, 갈비뼈우리 가장 아래에 위치시키고, 허리를 움직이기보다는 어깨를 기울여 한쪽으로 서서히 구부림
- 올바르지 못한 수행: 모든 허리 분절이 포함되어 측방 굽힘이 일어나기보다 하나 또는 두 개의 분절에서 과도한 측방 굽힘이 일어남

시작자세	마지막 자세
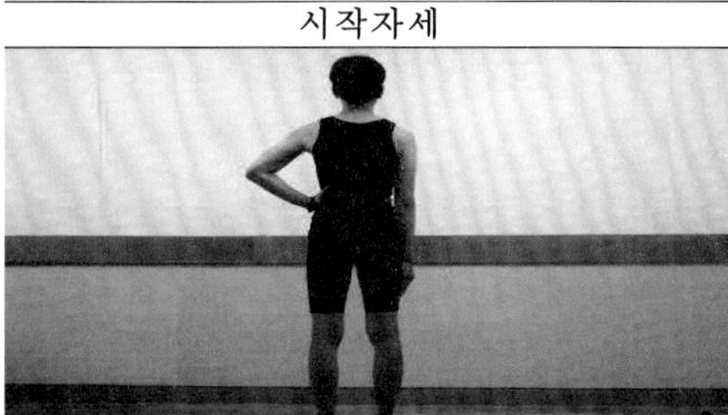	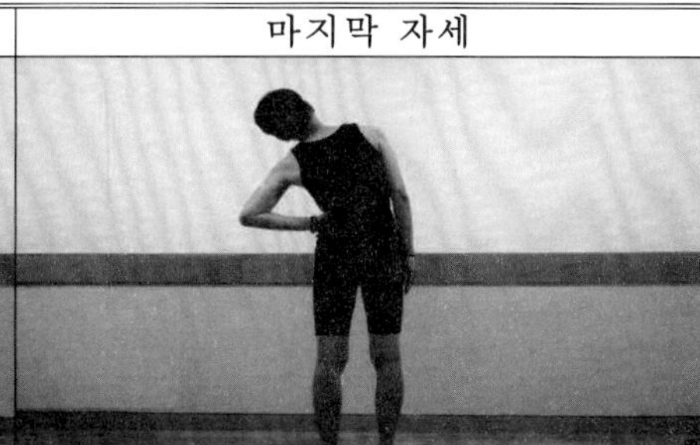

〔그림 5-39〕 척추굽힘

5. 한발로 서기(한쪽 엉덩관절과 무릎관절 굽힘)

- 운동 목적

- 엉덩관절 벌림근과 바깥돌림근의 수행 증진
- 골반과 척추 회전에 대한 복근의 등척성 조절 증진
- 보상적인 골반과 허리회전을 감소
- 넙적다리와 정강뼈 사이에 보상적인 회전을 감소
- 발의 엎침을 감소

- 운동 방법

- 무게중심을 지지하고 있는 발과 일치시켜야 하기 때문에 두 발을 비교적 가깝게 위치 후 다른 다리로 서 있는 동안 한쪽 엉덩관절과 무릎관 절을 굽힘
- 서 있는 다리와 골반, 몸통의 정렬 유지
- 반대쪽 다리도 반복 운동
- 보상동작과 관련된 특별히 고려할 사항
  : 몸통회전을 방지하도록 복근 수축
  : 골반의 외측 경사와 몸통의 측방굽힘을 방지하기 위해 둔근 수축
  : 엉덩관절의 바깥돌림을 증진시키기 위해 둔근 수축
  : 한발로 서 있는 동안 체중지지를 발의 바깥쪽으로 증가시키기 위해 발을 중립자세 유지

시작자세	마지막 자세
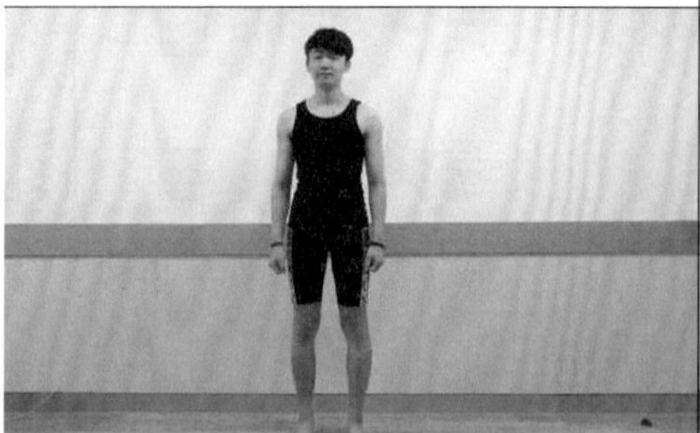	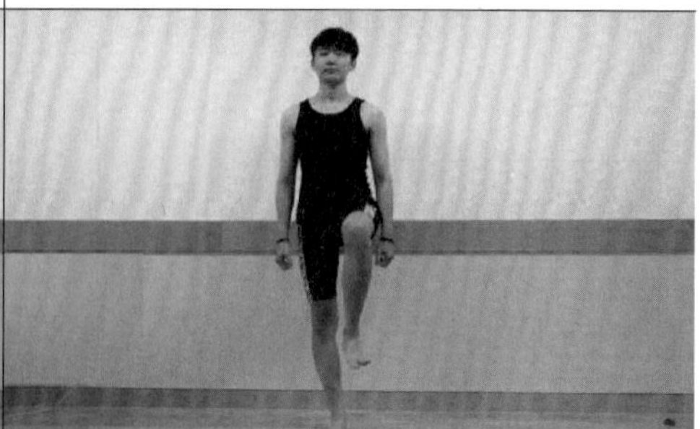

〔그림 5-40〕 한발로 서기

6. 몸통을 곧게 세우고 제한된 범위로 엉덩관절과 무릎관절 굽힘(낮은 스쿼트)

- 운동 목적

- 바깥돌림근의 수행 증진
- 엉덩관절, 무릎관절, 발을 통하여 올바른 체중지지를 촉진

- 운동 방법

- 서 있는 동안 팔을 편안하게 벌리고 서서 양쪽 무릎관절을 굽힘
- 무릎관절을 굽힘 시, 무릎관절이 두 번째 발가락과 일직선상에 위치하도록 엉덩관절 바깥돌림근을 수축하여 외측으로 벌림
- 무릎넙다리관절(patellofemoral joint)에 과도한 스트레스 부하를 막기 위해 반복 횟수는 최소화

시작자세	마지막 자세
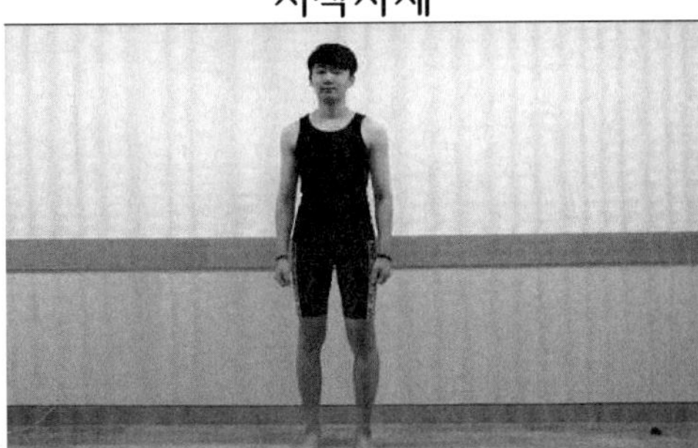	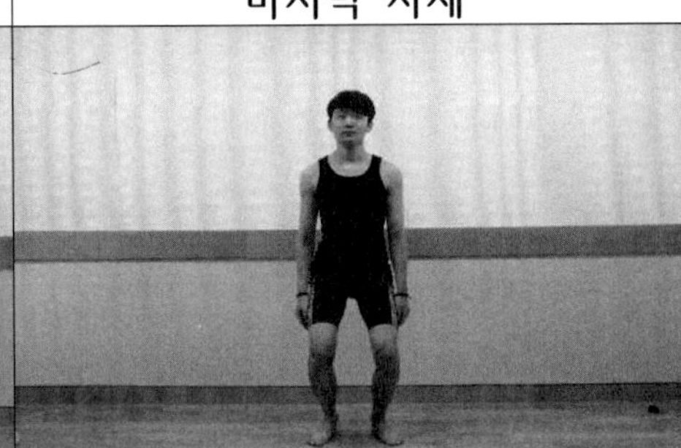

〔그림 5-41〕 엉덩·무릎관절 굽힘

7. 어깨관절 굽힘 (등을 벽에 대고)

- 운동 목적

- 등뼈 후만증 또는 하강된 가슴 감소
- 배근, 어깨관절 굽힘근, 큰가슴근, 앞어깨세모근, 앞톱니근, 등세모근의 수행 증진
- 작은원근, 가시아래근, 뒤어깨세모근에 의한 위팔어깨관절의 가쪽돌림 증진
- 넓은등근 신장

- 운동 방법 (수준 1)

- 팔꿉관절 굽힘 자세
- 엉덩이, 어깨, 등을 벽에 대고 자세를 취하며 머리는 어깨 선상에 위치하고, 발은 벌리고 뒤꿈치를 벽으로부터 3인치 떨어뜨리며, 팔은 팔꿉관절 오목이 앞쪽으로 향하고, 손바닥은 몸쪽을 향하게 몸 옆에 위치시키고, 머리 후부를 벽에 붙이기 위하여 턱을 목으로 가져감
- 팔꿉관절을 굽히고, 어깨 관절을 중립 회전 자세로 유지하면서 어깨관절을 90° 굽힌 후에 가능한 한 통증이 없는 범위 내에서 어깨관절을 굽히면서 팔꿉관절 폄
- 최종자세를 5~10초 정도 유지해야만 하고, 처음 자세로 되돌아가도록 운동 패턴 역전함
- 올바르지 못한 수행

  : 어깨관절을 굽히는 동안 어깨를 올리는 동작

  : 허리뼈가 폄되는 동작, 어깨뼈 앞쪽기울임, 등뼈 굽힘

- 운동 방법 (수준 2)

- 팔꿉관절 폄 자세
- 수준 1 자세에서 시작하여 팔꿉관절 폄을 유지하면서 어깨관절 굽힘
- 배근을 수축하여 등을 벽에 편평하게 유지하면서 이 자세를 5~10초 유지함
- 양쪽 어깨를 벽에 조심스럽게 유지하고, 양쪽 팔을 몸 옆으로 내리면서 서서히 어깨관절 폄

시작자세(수준 1)	마지막 자세(수준 1)
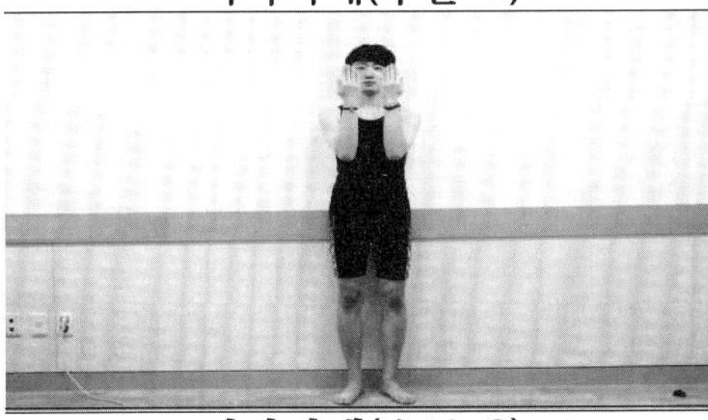	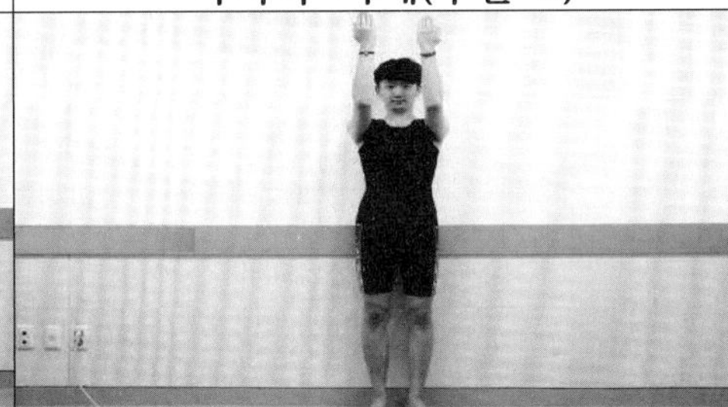
시작자세(수준 2)	마지막 자세(수준 2)
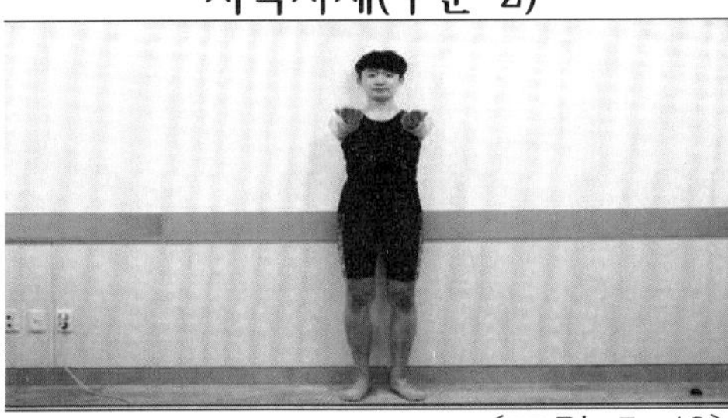	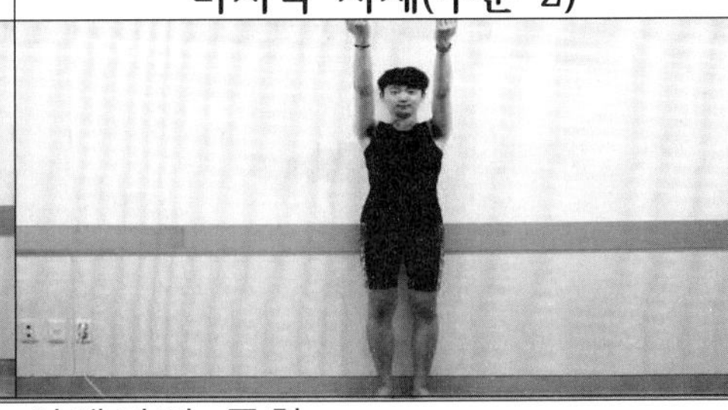

〔그림 5-42〕 어깨관절 굽힘

8. 어깨관절 벌림 (등을 벽에 기대고)

- 운동 목적

- 하강된 가슴, 또는 등뼈 후만 감소
- 큰가슴근 신장
- 등세모근, 어깨관절의 수행 증진

- 운동 방법

- 등, 머리, 어깨, 엉덩이를 벽에 대고 자세를 취하며, 발은 벌리고 뒤꿈치를 벽으로부터 3인치 떨어뜨리며, 팔은 팔꿉관절 오목이 앞쪽으로 향하고, 손바닥은 몸쪽을 향하게 몸의 옆에 위치시킴
- 팔꿉관절을 굽힌 후 어깨관절을 대각선 운동으로 벌림과 굽힘하면서 90° 까지 벌린 후 팔꿉관절을 천천히 펴고 팔을 머리 위로 밀면서 어깨관절을 올리고 최대로 상승을 달성할 때까지 양쪽 팔을 벽에 유지

- 배근을 수축하여 등을 벽에 편평하게 유지하면서 이 자세를 5~10초 유지함
- 시작자세인 팔을 몸 옆으로 돌아오게 하기 위하여 역으로 운동함

시작자세	마지막 자세
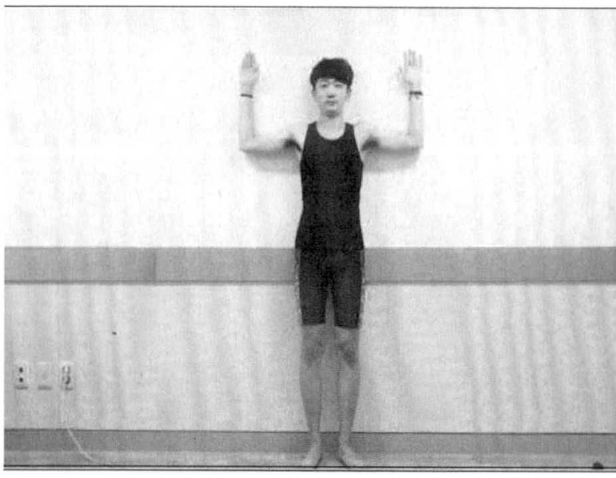	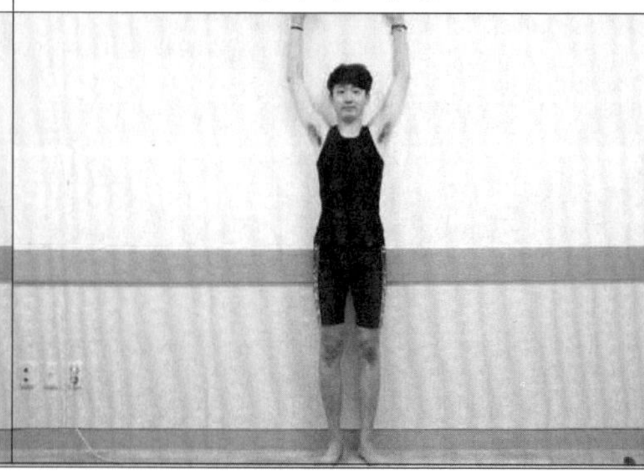

〔그림 5-43〕 어깨관절 벌림

9. 어깨관절 굽힘(벽을 마주보고)

- 운동 목적

- 어깨관절 굽힘 가동범위와 굽힘근 수행 증진
- 가동범위 제한되어 있거나 과도한 위팔뼈 위쪽활주를 가지고 있는 경우에 위팔어깨관절의 운동성 증진
- 돌림띠근 파열과 같이 어깨관절 굽힘근 심한 약화 있는 경우 적용

- 운동 방법

- 양 발을 편안하게 벌리고 벽에 가깝게 서고, 어깨관절은 중립자세, 팔꿉관절은 굽히고, 아래팔과 손의 자쪽 면을 벽에 붙임
- 위팔뼈 머리의 내림과 뒤쪽활주가 발생하도록 손으로 벽에 대하여 약간의 압박을 주며, 벽을 따라 두 손을 밀면서 양쪽 어깨뼈를 굽힘
- 굽힘 동작을 하는 동안 위팔뼈를 안쪽돌림하지 말아야 하며, 어깨뼈

봉우리 부위에서 통증이 발생하면 동작을 멈춤

- 위팔어깨관절 기능부전이 있는 경우에는 한쪽 팔로 수행을 하고, 만약 어깨뼈 기능부전이 근본적인 원인이라면 양쪽으로 운동을 수행함
- 시작자세로 원위치하기 위하여 운동을 전환하기 전에 5~10초 동안 마지막 자세를 유지

시작자세	마지막 자세

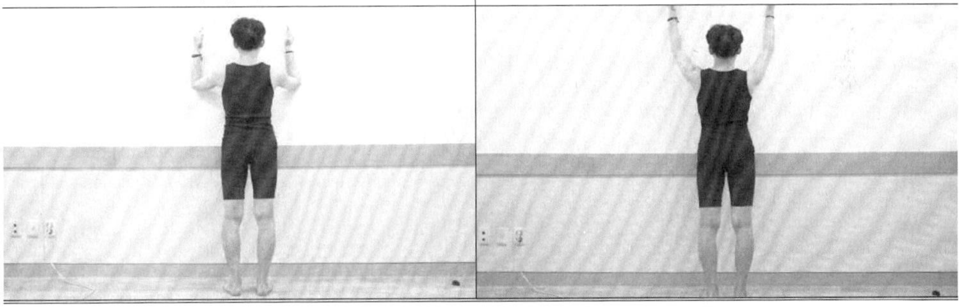

〔그림 5-44〕 어깨관절 굽힘 Ⅰ

10. 어깨관절 굽힘(문간에 선 자세)

- 운동 목적

- 어깨관절 굽힘 가동범위 증진, 굽힘근의 수행 증진

- 운동 방법

- 몸이 문간보다 약간 앞쪽에 위치하게 서서 아래팔과 손을 문틀에 대고 팔꿉관절은 완전히 굽힘
- 아래팔의 자쪽 면을 문틀에 대고 밀면서 어깨관절 굽힘

문틀에 대하여 손을 밀어 올리면서 완전한 어깨관절 굽힘과 팔꿉관절 폄을 하는 동안 손으로 문틀을 밀면서 실시

시작자세	마지막 자세
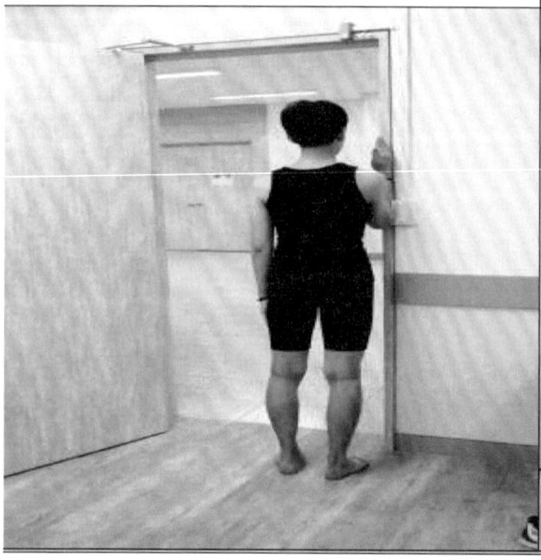	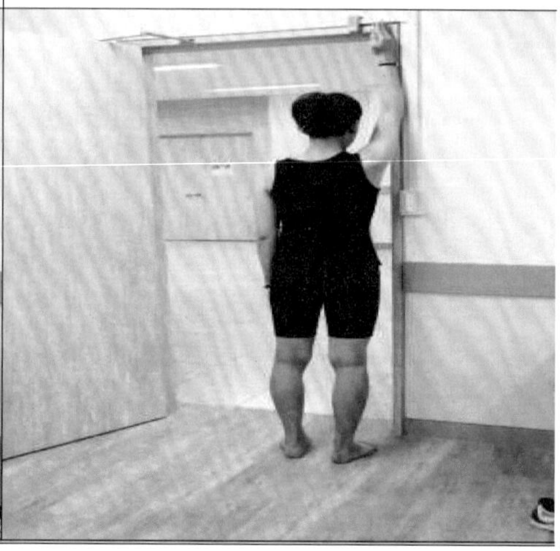

〔그림 5-45〕 어깨관절 굽힘 II

11. 어깨관절 굽힘(벽에 몸 옆을 붙이고)

- 운동 목적

- 어깨관절 굽힘 가동범위 증진, 굽힘근의 수행 증진
- 돌림띠근 기능부전 또는 관절낭 제한에 의한 가쪽돌림 가동범위 제한이 있을 때 가동범위를 유지하거나 다시 증진

- 운동 방법

- 벽 가까이에 몸 옆을 붙이고 팔꿉관절을 완전히 굽히며 아래팔과 손의 등쪽 면을 벽에 대고 어깨관절은 가쪽돌림하고 섬
- 팔을 벽에 대고 밀어 올리면서 팔꿉관절을 펴하고 어깨관절 굽힘

시작자세	마지막 자세
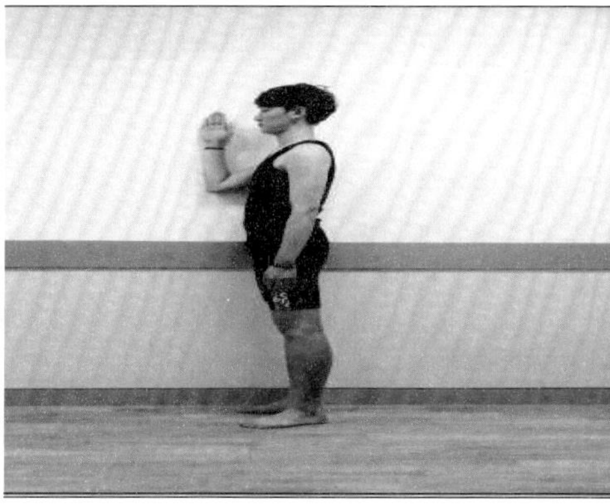	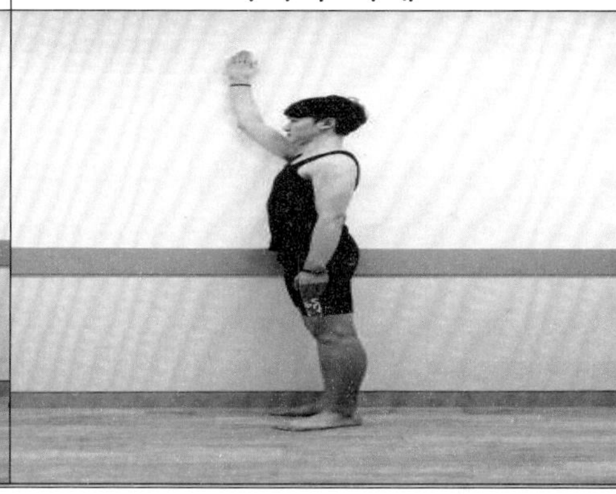

〔그림 5-46〕 어깨관절 굽힘 II

12. 어깨관절 벌림(벽을 마주보고 승모근 운동)

- 운동 목적

- 위·아래 등세모근 수행 증진
- 어깨뼈 위쪽돌림, 위팔뼈 가쪽돌림 증진

- 운동 방법 (등세모근)

- 벽을 마주보고 벽 가까이에 섬
- 팔을 몸 옆에 위치시키고, 아래팔과 손의 자쪽 면을 벽에 대고 팔꿉관절 굽히며 어깨관절 벌림
- 어깨뼈 모음과 위팔뼈 가쪽돌림 필요

- 운동 방법 (위 등세모근)

- 아래팔과 손을 벽을 따라 밀어 올리며, 어깨관절 벌림
- 어깨관절이 90° 이상 벌림(올림)동안 양쪽 어깨를 으쓱 올림
- 벌림 동작이 완료되면 어깨뼈를 모음하면서 두 손을 벽에서 떨어뜨리며 들어 올리는 자세를 5~10초간 유지함

- 운동 방법 (아래 등세모근)

- 아래팔과 손으로 벽을 밀어 올려서 대각 방향으로 머리 위까지 도달하게 어깨관절 벌림
- 어깨뼈를 모음과 내림하면서 손을 벽으로부터 들어올리며 이 자세를 5~10초 동안 유지한 다음 처음 시작 자세로 되돌아 감

시작자세(등세모근)	마지막 자세(등세모근)
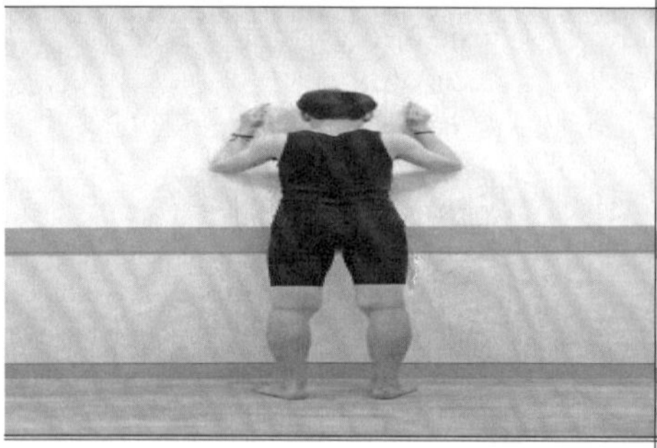	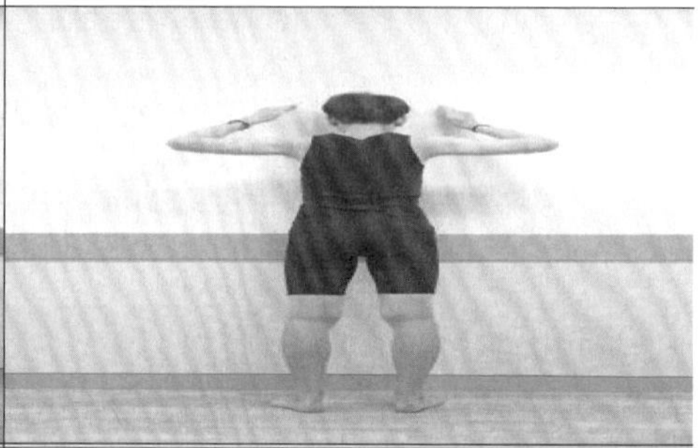
시작자세(위 등세모근)	마지막 자세(위 등세모근)
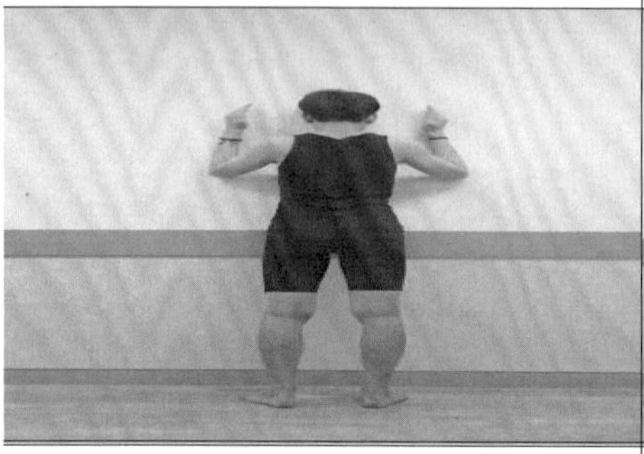	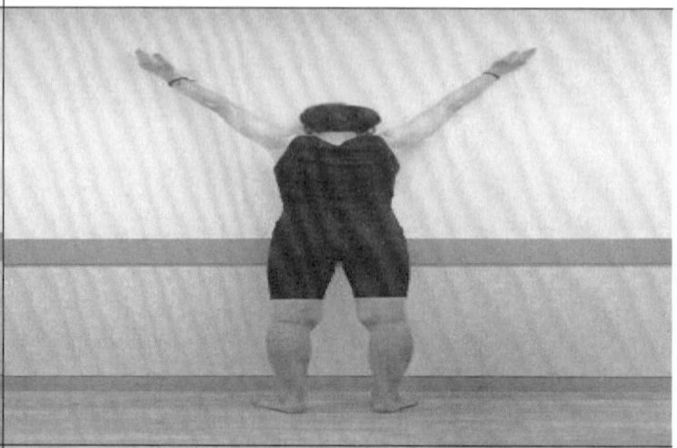
시작자세(아래 등세모근)	마지막 자세(아래 등세모근)
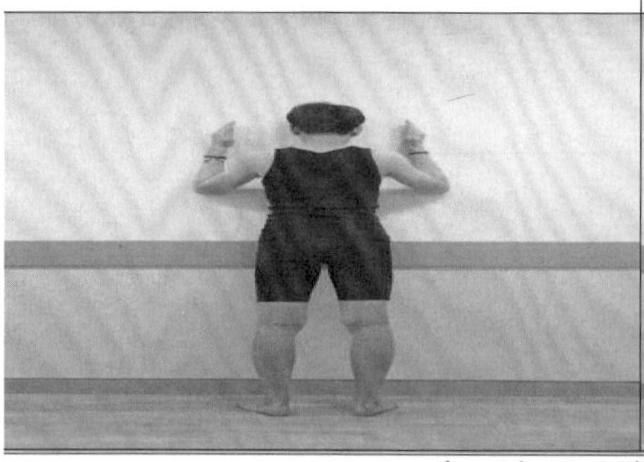	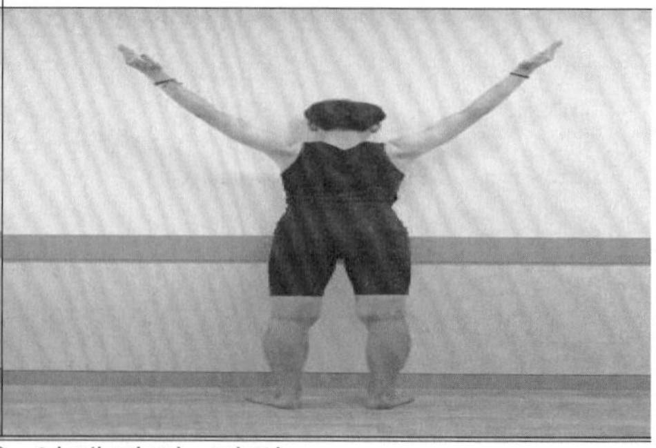

〔그림 5-47〕 어깨관절 벌림

제2절 누운 자세 운동

1. 하지운동하면서 골반조절

(엉덩관절 무릎관절 굽힘자세에서 엉덩관절 무릎관절 신전)

• 운동 목적

- 복근에 의해 골반의 조절 증진
- 골반이 회전 또는 전방경사를 방지하기 위한 복근사용
- 엉덩관절 굽힘근과 복근 수축을 선택적으로 분리

• 운동 방법

- 엉덩관절과 무릎관절을 구부린 자세에서 시작(hook-lying)
- 골반을 약간 후방경사 자세를 유지하고 척추를 중립자세로 편평하게 유지하기 위해 복근을 수축하고 다리를 밀면서 신전
- 지지면 위에 있던 다른 다리를 내려 엉덩허리근의 참여 최소화
- 지지면을 발로 밀면서 다리를 신전
- 한쪽 다리씩 밀면서 굽힌자세인 시작자세로 되돌아감

시작자세	마지막 자세
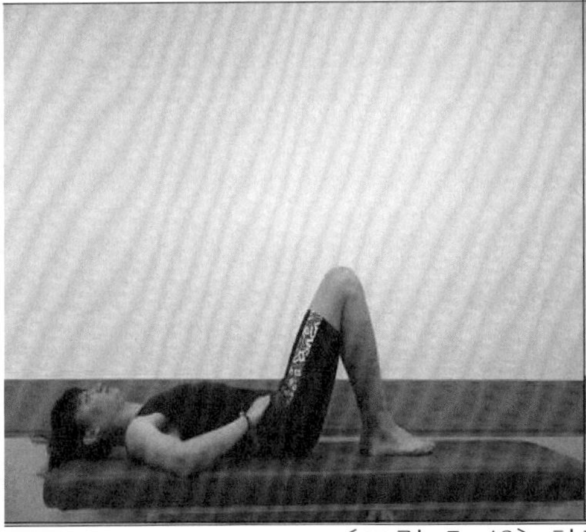	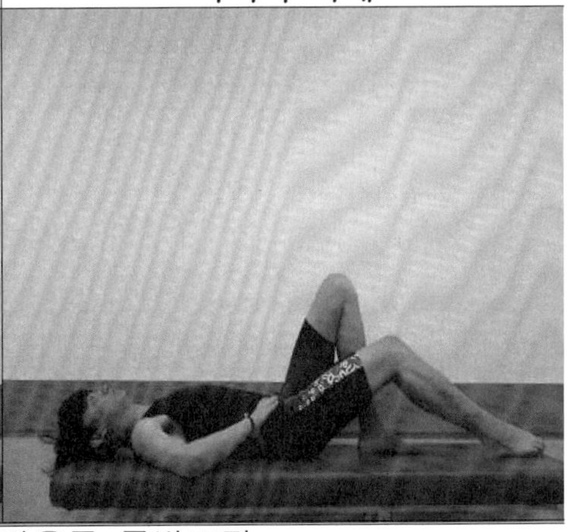

〔그림 5-48〕 하지운동 골반조절

2. 큰볼기근 신장(엉덩관절과 무릎관절 신전 자세에서 굽힘)

- 운동 목적

- 허리의 유연성을 감소
- 엉덩관절 굽힘 증가
- 큰볼기근의 신장성 증진
- 등이나 서혜부 통증의 증상을 유발하지 않고 하지를 움직이고, 척추의 굽힘과 폄 스트레스 감소

- 운동 방법

- 한쪽 다리는 폄, 그리고 다른 쪽 엉덩관절과 무릎관절은 굽힘자세에서 시작
- 굽힘 된 무릎관절을 두 손 또는 다리를 타월을 이용하여 가슴 쪽으로 당김
- 증상이 발생하거나 허리의 굽힘이 시작되는 지점에서 멈춤
- 90° 엉덩관절 굽힘자세로 되돌아가거나 또는 만약 필요하면 발을 지지면 유지

시작자세	마지막 자세

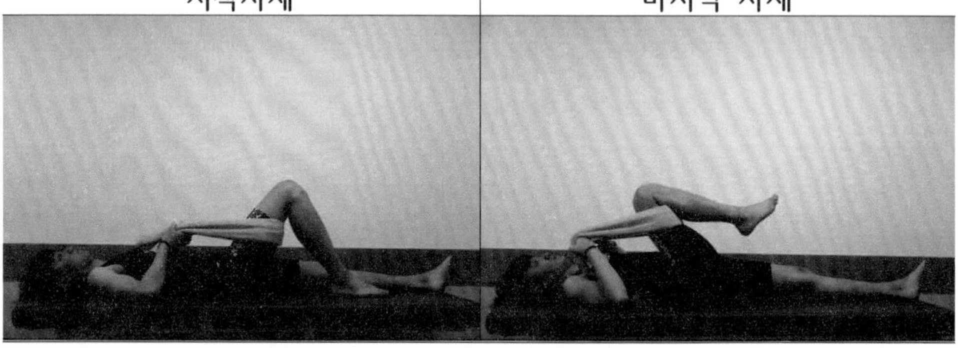

〔그림 5-49〕 큰볼기근 신장

3. 엉덩관절과 무릎관절 굽힘

(엉덩관절과 무릎관절 편 상태에서 발꿈치 끌어 당기기)

- 운동 목적

- 하지가 움직이는 동안 척추와 몸통 동작 방지를 위해 복근사용

- 골반 경사와 회전에 대한 복근 조절 또는 복근의 근력증진

- 운동 방법

- 엉덩관절과 무릎관절을 펴고 누운 자세에서 천천히 발꿈치로 테이블을 따라 밀면서 엉덩관절과 무릎관절을 굽힘하고 척추와 몸통의 동작을 방지하기 위해 복근 수축
- 증상없이 굽힘동작을 완료하면, 그 다음 발꿈치로 테이블을 따라 밀면서 신전 자세로 다리를 원위치
- 다른 쪽 다리도 이 운동 반복

시작자세	마지막 자세

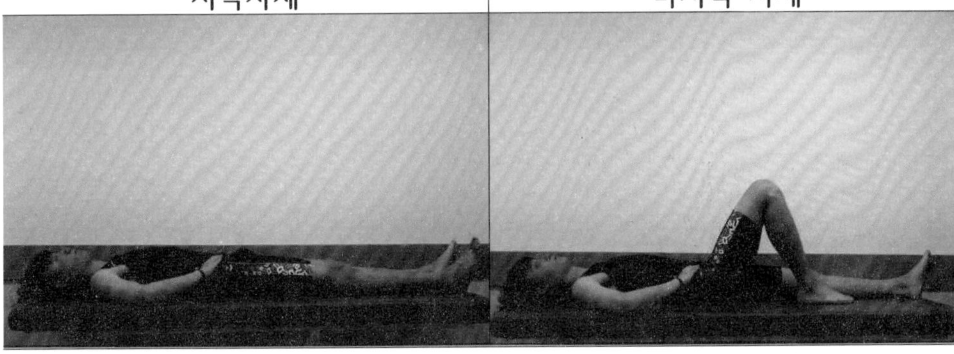

〔그림 5-50〕 엉덩·무릎관절 굽힘

4-1. 하부복근 운동프로그램(수준 1)

- 운동 목적

- 하부복부근, 배바깥빗근, 배곧은근, 배가로근의 수행 증진
- 하지를 움직이는 동안 척추의 동작을 방지하기 위한 복근 수축

- 운동 방법

- 누운 자세에서 복근을 수축하고, 복부를 편평하게 하고 허리의 만곡 감소
- 테이블로부터 발을 들어올려 90°보다 더 많이 한쪽 엉덩관절을 굽힘하고 유지

- 이 시점에서 다른 쪽 엉덩관절을 굽힘
- 복근 수축을 유지하는 동안 두 다리를 동시에 시작자세로 내림
- 두 다리를 교대로 10회 올바르게 수행할 때까지 다리를 교대하면서 반복

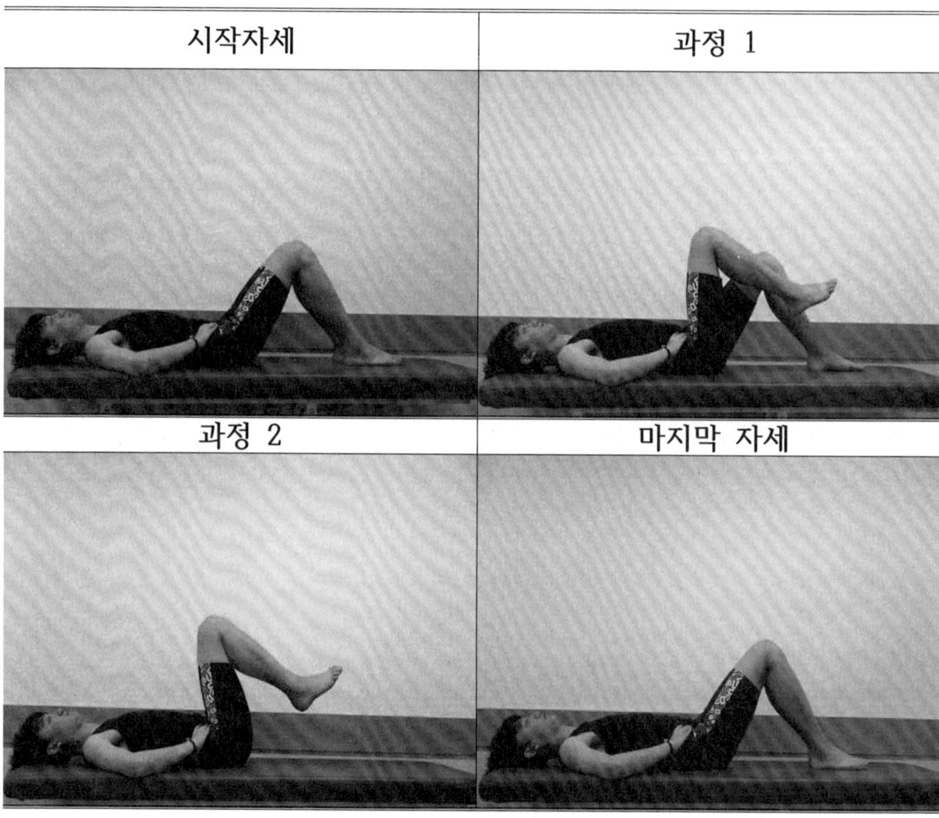

〔그림 5-51〕 하부복근 운동 I

4-2. 하부복근 운동프로그램(수준 2)

- 운동 방법

- 수준 1에서 기술한 엉덩관절, 무릎관절을 굽힘하고 누운자세에서 시작하여, 복근을 수축하고 등의 자세를 일정하게 유지
- 엉덩관절을 90° 굽힘하고 발을 테이블로부터 들어올림
- 복근을 수축하고 등의 자세를 일정하게 유지하면서 다른 쪽 다리를 같

은 자세로 올림

- 한쪽 엉덩관절을 90° 유지하고, 발을 테이블로부터 들고 유지하면서 엉덩관절과 무릎관절을 펌하여 테이블 위에 편자세로 위치
- 다리를 엉덩관절과 무릎관절 굽힘자세로 원위치 하고 다른 쪽 다리를 펴면서 내린 다음 다시 90°자세로 원위치

시작자세	과정 1
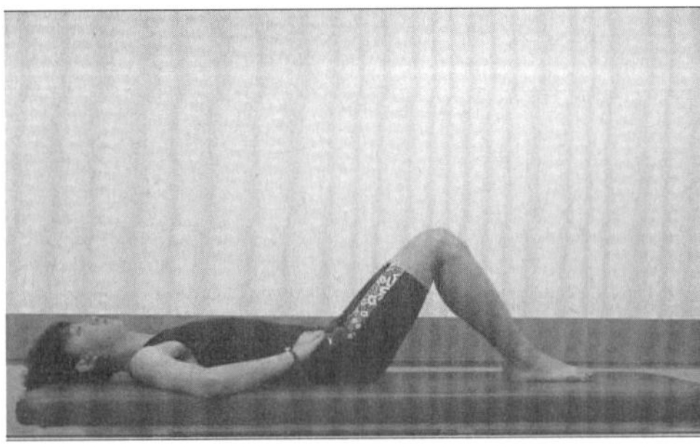	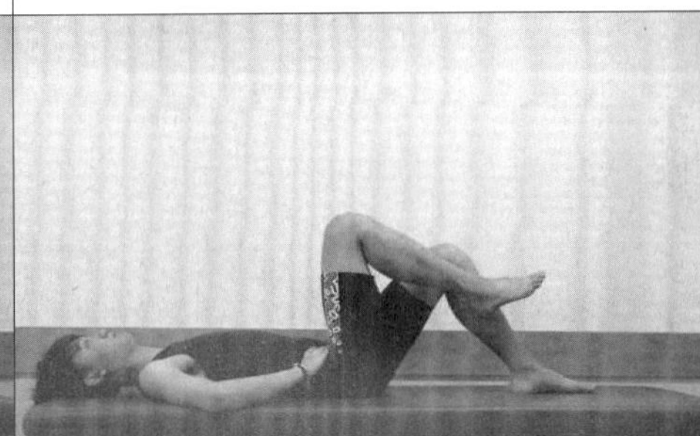
과정 2	과정 3
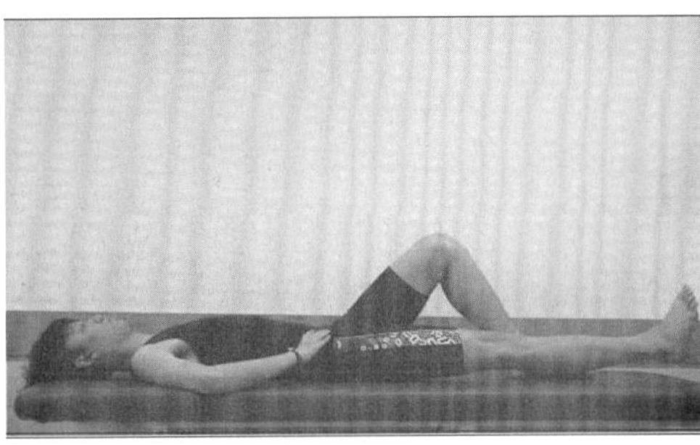	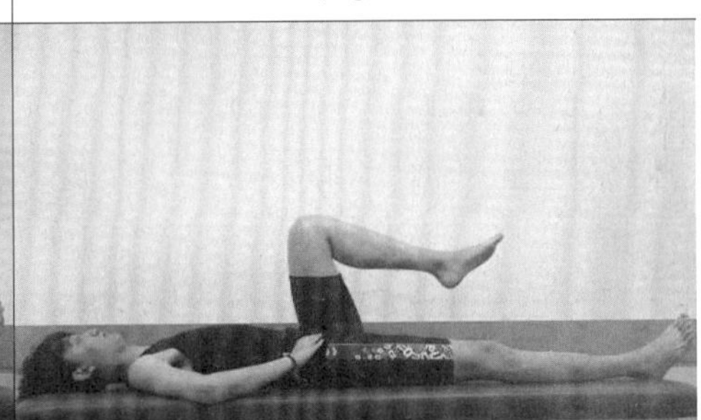
마지막 자세	
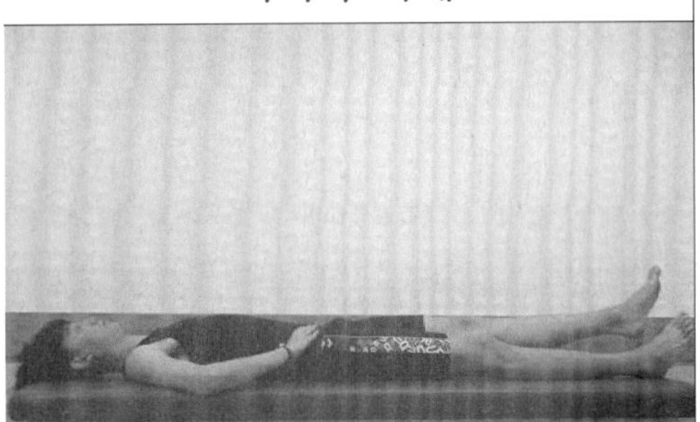	

〔그림 5-52〕 하부복근 운동II

4-3. 하부복근 운동프로그램(수준 3)

- 운동 방법

- 누운자세에서 두 다리를 펴하고 운동 시작
- 테이블을 따라 양쪽 발뒤꿈치를 끌어 당기고 양쪽 엉덩관절과 무릎관절을 굽힘하여 가슴으로 가져오는 동안 허리만곡을 감소시키고, 허리의 자세를 유지하기 위해 복근 수축
- 양쪽 엉덩관절과 무릎관절이 굽힘되면 잠시 휴식을 취했다가 복근의 수축을 강화하고, 두 다리를 밀면서 펴 자세로 돌아감

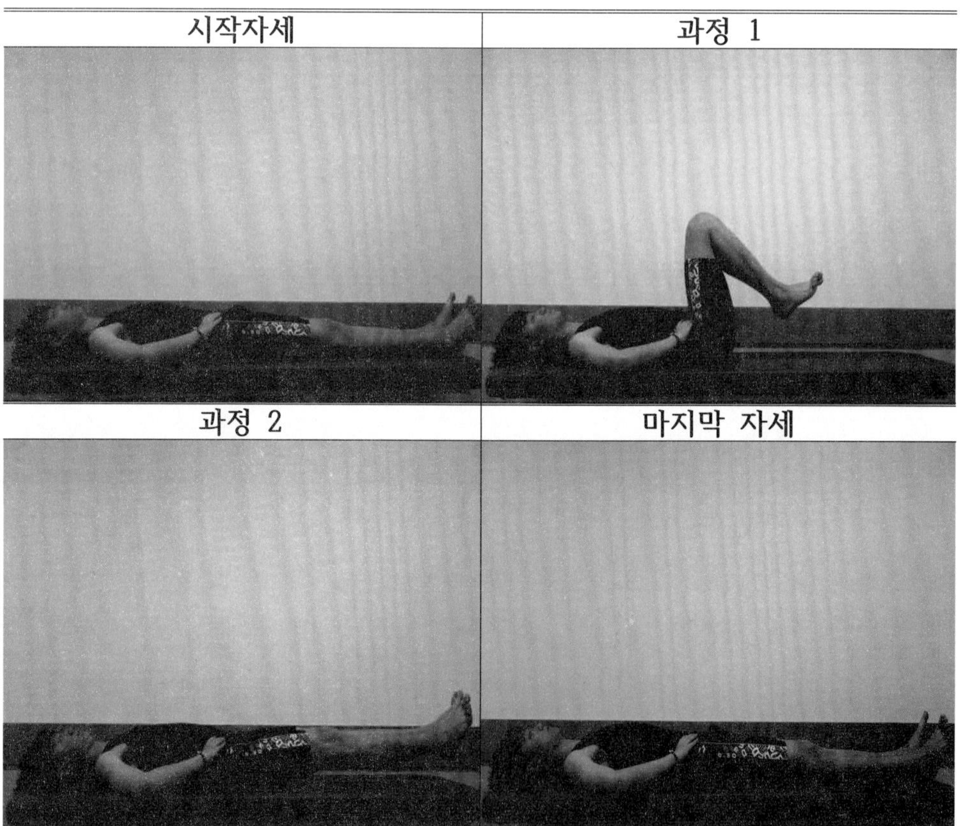

- 10회 수행

〔그림 5-53〕 하부복근 운동III

4-4. 하부복근 운동프로그램(수준 4)

- 운동 방법

- 두 발을 테이블에서 들고 엉덩관절을 90°가 되도록 가져오기 위해 양쪽엉덩관절과 무릎관절을 동시에 굽힘하는 동안 척추의 움직임 없이 유지하고 허리를 편평하게 하기 위해 복근 수축
- 복근의 수축을 강화하고, 양쪽 무릎관절을 신전하면서 하지를 테이블로 내려놓음

시작자세	마지막 자세
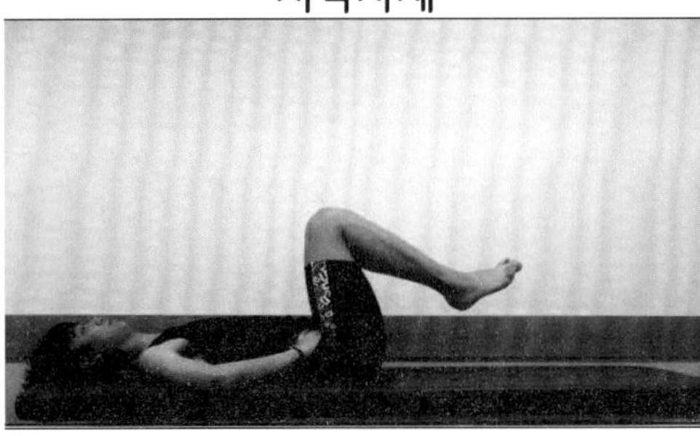	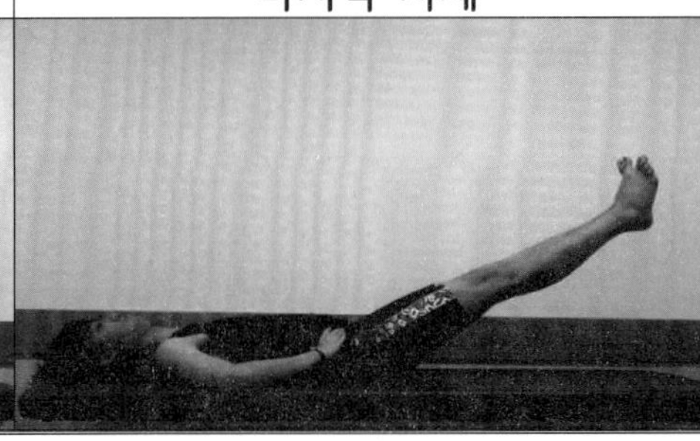

〔그림 5-54〕 하부복근 운동Ⅳ

5. 몸통 굽히고 윗몸일으키기(상부 배근육 증진)

- 운동 목적

- 상부 배근육(배속빗근과 배곧은근) 근력 증진을 위함

- 운동 방법

- 바로 누운자세에서 팔꿉관절을 편한 상태로 어깨관절을 45° 굽힘하고, 환자는 턱을 당겨 머리를 들고 천천히 몸통을 굽힘(척추를 굽힘)
- 환자는 유연성 한계점짜기 등뼈와 허리뼈를 굽힘. 그리고 엉덩관절 굽힘 단계가 되기 전에 멈춤(수준 1A)
- 단계별로 같은 자세에서 엉덩관절 굽힘이 완전히 일어날 때까지 이 자세를 유지(수준 1B)

- 수준 1B와 같은 운동을 팔을 굽힘하여 가슴에 교차하여 실시(수준 2) 두 손을 머리위에 놓고 같은 동작 실시(수준 3)

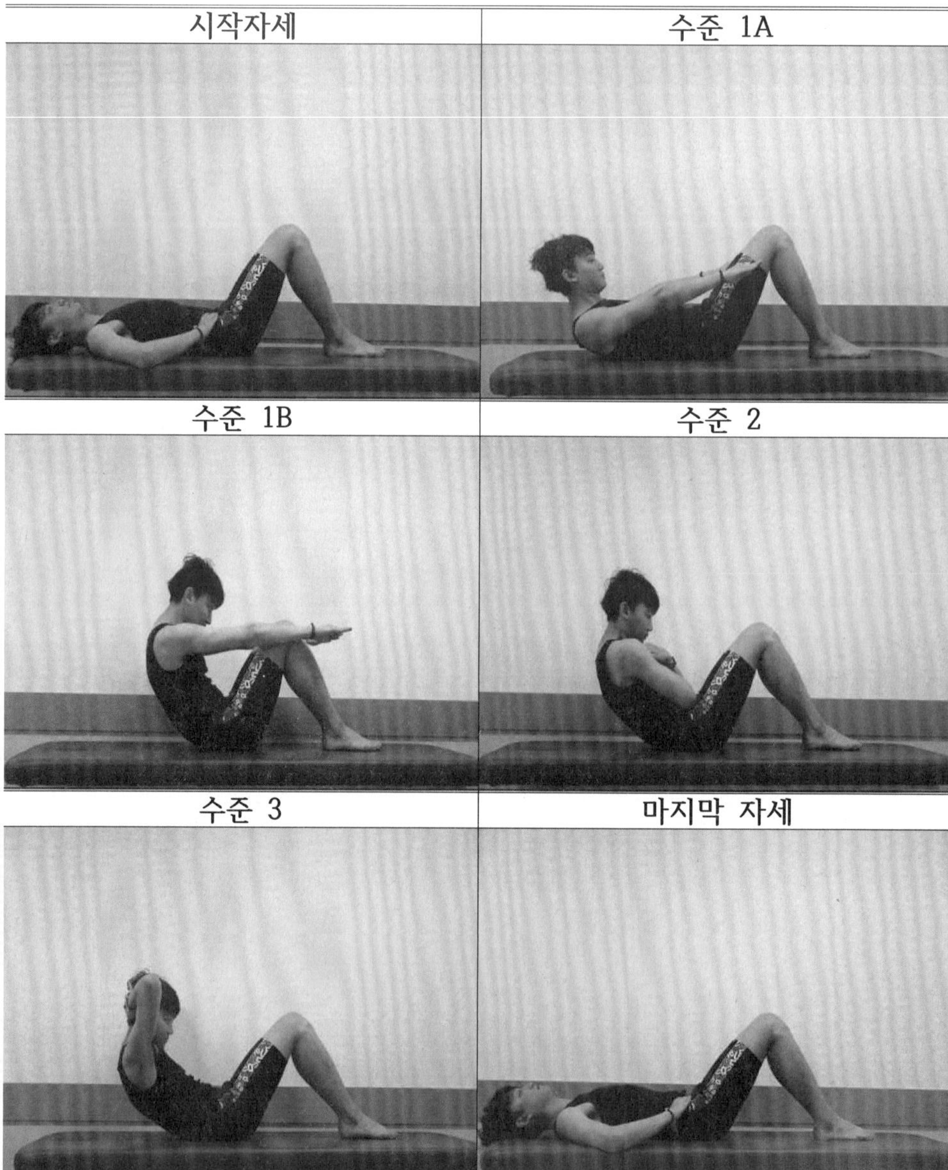

〔그림 5-55〕 윗몸일으키기

6. 엉덩관절 벌림·엉덩관절 굽힘한 상태에서 바깥돌림

- 운동 목적

- 배근육 조절의 증진, 엉덩관절 모음근 신장

- 운동 방법

- 위앞엉덩뼈가시에 손을 올려 모니터링을 하며 한쪽 엉덩관절과 무릎관절을 굽힘하고, 반대편 다리는 폄, 배근육을 수축
- 굽힘된 다리를 천천히 엉덩관절 바깥돌림·벌림 위치로 움직임. 증상이 나타나거나 골반이 회전할 때 멈춤. 이어 모음·안쪽돌림하여 처음자세로 돌아옴
- 다음 단계로, 위와 같은 운동을 수행하고 끝에 무릎관절을 폄하고 다시 원래 자세로 돌아가거나, 무릎관절 폄한 다음 엉덩관절 굽힘·모음하고 무릎관절 굽힘하여 처음 자세로 돌아옴

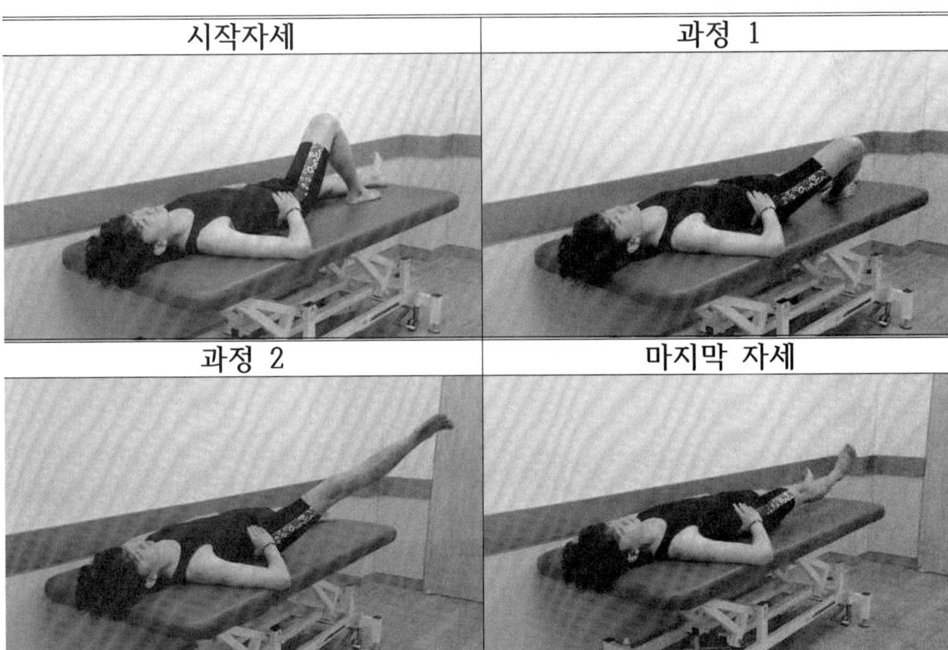

〔그림 5-56〕 바깥돌림

7. 뻗은다리올림(무릎관절 편한 상태에서 엉덩관절 굽힘)

- 운동 목적

- 엉덩관절 굽힘근, 배근육 강화, 넙다리뒤근육 신장

- 운동 방법

- 바로 누운자세에서 배근육을 수축시키고, 골반의 움직임을 모니터링 하면서, 한쪽다리를 엉덩관절 굽힘하여 들어올림
- 다른 방법으로 바로누운 자세에서 배근육을 수축시키고, 엉덩관절과 무릎관절을 굽힘하여 가슴으로 가져가고, 엉덩관절 굽힘을 유지하면서 무릎관절을 펴하고, 이 동작을 유지하면서 엉덩관절을 펴하여 시작자세로 돌아옴

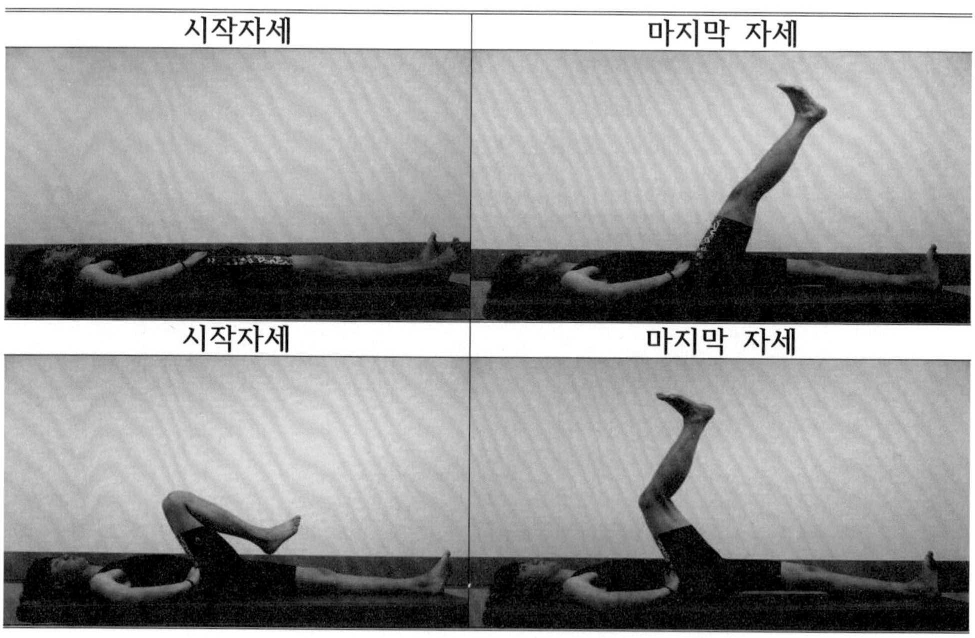

〔그림 5-57〕 뻗은다리 올림

8. 엉덩관절 굽힘근 신장

• 운동 목적

- 엉덩관절 굽힘근 신장, 골발 조절, 정강뼈의 회전 교정

• 운동 방법

- 두 손으로 양쪽 무릎을 가슴에 유지하고 허리뼈를 편평하게 하고 테이블의 끝에 누워 한쪽 다리를 바닥에 닿도록 내려 엉덩관절을 폄함
- 넓다리근막긴장근 단축 시, 같은 방법에서 엉덩관절과 무릎관절의 안쪽 가쪽 회전없이 엉덩관절을 모음하여 20~30초 유지
- 넙다리 곧은근 단축 시, 같은 방법의 끝자세에서 무릎관절을 굽힘하고 엉덩관절을 폄하여 유지
- 엉덩허리근 단축 시, 골반과 허리뼈의 앞쪽기울임 또는 회전을 방지하며 최대한 엉덩관절을 폄하여 유지

시작자세	마지막 자세
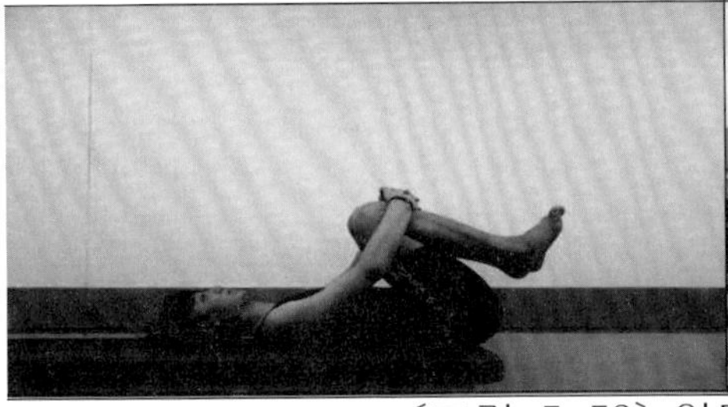	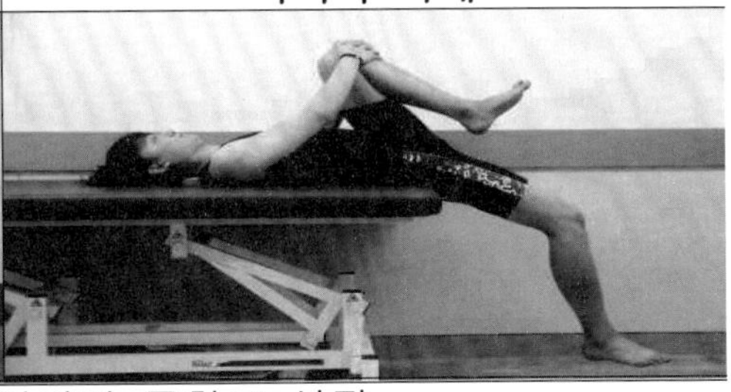

〔그림 5-58〕 엉덩관절 굽힘근 신장

9. 넓은등근과 어깨위팔뼈 근육 신장 (팔꿉관절 폄상태에서의 어깨관절 굽힘)

• 운동 목적

- 넓은등근, 큰·작은원근 신장,어깨관절 굽힘범위 증가

- 운동 방법

- 엉덩관절과 무릎관절을 구부리고 허리뼈를 편평하게 유지한 상태로 누워서 시작
- 넓은등근: 허리가 들리지 않고 복근을 수축하면서 어깨관절을 바깥돌림·굽힘 하면서 팔꿉관절 폄을 유지하면서 가동범위 끝에서 5~10초 유지
- 큰원근과 작은원근: 같은 자세에서 어깨관절 90도 굽힘하고 반대 손으로 어깨뼈 아래각을 고정하여 끝 범위에서 5~10초 유지
- 오목위팔관절 기능부전: 같은 자세에서 팔꿉관절을 90° 굽힘하여 위와 같이 수행

시작자세(넓은등근)

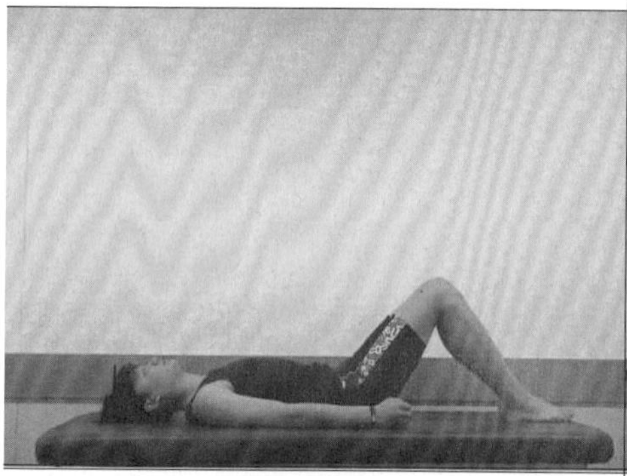

마지막 자세(넓은등근)

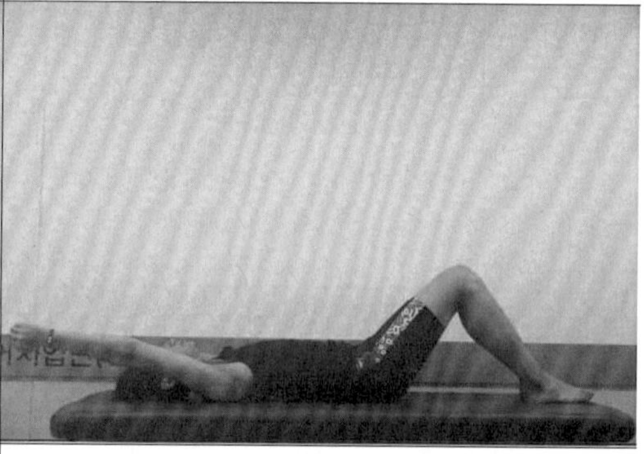

시작자세(큰·작은원근)

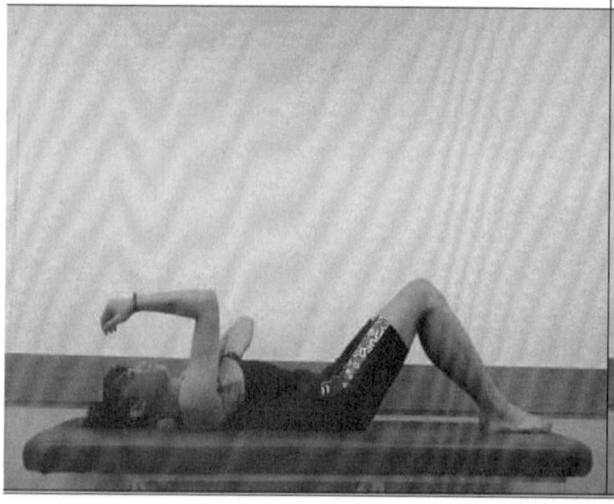

마지막 자세(큰·작은원근)

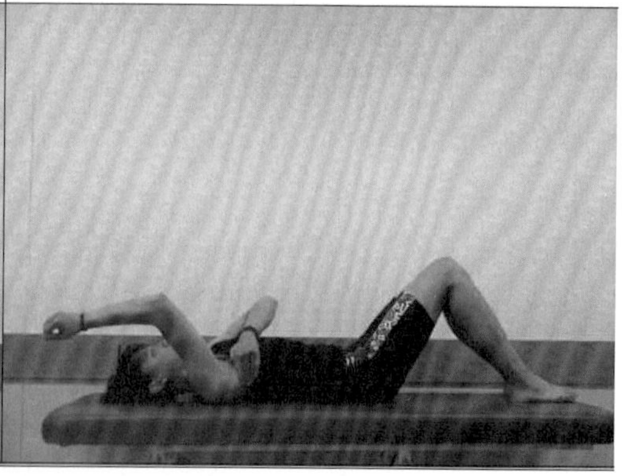

〔그림 5-59〕 어깨관절 굽힘

10. 어깨관절 벌림

- 운동 목적

- 큰가슴근 신장, 배근육의 근력 강화

- 운동 방법

- 엉덩관절과 무릎관절을 굽힘하여 허리뼈를 편평하게 하고 팔을 옆에 놓는 시작자세를 취함
- 큰가슴근 신장: 팔꿉관절 폄과 어깨관절을 120° 벌림한 자세를 5~10초유지한 후 팔을 내려 어깨뼈를 가슴우리에 모음 되도록 유지
- 상지운동과 배근육 강화: 어깨관절 120° 벌림자세에서 적합한 저항의 무게를 사용하여 어깨관절을 수평모음시켜 반대편 엉덩관절쪽으로 움직여 팔이 수직일 때 멈추고 배근육을 수축시키고 내릴때까지 유지

시작자세	마지막 자세
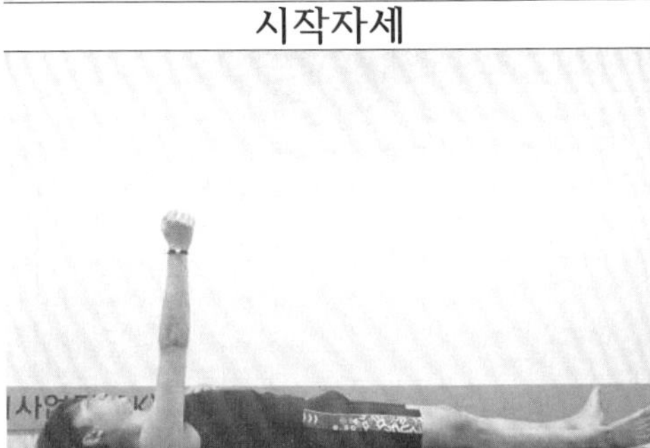	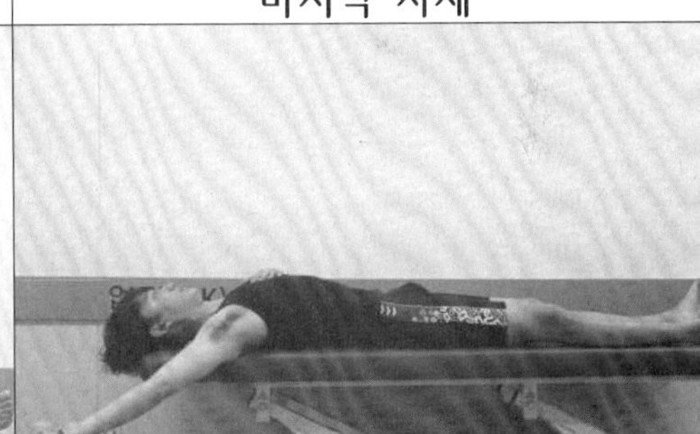
시작자세(아령이용)	**마지막 자세(아령이용)**
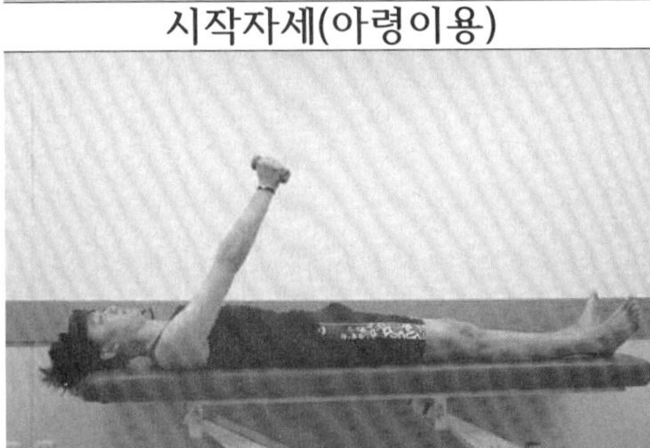	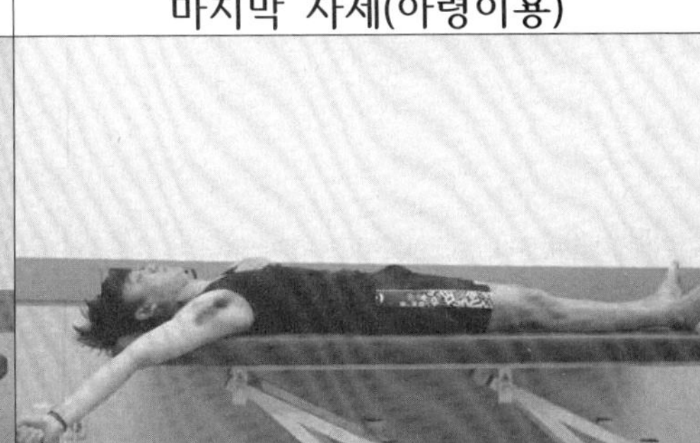

〔그림 5-60〕 어깨관절 벌림 I

11. 팔꿉관절 굽힘하고 가쪽돌림 상태로 어깨관절 벌림

- 운동 목적

- 어깨 가쪽돌림근과 벌림근 수행 증진, 안쪽돌림근, 작은가슴근 신장

- 운동 방법

- 바로 누운자세에서 엉덩관절과 무릎관절을 굽힘하고 팔을 몸통옆에 놓은 자세에서 시작
- 머리위로 양쪽 팔을 밀어 올리면서 팔꿉관절 굽힘, 어깨관절 가쪽돌림, 벌림시킴
- 안쪽돌림근을 효과적으로 신장하기 위해 팔이 테이블에 접촉한 상태를 유지

시작자세	마지막 자세
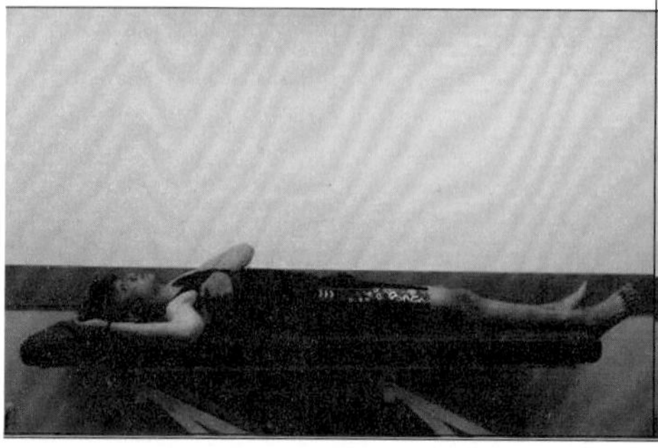	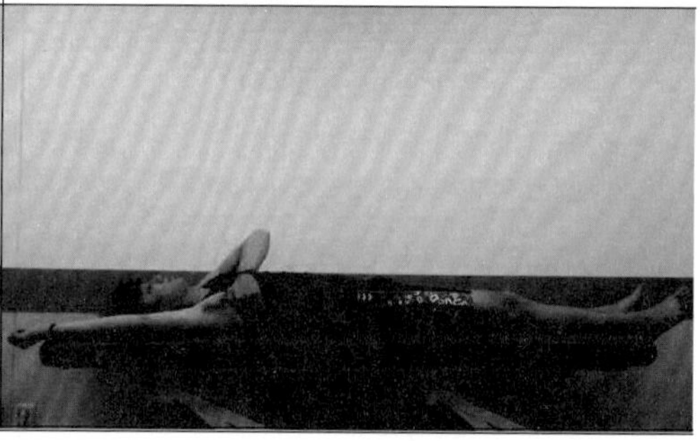

〔그림 5-61〕 어깨관절 벌림 II

12. 어깨관절 안쪽돌림

- 운동 목적

- 어깨 가쪽돌림근 신장 및 수행증진, 어깨관절 돌림 시 어깨뼈와 위팔뼈 정렬

- 운동 방법

- 엉덩관절과 무릎관절을 굽힘한 상태 또는 하지를 폄한 상태에서 어깨

관절, 팔꿉관절 90° 벌림·굽힘 중립회전을 유지
- 팔을 올려서 어깨뼈 면에 위팔뼈의 정렬을 맞추고 반대편 손으로 어깨 관절이 테이블에 닿도록 고정
- 어깨복합체가 테이블에서 떨어지지 않게 유지하면서 위팔뼈를 안쪽돌림
- 이를 통증이나 보상운동 없이 최대 범위까지 6~10회 반복

시작자세	마지막 자세

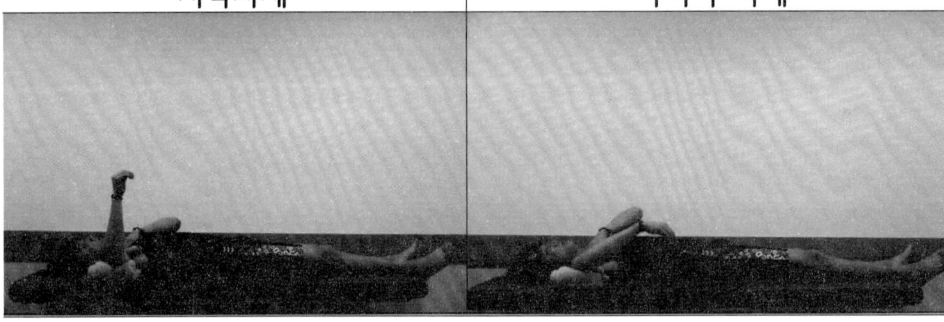

〔그림 5-62〕 어깨관절 안쪽돌림

13. 어깨관절 가쪽돌림

- 운동 목적

- 어깨 안쪽돌림근 신장, 어깨뼈로부터 위팔뼈의 독립적인 움직임 훈련

- 운동 방법

- 엉덩관절과 무릎관절을 굽힘한 상태 또는 하지를 폄한 상태에서 어깨관절, 팔꿉관절 90도 벌림·굽힘 중립회전을 유지
- 어깨뼈를 일정하게 유지, 손으로 위팔뼈머리가 전방으로 움직이지 않도록 가쪽돌림
- 통증이나 보상운동없이 최대 회전범위까지 천천히 6~10회 반복
- 동작의 정확한 수행달성 후, 근력 강화위해 추가된 무게를 사용가능

시작자세	마지막 자세

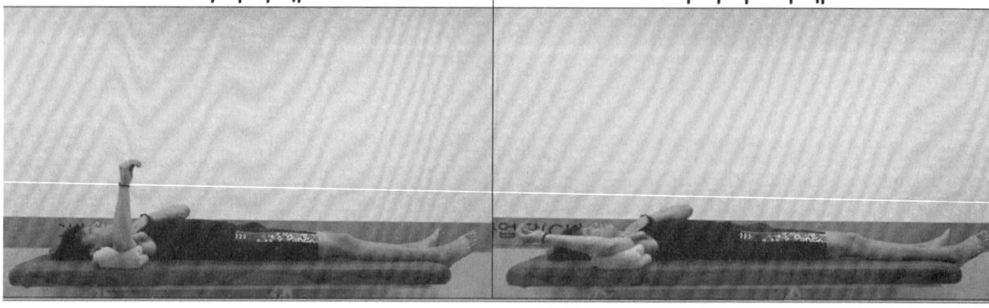

〔그림 5-63〕 어깨관절 가쪽돌림

14. 어깨관절 수평모음

- 운동 목적

- 어깨위팔근육의 신장

- 운동 방법

- 옆으로 누운자세(side lying) 자세에서 시작
- 어깨관절을 90° 굽힌한 자세에서 다른 손으로 팔꿈치머리돌기에 압박을 주면서 위팔뼈를 수동으로 모음
- 5~10초 자세를 유지·이완을 반복하며 신장하는 동안 어깨뼈는 테이블에 닿아 있고, 뒤쪽 어깨복합체 근육들이 당겨지는 것을 느낌
- 통증이 발생하면 중단

시작자세	마지막 자세

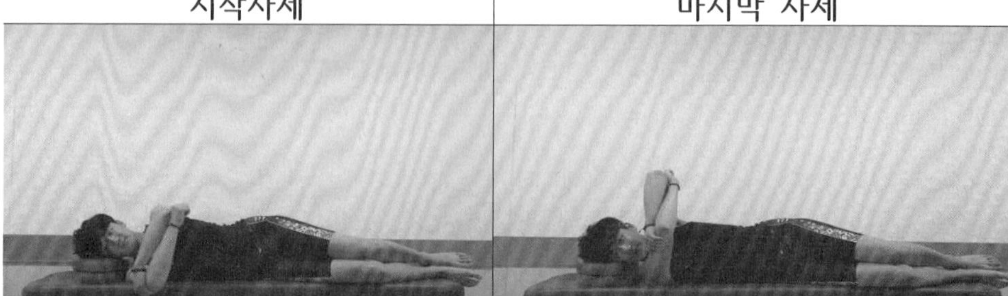

〔그림 5-64〕 어깨관절 수평모음

15. 작은가슴근 신장

- 운동 목적

- 작은 가슴근의 신장, 어깨뼈의 앞쪽기울임 감소, 운동성 증진

- 운동 방법

- 엉덩관절과 무릎관절을 굽힘하고 팔은 몸통 옆에 둔 자세에서 시작
- 누운 자세(보조하며 신장): 양손으로 부리돌기를 눌러 가슴에서 신장되는 느낌이 들도록 함
- 누운 자세(능동신장): 신장되어야 할 방향으로 돌아서 반대편 손으로 신장할 부리돌기에 압박을 유지하고 반대편으로 몸통을 회전
- 엎드린 자세(보조하며 신장): 한 손은 어깨위로, 한 손은 같은쪽 겨드랑이를 통해서 어깨를 고정하고 어깨를 들어 후방으로 기댐

시작자세(능동신장)	마지막 자세(능동신장)
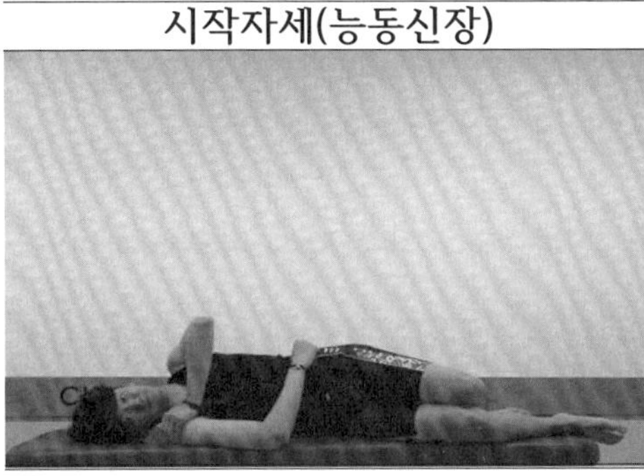	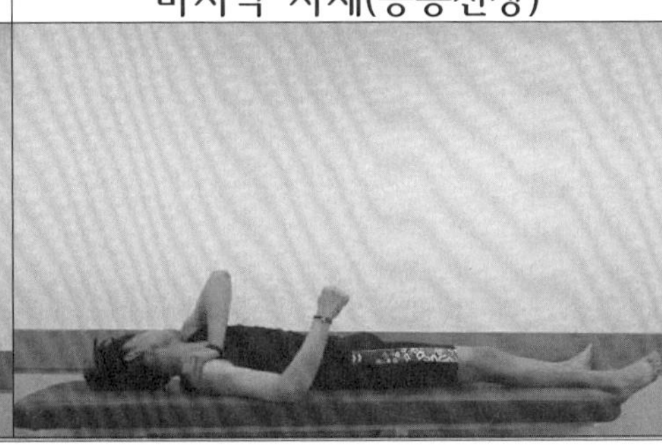

〔그림 5-65〕 작은가슴근 신장

제3절 옆으로 누운 자세 운동

1. 엉덩관절 바깥돌림

- 운동 목적

- 엉덩관절의 바깥돌림근들의 수행을 증진
- 골반의 움직임으로부터 엉덩관절 운동을 분리시키는 것을 배움

- 운동 방법

- 옆으로 누운 자세에서 골반이 중립 기울기로 된 상태로 아래쪽 다리의 엉덩관절과 무릎관절은 굽힘
- 위쪽 다리는 무릎 사이에 베개로 받쳐준 상태에서 같은 정렬로 유지
- 골반 돌림을 방지하면서 천천히 위쪽 다리의 엉덩관절을 바깥돌림
- 옆쪽으로 누웠을 때 등에 통증을 느끼는 사람들를 위하여, 엉덩뼈능선 바로 위 허리 수준에 접은 수건을 받쳐주는 것은 통증을 완화시킴

시작자세	마지막 자세

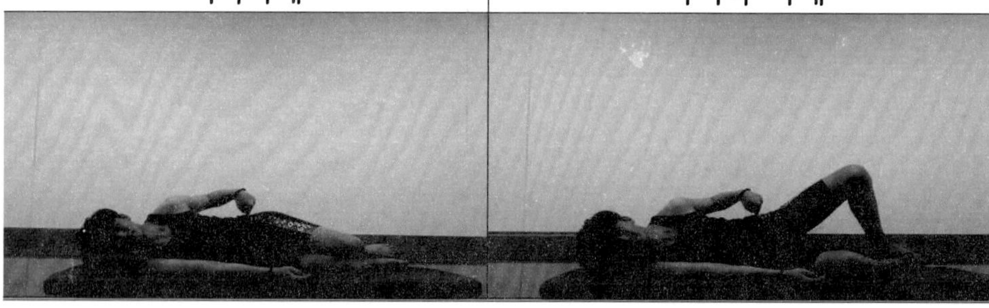

〔그림 5-66〕 엉덩관절 바깥돌림

2. 바깥돌림 없이 엉덩관절 벌림

- 운동 목적

- 중간 볼기근의 수행을 증진하기 위함
- 가쪽 배근육의 수행을 증진시키기 위함

- 운동 방법

- 옆으로 누운 자세에서 골반이 중립 기울기로 된 상태로 아래쪽 다리의 엉덩관절과 무릎관절은 굽힘
- 위쪽 다리는 엉덩관절과 무릎관절은 45° 굽힘
- 넙다리뼈의 돌림을 하지 않고 아래쪽 다리에서 떨어지도록 벌림
- 벌림을 하는 동안이나 또는 시작자세로 돌아오는 동안 가쪽 골반기울기가 일어나서는 안됨

시작자세	마지막 자세

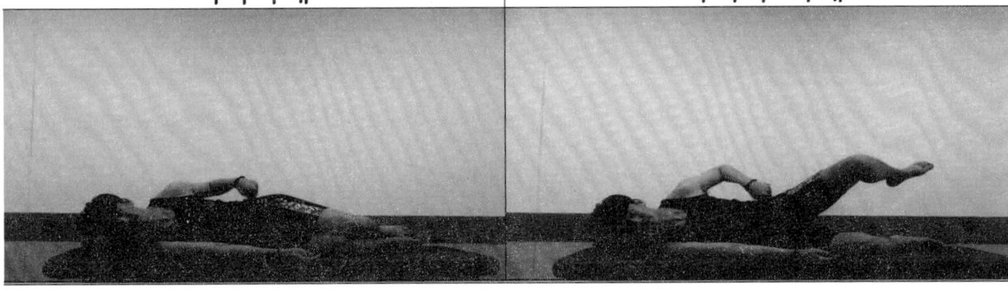

〔그림 5-67〕 바깥돌림없이 엉덩관절 벌림

3. 바깥돌림을 동반한 엉덩관절 벌림

- 운동 목적

- 중간볼기근과 엉덩관절 바깥돌림근의 수행을 증진시키기 위함
- 가쪽 배근육의 수행을 증진시키기 위함

- 운동 방법

- 옆으로 누운 자세에서 골반이 중립 기울기로 된 상태로 아래쪽 다리의 엉덩관절과 무릎관절은 굽힘
- 위쪽 다리는 엉덩관절과 무릎관절은 45° 굽힘
- 넙다리뼈의 돌림을 하면서 아래쪽 다리에서 떨어지도록 벌림
- 아래쪽 다리의 벌림을 피해야만 하는데 반대쪽 엉덩관절 벌림근이 골반을 안정시키는데 작용하는 것을 의미

시작자세	마지막 자세

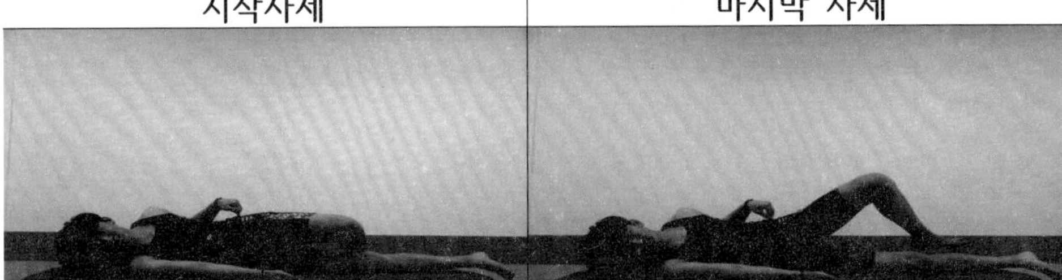

〔그림 5-68〕 바깥돌림 동반한 엉덩관절 벌림

4. 엉덩관절 벌림

- 운동 목적

- 뒤볼기근과 엉덩관절의 바깥돌림근의 근력강화
- 테이블 쪽으로 다리를 모음을 늘리기 위함

- 운동 방법

- 골반이 약간 앞쪽돌림하는 자세를 취하고 아래쪽 엉덩관절과 무릎관절을 굽힘
- 위쪽 다리의 엉덩관절과 무릎관절은 펌 상태로 아래쪽 다리 위에 놓음
- 엉덩관절을 바깥돌림하고 다리 전체를 가쪽으로 돌림. 그리고 엉덩관절을 벌림시키고 약간 펴도록
- 올바르지 못한 수행
- 골반과 몸통은 움직여서는 안되며, 아래쪽 다리가 벌림해서는 안됨

시작자세	마지막 자세
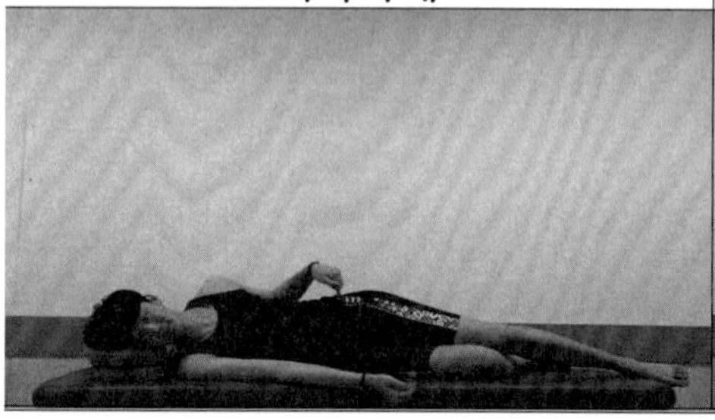	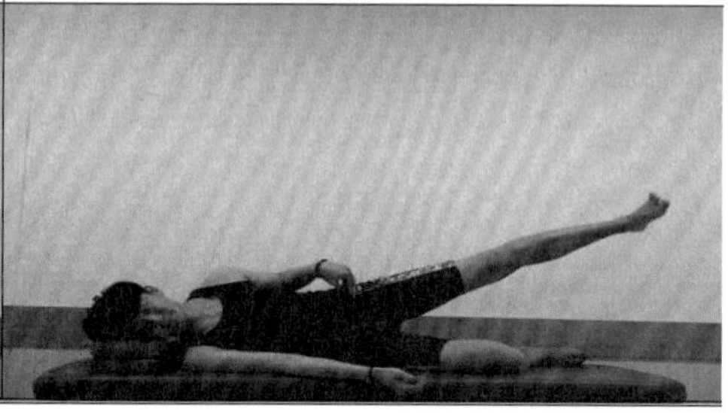

〔그림 5-69〕 엉덩관절 벌림

5. 넙다리근막긴장근-엉덩정강근막띠 신장

- 운동 목적

- 엉덩관절의 가쪽 구조들을 늘리기 위함

- 운동 방법

- 옆으로 누운 자세에서 골반이 중립 기울기가 되도록 아래쪽 다리의 엉

덩관절과 무릎관절은 굽힘

- 위쪽 다리의 엉덩관절은 폄 하고 무릎관절은 약 20° 굽힘
- 위쪽 다리의 엉덩관절 바깥돌림하고 약간 벌림하며 폄을 유지하면서, 테이블 쪽으로 위쪽 다리를 모음
- 골반은 가쪽으로 기울이거나 엉덩관절이 굽힘되지 않아야 함

시작자세	마지막 자세
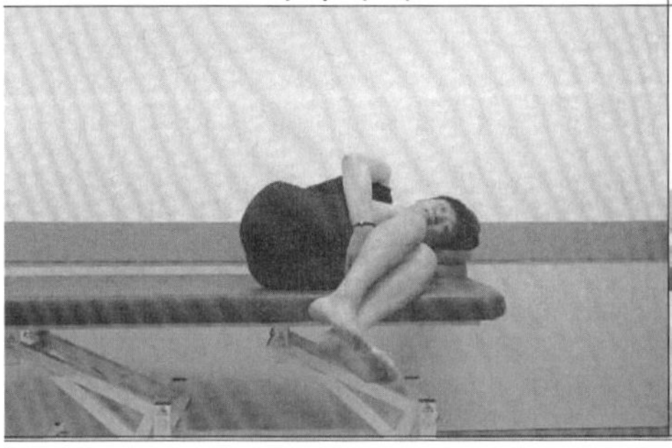	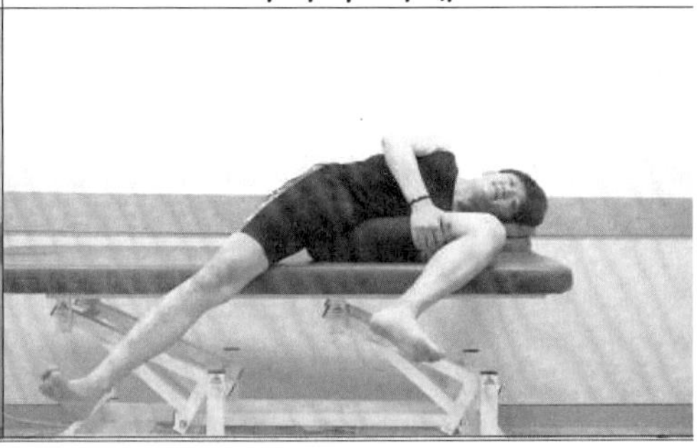

〔그림 5-70〕 넙다리근막긴장근-엉덩정강근막띠 신장

6. 근력 증진을 위한 엉덩관절 모음

- 운동 목적

- 엉덩관절 모음근의 근력강화
- 엉덩정강근막띠를 늘리기 위함

- 운동 방법

- 옆으로 누운 자세에서 아래쪽 다리의 엉덩관절과 무릎관절은 펴고, 위쪽 다리의 엉덩관절은 굽힘하고 바깥돌림
- 발이 지면에 놓이도록 무릎관절은 굽힘하고 골반의 움직임 없이 가능한 높게 아래쪽 다리를 모음

시작자세	마지막 자세

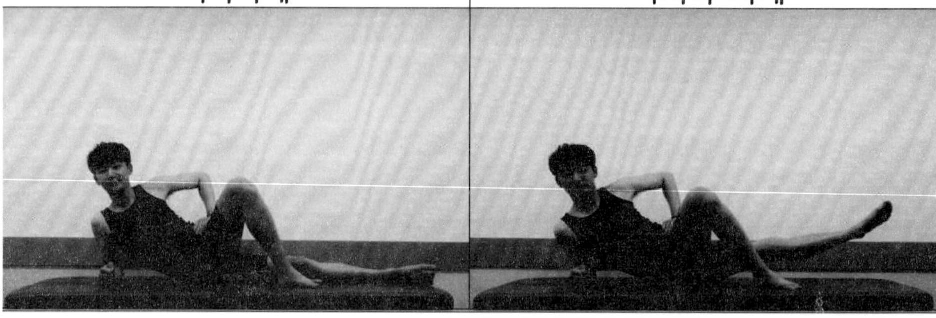

〔그림 5-71〕 엉덩관절 모음

7. 어깨관절 굽힘

- 운동 목적

- 중력의 영향을 감소시킨 자세에서의 약화된 어깨관절 굽힘근의 근력강화

- 운동 방법

- 양쪽 엉덩관절과 무릎관절을 굽힘시켜 옆으로 눕고 아래쪽 팔꿉관절이 어깨 관절과 같은 높이에서 베개 아래에 올려 놓음
- 머리 위로 위쪽 팔을 움직이면서 어깨관절을 굽힘시키고, 팔꿉관절을 폄
- 굽힘 운동을 하는 동안에 과도한 어깨뼈 올림을 피함

시작자세	마지막 자세

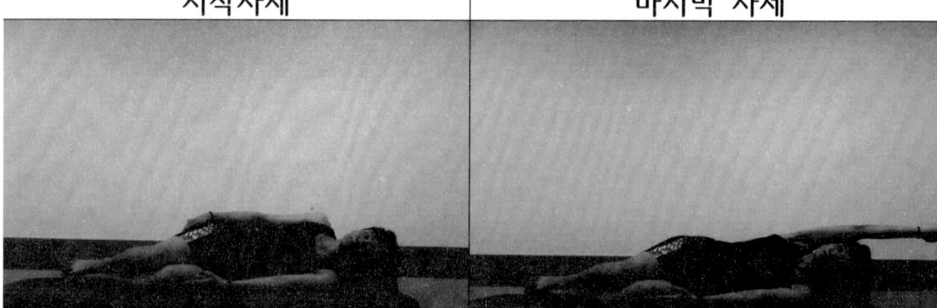

〔그림 5-72〕 어깨관절 굽힘

8. 어깨관절 모음(등세모근)

- 운동 목적

- 중간 및 하부 등세모근의 수행증진

- 운동 방법

- 옆으로 누운 자세에서 골반이 중립 기울기로 된 상태로 양쪽 다리의 엉덩관절과 무릎관절은 약간 굽힘
- 가슴 앞에 환자의 위팔 어깨 관절 90° 굽힘하고 팔꿉관절 폄
- 위팔을 천장쪽으로 수평 벌림을 시작하고 어깨뼈를 모음
- 어깨뼈 모음에 대한 가장 흔히 보상운동은 넓은등근을 사용한 어깨뼈 내림

시작자세	마지막 자세

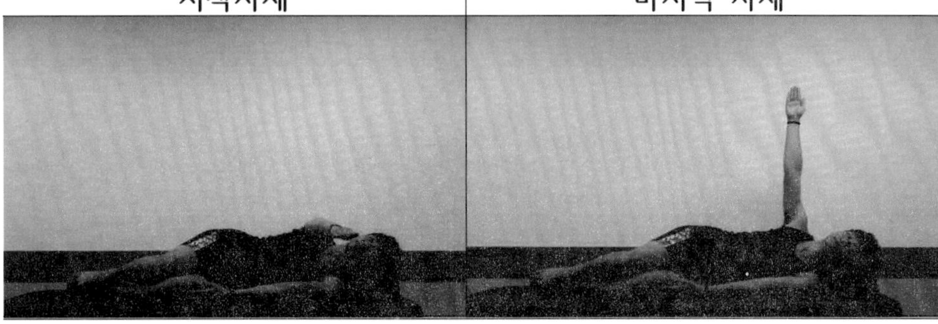

〔그림 5-73〕 어깨관절 모음

9. 어깨 관절 돌림

- 운동 목적

- 어깨관절을 벌림시킬 수 없는 환자에게 어깨관절 바깥돌림근에 자가 저항운동을 제공

- 운동 방법

- 옆으로 누운 자세에서골반이 중립 기울기로 된 상태로 양쪽 다리의 엉

덩관절과 무릎관절은 굽힘

- 아래팔은 어깨관절 90°, 팔꿉 관절 90° 굽힘하고 위팔은 아래팔 손등쪽 손목을 잡고 고정
- 아래팔을 머리 방향으로 돌림하면서 위팔로 약간 저항
- 능동적인 운동 범위 끝에서 유지
- 어깨뼈를 움직여서는 안됨

시작자세	마지막 자세
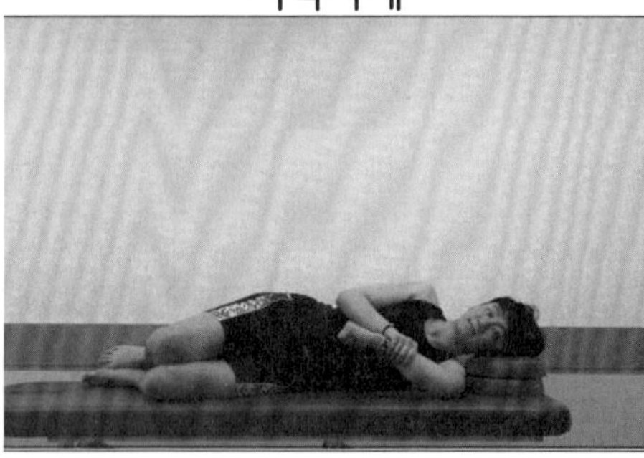	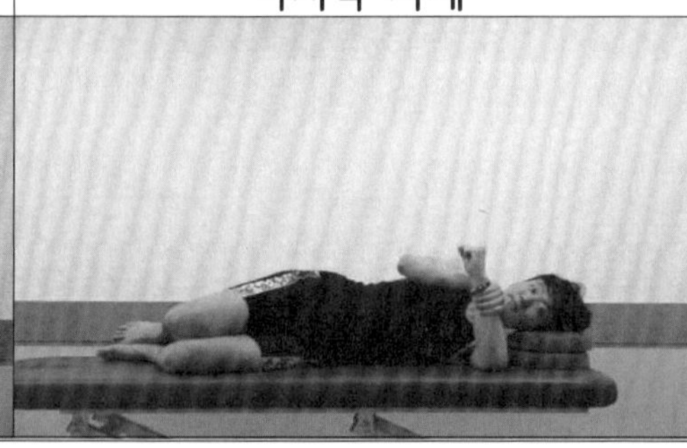

〔그림 5-74〕 어깨관절 돌림

10. 어깨뼈 벌림과 위쪽돌림

• 운동 목적

- 어깨관절 운동을 수행할 때 어깨뼈 동작의 증진

• 운동 방법

- 옆으로 누운 자세에서 골반이 중립 기울기로 된 상태로 아래쪽 다리의 엉덩관절과 무릎관절 굽힘
- 베개 밑에 아래쪽 어깨관절과 팔꿉관절을 굽힘하고, 위쪽 어깨관절은 90° 굽힘하고, 팔꿉관절은 폄 상태를 유지
- 위쪽 팔꿉관절을 편 상태에서 어깨관절을 약 130° 굽힘 자세로 움직이며, 어깨관절을 굽힘시키면서 어깨뼈의 벌림과 위쪽돌림 하는 것에 중점을 둠

- 어깨뼈 위쪽돌림 없이 모음을 하지 않도록 확인

시작자세	마지막 자세

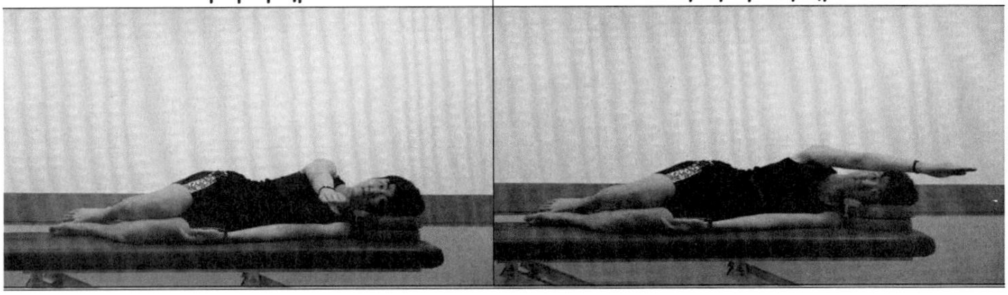

〔그림 5-75〕 어깨뼈 벌림과 위쪽돌림

제4절 엎드린 자세 운동

1. 무릎관절 굽힘

- 운동 목적

- 넙다리곧은근과 넙다리근막긴장근의 늘림
- 넙다리곧은근과 넙다리근막긴장근을 늘리는 동안 골반과 척주의 보상동작을 방지
- 골반의 등척성 조절을 제공하는 배근육의 수행을 증진

- 운동 방법

- 엉덩관절의 폄과 중립적인 자세로 엎드린 자세를 취하고 무릎관절은 폄
- 배근육을 수축시키고 골반과 넙다리를 고정한 상태에서 한쪽 무릎관절을 가능한 최대로 굽힘
- 위앞엉덩뼈가시 아래에 손가락을 대거나 엉덩이에 손을 대어서 골반의 움직임 정도를 관찰

시작자세	마지막 자세
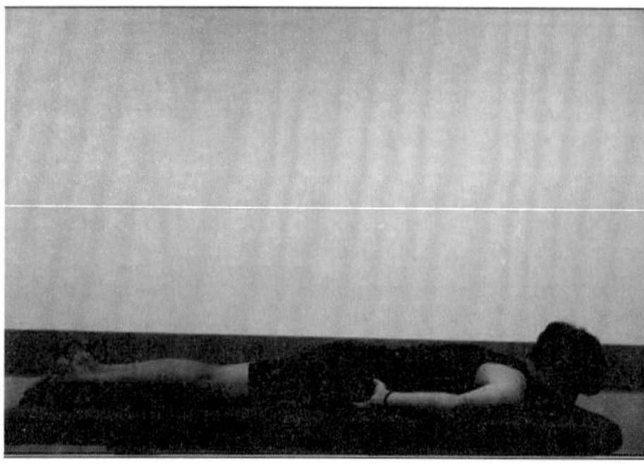	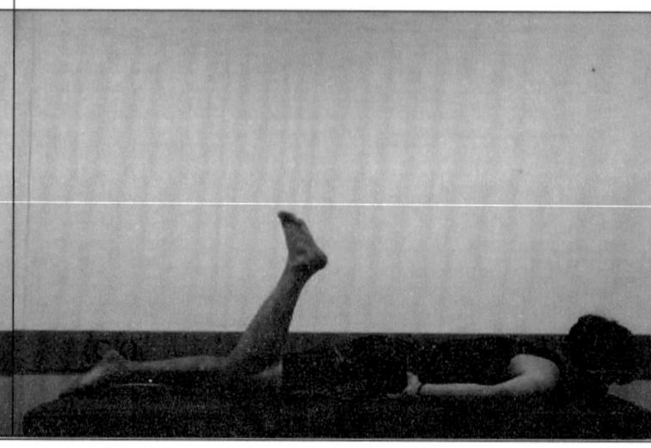

〔그림 5-76〕 무릎관절 굽힘

2. 엉덩관절 돌림

- 운동 목적

- 엉덩관절 돌림근을 늘림
- 골반의 움직임 없이 엉덩관절에서 넙다리를 돌림하는 것을 훈련

- 운동 방법

- 엉덩관절의 중립상태에서 엉덩관절과 무릎관절을 펴고 엎드림
- 배근육을 수축시키고 한쪽 무릎관절을 굽힘하고 골반은 움직이지 않고 유지하면서, 엉덩관절을 가쪽으로 그리고 안쪽으로 돌림
- 증상을 증가시키거나 과도한 허리폄이 나타나면 작은 베개를 환자의 허리 수준에 놓음; 정강뼈의 돌림은 넙다리근막긴장근-장골경골근막띠의 뻣뻣함과 과도한 무릎관절의 유연성 때문에 유발

시작자세(바깥돌림)	마지막 자세(바깥돌림)
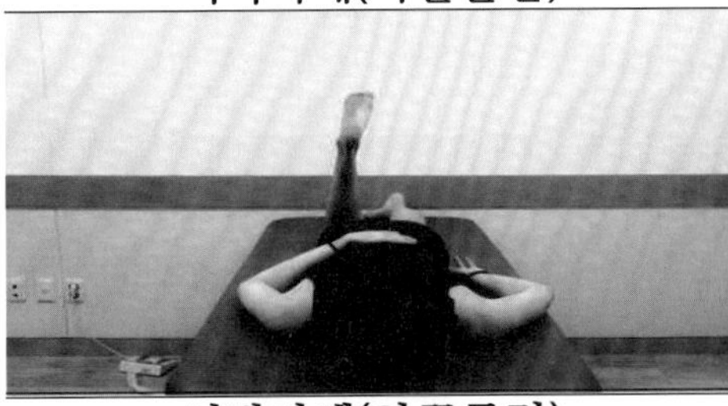	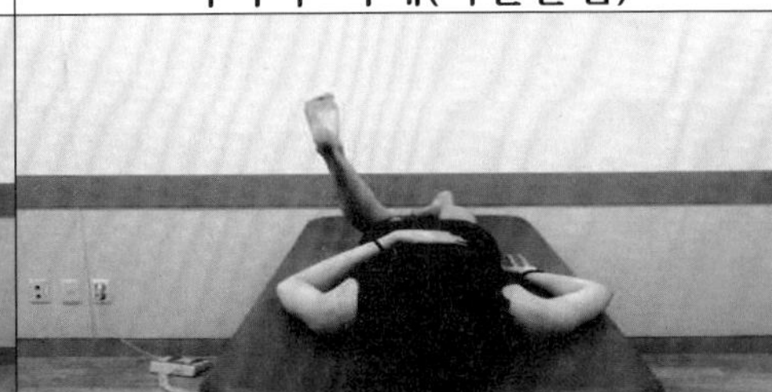
시작자세(안쪽돌림)	마지막 자세(안쪽돌림)
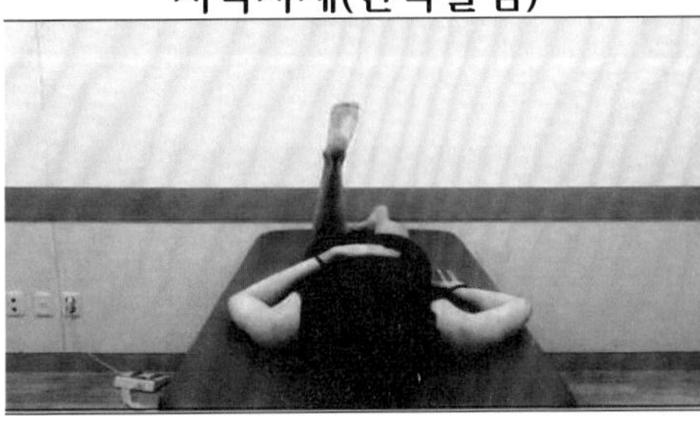	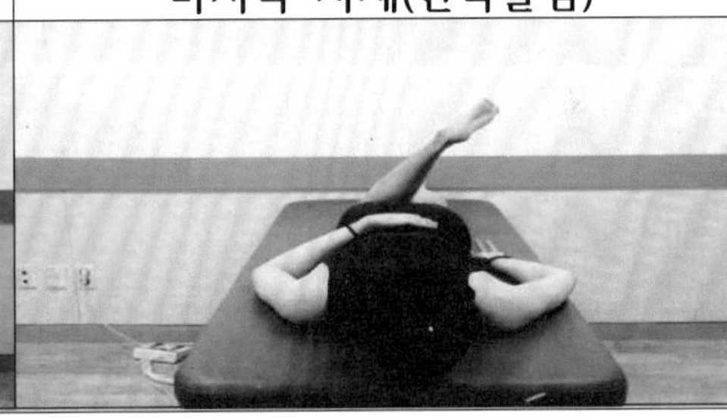

〔그림 5-77〕 엉덩관절 돌림

3. 무릎관절 폄 상태에서 엉덩관절 폄

- 운동 목적

- 큰볼기근과 뒤넙다리근의 근력강화
- 엉덩허리근의 신장

- 운동 방법

- 중립자세로 엉덩관절 및 무릎관절은 펴고 엎드린 자세를 취함
- 무릎관절의 폄을 유지하면서 엉덩관절을 약간 바깥돌림하면서 펴고 시작하면서 큰볼기근의 수축에 대해 생각하고 미리 수축시킴
- 엉덩관절 폄 범위는 단지 10°로 유지
- 엉덩관절 펴기 위하여 보상으로 허리뼈를 펴지 말아야 함

시작자세	마지막 자세
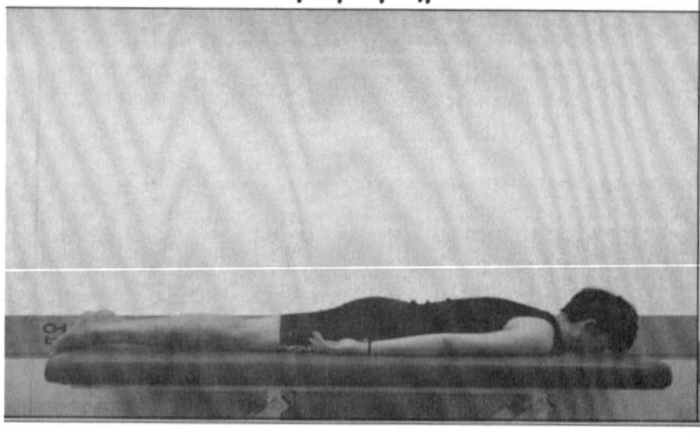	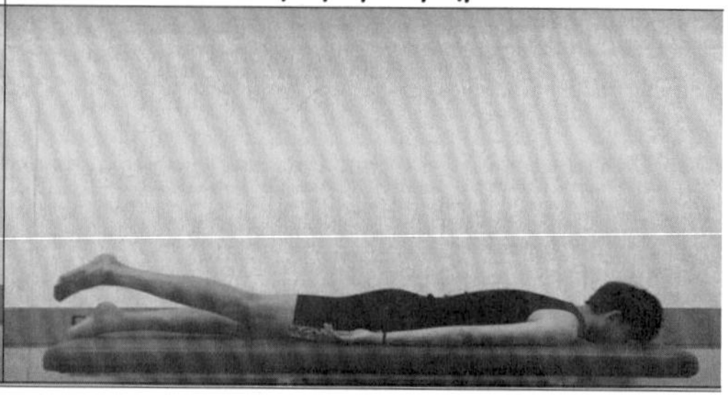

〔그림 5-78〕 엉덩관절 폄 I

4. 무릎관절 굽힘 상태에서 엉덩관절 폄

- 운동 목적

- 큰볼기근의 수행을 증진
- 엉덩관절 굽힘근의 신장

- 운동 방법

- 중립자세로 엉덩관절은 폄 상태에서 엎드리고, 한쪽 무릎관절은 약 125° 굽힘
- 종아리의 무게로 무릎관절의 굽힘을 유지하고, 그 다음 엉덩관절을 약간 바깥돌림하고 10° 폄
- 넙다리곧은근이 최대로 늘어나기 때문에, 엉덩관절 펴는 동안 허리뼈의 폄이 증가되는 경향이 있기 때문에 주의 깊게 모니터링

시작자세	마지막 자세
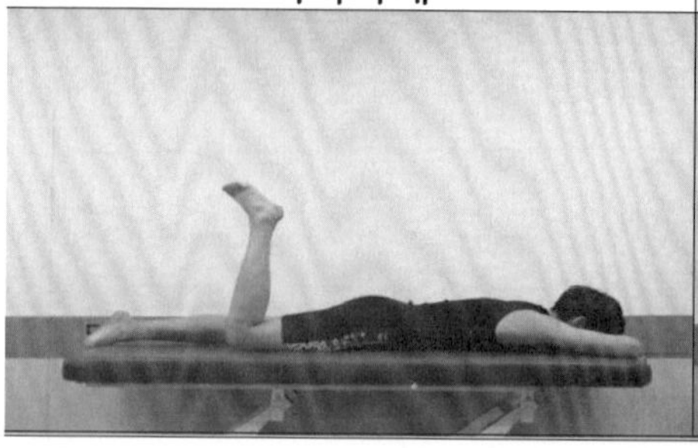	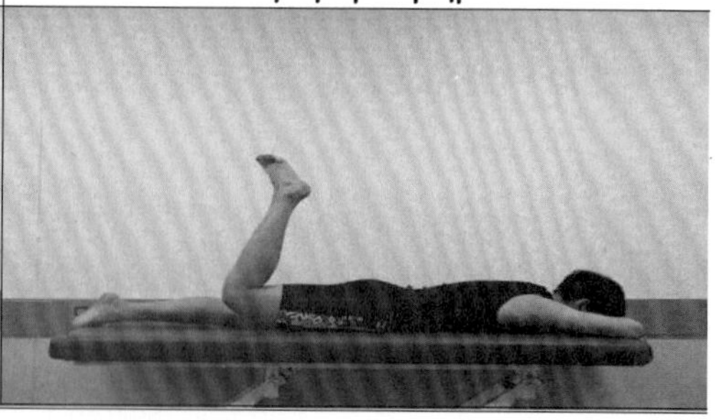

〔그림 5-79〕 엉덩관절 폄 II

5. 엉덩관절 벌림

- 운동 목적

- 중간볼기근과 다른 엉덩관절 벌림근의 수행을 증진
- 골반이나 척추의 움직임 없이 엉덩관절에서 넙다리뼈를 움직이는 것을 교육

- 운동 방법

- 엉덩관절을 중립적인 자세에서 엉덩관절과 무릎관절을 편 상태로 엎드린 자세를 취함
- 골반기울기나 척추의 움직임 없이 가능한 멀리 엉덩관절을 옆으로 밀면서 벌림
- 중력의 영향을 감소시킨 운동이기 때문에 뒤중간볼기근이 매우 약할 때 사용

시작자세	마지막 자세
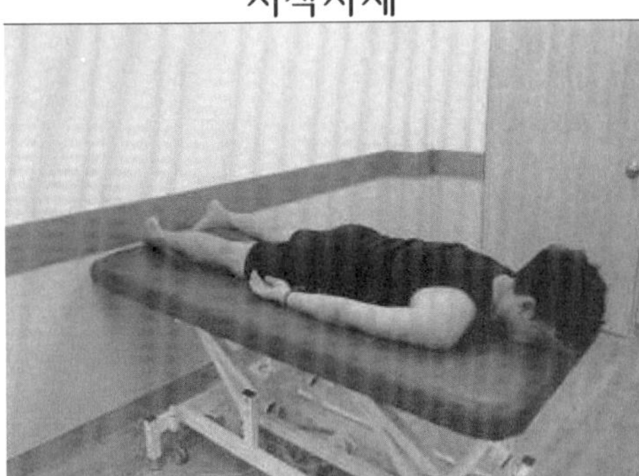	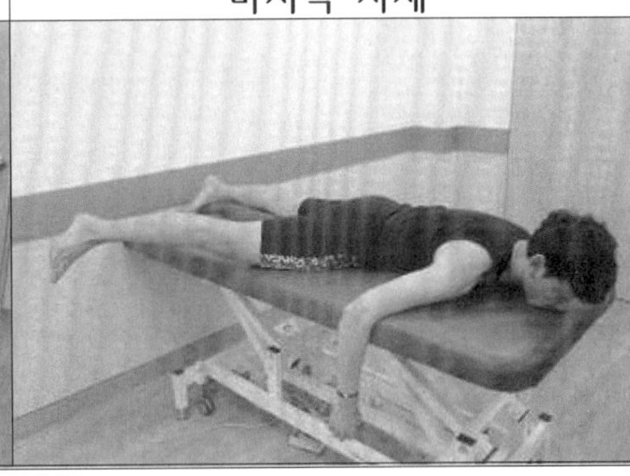

〔그림 5-80〕 엉덩관절 벌림

6. 등척성 엉덩관절 바깥 돌림

- 운동 목적

- 엉덩관절 바깥돌림근의 수행을 증진
- 엉덩관절의 늘어난 바깥돌림을 단축시키는데 도움

- 운동 방법

- 무릎관절 굽힘, 엉덩관절 벌림, 바깥돌림한 상태로 엎드려서 양 발의

안쪽면이 닿도록 함

- 함께 발을 밀어서 엉덩관절의 등척성 바깥돌림을 수행
- 바깥돌림 대신에 엉덩관절을 굽힘·안쪽돌림으로 보상운동을 할 가능성이 있기 때문에 등척성 수축을 할 때 둔부근의 윤곽의 변화를 관찰

시작자세	마지막 자세
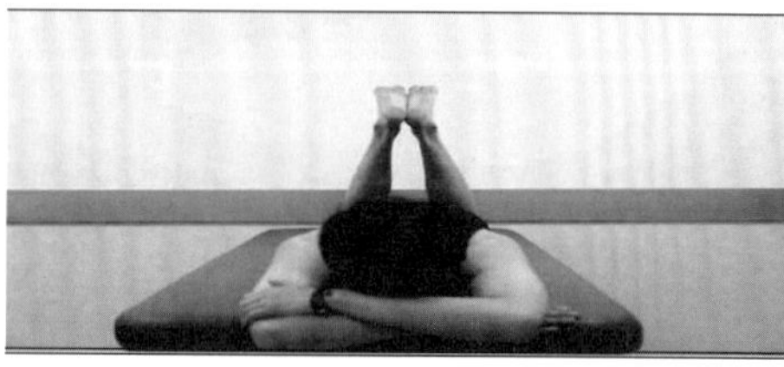	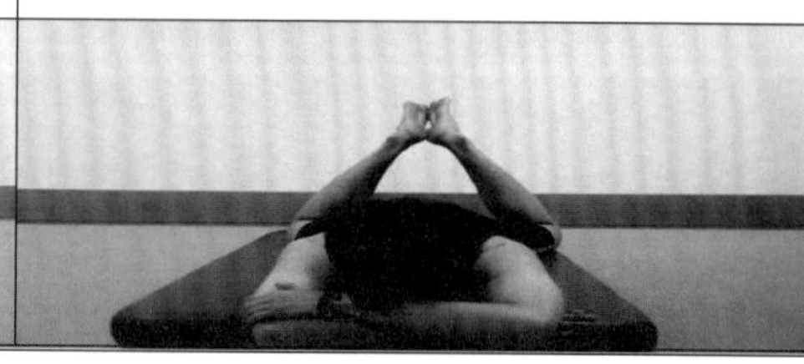

〔그림 5-81〕 엉덩관절 바깥 돌림

7. 등배 폄근 활성화

- 운동 목적

- 등배 폄근의 수행을 증진

- 운동 방법

- 양 다리를 폄 상태로 엎드려서 어깨관절을 170° 굽힘
- 고개를 위쪽으로 펴고, 어깨 관절을 위쪽으로 더 굽힘하면서 유지
- 척추의 돌림운동을 피함
- 어깨관절 굽힘범위에서는 어깨관절 끝에서 통증을 유발하지 말아야함

시작자세	마지막 자세
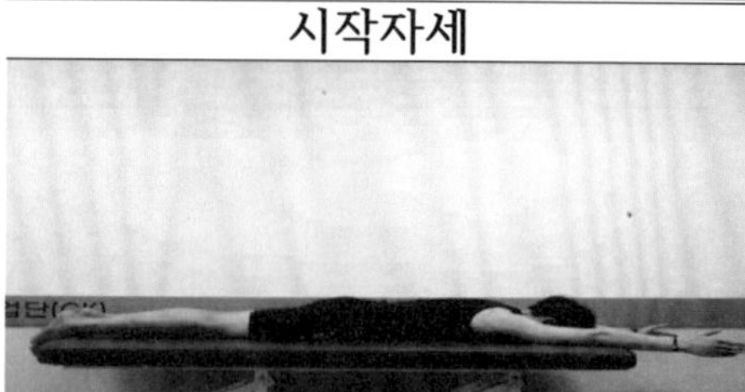	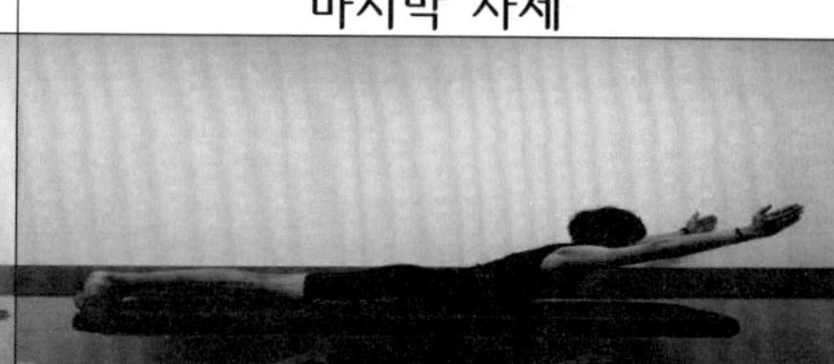

〔그림 5-82〕 등배 폄근 활성화

8. 어깨관절 굽힘

- 운동 목적

- 어깨뼈의 운동을 증진
- 앞톱니근의 수행을 증진

- 운동 방법

- 테이블에 엎드려서 팔이 테이블 가장자리에 걸침
- 90~170°로 어깨관절을 굽힘
- 등배 폄을 피해야 함

시작자세	마지막 자세
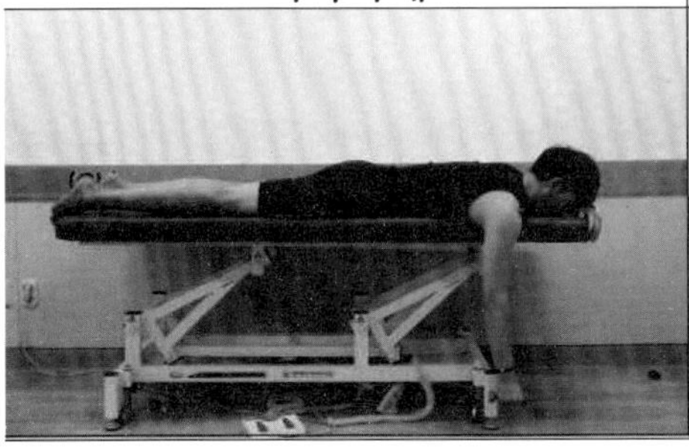	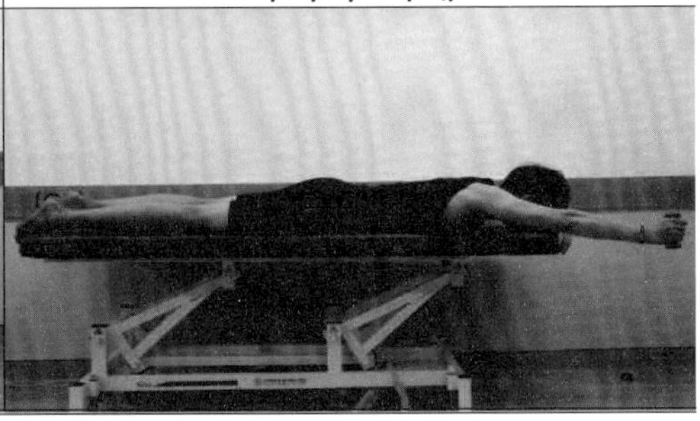

〔그림 5-83〕 어깨관절 굽힘

9. 등세모근 운동 (손을 머리 위에 올리기)

- 운동 목적

- 중간과 하부 등세모근의 수행을 증진

- 운동 방법

- 어깨관절과 팔꿉관절을 굽힘, 손을 머리 위에 올리고 엎드린 자세를 취함
- 어깨관절의 전방경사를 교정하기 위하여 수건을 말아서 각각의 어깨관절 아래에 지지
- 어깨뼈를 모음하면서 팔을 들어 올림

시작자세	마지막 자세
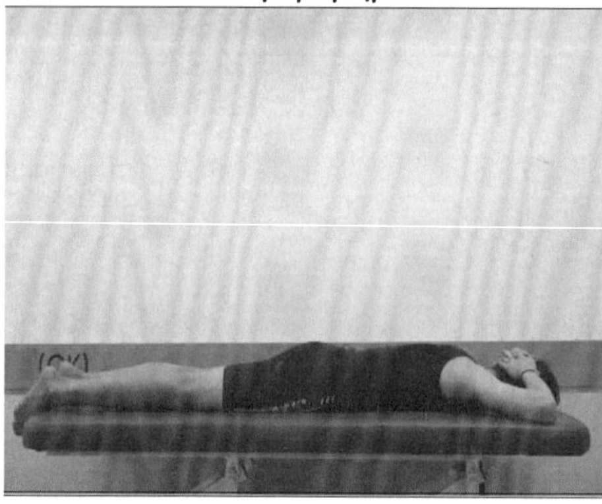	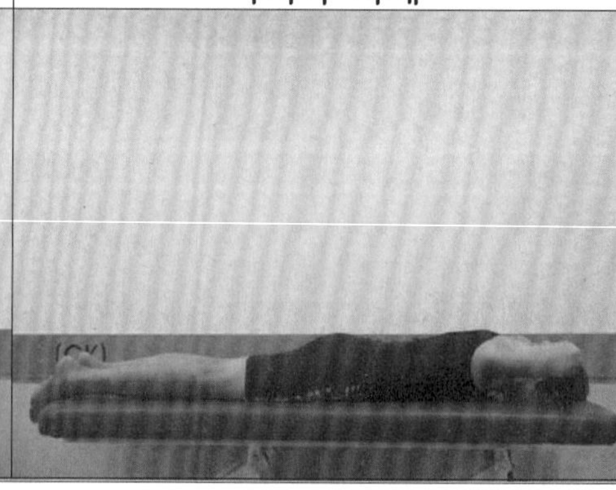

〔그림 5-84〕 등세모근 운동 I

10. 등세모근 운동
(팔꿉관절을 굽힘하고 어깨관절 벌림 상태에서 어깨뼈 모음)

- 운동 목적

- 중간과 하부 등세모근의 수행을 증진

- 운동 방법

- 팔꿉관절을 굽힘 시키고 팔을 머리 위로 올려 엎드린 자세를 취함
- 어깨뼈를 척추 쪽으로 가져가 어깨뼈를 모음
- 하부 등세모근의 작용을 강조하려면 어깨뼈를 아래 방향, 척추 쪽으로 잡아당기도록 지시
- 등세모근이 수축할 때 팔과 손을 듦
- 바깥돌림을 강조하기 위하여 손을 팔꿉관절보다 약간 높게 유지

시작자세	마지막 자세
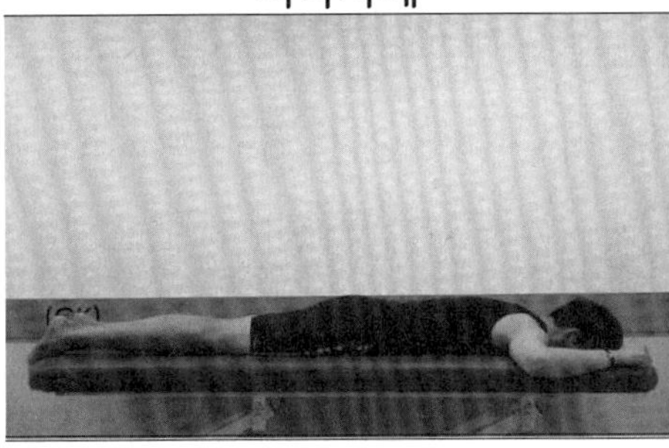	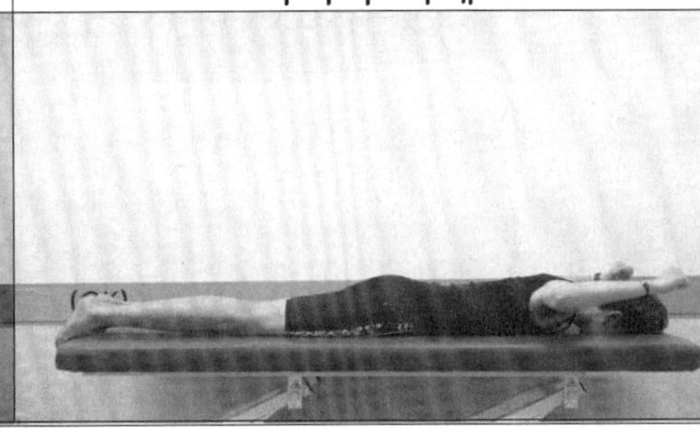

〔그림 5-85〕 등세모근 운동II

11. 등세모근 운동
(팔꿉관절을 펴하고 어깨관절 벌림 상태에서 어깨뼈 모음)

- 운동 목적

- 중간과 하부 등세모근의 수행 증진

- 운동 방법

- 엄지가 위로 향하고 아래팔을 중립자세에서 팔꿉관절을 펴시키고 어깨관절을 120° 벌림시켜 엎드림
- 테이블로부터 팔을 들면서 어깨뼈를 뒤, 아래 방향으로 척주 쪽으로 가져가 어깨뼈를 모음

시작자세	마지막 자세
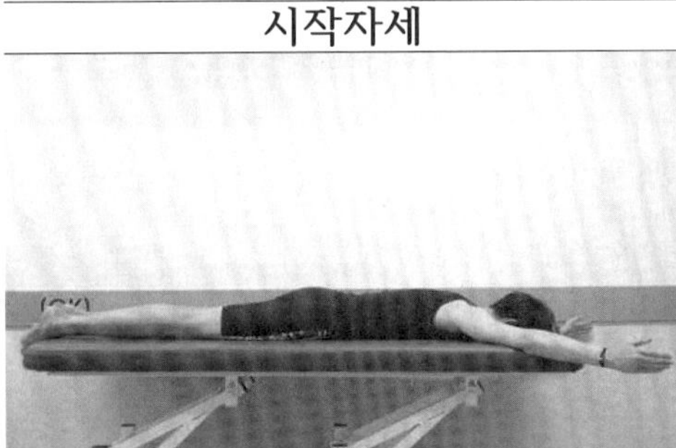	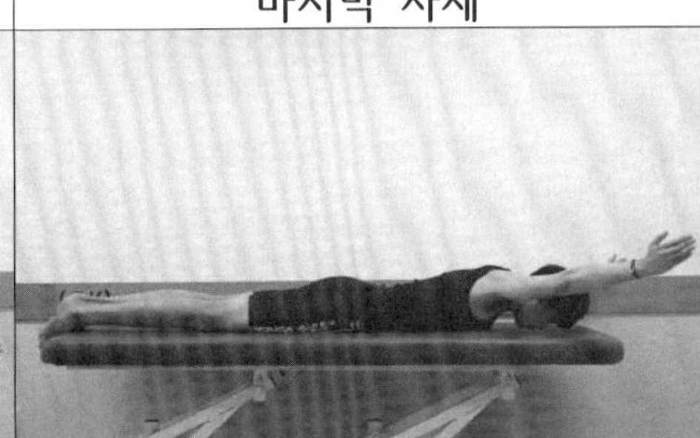

〔그림 5-86〕 등세모근 운동III

12. 어깨관절 돌림 (바깥돌림)

- 운동 목적

- 어깨관절 돌림근의 수행을 증진
- 일정 부위의 가동범위에서 어깨뼈의 움직임 없이 위팔뼈가 움직일 수 있도록 훈련하기 위함

- 운동 방법

- 테이블에 엎드려서 어깨관절을 90° 벌림, 팔꿉관절 굽힘, 90° 아래팔은 테이블의 가장자리에 걸침
- 수건은 접어서 위팔뼈 몸쪽부 아래에 받쳐줌
- 어깨뼈는 벌림 또는 전방경사 되어서는 안 되고, 위팔뼈는 어깨뼈 면에 위치해야 함
- 아래팔이 머리쪽으로 움직이도록 천천히 위팔어깨관절에서 위팔뼈를 바깥돌림

시작자세	마지막 자세
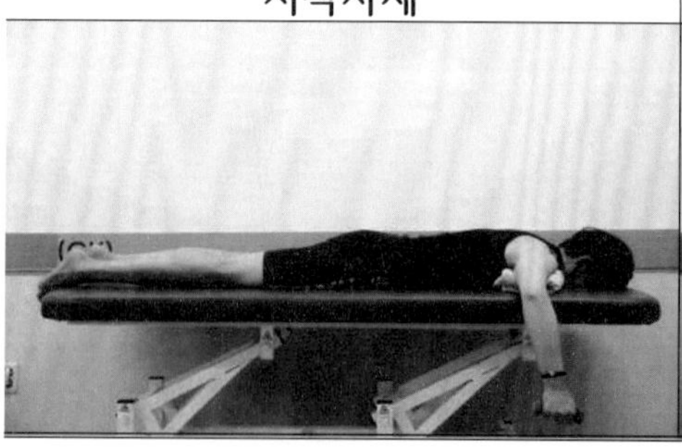	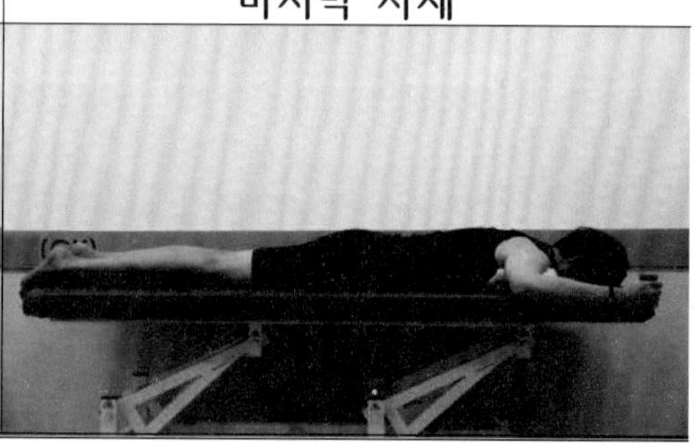

〔그림 5-87〕 어깨관절 돌림 I

13. 어깨관절 돌림 (안쪽돌림)

- 운동 목적

- 어깨관절 돌림근의 수행을 증진

- 일정 부위의 가동범위에서 어깨뼈의 움직임 없이 위팔뼈가 움직일 수 있도록 환자에게 훈련하기 위함

- 운동 방법
- 환자는 위 운동과 같은 자세를 취함
- 아래팔이 엉덩관절쪽으로 향하게 하여 위팔뼈를 안쪽돌림 함
- 어깨뼈의 움직임 없이 위팔뼈를 '고정축에 대해 돌리는 것'으로 이 동작을 수행

시작자세	마지막 자세
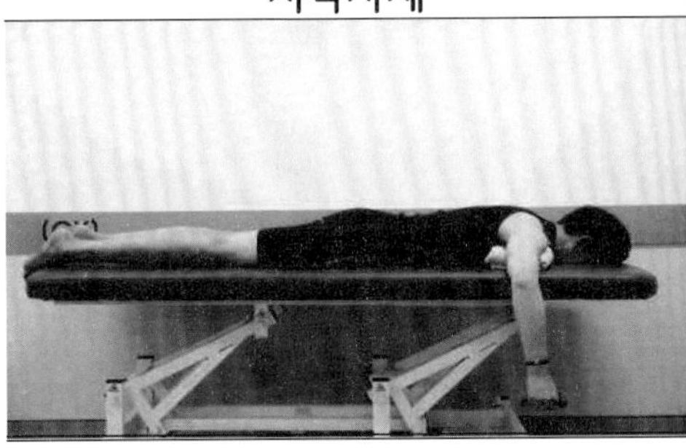	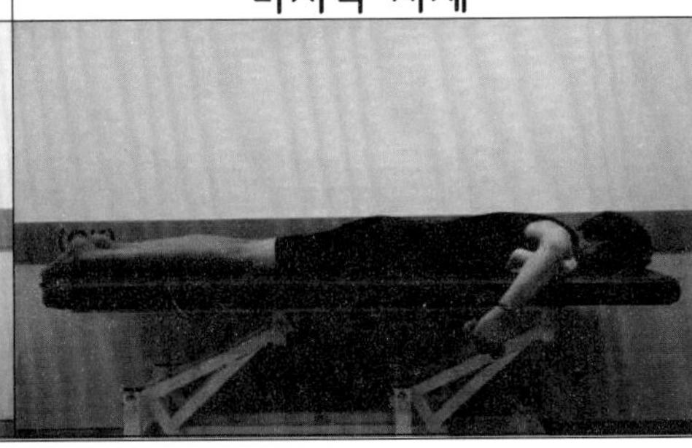

〔그림 5-88〕 어깨관절 돌림 II

14. 어깨관절 돌림 (끝 범위에서 안쪽돌림)

- 운동 목적
- 어깨관절 돌림근의 수행을 증진
- 일정 부위의 가동범위에서 어깨뼈의 움직임 없이 위팔뼈가 움직일 수 있도록 훈련하기 위함
- 어깨밑근의 수행을 증진

- 운동 방법
- 팔꿉관절을 굽힘하고 어깨관절을 최대로 안쪽돌림 했을 때 아래팔과 손이 테이블 위에 위치할 수 있도록, 베개를 환자 밑에 길게 놓아 줌

- 최대로 안쪽돌림을 유지하면서 팔꿉관절을 약간 폄
- 어깨관절을 약간씩 바깥돌림하고 안쪽돌림한 후 시작자세로 돌아옴

시작자세	마지막 자세

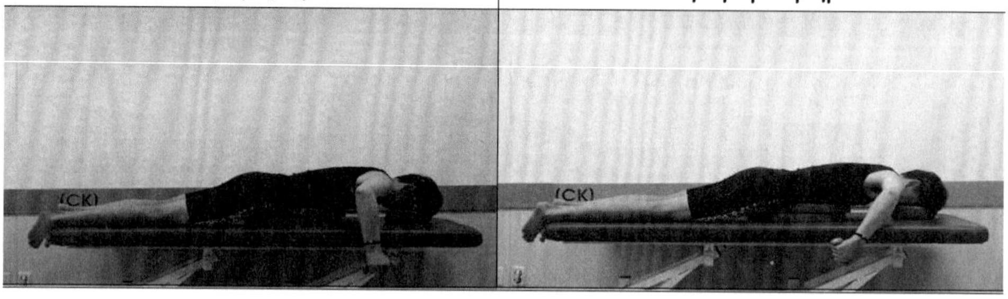

〔그림 5-89〕 어깨관절 돌림III

제5절 네발기기 자세

1. 네발기기 자세에서 후방락킹

- 운동 목적

- 허리통증이 있는 척추에 압박력을 감소시키기 위함
- 척추의 비정상적인 회전 정렬 교정을 보조하기 위함
- 허리통증을 경감시키기 위함
- 한 관절을 지나는 엉덩관절 폄근을 신장시키고, 이러한 근육의 뻣뻣함과 혹은 단축과 연관된 허리의 보상적 유연성을 감소시키기 위함
- 굽은등을 교정을 돕기 위함
- 등 폄근의 수행을 증진시키고 단축시키기 위함
- 허리의 단축된 폄근을 신장시키기 위함
- 몸통의 올바른 정렬에 대한 감각을 증진시키기 위함
- 앞톱니근의 수행을 증진시키기 위함
- 척추의 움직임 없이 엉덩관절 굽힘, 폄을 수행하도록 환자를 훈련시키기 위함
- 볼기뼈절구 안에서 넙다리뼈의 후방활주를 증진시키기 위함
- 위팔뼈머리의 후방활주를 증진시키기 위함

- 어깨관절 굽힘의 가동범위를 증가시키기 위함
- 어깨올림근을 신장시키기 위함

- 운동 방법

- 양쪽 손과 무릎으로 지탱하고 자세를 취함
- 머리는 어깨와 같은 높이로 맞추고, 어깨는 양 손의 중앙에 위치, 척추는 편평하게 하고, 엉덩관절은 무릎의 중심위에 놓고 90도를 유지, 발목관절은 발바닥굽힘, 무릎은 같은 면에서 편안하게 벌림
- 정렬 결함을 교정하고 통증이 없는 범위에서 자세를 취하고 시행
- 엉덩관절 굽힘근 수축으로 통증이 있거나 폄증후군을 가지고 있다면 허리근 수축을 방지하기 위해서 엉덩관절 굽힘을 이용하여 후방락킹을 시행하기 보다는 양손을 이용하여 발뒤꿈치쪽 후방으로 밀어야 함
- 후방락킹은 등이 아니라 단지 엉덩관절과 어깨관절에서만 일어나야 함
- 어깨관절은 엉덩관절 굽힘이 100° 넘어서면서부터 굽힘되어야 함
- 머리와 목은 환자가 후방락킹을 할 때 폄되어서는 안됨
- 후방락킹을 실시하는 동안 머리와 목뼈가 폄 된다면, 턱을 목쪽으로 당기고, 목의 굽힘근 수축을 유지하면서 실시

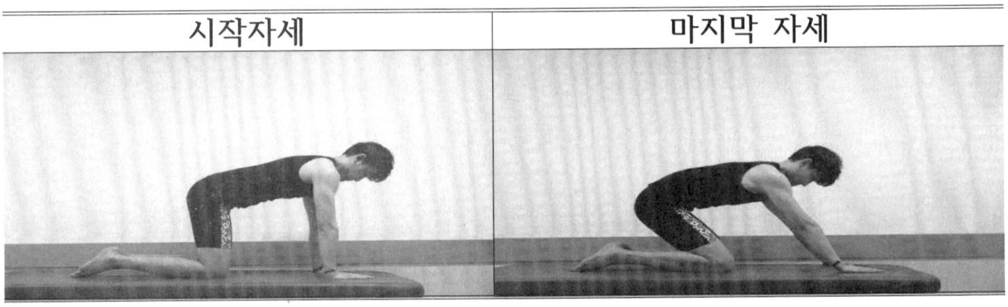

〔그림 5-90〕 후방락킹

2. 전방락킹

- 운동 목적

- 폄 방향으로 허리뼈의 유연성을 증진시키기 위함

- 복근의 수행을 증진시키기 위함
- 엉덩관절 굽힘근의 수행을 증진시키기 위함
- 앞톱니근의 수행을 증진시키기 위함

- 운동 방법

- 네발기기 자세로 시작
- 가능한 만큼 후방락킹을 한 다음, 팔이 몸 앞쪽에서 최대한 신장되도록 가능한 한 어깨관절을 많이 굽힘
- 팔꿉관절을 똑바로 유지하고, 가능한 많이 전방락킹을 실시
- 전방락킹을 하는 동안 복근을 수축

시작자세	마지막 자세
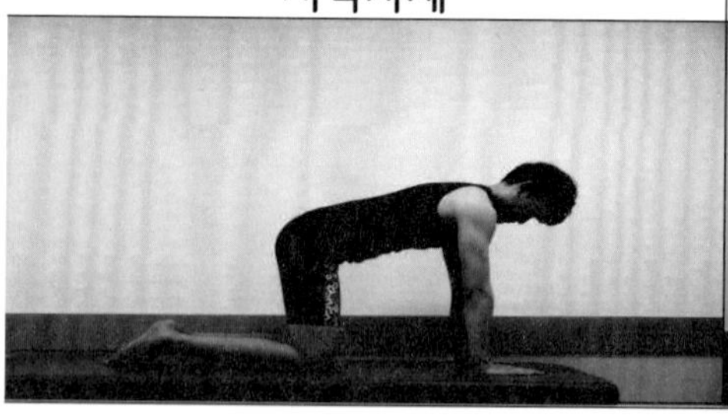	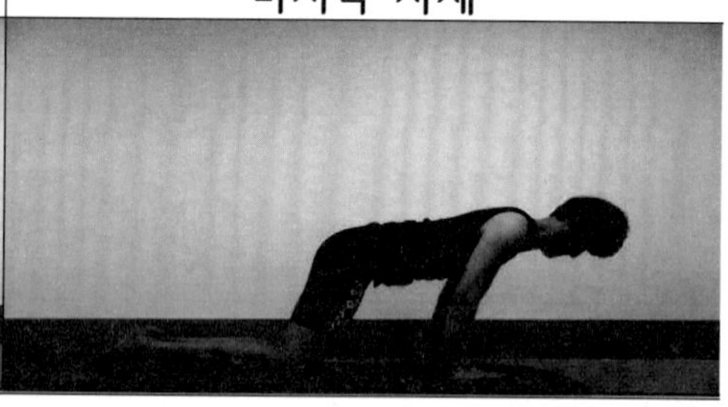

〔그림 5-91〕 전방락킹

3. 네발기기 자세에서 사지운동 (어깨관절 굽힘)

- 운동 목적

- 팔을 움직이는 동안 몸통의 회전을 막기 위한 복근의 요구를 증가
- 허리폄근의 수행을 증진시키기 위함
- 균형조절을 증진시키기 위함

- 운동 방법

- 환자는 네발기기 자세에서 시작

- 팔꿉관절을 펌하고 위팔뼈를 굽힘하는 동안 몸통의 회전을 막기 위해 배꼽을 척추 쪽으로 당기게 하여 복근을 수축
- 어깨를 굽힘하기 시작할 때 척추가 회전하기 시작한다면, 복근을 수축하고 팔꿉관절을 굽힘하여 손을 지지면으로부터 약간만 들어올릴 정도로 실시
- 어깨관절 굽힘을 170°가 되도록 팔을 들어 올림

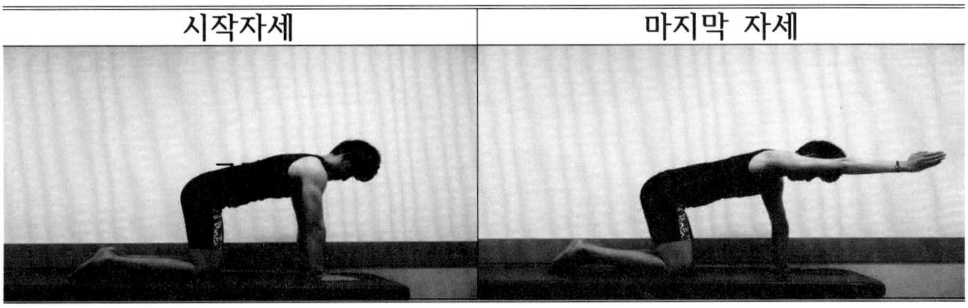

〔그림 5-92〕 사지운동 I

4. 네발기기 자세에서 사지운동 (무릎관절 굽힘 상태에서 엉덩관절 폄)

- 운동 목적

- 몸통과 골반 회전을 조절하는 등배 폄근과 복근의 수행을 증진
- 체중지지와 체중지지를 하지 않은 사지 모두의 엉덩관절 폄근 수행을 증진시키기 위함
- 균형조절을 증진시키기 위함

- 운동 방법

- 한쪽 하지로 지지할 때 골반 회전을 적게 하기 위하여 엉덩관절을 모음시키고 네발기기 자세를 취함
- 배꼽을 척추 쪽으로 당기게 복근을 수축시키고, 골반과 척추를 일정한 자세로 유지하는 동안 무릎관절을 굽힘하고 엉덩관절을 폄함

시작자세	마지막 자세
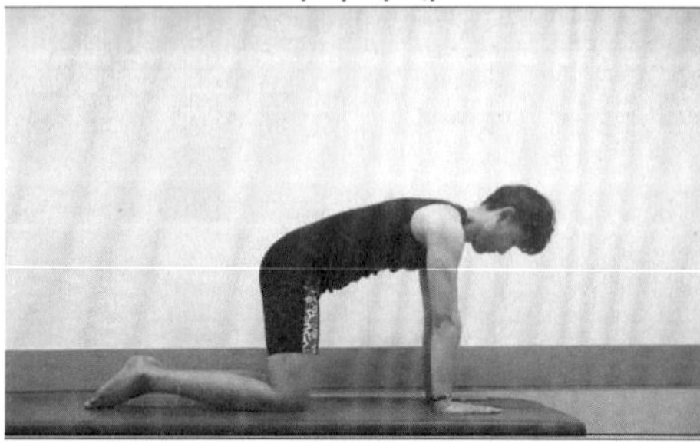	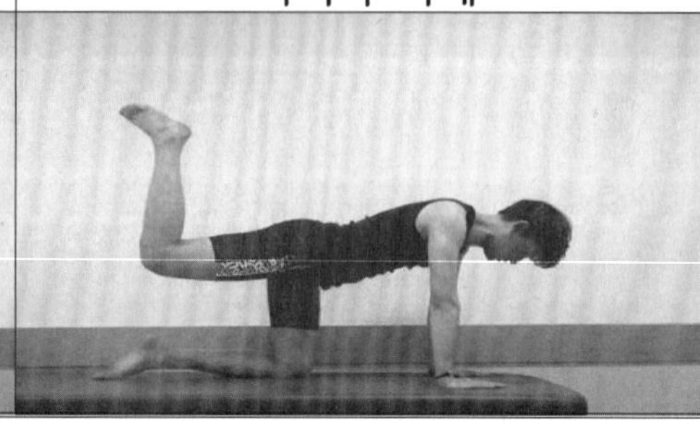

〔그림 5-93〕 사지운동II

5. 네발기기 자세에서 사지운동 (엉덩관절과 무릎관절 폄)

- 운동 목적

- 팔을 움직이는 동안 몸통의 회전을 막기 위한 복근의 요구를 증가
- 허리폄근의 수행을 증진시키기 위함
- 균형조절을 증진시키기 위함

- 운동 방법

- 운동의 난이도를 증가시키기 위해서 엉덩관절을 폄하면서 무릎관절을 폄
- 끝 범위에서 폄을 하지 않고, 허리뼈를 폄하지 말아야 함

시작자세	마지막 자세
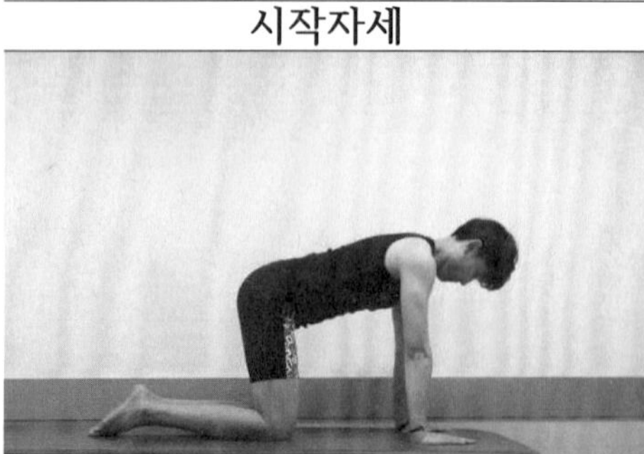	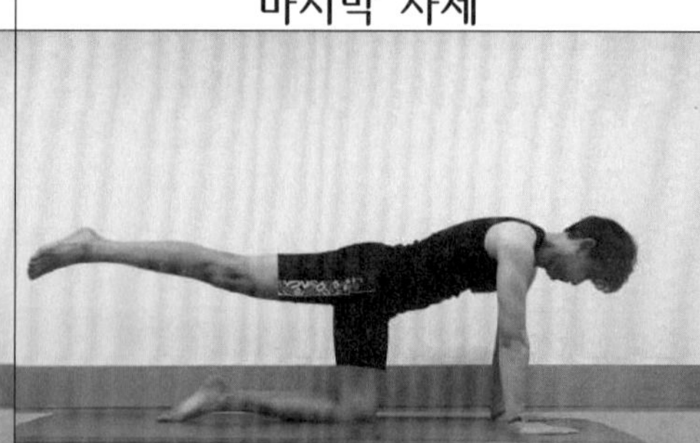

〔그림 5-94〕 사지운동III

6. 네발기기 자세에서 사지운동 (어깨관절 굽힘 상태에서 엉덩관절과 무릎관절 폄)

- 운동 목적

- 복근 그리고 등배 폄근의 수행을 증진시키기 위함
- 균형조절을 증진시키기 위함

- 운동 방법

- 네발기기 자세를 취함
- "배꼽이 척추를 향하도록 당기면서" 복근을 수축시키도록 팔꿉관절 폄을 유지하면서 한쪽 어깨관절을 굽힘
- 동시에 골반과 척추를 일정하게 유지하는 동안 반대쪽 엉덩관절과 무릎관절을 폄

시작자세	마지막 자세
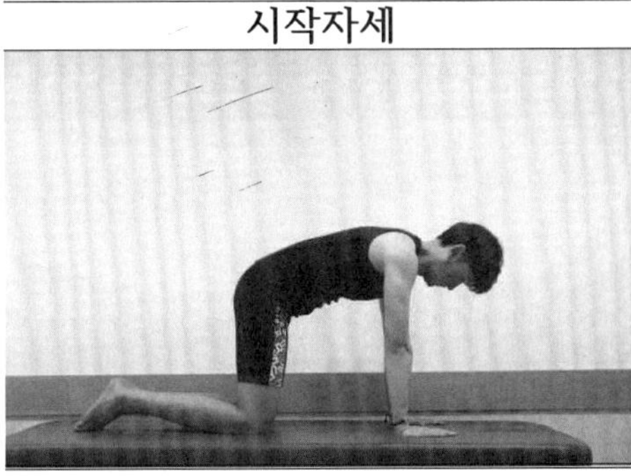	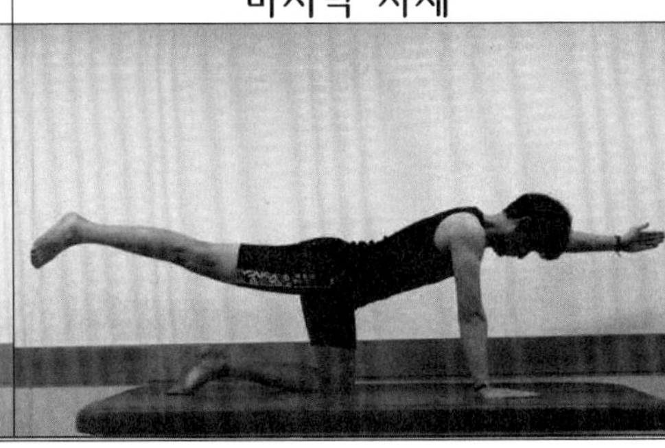

〔그림 5-95〕 사지운동Ⅳ

7. 네발기기 자세에서 사지운동 (목 굽힘과 폄)

- 운동 목적

- 어깨올림근을 포함한 목 폄근들을 신장시키기 위함
- 목 폄근의 수행을 증진시키기 위함
- 후방 전단력을 피하고 목뼈를 올바르게 폄시키는 것을 교육

- 운동 방법

- 네발기기 자세를 취함
- 목뼈 만곡을 역전하기 위하여 턱을 목으로 가져가도록 지시
- 5~10초 정도 이 자세를 유지하고 난 후 “머리 중심을 지나는 막대를 기준으로 머리를 회전시키는 것을 생각하면서” 목뼈를 폄
- 하위 목뼈분절의 움직임은 과도하게, 상부 분절은 불충분하게 폄을 수행하지 않도록 함

시작자세	마지막 자세
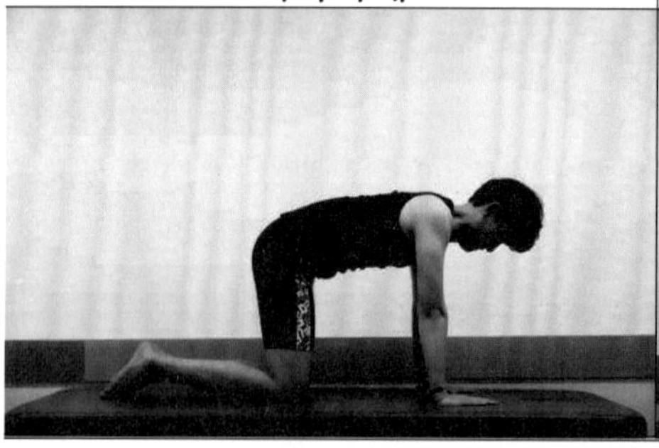	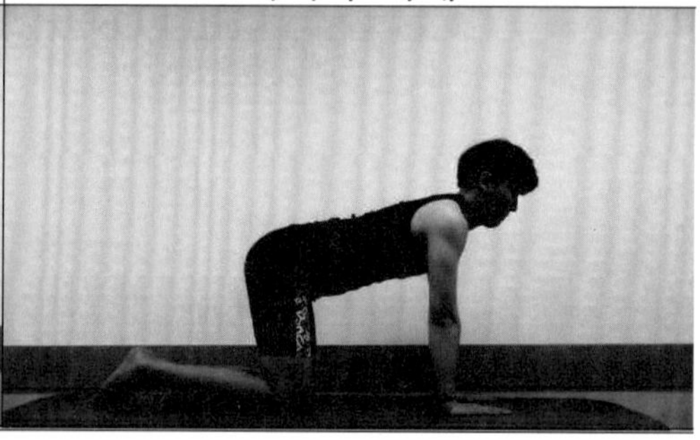

〔그림 5-96〕 사지운동Ⅴ

8. 네발기기 자세에서 사지운동 (목 회전운동)

- 운동 목적

- 목뼈 회전근의 수행을 증진시키기 위함
- 가쪽 굽힘·돌림 또는 폄·돌림이 혼합된 움직임보다는 고정된 축에 대하여 올바르게 머리와 목뼈를 회전하도록 훈련시키기 위함

- 운동 방법

- 네발기기 자세를 취함
- 목뼈를 중립자세로부터 시작하면서 가능한 통증 없이 머리를 한쪽으로 회전함
- 목과 머리를 세로로 통과하는 막대기에 대하여 회전하는 것을 상상하면서 실시하도록 함

시작자세	마지막 자세

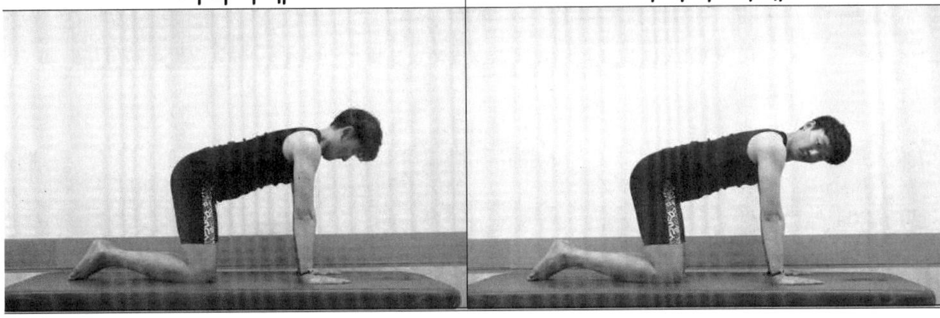

〔그림 5-97〕 사지운동Ⅵ

제6절 앉은 자세 운동

1. 앉은 자세 운동 (엉덩관절 굽힘)

- 운동 목적

- 엉덩허리근의 수행을 증진시키기 위함
- 엉덩관절 굽힘 범위를 증가시키기 위함

- 운동 방법

- 팔을 다리 옆에 놓고 척추와 골반을 똑바로 하고 엉덩관절을 90°로 유지하고 앉음
- 척추와 골반의 움직임 없이 유지하고 두 손으로 다리를 가슴쪽으로 향하도록 수동적으로 다리를 들어올려 엉덩관절을 굽힘
- 엉덩관절 굽힘의 끝부분에서 굽힘자세를 유지시키기 위해 엉덩관절 굽힘근을 수축하고 다리를 지지하던 손을 놓음
- 5~10초정도 일정한 자세로 엉덩관절을 유지함
- 이것을 쉽게 할 수 있다면 손으로 무릎관절을 밀면서 엉덩관절 굽힘근 수축에 저항을 주면서 3~5초정도 유지함

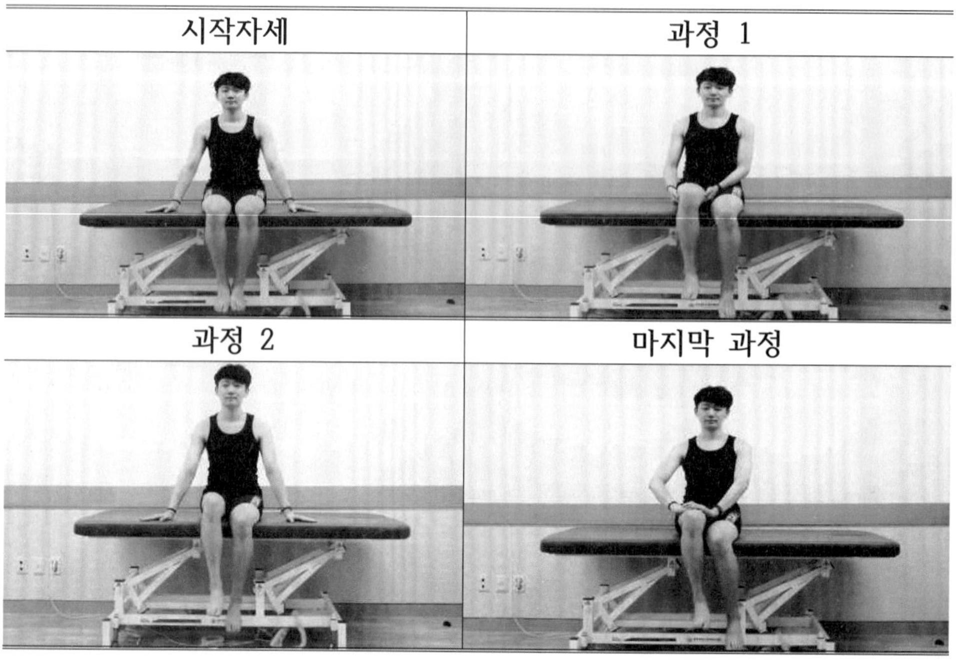

〔그림 5-98〕 앉은자세운동 I

2. 앉은 자세 운동 (무릎관절 폄과 발목관절 발등굽힘)

- 운동 목적

- 종아리 근육과 뒤넙다리근의 신장을 위함
- 뒤넙다리근의 신장과 관련된 보상적인 허리의 회전과 굽힘을 조절하는 것을 교육하기 위함
- 앞정강근의 사용을 훈련시키기 위함
- 발목에서 우세한 발등굽힘근으로 될 수 있는 긴발가락폄근의 사용을 피하기 위함
- 종아리근의 신장을 위함
- 넙다리근막긴장근의 부적절한 동원을 피하도록 가르치기 위함
- 앉은 자세를 유지하거나 무릎관절을 폄할 때 엉덩관절 굽힘근의 과도한 동원을 피하도록 가르치기 위함

- 무릎관절 폄 동안 엉덩관절 안쪽돌림을 피하도록 훈련하기 위함. 넙다리네갈래근과 뒤넙다리근의 부적절한 동시수축을 피하도록 가르치기 위함
- 무릎뼈의 잘못된 가쪽 미끄러짐을 교정하기 위함
- 넙다리네갈래근과 발목관절의 발등굽힘근의 수행을 증진시키기 위함
- 허리폄근의 수행을 증진시키고, 단축시키기 위함
- 무릎관절 폄 동안 정강뼈가 바깥돌림 되는 것을 피하도록 가르치기 위함

- 운동 방법

- 등받이가 똑바른 의자에 앉은 자세를 취함
- 엉덩관절 90° 굽힘, 골반은 수직으로 하고 허리는 편평하게 함
- 골반의 후방골반경사 혹은 척추의 회전, 굽힘없이 무릎관절을 천천히 가능한 만큼 폄
- 무릎관절에 최대한의 폄이 일어난 후 무릎 쪽으로 발목관절을 발등굽힘 함
- 이 운동을 반복하고 다리를 번갈아 가면서 시행함
- 무릎관절을 펴하는 동안 엉덩관절을 펴한다면 의자시트 쪽으로 다리를 미는 것으로 알 수 있고, 단지 넙다리네갈래근의 두 개 섬유만 사용하게 생각하도록 요청함

시작자세	마지막 자세
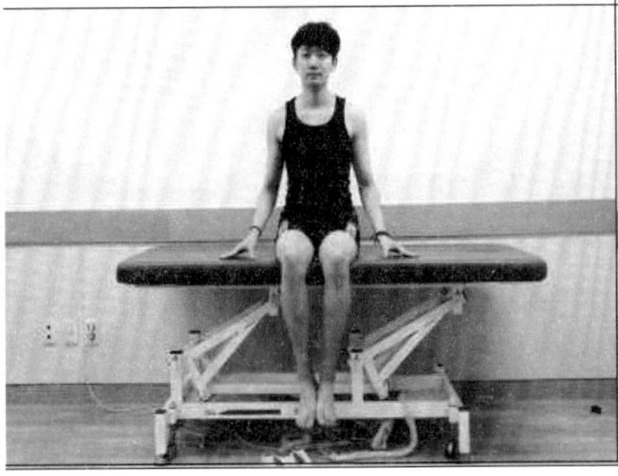	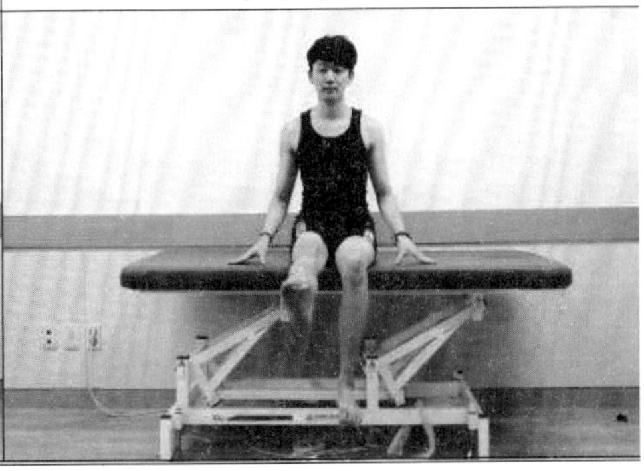

〔그림 5-99〕 앉은자세운동Ⅱ

참고문헌

1편 〈참고문헌〉

서정교 외(2010), 보건의사소통의 이론과 실제, 보문각.

홍순이(2001), 비즈니스커뮤니케이션 실무론, 대영문화사.

김영훈 외(2011), 원무관리, 수문사.

송애랑(2012), 병원 CS 교육 실무, 아카데미아.

2편 〈참고문헌〉

김융일 · 양옥경(2002). 사회복지 수퍼비전론, 서울: 양서원.

김지연(2001). 지역사회 자원연계를 중심으로 한 학교사회복지모형개발. 부산대 석사학위논문.

김희성, 나용선(2008). 사회복지현장실습 매뉴얼. 서울: 양서원.

보건복지부 · 한국사회복지사협회, 사회복지현장실습 실태조사 및 지침서, 2010

양옥경 · 최소연 · 이기연(2007). 사회복지현장실습 수퍼비전. 한국사회복지사협회.

양용희(2001). 지역사회 자원개발 및 활용. 동작구 연합직원 세미나 자료.

전재일 · 권복순 · 조윤희(1999). 학교사회사업. 사회복지개발연구원.

태화기독교사회복지관. 사회복지실습지도 - 이론과 실제. 서울:양서원

한국사회복지교육협의회(2016). 사회복지학 교과목 지침서

Sheafor, Horejsi & Horejsi(1994). Techniques and Guidelines for Social Work Practice, 3rd Edition. Pearson.

3편 〈참고문헌〉

강용규(2010). 노인복지론. 창지사.

김귀한, 나직균(2012). 노인복지론. 동문사.

김미령 외(2013), 노인복지상담. 공동체.

김태현, 한은주(1997). 노인학대 측정과 개입을 위한 문헌적 고찰. 한국노년학 제17권 제1호(통권 23호). 한국노년학회. 51~73.

김희수, 이은숙(2009). 노인상담의 이해. 양서원.

박선론, 박순미, 이경희(2009). 노인복지론. 양서원.

박재간 외(2011). 노인상담론. 공동체.

박차상 외(2007). 케어복지론. 학지사.
서정교 외(2015). 멀티케어학개론. 보문각.
서혜경 외(2006). 노인상담입문. 집문당.
이호선(2005). 노인상담. 학지사.
현외성 외(2007). 노인케어론. 양서원.

4편 〈참고문헌〉

국립중앙과학관 시설창조관리과(2016), 2016 안전사고 재난대응 매뉴얼.
김동옥 외(2016), 지도자용 사진으로 보는 핵심간호술, 퍼시픽북.
대한간호협회(2001), 2001년도 보수교육교재 재해간호.
대한응급구조사협회 황정연(2006), 응급처치와 심폐소생술, 도서출판 한미의학.
보건복지부 질병관리본부 대한심폐소생협회(2016), 2015 심폐소생술 가이드라인.
서길준 이희택 오수일 이원태(2013), 개정 5판 사진으로 배우는 응급처치와 심폐소생술, 도서출판 의학서원.
http://www.diabetes.or.kr/, 대한당뇨병학회.

5편 〈참고문헌〉

정석, 이성용(2012), Perry의 보행분석, 영문출판사.
이현옥(2008), 관찰을 통한 보행분석 KIRSTEN GOTZ-NEUMANN 지음, 영문출판사.
신체검사 및 평가 교재편찬위원회(2016), 신체검사 및 평가, 범문에듀케이션.
Jane Johnson(2011), Postural Assessment (Hands-On Guides for Therapists). Human Kinetics, 1st edition.
Florence Peterson Kendall, Elizabeth Kendall McCreary, Patricia Geise Provance, Mary McIntyre Rodgers, William Anthony Romani(2005), Muscles: Testing and Function, with Posture and Pain, LWW; 5 edition.
Shirley Sahrmann(2001), Diagnosis and Treatment of Movement Impairment Syndromes, Mosby, 1st edition.
http://www.kosha.or.kr/www/cmsTiles.do?url=/cms/board/board/Board.jsp?communityKey=B0678&menuId=1488, 안전보건공단.

권 영 숙

- 중부대학교 간호학과 교수
- 오사카대학교(Osaka University) 의학박사
- 간호대생이 꼭 알아야 하는 2016 최신 보건의료법규, 군자출판사 (2016).
- 보건교육학, 니드엠케이 (2016).

신 희 정

- 중부대 사회복지학과 교수
- 이화여대 사회복지학 학사 및 석사, 한남대 사회복지학 박사
- 충청남도 여성발전위원회 운영위원/금산군 지방보조금 심의원원회 심의위원/ 충남 성별영향분석평가센터 전문컨설턴트
- 대전시 중증장애아동 자녀를 둔 어머니의 양육경험에 대한 연구, 여성학 연구(2016)
- 지역아동센터 이용 아동이 지각한 부모의 양육태도와 아동역량의 관계에서 참여권 행사의 매개효과(청소년시설환경, 2016)

이 경 준

- 중부대학교 노인복지학과 교수
- 독일 쾰른대학교(Univ. zu Koeln) 박사(Dr. paed.)
- 멀티케어학개론, 보문각(2015),
- 사회복지실천론, 동문사(2014),
- 장애인복지론, 학지사(2013) 외 다수

정 도 영

- 중부대학교 물리치료학과 교수
- 전) 순천제일대학 의료보장구과 교수
- 전) 연세대학교 물리치료학 전공 박사
- 멀티케어학 개론, 보문각 (2015).
- 신체검사 및 평가, 범문에듀케이션 (2016).

한 효 상

- 중부대학교 보건행정학과 교수
- 경원대학교 일반대학원 한의학박사
- 쉽게 배우는 한방간호학, 의학서원(2016)
- 질환으로 배우는 병리학, 의학서원(2016)
- 감성휴먼케어론, 보문각(2015)